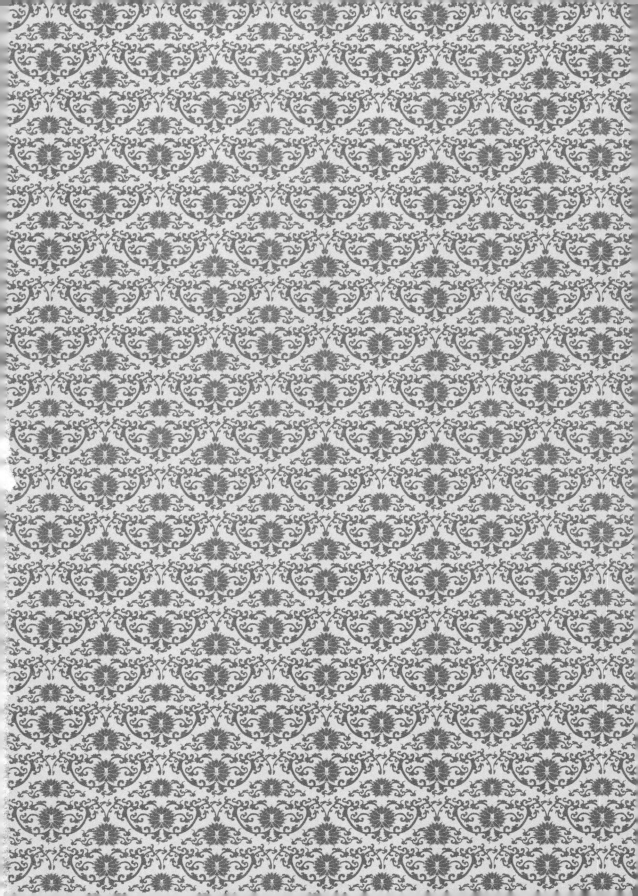

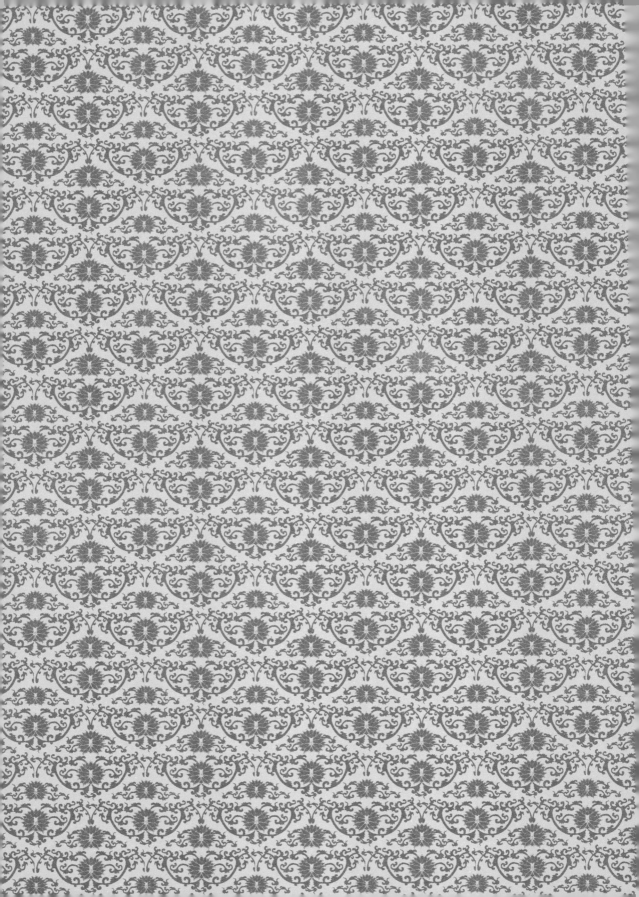

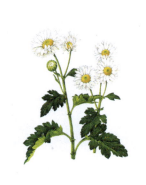

传承中华民族的中医文化瑰宝
再现中草药学研究的辉煌成就

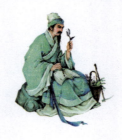

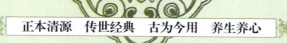

手绘典藏彩图本

《本草纲目》

董广民 主编

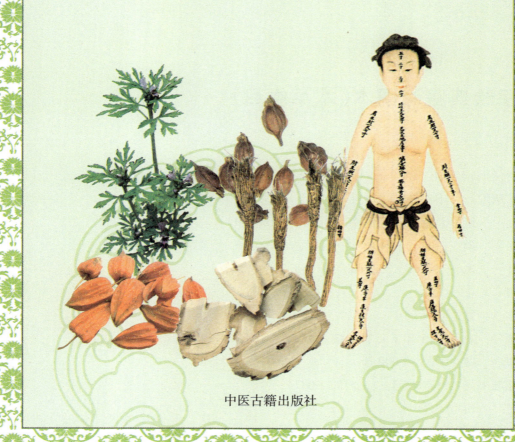

中医古籍出版社

图书在版编目(CIP)数据

手绘典藏彩图本《本草纲目》/董广民主编. –北京:中医古籍出版社,2015.7
ISBN 978–7–5152–0874–9

Ⅰ. ①手… Ⅱ. ①董… Ⅲ. ①《本草纲目》 Ⅳ. ①R281.3

中国版本图书馆 CIP 数据核字(2015)第 098508 号

手绘典藏彩图本《本草纲目》

主　　编	董广民
责任编辑	刘　婷
出版发行	中医古籍出版社
社　　址	北京东直门内南小街 16 号(100700)
印　　刷	北京彩虹伟业印刷有限公司
开　　本	720mm×1020mm　1/16
印　　张	28
字　　数	408 千字
版　　次	2015 年 7 月第 1 版　2015 年 7 月第 1 次印刷
印　　数	0001~5000 册
标准书号	ISBN 978–7–5152–0874–9
定　　价	68.00 元

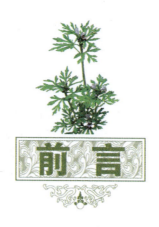

前言

《本草纲目》是中国古代本草学集大成者，也是中国最具世界性影响的药学及博物学巨典。它集中国古代医学所取得的最高成就为一体，同时广泛涉及相关的生物、化学、天文、地理、地质、采矿等领域，成为中国古代科技史上规模最大、内容最丰富的巨著，曾被英国生物学家达尔文誉为"中国的百科全书"。2011年5月，《本草纲目》入选"世界记忆"名录。

这部皇皇巨著的作者李时珍是明朝伟大的医药学家，出身医生世家，祖父和父亲都是当地名医。李时珍天资聪颖，自幼熟读儒家经典，14岁时考中秀才。后来受父亲影响，便逐渐放弃科举考试，一心随父学医。李时珍白天跟父亲行医治病，晚上，在油灯下熟读《内经》《本草经》《伤寒杂病论》《脉经》等古典医学著作。

多年的临床实践使李时珍懂得，做一名医生，不仅要懂医理也要懂药理。如果把药物的形态和性能搞错了，就会闹出人命。他在阅读《神农本草经》的基础上，再仔细地阅读了南朝齐梁时期陶弘景著的《本草经集注》、唐代的《新修本草》、宋代的《开宝本草》《经史证类备急本草》《本草衍义》等。在阅读中发现了前人本草著作中的诸多错误，于是立志重新编撰一部本草著作。为写成这部书，他穷毕生精力亲历实践，广收博采，历时30年，几易其稿，终于完成《本草纲目》。

《本草纲目》成书后四百多年来成为医家、读书人必修之圣典，成为普通百姓活命养生的医药宝库。现代著名史学家、文学家郭沫若高度评价了李时珍在医学史上的丰功伟绩："医中之圣，集中国药学之大成，《本草纲目》乃1892种药物说明，广罗博采，曾费三十年之殚精。造福生民，使多少人延年活命！伟哉夫子，将随民族生命永生。"

《本草纲目》共有52卷，载有药物1892种，其中载有新药374种，收集药方11 096个，书中还绘制了1160幅精美的插图，约190万字，分为16部、60类。书中对药物的分类改变了此前本草学著作中上、中、下三品分类法，采取了"析族区类，振纲分目"的科学分类。它把药物分矿物药、植物药、动物药。又将矿物药分为金部、玉部、石部、卤部四部。植物药一类，根据植物的性能、形态及其生长的环境，区别为草部、谷部、菜部、果部、木部五部；草部又分为山草、芳草、毒草、水草、蔓草、石草等小类。动物一类，按低级向高级进化的顺序排列为虫部、鳞部、介部、禽部、兽部、人部六部。这种分类法，已经过渡到按自然演化的系统来进行。从无机到有机，从简单到复杂，从低级到高级，这种分类法明显含有生物进化的思想，受到达尔文的高度重视。每种药物分列释名（确定名称）、集解（叙述产地）、正误（更正过去文献的错误）、修治（炮制方法）、气味、主治、发明（前三项指分析药物的功能）、附方（收集民间流传的药方）等项。

　　《本草纲目》广泛涉及医学、药物学、生物学、矿物学、化学、环境与生物、遗传与变异等诸多科学领域。它在化学史上，较早地记载了纯金属、金属、金属氯化物、硫化物等一系列的化学反应。同时又记载了蒸馏、结晶、升华、沉淀、干燥等现代化学中应用的一些操作方法。《本草纲目》不仅是我国一部药物学巨著，也不愧是我国古代的百科全书。正如李建元《进本草纲目疏》中指出："上自坟典、下至传奇，凡有相关，靡不收采，虽命医书，实该物理。"

　　本书以最权威的金陵古本为蓝本，本着取古人之要义、为现代人所实用的原则，删繁就简，精选精校，辑录精华，保留了至今常见常用的本草，及切实有效的复方，原汁原味再现天下第一药典之精华，指导今人认识本草。本书仿金陵版古图风格，精心绘制了五百余幅彩图，生动、逼真地再现了四百多种药材的植物形态，读者可按图索骥，准确辨识药材，具有很强的实用性。同时，还用图片的形式清晰明了地诠释了原著中的一些中医用药理论，帮助毫无中医基础的读者轻松读懂《本草纲目》。本书不仅是家庭常备药典，更是传统中医药研究爱好者的典藏之选。

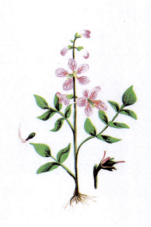

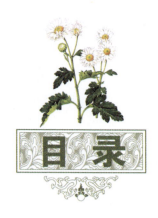

目录

》序例 … 1
- 七方 … 2
- 十剂 … 4
- 五味宜忌 … 8
- 五味偏胜 … 9
- 标本阴阳 … 9
- 升降浮沉 … 10
- 四时用药例 … 11
- 五脏五味补泻 … 11
- 六腑五脏用药气味补泻 … 12
- 相反诸药 … 12
- 脏腑虚实标本用药式 … 13

》百病主治药 … 17
- 诸风 … 18
- 伤寒热病 … 20
- 湿 … 22
- 火热 … 23
- 诸气 … 25
- 脾胃 … 26
- 呕吐 … 28
- 泄泻 … 29
- 痢 … 30
- 脚气 … 31
- 胀满 … 32
- 齿出血 … 33
- 咳嗽 … 34
- 虚损 … 35
- 健忘 … 36

- 诸汗 … 37
- 惊悸 … 38
- 不眠 … 38
- 消渴 … 39
- 瘀血 … 40
- 心腹痛 … 41
- 腰痛 … 42
- 痛风 … 43
- 眩晕 … 44
- 头痛 … 45
- 面 … 47
- 眼目 … 48
- 耳 … 49
- 鼻 … 50
- 口舌 … 51
- 咽喉 … 51

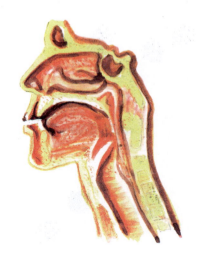

牙齿	52
须发	53
跌仆折伤	54
胎前	55
产后	56

》水部　　57
雨水	58
夏冰	58
甘露	59
热汤	59
盐胆水	60
腊雪	60

》火部　　61
艾火	62
火针	62
炭火	63
桑柴火	63
芦火、竹火	64
灯火	64

》土部　　65
蚯蚓泥	66
白瓷器	66
古砖	67
石碱	67
墨	68
锻灶灰	68

》金石部　　69
青琅玕	70
珊瑚	70
丹砂	71
雄黄	72
雌黄	73
石胆	74
石膏	75
食盐	76
朴硝	77
蓬砂	78
麦饭石	79
石硫黄	79
矾石	81
方解石	82
石钟乳	83
石灰	84
磁石	85
凝水石	86
五色石脂	87
玄精石	88
石炭	89
砒石	90
石脑油	90

》草部　　91
甘草	92
黄耆	93
人参	94
沙参	95
荠苨	96
桔梗	97
长松	98
黄精	98
萎蕤	99
知母	100
赤箭、天麻	101
巴戟天	102
术	103

狗脊	104	白薇	134
马勃	105	芎䓖	134
远志	105	芍药	135
肉苁蓉	106	徐长卿	136
淫羊藿	107	莤茇	136
仙茅	107	藁本	137
玄参	108	白芷	138
地榆	109	蛇床	139
丹参	110	牡丹	139
紫草	111	荆三棱	140
白头翁	112	木贼	141
白及	112	高良姜	142
黄连	113	大蓟、小蓟	143
三七	114	益智子	144
胡黄连	115	豆蔻	144
黄芩	115	补骨脂	145
秦艽	116	姜黄	146
柴胡	117	郁金	146
前胡	117	藿香	147
防风	118	莎草、香附子	148
白鲜皮	119	兰草	149
独活	120	薰草、零陵香	150
石蒜	121	薄荷	150
升麻	121	苦荞	151
苦参	122	香薷	152
延胡索	123	泽兰	152
贝母	124		
山慈姑	125		
龙胆	125		
白茅	126		
细辛	127		
芒	128		
水仙	129		
杜衡	129		
缩砂密	130		
当归	131		
木香	132		
白前	133		

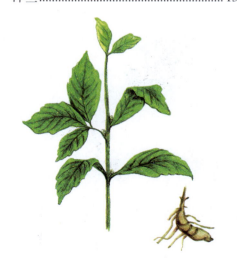

假苏	153	地肤	175
菊	154	决明	176
艾	154	瞿麦	177
茵陈蒿	155	车前	177
青蒿	156	连翘	178
夏枯草	157	虎杖	179
茺蔚	157	蒺藜	180
红蓝花	158	谷精草	181
恶实	159	大黄	182
刘寄奴草	160	大戟	183
旋覆花	161	甘遂	184
鸡冠	162	蓖麻	185
续断	162	常山、蜀漆	186
苎麻	163	附子	187
天名精	164	半夏	188
芦根	165	曼陀罗花	189
灯芯草	166	羊踯躅	190
麻黄	167	海芋	191
地黄	168	芫花	191
紫菀	170	菟丝子	192
麦门冬	171	五味子	193
龙葵	172	覆盆子	194
萱草	173	牵牛子	195
败酱	174	营实、墙蘼	196
迎春花	174	栝楼	197
款冬花	175	葛	198
		天门冬	199
		百部	200
		女萎	201
		何首乌	201
		白蔹	202
		白英	203
		防己	204
		月季花	204
		羊桃	205
		木莲	205
		泽泻	206
		羊蹄	207

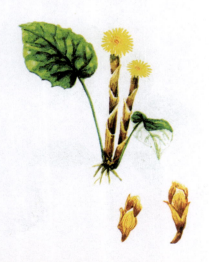

忍冬	208	雀麦	239
龙舌草	208	稻	240
莼	209	小麦	241
蘋	209	薏苡仁	241
菖蒲	210	罂子粟	242
海带	210	赤小豆	243
石斛	211	醋	245
骨碎补	211	玉蜀黍	245
石胡荽	212	籼	246
牛膝	213	酒	246
青黛	214	蚕豆	247
石蕊	215	荞麦	248
贯众	215	绿豆	249
肉豆蔻	216	豌豆	251
苏	217	豆腐	252
蓬莪术	218	大豆	252
水苏	219	蒸饼	254
积雪草	220		
漏卢	221	**》菜部**	**255**
马兰	222	芥	256
青葙	223	芜菁	257
葫芦巴	223	莱菔	258
蠡实	224	韭	259
酸浆	225	生姜	260
王不留行	226	葱	260
箬	227	繁缕	262
甘蕉	228	苋	263
鳢肠	229		
蛇含	230		
蓝	231		
葵	232		
海金沙	234		
紫花地丁	235		
云实	235		
蒟蒻	236		

》谷部	**237**
胡麻	238
大麻	238

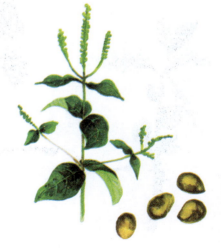

胡萝卜	264
蒲公英	264
莴苣	265
蕨	266
薯蓣	266
莳萝	267
百合	268
冬瓜	268
苜蓿	269
壶卢	270
茄	270
竹笋	272
翘摇	273
胡瓜	273
芋	274
蕺	275
蕹	276
芸薹	277
丝瓜	278
木耳	279
葫	281
草石蚕	282

》果部　283
杏	284
梅	285
桃	285
梨	286
山楂	287
橘	288
柚	288
枣	289
栗	291
杨梅	291
柿	292
银杏	294
榛	295
荔枝	295
龙眼	296
安石榴	297
槟榔	298
椰子	299
橄榄	300
胡椒	301
无花果	301
吴茱萸	302
葡萄	304
猕猴桃	305
芰实	305
芡实	306
莲藕	307
樱桃	308
枇杷	309
胡桃	310
秦椒	311
柰	312
茗	312
西瓜	314
木瓜	315

》木部　317
柏	318
松	319
桂	320
丁香	321

安息香	322	紫荆	355
辛夷	322	檀香	356
龙脑香	323	大风子	357
杜仲	324	樟	357
苏合香	324	竹	358
椿樗	325	雷丸	360

》**虫部** 361

蚕	362
蝎	363
芫青	364
蜗牛	364
蟾蜍	365
蚱蝉	366
木虻	367
蚯蚓	367

》**鳞部** 369

鲮鲤	370
鳟鱼	370
鲫鱼	371
白花蛇	371
鲈鱼	372
蛤蚧	373
鲤鱼	373
鳜鱼	374
比目鱼	375
鳝鱼	375
虾	376

桐	326
樟脑	327
皂荚	327
柳	328
黄杨木	330
槐	330
白杨	332
郁李	333
合欢	334
巴豆	334
桑	335
卮子	337
金樱子	338
相思子	339
棕榈	339
茯苓	340
酸枣	341
枸杞、地骨皮	341
冬青	342
厚朴	343
女贞	344
楝	345
榆	346
楠	347
杉	347
枳	348
芦荟	350
木槿	351
沉香	351
五加	352
琥珀	353
牡荆	354

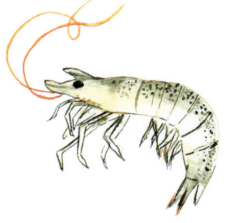

》介部 377

魁蛤 378
鳖 378
牡蛎 380
蚌 380
珍珠 381
蟹 381
石决明 382
蛤蜊 383
海蛤 383
车渠 384
田螺 384
贝子 385
车螯 386

》禽部 387

鹅 388
雁 389
雉 389
鸡 390
鸽 393
伏翼 393
寒号虫 394

》兽部 395

豕 396
狗 400
羊 403
牛 406
马 409
象 410
阿胶 411
牛黄 412
犀 412
熊 413
鹿 414
麋 415
麝 416
狐 416
兔 417
鼠 418
猬 420

》人部 421

爪甲 422
牙齿 422
乳汁 423

序例

本草纲目

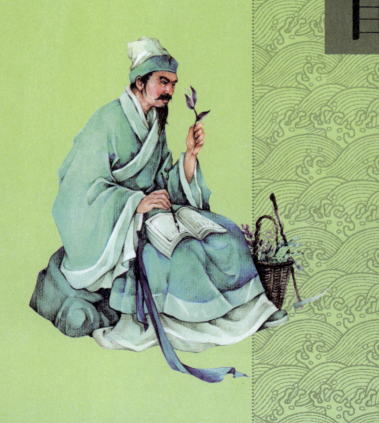

七方

〔岐伯曰〕气有多少，形有盛衰，治有缓急，方有大小。又曰：病有远近，证有中外，治有轻重。近者奇之，远者偶之。汗不以奇，下不以偶。补上治上制以缓，补下治下制以急。近而奇偶，制小其服；远而奇偶，制大其服。大则数少，小则数多。多则九之，少则二之。奇之不去则偶之，偶之不去则反佐以取之，所谓寒热温凉，反从其病也。

〔王冰曰〕脏位有高下，腑气有远近，病证有表里，药用有轻重。单方为奇，复方为偶。心肺为近，肝肾为远，脾胃居中。肠膀胞胆，亦有远近。识见高远，权以合宜。方与其重也宁轻，与其毒也宁善，与其大也宁小。是以奇方不去，偶方主之；偶方不去，则反佐以同病之气而取之。夫微小之热，折之以寒，微小之冷，消之以热。甚大寒热，则必能与异气相格。声不同不相应，气不同不相合。是以反其佐以同其气，复令寒热参合，使其始同终异也。

〔时珍曰〕逆者正治，从者反治。反佐，即从治也。谓热在下而上有寒邪拒格，则寒药中入热药为佐，下膈之后，热气既散，寒性随发也。寒在下而上有浮火拒格，则热药中入寒药为佐，下膈之后，寒气既消，热性随发也。寒在下而上有浮火拒格，则热药中入寒药为佐，下膈之后，寒气既消，热性随发也。此寒因热用，热因寒用之妙也。温凉仿此。

〔完素曰〕流变在乎病，主病在乎方，制方在乎人。方有七：大、小、缓、急、奇、偶、复也。制方之体，本于气味。寒、热、温、凉，四气生于天；酸、苦、辛、咸、甘、淡，六味成于地。是以有形为味，无形为气。气为阳，味为阴。辛甘发散为阳，酸苦涌泄为阴；咸味涌泄为阴，淡味渗泄为阳。或收或散，或缓或急，或燥或润，或软或坚，各随脏腑之证，而施药之品味，乃分七方之制也。故奇、偶、复者，三方也。大、小、缓、急者，四制之法也。故曰：治有缓急，方有大小。

【大方】

〔岐伯曰〕君一臣二佐九，制之大也。君一臣三佐五，制之中也。君一臣二，制之小也。又曰：远而奇偶，制大其服；近而奇偶，制小其服。大则数少，小则数多。多则九之，少则二之。

〔完素曰〕身表为远，里为近。大小者，制奇偶之法也。假如小承气汤、调胃承气汤，奇之小方也；大承

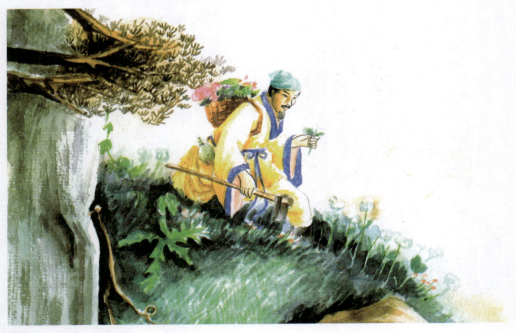

采药

气汤、抵当汤，奇之大方也，所谓因其攻里而用之也。

〔张从正曰〕大方有二：有君一臣三佐九之大方，病有兼证而邪不一，不可以一二味治者宜之；有分两大而顿服之大方，肝肾及下部之病道远者宜之。王太仆以心肺为近，肾肝为远，脾胃为中。刘河间以身表为远，身里为近。以予观之，身半以上其气三，天之分也。身半以下其气三，地之分也。中脘，人之分也。

【小方】

〔张从正曰〕小方有二：有君一臣二之小方，病无兼证，邪气专一，可一二味治者宜之；有分两少而频服之小方，心肺及在上之病者宜之，徐徐细呷是也。

〔完素曰〕肝肾位远，数多则其气缓，不能速达于下；必大剂而数少，取其迅急下走也。心肺位近，数少则其气急下走，不能升达于上；必小剂而数多，取其易散而上行也。王氏所谓肺服九、心服七、脾服五、肝服三、肾服一，乃五脏生成之数也。

【缓方】

〔岐伯曰〕补上治上制以缓，补下治下制以急，急则气味厚，缓则气味薄，适其至所。病所远而中道气味之者，食而过之，无越其制度也。

〔王冰曰〕假如病在肾而心气不足，服药宜急过之，不以气味饲心，肾药凌心，心复益衰矣。余上下远近例同。

〔完素曰〕圣人治上不犯下，治下不犯上，治中上下俱无犯。故曰：诛伐无过，命曰大惑。

〔好古曰〕治上必妨下，治表必连里。用黄芩以治肺必妨脾，用苁蓉以治肾必妨心，服干姜以治中必僭上，服附子以补火必涸水。

〔从正曰〕缓方有五：有甘以缓之之方，甘草、糖、蜜之属是也，病在胸膈，取其留恋也。有丸以缓之之方，比之汤散，其行迟慢也。有品件众多之缓方，药众则递相拘制，不得各骋其性也。有无毒治病之缓方，无毒则性纯功缓也。有气味俱薄之缓方，气味薄则长于补上治上，比至其下，药力已衰矣。

【急方】

〔完素曰〕味厚者为阴，味薄者为阴中之阳；故味厚则下泄，味薄则通气。气厚者为阳，气薄为阳中之阴，故气厚则发热，气薄则发汗是也。

〔好古曰〕治主宜缓，缓则治其本也；治客宜急，急则治其标也。表里汗下，皆有所当缓、所当急。

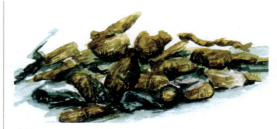

药材

〔从正曰〕急方有四：有急病急攻之急方，中风关格之病是也。有汤散荡涤之急方，下咽易散而行速也。有毒药之急方，毒性能上涌下泄以夺病势也。有气味俱厚之急方，气味俱厚，直趋于下而力不衰也。

【奇方】

〔王冰曰〕单方也。

〔从正曰〕奇方有二：有独用一物之奇方，病在上而近者宜之。有药合阳数一、三、五、七、九之奇方，宜下不宜汗。

〔完素曰〕假如小承气、调胃承气，奇之小方也；大承气、抵当汤，奇之大方也，所谓因其攻下而为之也。桂枝、麻黄，偶之小方也；葛根、青龙，偶之大方也，所谓因其发散而用之也。

【偶方】

〔从正曰〕偶方有三：有两味相配之偶方；有古之二方相合之偶方，古谓之复方，皆病在下而远者宜之；有药合阴数二、四、六、八、十之偶方，宜汗不宜下。

【复方】

〔岐伯曰〕奇之不去则偶之，是谓重方。

〔好古曰〕奇之不去复以偶，偶之不去复以奇，故曰复。复者，再也，重也。所谓十补一泄，数泄一补也。又伤寒见风脉，伤风得寒脉，为脉证不相应，宜以复方主之。

〔从正曰〕复方有三：有二方、三方及数方相合之复方。如桂枝二越婢一汤、五积散之属是也。有本方之外别加余药，如调胃承气加连翘、薄荷、黄芩、栀子为凉膈散之属是也。有分两均齐之复方，如胃风汤各等分之属是也。王太仆以偶为复方，今七方有偶又有复，岂非偶乃二方相合、复乃数方相合之谓乎？

十剂

〔徐之才曰〕药有宣、通、补、泄、轻、重、涩、滑、燥、湿十种，是药之大体，而《本经》不言，后人未述。凡用药者，审而详之，则靡所遗失矣。

【宣剂】

〔之才曰〕宣可去壅，生姜、橘皮之属是也。

〔杲曰〕外感六淫之邪，欲传入里，三阴实而不受，逆于胸中，天分气分窒塞不通，而或哕或呕，所谓壅也。三阴者，脾也。故必破气药，如姜、橘、藿香、半夏之类，泻其壅塞。

〔完素曰〕郁而不散为壅，必宣以散之，如痞满不通之类是矣。攻其里，则宣者上也，泄者下也。涌剂则瓜蒂、栀子之属是矣。发汗通表亦同。

〔好古曰〕《经》有五郁：木郁达之，火郁发之，土郁夺之，金郁泄之，水郁折之，皆宣也。

〔时珍曰〕壅者，塞也；宣者，布也，散也。壅塞之病，不升不降，传化失常。或郁久生病，或病久生郁。必药以宣布敷散之，如承流宣化之意，不独涌越为宣也。是以气郁有余，则香附、抚芎之属以开之，不足则补中益气以运之。火郁微则山栀、青黛以散之，甚则升阳解肌以发之。湿郁微则苍术、白芷之属以燥之，甚则风药以胜之。痰郁微则南星、橘皮之属以化之，甚则瓜蒂、藜芦之属以涌之。血郁微则桃仁、红花以行之，甚则或吐或利以逐之。食郁微则山楂、神曲以消之，甚则上涌下利以去之，皆宣剂也。

【重剂】

〔之才曰〕重可去怯，磁石、铁粉之属是也。

〔从正曰〕重者，镇缒之谓也。怯则气浮，如丧神守，而惊悸气上，朱砂、水银、沉香、黄丹、寒水石之伦，皆体重也。久病咳嗽，涎潮于上，形羸不可攻者，以此缒之。《经》云重者因而减之，贵其渐也。

〔时珍曰〕重剂凡四：有惊则气乱，而魂气飞扬，如丧神守者；有怒则气逆，而肝火激烈，病狂善怒者，并铁粉、雄黄之类以平其肝。有神不守舍，而多惊健忘、迷惑不宁者，宜朱砂、紫石英之类以镇其心。有恐则气下，精志失守而畏，如人将捕者，宜磁石、沉香之类以安其肾。

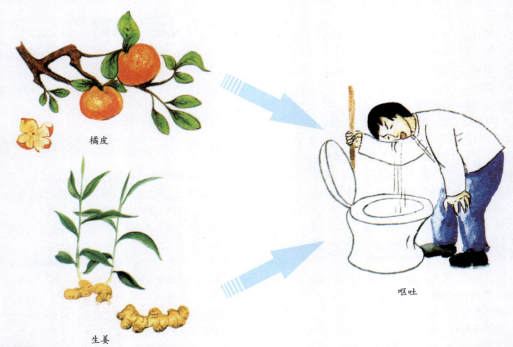

橘皮

生姜

呕吐

宣剂泻壅

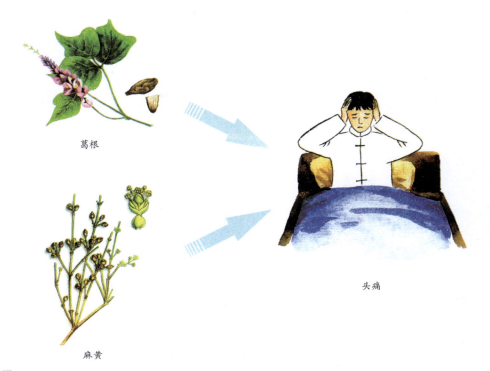

葛根

麻黄

头痛

轻剂发汗

大抵重剂压浮火而坠痰涎，不独治怯也。故诸风掉眩及惊痫痰喘之病，吐逆不止及反胃之病，皆浮火痰涎为害，俱宜重剂以坠之。

【轻剂】

〔之才曰〕轻可去实，麻黄、葛根之属是也。

〔从正曰〕风寒之邪，始客皮肤，头痛身热，宜解其表，《内经》所谓轻而扬之也。痈疮疥痤，俱宜解表，汗以泄之，毒以熏之，皆轻剂也。凡熏洗蒸灸，熨烙刺砭，导引按摩，皆汗法也。

〔时珍曰〕当作轻可去闭。有表闭、里闭、上闭、下闭。表闭者，风寒伤营，腠理闭密，阳气怫郁，不能外出，而为发热、恶寒、头痛、脊强诸病，宜轻扬之剂发其汗，而表自解也。里闭者，火热郁抑，津液不行，皮肤干闭，而为肌热、烦热、头痛、目肿、昏瞀、疮疡诸病，宜轻扬之剂以解其肌，而火自散也。上闭有二：一则外寒内热，上焦气闭，发为咽喉肿痛之证，宜辛凉之剂以扬散之，则闭自开；一则饮食寒冷，抑遏阳气在下，发为胸膈痞满闭塞之证，宜扬其清而抑其浊，则痞自泰也。下闭亦有二：有阳气陷下，发为里急后重，数至圊而不行之证，但升其阳而大便自顺，所谓下者举之也；有燥热伤肺，金气膹郁，窍闭于上，而膀胱闭于下，为小便不利之证，以升麻之类

探而吐之，上窍通而小便自利矣，所谓病在下取之上也。

【滑剂】

〔之才曰〕滑可去着，冬葵子、榆白皮之属是也。

〔完素曰〕涩则气着，必滑剂以利之。滑能养窍，故润利也。

〔从正曰〕大便燥结，宜麻仁、郁李之类；小便淋沥，宜葵子、滑石之类。前后不通，两阴俱闭也，名曰三焦约。约者，束也。宜先以滑剂润养其燥，然后攻之。

〔时珍曰〕着者，有形之邪，留着于经络脏腑之间也，便尿浊带、痰涎、胞胎、痈肿之类是矣。皆宜滑药以引去其留着之物。此与木通、猪苓通以去滞相类而不同。木通、猪苓，淡泄之物，去湿热无形之邪；葵子、榆皮，甘滑之类，去湿热有形之邪。故彼曰滞，此曰着也。大便涩者，菠薐、牵牛之属；小便涩者，车前、榆皮之属；精窍涩者，黄檗、葵花之属；胞胎涩者，黄葵子、王不留行之属；引痰涎自小便去者，则半夏、茯苓之属；引疮毒自小便去者，则五叶藤、萱草根之属，皆滑剂也。

【补剂】

〔之才曰〕补可去弱，人参、羊肉之属是也。

〔杲曰〕人参甘温，能补气虚；羊肉甘热，能补血虚。羊肉补形，人参补气，凡气味与二药同者皆是也。

〔从正曰〕五脏各有补泻，五味各补其脏，有表虚、里虚、上虚、下虚、阴虚、阳虚、气虚、血虚。《经》曰：精不足者补之以味，形不足者温之以气。五谷、五菜、五果、五肉，皆补养之物也。

〔时珍曰〕《经》云：不足者补之。又云：虚则补其母。生姜之辛补肝，炒盐之咸补心，甘草之甘补脾，五味子之酸补肺，黄檗之苦补肾。又如茯神之补心气，生地黄之补心血；人参之补脾气，白芍药之补脾血；黄芪之补肺气，阿胶之补肺血；杜仲之补肾气，熟地黄之补肾血；芎䓖之补肝气，当归之补肝血之类，皆补剂。

【湿剂】

〔之才曰〕湿可去枯。白石英、紫石英之属是也。

〔完素曰〕津耗为枯。五脏痿弱，荣卫涸流，必湿剂以润之。

〔从正曰〕湿者，润湿也。虽与滑类，少有不同。《经》云辛以润之，辛能走气、能化液故也。盐消味虽咸，属真阴之水，诚濡枯之上药也。人有枯涸皱揭之病，非独金化，盖有火以乘之，故非湿剂不能愈。

〔好古曰〕有减气而枯，有减血而枯。

〔时珍曰〕湿剂当作润剂。枯者燥也。阳明燥金之化，秋令也，风热怫甚，则血液枯涸而为燥病。上燥则渴，下燥则结，筋燥则强，皮燥则揭，肉燥则裂，骨燥则枯，肺燥则痿，肾燥则消。凡麻仁、阿胶膏润之属，皆润剂也。养血则当归、地黄之属；生津则麦门冬、栝楼根之属；益精则苁蓉、枸杞之属。

【通剂】

〔之才曰〕通可去滞，通草、防己之属是也。

〔从正曰〕通者，流通也。前后不得溲便，宜木通、海金沙、琥珀、大黄之属通之。痹痛郁滞，经隧不利，亦宜通之。

〔时珍曰〕滞，留滞也。湿热之邪留于气分，而为痛痹癃闭者，宜淡味之药上助肺气下降，通其小便，而泄气中之滞，木通、猪苓之类是也。湿热之邪留于血分，而为痹痛肿注、二便不通者，宜苦寒之药下引，通其前后，而泄血中之滞，防己之类是也。《经》曰味薄者通，故淡味之药谓之通剂。

【泄剂】

〔之才曰〕泄可去闭，葶苈、大黄之属是也。

〔杲曰〕葶苈苦寒，气味俱厚，不减大黄，能泄肺中之闭，又泄大肠。大黄走而不守，能泄血闭肠胃渣秽之物。一泄气闭利小便，一泄血闭利大便。凡与二药同者皆然。

〔从正曰〕实则泻之。诸痛为实，痛随利减。芒硝、大黄、牵牛、甘遂、巴豆之属，皆泻剂也。其催生下乳，

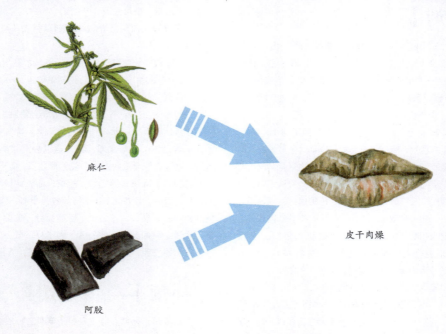

麻仁

阿胶

皮干肉燥

湿剂去枯

磨积逐水，破经泄气，凡下行者，皆下法也。

〔时珍曰〕去闭当作去实。《经》云实者泻之，实则泻其子是矣。五脏五味皆有泻，不独葶苈、大黄也。肝实泻以芍药之酸，心实泻以甘草之甘，脾实泻以黄连之苦，肺实泻以石膏之辛，肾实泻以泽泻之咸，是矣。

【涩剂】

〔之才曰〕涩可去脱，牡蛎、龙骨之属是也。

〔完素曰〕滑则气脱，如开肠洞泄，便溺遗失之类，必涩剂以收敛之。

〔从正曰〕寝汗不禁，涩以麻黄根、防风；滑泄不已，涩以豆蔻、枯矾、木贼、罂粟壳；喘嗽上奔，涩以乌梅、诃子。凡酸味同乎涩者，收敛之义也。

〔时珍曰〕脱者，气脱也，血脱也，精脱也，神脱也。脱则散而不收，故用酸涩温平之药，以敛其耗散。汗出亡阳，精滑不禁，泄痢不止，大便不固，小便自遗，久嗽亡津，皆气脱也。下血不已，崩中暴下，诸大亡血，皆血脱也。牡蛎、龙骨、海螵蛸、五倍子、五味子、乌梅、榴皮、诃黎勒、罂粟壳、莲房、棕灰、赤石脂、麻黄根之类，皆涩药也。气脱兼以气药，血脱兼以血药及兼气药，气者血之帅也。脱阳者见鬼，脱阴者目盲，此神脱也，非涩药所能收也。

【燥剂】

〔之才曰〕燥可去湿，桑白皮、赤小豆之属是也。

〔完素曰〕湿气淫胜，肿满脾湿，必燥剂以除之，桑皮之属。湿胜于上，以苦吐之，以淡渗之是也。

〔从正曰〕积寒久冷，吐利腥秽，上下所出水液澄澈清冷，此大寒之病，宜姜、附、胡椒辈以燥之。若病湿气，则白术、陈皮、木香、苍术之属除之，亦燥剂也。而黄连、黄檗、栀子、大黄，其味皆苦，苦属火，皆能燥湿，此《内经》之本旨也，岂独姜、附之俦为燥剂乎。

〔好古曰〕湿有在上、在中、在下、在经、在皮、在里。

〔时珍曰〕湿有外感，有内伤。外感之湿，雨露岚雾地气水湿，袭于皮肉筋骨经络之间；内伤之湿，生于水饮酒食及脾弱肾强，固不可一例言也。故风药可以胜湿，燥药可以除湿，淡药可以渗湿，泄小便可以引湿，利大便可以逐湿，吐痰涎可以祛湿。湿而有热，苦寒之剂燥之；湿而有寒，辛热之剂燥之，不独桑皮、小豆为燥剂也。湿去则燥，故谓之燥。

〔刘完素曰〕制方之体，欲成七方十剂之用者，必本于气味也。寒、热、温、凉，四气生于天；酸、苦、辛、咸、甘、淡，六味成乎地。是以有形为味，无形为气。气为阳，味为阴。阳气出上窍，阴味出下窍。气化则精生，味化则形长。故地产养形，形不足者温之以气；天产养精，精不足者补之以味。辛甘发散为阳，酸苦涌泄为阴；咸味涌泄为阴，淡味渗泄为阳。辛散、酸收、甘缓、苦坚、咸软，各随五脏之病证，而施药性之品味。故方有七，剂有十。方不七，不足以尽方之变；剂不十，不足以尽剂之用。方不对证，非方也；剂不蠲疾，非剂也。此乃太古先师，设绳墨而取曲直；叔世方士，乃出规矩以为方圆。夫物各有性，制而用之，变而通之，施于品剂，其功用岂有穷哉。如是有因其性而为用者，有因其所胜而为制者，有气同则相求者，有气相克则相制者，有气有余而补不足者，有气相感则以意使者，有质同而性异者，有名异而实同者。故蛇之性上窜而引药，蝉之性外脱而退翳，虻饮血而用以治血，鼠善穿而用以治漏，所谓因其性而为用者如此。弩牙速产，以机发而不括也；杵糠下噎，以杵筑下也，所谓因其用而为使者如此。浮萍不沉水，可以胜酒。独活不摇风，可以治风，所谓因其所胜而为制也如此。麻，木谷而治风；豆，水谷而治水，所谓气相同则相求者如此。牛土畜，乳可以止渴疾；豕水畜，心可以镇恍惚，所谓因其气相克则相制也如此。熊肉振羸，兔肝明视，所谓因其气有余补不足也如此。鲤之治水，鹜之利水，所谓因其气相感则以意使者如此。蜜成于蜂，蜜温而蜂寒；油生于麻，麻温而油寒，兹同质而异性也。蘼芜生于芎䓖，蓬藁生于覆盆，兹名异而实同者。所以如此之类，不可胜举。故天地赋形，不离阴阳，形色自然，皆有法象。毛羽之类，生于阳而属于阴；鳞介之类，生于阴而属于阳。空青法木，色青而主肝；丹砂法火，色赤而主心；云母法金，色白而主肺；磁石法水，色黑而主肾；黄石脂法土，色黄而主脾。故触类而长之，莫不有自然之理也。欲为医者，上知天文，下知地理，中知人事，三者俱明，然后可以语人之疾病。不然，则如无目夜游，无足登涉，动致颠殒，而欲愈疾者，未之有也。

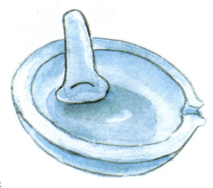

药钵

五味宜忌

〔岐伯曰〕木生酸,火生苦,土生甘,金生辛,水生咸。辛散,酸收,甘缓,苦坚,咸软。毒药攻邪,五谷为养,五果为助,五畜为益,五菜为充,气味合而服之,以补精益气。此五味各有所利,四时五脏,病随所宜也。又曰:阴之所生,本在五味;阴之五宫,伤在五味。骨正筋柔,气血以流,腠理以密,骨气以精,长有天命。又曰:圣人春夏养阳,秋冬养阴,以从其根,二气常存(春食凉,夏食寒,以养阳;秋食温,冬食热,以养阴)。

豕、栗、藿。肺病禁苦,宜食:麦、羊、杏、薤。肾病禁甘,宜食辛:黄黍、鸡、桃、葱。

〔思邈曰〕春宜省酸增甘以养脾,夏宜省苦增辛以养肺,秋宜省辛增酸以养肝,冬宜省咸增苦以养心,四季宜省甘增咸以养肾。

〔时珍曰〕五欲者,五味入胃,喜归本脏,有余之病,宜本味以通之。五禁者,五脏不足之病,畏其所胜,而宜其所不胜也。

【五欲】

肝欲酸,心欲苦,脾欲甘,肺欲辛,肾欲咸,此五味合五脏之气也。

【五宜】

青色宜酸,肝病宜食麻、犬、李、韭。赤色宜苦,心病宜食麦、羊、杏、薤。黄色宜甘,脾病宜食粳、牛、枣、葵。白色宜辛,肺病宜食黄黍、鸡、桃、葱。黑色宜咸,肾病宜食大豆黄卷、猪、栗、藿。

【五禁】

肝病禁辛,宜食甘:粳、牛、枣、葵。心病禁咸,宜食酸:麻、犬、李、韭。脾病禁酸,宜食咸:大豆、

【五走】

酸走筋,筋病毋多食酸,多食令人癃。酸气涩收,胞得酸而缩卷,故水道不通也。苦走骨,骨病毋多食苦,多食令人变呕。苦入下脘,三焦皆闭,故变呕也。甘走肉,肉病毋多食甘,多食令人悗心。甘气柔润,胃柔则缓,缓则虫动,故悗心也。辛走气,气病毋多食辛,多食令人洞心。辛走上焦,与气俱行,久留心下,故洞心也。咸走血,血病毋多食咸,多食令人渴。血与咸相得则凝,凝则胃汁注之,故咽路焦而舌本干。

【五伤】

酸伤筋,辛胜酸。苦伤气,咸胜苦。甘伤肉,酸胜甘。辛伤皮毛,苦胜辛。咸伤血,甘胜咸。

【五过】

味过于酸,肝气以津,脾气乃绝,肉胝䐢而唇揭。味过于苦,脾气不濡,胃气乃厚,皮槁而毛拔。味过于甘,心气喘满,色黑,肾气不平,骨痛而发落。味过于辛,筋脉沮绝,精神乃失,筋急而爪枯。味过于咸,大骨气劳,短肌,心气抑,脉凝涩而变色。

〔时珍曰〕五走五伤者,本脏之味自伤也,即阴之五宫伤在五味也。五过者,本脏之味伐其所胜也,即脏气偏胜也。

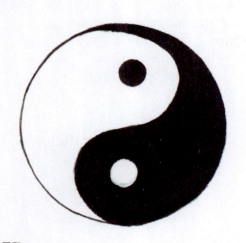

阴阳

五味偏胜

〔岐伯曰〕五味入胃，各归所喜。酸先入肝，苦先入心，甘先入脾，辛先入肺，咸先入肾。久而增气，物化之常；气增而久，夭之由也。

〔王冰曰〕入肝为温，入心为热，入肺为清，入肾为寒，入脾为至阴而四气兼之，皆为增其味而益其气。故各从本脏之气，久则从化。故久服黄连、苦参反热，从苦化也。余味仿此。气增不已，则脏气偏胜，必有偏绝；脏有偏绝，必有暴夭。是以药不具五味，不备四气，而久服之，虽暂获胜，久必致夭。故绝粒服饵者不暴亡，无五味资助也。

〔杲曰〕一阴一阳之谓道，偏阴偏阳之谓疾。阳剂刚胜，积若燎原，为消狂、痈疽之属，则天癸竭而荣涸。阴剂柔胜，积若凝水，为洞泄、寒中之病，则真火微而卫散。故大寒、大热之药，当从权用之，气平而止。有所偏助，令人脏气不平，夭之由也。

标本阴阳

〔李杲曰〕夫治病者，当知标本。以身论之，外为标，内为本；阳为标，阴为本。故六腑属阳为标，五脏属阴为本；脏腑在内为本，十二经络在外为标。而脏腑、阴阳、气血、经络，又各有标本焉。以病论之，先受为本，后传为标。故百病必先治其本，后治其标。否则邪气滋甚，其病益蓄。纵先生轻病，后生重病，亦先治其轻，后治其重，则邪气乃伏。有中满及病大小便不利，则无问先后标本，必先治满及大小便，为其急也。故曰：缓则治其本，急则治其标。又从前来者，为实邪；后来者，为虚邪。实则泻其子，虚则补其母。假如肝受心火为从前来实邪，当于肝经刺荥穴以泻心火，为先治其本；于心经刺荥穴以泻心火，为后治其标。用药则入肝之药为引，用泻心之药为君。《经》云本而标之，先治其本，后治其标是也。又如肝受肾水为从后来虚邪，当于肾经刺井穴以补肝木，为先治其标；后于肝经刺合穴以泻肾水，为后治其本。用药则入肝之药为引，补肝之药为君。《经》云"标而本之，先治其标，后治其本"，是也。

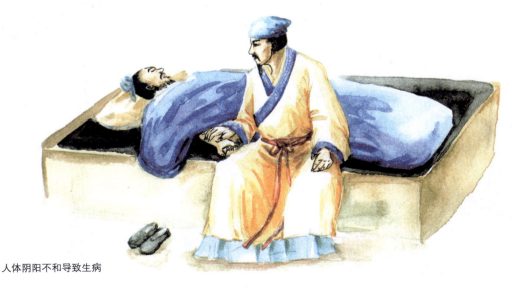

人体阴阳不和导致生病

升降浮沉

〔李杲曰〕药有升、降、浮、沉、化，生、长、收、藏、成，以配四时。春升，夏浮，秋收，冬藏，土居中化。是以味薄者，升而生；气薄者，降而收；气厚者，浮而长；味厚者，沉而藏；气味平者，化而成。但言补之以辛、甘、温、热及气味之薄者，即助春夏之浮升，便是泻秋冬收藏之药也。在人之身，肝心是矣。但言补之以酸、苦、咸、寒及气味之厚者，即助秋冬之降沉，便是泻春夏生长之药也。在人之身，肺肾是矣。淡味之药，渗即为升，泄即为降，佐使诸药者也。用药者，循此则生，逆此则死；纵令不死，亦危困矣。

〔王好古曰〕升而使之降，须知抑也；沉而使之浮，须知载也。辛散也，而行之也横；甘发也，而行之也上；苦泄也，而行之也下；酸收也，其性缩；咸软也，其性舒，其不同如此。鼓掌成声，沃火成沸，二物相合，象在其间矣。五味相制，四气相和，其变可轻用哉。《本草》不言淡味、凉气，亦缺文也。

〔味薄者升〕甘平、辛平、辛微温、微苦平之药是也。
〔气薄者降〕甘寒、甘凉、甘淡、寒凉、酸温、酸平、咸平之药是也。
〔气厚者浮〕甘热、辛热之药是也。
〔味厚者沉〕苦寒、咸寒之药是也。
〔气味平者,兼四气四味〕甘平、甘温、甘凉、甘辛平、甘微苦平之药是也。

〔李时珍曰〕酸咸无升，甘辛无降，寒无浮，热无沉，其性然也。而升者引之以咸寒，则沉而直达下焦；沉者引之以酒，则浮而上至颠顶。此非窥天地之奥而达造化之权者，不能至此。一物之中，有根升、梢降，生升、熟降，是升降在物亦在人也。

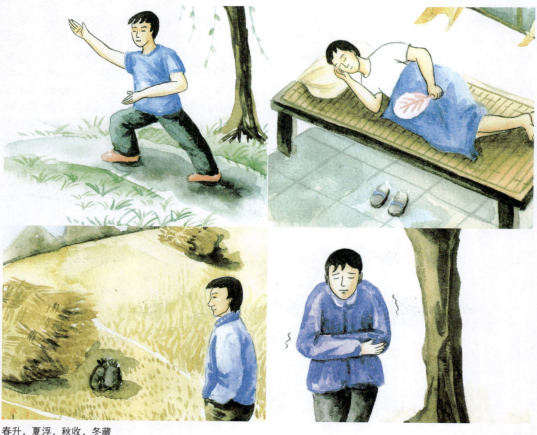

春升，夏浮，秋收，冬藏

四时用药例

〔李时珍曰〕《经》云：必先岁气，毋伐天和。又曰：升降浮沉则顺之，寒热温凉则逆之。故春月宜加辛温之药，薄荷、荆芥之类，以顺春升之气；夏月宜加辛热之药，香薷、生姜之类，以顺夏浮之气；长夏月宜加甘苦辛温之药，人参、白术、苍术、黄檗之类，以顺化成之气；秋月宜加酸温之药，芍药、乌梅之类，以顺秋降之气；冬月宜加苦寒之药，黄芩、知母之类，以顺冬沉之气，所谓顺时气而养天和也。《经》又云：春省酸、增甘以养脾气，夏省苦、增辛以养肺气，长夏省甘、增咸以养肾气，秋省辛、增酸以养肝气，冬省咸、增苦以养心气。此则既不伐天和，而又防其太过，所以体天地之大德也。味者，舍本从标，春用辛凉以伐木，夏用咸寒以抑火，秋用苦温以泄金，冬用辛热以涸水，谓之时药。殊背《素问》逆顺之理，以夏月伏阴，冬月伏阳，推之可知矣。虽然月有四时，日有四时，或春得秋病，夏得冬病，神而明之，机而行之，变通权宜，又不可泥一也。

〔王好古曰〕四时总以芍药为脾剂，苍术为胃剂，柴胡为时剂，十一脏皆取决于少阳，为发生之始故也。凡用纯寒、纯热之药，及寒热相杂，并宜用甘草以调和之，惟中满者禁用甘尔。

五脏五味补泻

【肝】

苦急，急食甘以缓之（甘草），以酸泻之（赤芍药）；实则泻子（甘草）。欲散，急食辛以散之（川芎），以辛补之（细辛）；虚则补母（地黄、黄檗）。

【心】

苦缓，急食酸以收之（五味子），以甘泻之（甘草、参、芪）；实则泻子（甘草）。欲软，急食咸以软之（芒硝），以咸补之（泽泻）；虚则补母（生姜）。

【脾】

苦湿，急食苦以燥之（白术），以苦泻之（黄连）；实则泻子（桑白皮）。欲缓，急食甘以缓之（炙甘草），以甘补之（人参）；虚则补母（炒盐）。

【肺】

苦气上逆，急食苦以泄之（黄芩），以辛泻之（桑白皮）；实则泻子（泽泻）。欲收，急食酸以收之（白芍药），以酸补之（五味子）；虚则补母（五味子）。

青色

肝属青色

肝脏

甘草补肝拘谨宁急

红色

心属红色

心脏

五味子补心脏气血不足

黄色

脾属黄色

脾脏

白术补脾湿邪致病

白色

肺属白色

肺脏

泽泻补肺气上逆

黑色

肾属黑色

肾脏

知母补肾阴虚燥

【肾】

苦燥，急食辛以润之（黄檗、知母），以咸泻之（泽泻）；实则泻子（芍药）。欲坚，急食苦以坚之（知母），以苦补之（黄檗）；虚则补母（五味子）。

〔张元素曰〕凡药之五味，随五脏所入而为补泻，亦不过因其性而调之。酸入肝，苦入心，甘入脾，辛入肺，咸入肾。辛主散，酸主收，甘主缓，苦主坚，咸主软。

辛能散结润燥，致津液，通气；酸能收缓敛散；甘能缓急调中；苦能燥湿坚软；咸能软坚；淡能利窍。

〔李时珍曰〕甘缓、酸收、苦燥、辛散、咸软、淡渗，五味之本性，一定而不变者也。其或补或泻，则因五脏四时而迭相施用者也。温、凉、寒、热，四气之本性也；其于五脏补泻，亦迭相施用也。此特洁古张氏因《素问》饮食补泻之义，举数药以为例耳，学者宜因意而充之。

六腑五脏用药气味补泻〔纲目〕

肝、胆：温补凉泻，辛补酸泻。
心、小肠：热补寒泻，咸补甘泻。
肺、大肠：凉补温泻，酸补辛泻。
肾、膀胱：寒补热泻，苦补咸泻。
脾、胃：温热补，寒凉泻，各从其宜；甘补苦泻。

三焦、命门：同心。

〔张元素曰〕五脏更相平也。一脏不平，所胜平之。故云：安谷则昌，绝谷则亡。水去则营散，谷消则卫亡，神无所居。故血不可不养，卫不可不温。血温气和，营卫乃行，常有天命。

相反诸药〔纲目〕

凡三十六种

〔甘草〕反大戟、芫花、甘遂、海藻。
〔大戟〕反芫花、海藻。
〔乌头〕反贝母、栝楼、半夏、白蔹、白及。
〔藜芦〕反人参、沙参、丹参、玄参、苦参、细辛、芍药、狸肉。
〔河豚〕反煤炱、荆芥、防风、菊花、桔梗、甘草、乌头、附子。
〔蜜〕反生葱。
〔柿〕反蟹。

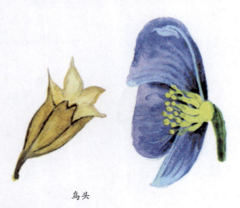

乌头

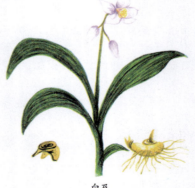

白及

乌头反白及

脏腑虚实标本用药式

【肝】

藏魂，属木。胆火寄于中。主血，主目，主筋，主呼，主怒。

〔**本病**〕诸风眩晕，僵仆强直惊痫，两胁肿痛，胸胁满痛，呕血，小腹疝痛痃瘕，女人经病。

〔**标病**〕寒热疟，头痛吐涎，目赤面青，多怒，耳闭颊肿，筋挛卵缩，丈夫癫疝，女人少腹肿痛阴病。

有余泻之

泻子：甘草。

行气：香附、芎䓖、瞿麦、牵牛、青橘皮。

行血：红花、鳖甲、桃仁、莪术、京三棱、穿山甲、大黄、水蛭、虻虫、苏木、牡丹皮。

镇惊：雄黄、金薄、铁落、珍珠、代赭石、夜明砂、胡粉、银薄、铅丹、龙骨、石决明。

搜风：羌活、荆芥、薄荷、槐子、蔓荆子、白花蛇、独活、防风、皂荚、乌头、白附子、僵蚕、蝉蜕。

不足补之

补母：枸杞、杜仲、狗脊、熟地黄、苦参、萆薢、阿胶、菟丝子。

补血：当归、牛膝、续断、白芍药、血竭、没药、芎䓖。

补气：天麻、柏子仁、白术、菊花、细辛、密蒙花、决明、谷精草、生姜。

本热寒之

泻木：芍药、乌梅、泽泻。

泻火：黄连、龙胆草、黄芩、苦茶、猪胆。

攻里：大黄。

标热发之

和解：柴胡、半夏。

解肌：桂枝、麻黄。

【心】

藏神，为君火。包络为相火，代君行令。主血，主言，主汗，主笑。

〔**本病**〕诸热瞀瘛，惊惑谵妄烦乱，啼笑骂詈，怔忡健忘，自汗，诸痛痒疮疡。

〔**标病**〕肌热畏寒战栗，舌不能言，面赤目黄，手心烦热，胸胁满痛，引腰背肩胛肘臂。

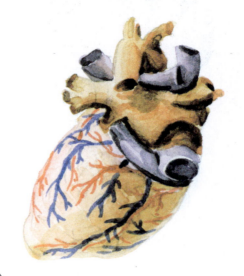

心

火实泻之

泻子：黄连、大黄。

气：甘草、人参、赤茯苓、木通、黄檗。

血：丹参、牡丹、生地黄、玄参。

镇惊：朱砂、牛黄、紫石英。

神虚补之

补母：细辛、乌梅、酸枣仁、生姜、陈皮。

气：桂心、泽泻、白茯苓、茯神、远志、石菖蒲。

血：当归、乳香、熟地黄、没药。

本热寒之

泻火：黄芩、竹叶、麦门冬、芒硝、炒盐。

凉血：地黄、栀子、天竺黄。

标热发之

散火：甘草、独活、麻黄、柴胡、龙脑。

【脾】

藏意，属土，为万物之母。主营卫，主味，主肌肉，主四肢。

〔**本病**〕诸湿肿胀，痞满噫气，大小便闭，黄疸痰饮，吐泻霍乱，心腹痛，饮食不化。

〔**标病**〕身体浮肿，重困嗜卧，四肢不举，舌本强痛，足大趾不用，九窍不通，诸痉项强。

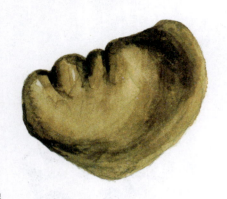

脾

土实泻之

泻子：诃子、防风、桑白皮、葶苈。

吐：豆豉、萝卜子、常山、瓜蒂、郁金、藜芦、苦参、赤小豆、盐汤、苦茶。

下：大黄、芒硝、青礞石、大戟、甘遂、续随子、芫花。

土虚补之

补母：桂心、茯苓。

气：人参、黄芪、升麻、葛根、甘草、陈橘皮、藿香、葳蕤、缩砂仁、木香、扁豆。

血：白术、苍术、白芍药、胶饴、大枣、干姜、木瓜、乌梅、蜂蜜。

本湿除之

燥中宫：白术、苍术、橘皮、半夏、吴茱萸、南星、豆蔻草、白芥子。

洁净府：木通、赤茯苓、猪苓、藿香。

标湿渗之

开鬼门：葛根、苍术、麻黄、独活。

【肺】

藏魄，属金，总摄一身元气。主闻，主哭，主皮毛。

〔**本病**〕诸气膹郁，诸痿喘呕，气短，咳嗽上逆，咳唾脓血，不得卧，小便数而欠，遗失不禁。

〔**标病**〕洒淅寒热，伤风自汗，肩背痛冷，臑臂前廉痛。

气实泻之

泻子：泽泻、葶苈、桑白皮、地骨皮。

除湿：半夏、白矾、白茯苓、薏苡仁、木瓜、橘皮。

泻火：粳米、石膏、寒水石、知母、诃子。

通滞：枳壳、薄荷、干生姜、木香、厚朴、杏仁、皂荚、桔梗、紫苏梗。

气虚补之

补母：甘草、人参、升麻、黄芪、山药。

润燥：蛤蚧、阿胶、麦门冬、贝母、百合、天花粉、天门冬。

敛肺：乌梅、粟壳、五味子、芍药、五倍子。

本热清之

清金：黄芩、知母、麦门冬、栀子、沙参、紫菀、天门冬。

本寒温之

温肺：丁香、藿香、款冬花、檀香、白豆蔻、益智、缩砂、糯米、百部。

标寒散之

解表：麻黄、葱白、紫苏。

【肾】

藏志，属水，为天一之源。主听，主骨，主二阴。

〔**本病**〕诸寒厥逆，骨痿腰痛，腰冷如冰，足胻肿寒，少腹满急疝瘕，大便闭泄，吐利腥秽，水液澄澈，清冷不禁，消渴引饮。

〔**标病**〕发热不恶热，头眩头痛，咽痛舌燥，脊股后廉痛。

水强泻之

泻子：大戟、牵牛。

泻腑：泽泻、猪苓、车前子、防己、茯苓。

水弱补之

补母：人参、山药。

补气：知母、玄参、补骨脂、砂仁、苦参。

补血：黄柏、枸杞、熟地黄、锁阳、肉苁蓉、山茱萸、阿胶、五味子。

本热攻之

攻下：伤寒少阴证，口燥咽干，大承气汤。

本寒温之

温里：附子、干姜、官桂、蜀椒、白术。

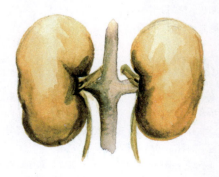

肾

标寒解之

解表：麻黄、细辛、独活、桂枝。

标热凉之

清热：玄参、连翘、甘草、猪肤。

【胆】

属木，为少阳相火，发生万物，为决断之官，十一脏之主。主同肝。

〔本病〕口苦，呕苦汁，善太息，澹澹如人将捕状，目昏不眠。

〔标病〕寒热往来，痁疟，胸胁痛，头额痛，耳痛鸣聋，瘰疬结核马刀，足小指、次指不用。

实火泻之

泻胆：龙胆、牛胆、猪胆、生蕤仁、生酸枣仁、黄连、苦茶。

虚火补之

温胆：人参、细辛、半夏、炒蕤仁、炒酸枣仁、当归、地黄。

本热平之

降火：黄芩、黄连、芍药、连翘、甘草。

镇惊：黑铅、水银。

标热和之

和解：柴胡、芍药、黄芩、半夏、甘草。

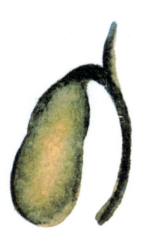

胆

【胃】

属土，主容受，为水谷之海。主同脾。

〔本病〕噎膈反胃，中满肿胀，呕吐泻痢，霍乱腹痛，消中善饥，不消食，伤饮食，胃管当心痛，支两胁。

〔标病〕发热蒸蒸，身前热，身前寒，发狂谵语，咽痹，

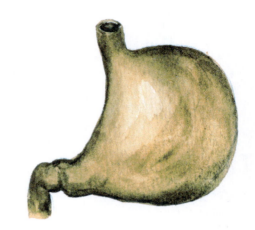

胃

上齿痛，口眼㖞斜，鼻痛鼽衄赤齄。

胃实泻之

湿热：大黄、芒硝。

饮食：巴豆、神曲、山楂、阿魏、硇砂、郁金、三棱、轻粉。

胃虚补之

湿热：苍术、白术、半夏、茯苓、橘皮、生姜。

寒湿：干姜、附子、草果、官桂、丁香、肉豆蔻、人参、黄芪。

本热寒之

降火：石膏、地黄、犀角、黄连。

标热解之

解肌：升麻、葛根、豆豉。

【大肠】

属金，主变化，为传送之官。

〔本病〕大便闭结，泻痢下血，里急后重，痔痔脱肛，肠鸣而痛。

〔标病〕齿痛喉痹，颈肿口干，咽中如核，鼽衄目黄，手大指、次指痛，宿食发热寒栗。

肠实泻之

热：大黄、芒硝、桃花、牵牛、巴豆、郁李仁、石膏。

气：枳壳、木香、橘皮、槟榔。

肠虚补之

气：皂荚。

燥：桃仁、麻仁、杏仁、地黄、乳香、松子、当归、肉苁蓉。

湿：白术、苍术、半夏、硫黄。

陷：升麻、葛根。

脱：龙骨、白垩、诃子、粟壳、乌梅、白矾、赤石脂、禹余粮、石榴皮。

本热寒之
清热：秦艽、槐角、地黄、黄芩。

本寒温之
温里：干姜、附子、肉豆蔻。

标热散之
解肌：石膏、白芷、升麻、葛根。

【小肠】

主分泌水谷，为受盛之官。

〔本病〕大便水谷下利，小便短，小便闭，小便血，小便自利，大便后血，小肠气痛，宿食夜热旦止。

〔标病〕身热恶寒，嗌痛颔肿，口糜耳聋。

实热泻之
气：木通、猪苓、滑石、瞿麦、泽泻、灯草。
血：地黄、蒲黄、赤茯苓、栀子、牡丹皮。

虚寒补之
气：白术、楝实、茴香、砂仁、神曲、扁豆。
血：桂心、玄胡索。

本热寒之
降火：黄檗、黄芩、黄连、连翘、栀子。

标热散之
解肌：藁本、羌活、防风、蔓荆。

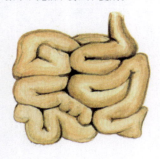

小肠

【膀胱】

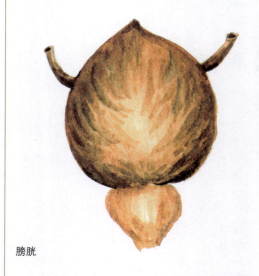

膀胱

主津液，为胞之府，气化乃能出，号州都之官，诸病皆干之。

〔本病〕小便淋沥，或短数，或黄赤，或白，或遗矢，或气痛。

〔标病〕发热恶寒，头痛，腰脊强，鼻窒，足小趾不用。

实热泻之
泻火：滑石、猪苓、泽泻、茯苓。

下虚补之
热：黄檗、知母。
寒：桔梗、升麻、益智、乌药、山茱萸。

本热利之
降火：地黄、栀子、茵陈、黄檗、牡丹皮、地骨皮。

标寒发之
发表：麻黄、桂枝、羌活、苍术、防己、黄芪、木贼。

百病主治药

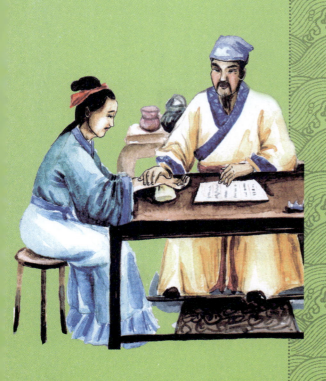

本草纲目

诸风

有中脏、中腑、中经、中气、痰厥、痛风、破伤风、麻痹。

【擦牙】

白梅肉、南星末、蜈蚣末、苏合丸、白矾、盐、龙脑、南星。

【吐痰】

藜芦：或煎，或散。
皂荚末：酒服。
食盐：煎汤。
人参芦：或煎，或散。
瓜蒂、赤小豆：齑汁调服。
莱菔子：擂汁。
牙皂、莱菔子：为末，煎灌。
醋、蜜：和服。
牙皂、晋矾末：水服。
大虾：煮熟，食虾饮汁，探吐。
苦茗茶：探吐。

橘红：一斤，熬逆流水一碗服，乃吐痰圣药也。

【贴喎】

蓖麻仁：捣贴。
炒石灰：醋调贴。
乌头末：龟血调贴。
鸡冠血、蜗牛：捣贴。
鲇鱼尾：切贴。
皂荚末：醋调贴。
桂末：水调贴。
大蒜膏：贴合谷穴。
巴豆：贴手掌心。

【痰气】

草部

前胡：化痰热，下气散风。
旋覆花：风气湿痹，胸上痰结，留饮。中风壅滞，蜜丸服。
木香：中气不省人事，研末服之，行肝气，调诸气。
藿香：升降诸气。

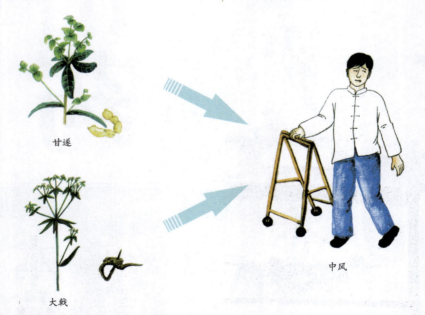

甘遂

大戟

中风

大戟、甘遂并治经络痰饮留滞

大戟、甘遂：并治经络痰饮留滞，麻痹隐痛，牵引走注。

威灵仙：治诸风，宣通五脏，去冷滞痰水，利腰膝。

果木

杏仁：头面风气，往来烦热，散风降气化痰。逐日生吞，治偏风不遂，失音不语，肺中风热。

陈橘皮：理气除湿痰。

【发散】

麻黄：发散贼风、风寒、风热、风湿、身热麻痹不仁。熬膏服之，治风病取汗。

薄荷：治贼风，散风热、风寒，利关节，发毒汗，为小儿风涎要药。

葛根：发散肌表风寒、风热，止渴。

白芷：解利阳明及肺经风寒、风热，皮肤风痹瘙痒，利九窍，表汗不可缺之。

升麻：发散阳明风邪。

葱白：散风寒、风热、风湿、身痛。

生姜：散风寒、风湿。

桂枝：治一切风冷、风湿，骨节挛痛，解肌开腠理，抑肝气，扶脾土，熨阴痹。

黄荆根：治肢体诸风、心风、头风，解肌发汗。

水萍：治热毒风湿麻痹，左瘫右痪，三十六风，蜜丸酒服取汗。治风热瘙痒，煎水浴取汗。

【血滞】

草部

当归、芎䓖：并主一切风、一切气、一切虚。破恶血，养新血。蜜丸服，治风痰，行气解郁。

芍药：治风，除血痹，泻肝，安脾肺。风毒在骨髓痛，同虎骨浸酒饮。

地黄：逐血痹，填骨髓。

芫蔚子：治风解热。茎叶，治血风痛。

地榆：汁酿酒，治风痹补脑。

虎杖：煮酒，治风在骨节间。

红蓝花：治六十二种风及血气痛。子煎服，治女子中风烦渴。

谷菜

韭汁：肥白人，中风失音。

果木

桃仁：血滞风痹，大便结。酒浸作丸，治偏风。

虫兽

阿胶：男女一切风疾，骨节痛不随。

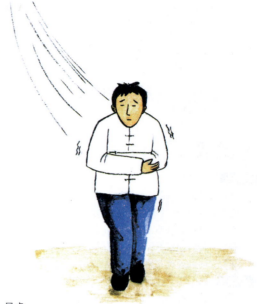

风虚

【风虚】

草部

天麻：主肝气不足，风虚内作，头晕目旋，麻痹不仁，语言不遂，为定风神药。

人参：补元气，定魂魄，止烦躁，生津液，消痰。

沙参：去皮肌浮风，宣五脏风气，养肝气。

葳蕤：治中风暴热，不能动摇，虚风湿毒，风温自汗灼热，一切虚乏。

牛膝：寒湿痿痹，拘挛膝痛，强筋，补肝脏风虚。

仙茅：一切风气，腰脚风冷，挛痹不能行。九蒸九晒，浸酒服。

淫羊藿：一切冷风，挛急不任，老人昏耄。浸酒服，治偏风。

补骨脂：风虚冷痹，骨髓伤败，一切风气痛。作丸服。

菟丝子：补肝风虚，利腰脚。

白及：胃中邪气，风痱不收，补肺气。

菜果

栗：肾虚腰脚无力。日食十颗。

松子：诸风，骨节风。

木部

松叶：风痛脚痹，浸酒服。出汗。

杜仲、海桐皮、山茱萸、枸杞子：并主风虚，腰脚痛。

伤寒热病

寒乃标,热乃本。春为温,夏为热,秋为痎,冬为寒,四时天行为疫疠。

【发表】

草部

麻黄、羌活:太阳、少阴。
苍术:太阴。
荆芥、薄荷、紫苏:并发四时伤寒不正之汗。
香薷:四时伤寒不正之气。为末,热酒服,取汗。
艾叶:时气温疫,煎服取汗。

谷菜

豆豉:治数种伤寒,同葱白,发汗通关节。
生姜、小蒜、葱白。

果木

茗茶:并发汗。
杏仁:同酢煎,发时行温病汗。

【攻里】

草部

大黄:阳明、太阴、少阴、厥阴,燥热满痢诸证。

栝楼实:利热实结胸。
甘遂:寒实结胸。
葶苈:结胸狂躁。
大戟、芫花:胁下水饮。
莞花:行水。
蜀漆:行水。
千里及:主天下疫气,煮汁吐利。

果木

桃仁:下瘀血。
巴豆:寒热结胸。

【和解】

草部

柴胡:少阳寒热诸证。伤寒余热,同甘草煎服。
半夏、黄芩、芍药、牡丹、贝母、甘草:并主寒热。
白术、葳蕤、白薇、白鲜皮、防风、防己:并主风温、风湿。
泽泻、秦艽、海金沙、木通、海藻:并主湿热。
知母、玄参、连翘、天门冬、麦门冬、栝楼根:并主热病烦渴。

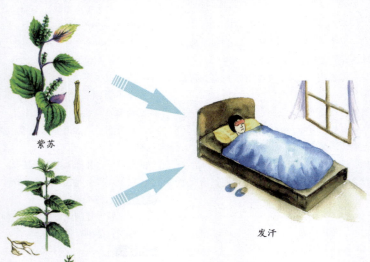

紫苏、薄荷发汗

前胡、恶实、射干、桔梗：并主痰热咽痛。

地黄：温毒发斑，熬黑膏服。同薄荷汁服，主热瘴昏迷。

葽草、白头翁：热痢。

五味子：咳嗽。

苦参：热病狂邪，不避水火。蜜丸服。

龙胆草：伤寒发狂。末服二钱。

青黛：阳毒发斑，及天行头痛寒热。水研服。

薄荷：温病初得，头痛壮热。捣汁服。

芦根：伤寒内热，时疾烦闷。煮汁服。

谷部

黑大豆：疫疠发肿，炒熟，同甘草煎服。

赤小豆：除湿热。

薏苡仁：风湿痛。

粳米：烦热。

菜部

蕻菜汁：解时行壮热。

生瓜菜汁：解阳毒壮热头痛。

果部

大枣：和营卫。

杏仁：利肺气。

桃仁：行血。

乌梅：烦渴及蛔厥。

橘皮：呕哕痰气。

梨汁：热毒烦渴。木皮，伤寒温病，同甘草、秫米、锅煤服。

禽部

鸡子：伤寒发斑下痢。生吞一枚，治伤寒发狂烦躁。打破煮浑入浆啜之，治天行不解。

【温经】

人参：伤寒厥逆发躁，脉沉，以半两煎汤，调牛胆南星末服。坏证不省人事，一两煎服，脉复即苏。夹阴伤寒，小腹痛，呕吐厥逆，脉伏，同姜、附煎服，即回阳。

附子：治三阴经证，及阴毒伤寒，阴阳易病。

草乌头：阴毒。插入谷道中。

谷菜

黑大豆：阴毒。炒焦投酒热服，取汗。

韭根：阴阳易病。

葱白：阴毒。炒热熨脐。

果部

蜀椒：阴毒。入汤液用。

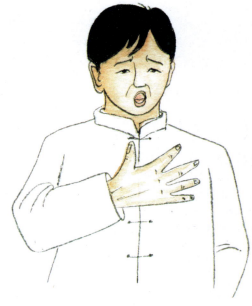

胸闷

胡椒：阴毒。同葱白、麝香和蜡作挺，插入茎内，出汗愈。

【食复劳复】

草部

麦门冬：伤寒后小劳，复作发热。同甘草、竹叶、粳米煎服。

胡黄连：劳复。同栀子丸服。

芦根：劳复食复。煮汁服。

谷果

饭：伤寒多食，复作发热。烧末饮服。

麴：食复。煮服。

橘皮：食复。水煎服。

木石

枳壳：劳复发热。同栀子、豉、浆水煎服。

栀子：食复发热，上方加大黄。劳复发热，同枳壳、鼷鼠屎、葱白煎服。

胡粉：食复劳复。水服少许。

凝水石：解伤寒劳复。

鳖甲：食复劳复。烧研水服。

抱出鸡子壳：劳复。炒研汤服一合，取汗。

马屎：劳复。烧末冷酒服。

砧上垢：食复劳复。同病人足下土、鼠屎煎服。

饭箩：食复。烧灰水服。

湿

有风湿、寒湿、湿热。

【风湿】

草部

羌独活、防风、细辛、麻黄、木贼、浮萍、藁本、芎䓖、蛇床子、黄芪、黄精、葳蕤、秦艽、菖蒲、漏卢、菊花、马先蒿、白蒿、庵䕡、旋覆、豨莶、苍耳、薇衔、萹蓄、石龙芮、茵蔯、防己、茜根、忍冬、苏子、南星、草薢、土茯苓、龙常、葱白、薏苡、胡麻、大豆、秦椒、蔓椒、蜀椒红、柏实、松叶、沉香、龙脑、蔓荆、皂荚、枸杞、五加皮、桂枝、伏牛花、厚朴：与苍术、橘皮同除湿病。

石部

磁石、白石英。

虫鳞

蝎：风淫湿痹。炒研入麝香，酒服。

鳝鱼：湿风恶气。作臛食。

【寒湿】

草部

苍术：除上、中、下三焦湿，发汗，利小便，逐水功最大。湿气身重作痛，熬膏服。

草乌头：除风湿，燥脾胃。同苍术制煮作丸服。

附子、乌头、芫花、王孙、狗脊、牛膝、山柰、红豆蔻、草果、蠡实、艾叶、木香、杜若、山姜、廉姜。

谷菜

葡萄酒、烧酒、豆黄、生姜、干姜、芥子、蒜、葫、茱香。

果木

吴茱萸、胡椒、榄子、莲实、桂心、丁香、樟脑、乌药、山茱萸。

兽部

貘皮、木狗皮、诸兽毛、皮毡、火针。

【湿热】

草部

山茵陈、黄芩、黄连、防己、连翘、白术、柴胡、苦参、龙胆草、车前、木通、泽泻、通草、白鲜、茺草、半夏、海金沙、地黄、甘遂、大戟、萱草、牵牛：气分。

大黄：血分。

营实根、夏枯草。

谷菜

赤小豆、大豆黄卷、薏苡仁、旱芹：丸服。

干姜、生姜。

木部

椿白皮、茯苓、猪苓、酸枣、柳叶、木槿、榆皮。

介石

蚬子：下湿热气。

滑石、石膏、矾石、绿矾。

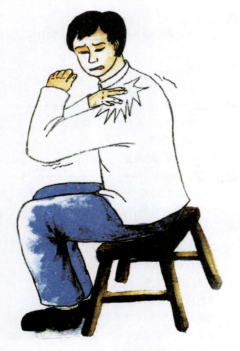

风湿

火热

有郁火、实火、虚火，气分热、血分热、五脏热、十二经热。

【升散】

草部

柴胡：平肝、胆、三焦、包络相火，除肌热潮热，寒热往来，小儿骨热疳热，妇人产前产后热。虚劳发热，同人参煎服。

升麻：解肌肉热，散郁火。

葛根：解阳明烦热，止渴散郁火。

羌活：散火郁发热。

白芷：散风寒身热，浴小儿热。

薄荷汁：骨蒸劳热。

水萍：暴热身痒，能发汗。

香附：散心腹客热气郁。

【泻火】

草部

黄连：泻肝、胆、心、脾火，退客热。

黄芩：泻肺及大肠火，肌肉骨蒸诸热。肺热如火燎，烦躁咳嗽引饮，一味煎服。

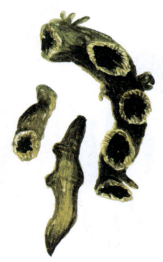

升麻解肌肉热，散郁火

胡黄连：骨蒸劳热，小儿疳热，妇人胎蒸。

秦艽：阳明湿热，劳热潮热骨蒸。

沙参：清肺热。

桔梗：肺热。

龙胆：肝胆火，胃中伏热。

青黛：五脏郁火。

蛇莓、白鲜皮、大青：并主时行腹中大热。

连翘：少阳阳明三焦气分之火。

青蒿：热在骨间。

恶实：食前接吞三枚，散诸结节筋骨烦热毒。

灯笼草：骨热肺热。

积雪草：暴热，小儿热。

虎杖：压一切热毒。

茵陈：去湿热。

景天：身热，小儿惊热。

钩藤：平心肝火，利小便。同甘草、滑石服，治小儿惊热。

酸浆、防己、木通、通草、灯芯、泽泻、车前、地肤、石韦、瞿麦：并利小便，泄火热。

乌韭：热在肠胃。

屋游：热在皮肤。

土马骔：骨热烦败。

大黄：泻诸实热不通，足太阴手足阳明厥阴五经血分药。

菜果

苦荬子、李叶、桃叶、枣叶。

木部

楮叶、楝实、羊桃、秦皮、梓白皮：并浴小儿身热。

栀子：心肺胃小肠火，解郁，利小便。

鼠李根皮：身皮热毒。

木兰皮：身热面疱。

桑白皮：虚劳肺火。

地骨皮：泻肺火、肾火、胞中火，补正气，去骨间有汗之蒸。同防风、甘草煎服。

竹叶、竹茹、竹沥：并主烦热有痰。

荆沥：热痰。

水石

雪水、冰水、井水：并除大热。

石膏：除三焦、肺、胃、大肠火，解肌发汗退热，潮热骨蒸发热，为丸散服。食积痰火，为丸服。小儿壮热，同青黛丸服。

长石：胃中热，四肢寒。

理石：营卫中大热烦毒。

方解石：胸中留热。

玄精石：风热。

凝水石：身热，皮中如火烧，烦满，水饮之，凉血降火。

食盐、卤碱：除大热。

消石：五脏积热。

朴硝：胃中结热。紫雪、碧雪、红雪、金石凌，皆解热结药也。

玄明粉：胃中实热，肠中宿垢。

虫介

白颈蚯蚓：解热毒狂烦。

雪蛆玳瑁：凉心解毒。

兽部

犀角：泻肝、凉心、清胃，解大热诸毒气。

牛黄：凉心肝。

羚羊角：风热寒热。

象牙：骨蒸热。

牛胆、猪胆、熊胆：并除肝火。

白马胫骨：煅过，降火可代芩、连。

【缓火】

草部

甘草：生用，泻三焦五脏六腑火。

黄芪：泻阴火，补元气，去虚热。无汗则发，有汗则止。

人参：与黄芪、甘草三味，为益气泻火、除肌热躁热之圣药，甘温除大热也。

麦门冬：降心火，清肺热、虚劳客热，止渴。

五味子：与人参、麦门冬三味，为清金滋水、泻火止渴、止汗生脉之剂。

天门冬：肺劳风热，丸服。阴虚火动有痰热，同五味子丸服。妇人骨蒸，同生地黄丸服。

葳蕤：五劳七伤虚热。煎服，治发热、口干、小便少。

白术：除胃中热、肌热，止汗。妇人血虚发热，小儿脾虚骨蒸，同茯苓、甘草、芍药煎服。

茅根、地筋：客热在肠胃。

甘蕉根、菰根、芦根、天花粉：并主大热烦渴。

栝楼根：润肺、降火、化痰。饮酒发热，同青黛、姜汁丸服。妇人月经不调，夜热痰嗽，同青黛、香附末服。

菜谷

山药：除烦热，凉而补。

小麦：客热烦渴，凉心。

粱米：脾胃客热。

麻仁：虚劳客热，水煎服。

果部

梨：消痰降火，凉心肺。

柿：凉肺，压胃热。

李：暴食，去骨间劳热。

乌梅：下气除热。

马槟榔：热病。嚼食。

蕉子：凉心。

甘蔗：解热。

介禽

鳖肉：同柴胡诸药丸服，治骨蒸。

鸭肉、鸽肉：并解热。

兽人

兔肉：凉补。

豪猪肉、猪：肥热人宜食之。

猪乳、酥酪、醍醐、人乳。

【滋阴】

草部

生地黄：诸经血热，滋阴退阳。蜜丸服，治女人发

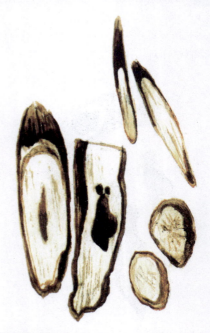

甘草泻三焦五脏六腑火

热成劳。蜜煎服,治小儿壮热,烦渴昏沉。

熟地黄:血虚劳热,产后虚热,老人虚燥。同生地黄为末,姜汁糊丸,治妇人劳热。

玄参:烦躁骨蒸,滋阴降火,与地黄同功。治胸中氤氲之气,无根之火,为圣剂。同大黄、黄连丸服,治三焦积热。

当归:血虚发热,困渴引饮,目赤面红,日夜不退,脉洪如白虎证者,同黄芪煎服。

丹参:冷热劳,风邪留热。同鼠屎末服,主小儿中风,身热拘急。

牡丹:治少阴、厥阴、血分、伏火,退无汗之骨蒸。

知母:心烦,骨热劳往来,产后蓐劳,热劳。泻肺命火,滋肾水。

木部

黄檗:下焦湿热,滋阴降火。

诸气

怒则气逆,喜则气散,悲则气消,恐则气下,惊则气乱,劳则气耗,思则气结,炅则气泄,寒则气收。

【郁气】

草部

香附:心腹膀胱连胁下气妨,常日忧愁。总解一切气郁,行十二经气分,有补有泻,有升有降。

苍术:消气块,解气郁。

抚芎:与香附、苍术,总解诸郁。

木香:心腹一切滞气。和胃气,泄肺气,行肝气。凡气郁而不舒者,宜用之。冲脉为病,逆气里急。同补药则补,同泻药则泻。中气,竹沥、姜汁调灌。气胀,同诃子丸服。一切走注,酒磨服。

谷菜

赤小豆:缩气,散气。

莱菔子:练五脏恶气,化积滞。

葱白:除肝中邪气,通上下阳气。

胡荽:热气结滞,经年数发。煎饮。

莴苣、白苣:开胸膈壅气。

马齿苋:诸气不调。煮粥食。

果木

青橘皮:疏肝散滞。同茴香、甘草末服。

【痰气】

草部

半夏:消心腹胸胁痰热结气。

贝母:散心胸郁结之气,消痰。

桔梗、前胡、白前、苏子:并主消痰,一切逆气。

射干:散胸中痰结热气。

芫花:诸般气痛。醋炒,同玄胡索服。

威灵仙:宣通五脏,去心腹冷滞,推陈致新。男妇气痛,同韭根、乌药、鸡子煮酒服。

牵牛:利一切气壅滞。三焦壅滞,涕唾痰涎,昏眩不爽,皂角汁丸服。气筑奔冲,同槟榔末服。

谷菜

荞麦:消气宽肠。

黑大豆:调中下气。

生姜:心胸冷热气。暴逆气上,嚼数片即止。

莱菔子、白芥子:消痰下气。

果部

山楂:行结气。

橘皮:痰隔气胀,水煎服。下焦冷气,蜜丸服。

橙皮:消痰下气。同生姜、檀香、甘草作饼服。

柚皮:消痰下气,及愤懑之痰。酒煮蜜拌服。

枸橼皮:除痰,止心下气痛。

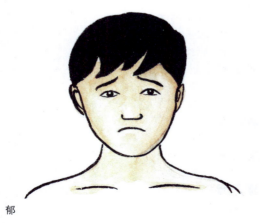

郁

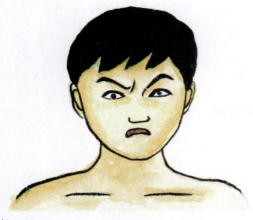

怒

金橘：下气快肠。
枇杷叶：下气止呕。
杨梅：除愤愤恶气。

【血气】

草部

当归：气中之血。
芎䓖：血中之气。
蓬莪术：气中之血。
姜黄：血中之气。
郁金：血气。

木部

乳香、没药、骐骥竭、安息香：并活血散气。

【冷气】

草部

附子：升降诸气。煎汁入沉香服。
乌头：一切冷气。童尿浸，作丸服。
肉豆蔻、草豆蔻、红豆蔻、高良姜、益智子、荜茇、毕教没、缩砂、补骨脂、胡卢巴、蒟酱：并破冷气。
五味子：奔豚冷气，心腹气胀。

菜部

蒜、葫、芸薹、蔓菁、芥、干姜、马蕲：并破冷气。
茴香：肾邪冷气，同附子制为末服。
白芥子：腹中冷气，微炒为丸服。

果木

蜀椒：解郁结。其性下行通三焦。凡人食饱气上，生吞一二十枚即散。
秦椒、胡椒、荜澄茄、吴茱萸、食茱萸、桂、沉香、丁香、丁皮、檀香、乌药、樟脑、苏合香、阿魏、龙脑树子：并破冷气，下恶气。
厚朴：男女气胀，饮食不下，冷热相攻，姜汁炙研末饮服。

鱼禽

鳢鱼：下一切气。同胡椒、大蒜、小豆、葱，水煮食。

脾胃

有劳倦内伤，有饮食内伤，有湿热，有虚寒。

【劳倦】

草部

甘草：补脾胃，除邪热，益三焦元气，养阴血。
人参：劳倦内伤，补中气，泻邪火。煎膏合姜、蜜服。
黄芪：益脾胃，实皮毛，去肌热，止自汗。
白术：熬膏服，良。
苍术：安脾除湿。熬膏作丸散，有四制、八制、坎离、交感诸丸。
柴胡：平肝，引清气自左而上。
升麻：入胃，引清气自右而上。
芍药：泻肝，安脾肺，收胃气。
连翘：脾胃湿热。

菜谷

罗勒、莳萝、马芹：并理元气。
茯香：同生姜炒黄丸服，开胃进食。

果木

大枣：同姜末点服。

虫部

蜂蜜、蚕蛹、乳虫。

鳞介

鲤、鲈、鳜、比目鱼。

禽兽

鸡、雉、猪脾舌、狗肉、羊肉、牛肉、牛脆、兔肉。

【虚寒】

草部

附子、草豆蔻、高良姜、山姜、廉姜、益智子、荜茇、蒟酱、肉豆蔻。

菜谷

干姜、生姜、蒜、韭、薤、芥、芜菁、糯米、秋、烧酒。

果木

胡椒、荜澄茄、秦椒、蜀椒、吴茱萸、食茱萸、丁香、桂。

【食滞】

草部

大黄：荡涤宿食，推陈致新。
地黄：去胃中宿食。
香附、三棱、木香、柴胡：消谷。
荆芥、薄荷、苏茬、水苏：并消鱼鲙。

谷菜

大麦、荞麦、豆黄、蒸饼、女麴、黄蒸、麴、神曲：同苍术丸服。
红曲、糵米、麦糵、饴糖、酱、醋、酒、糟、蒜、葱、胡葱、胡荽、白菘、莱菔、芜菁、姜。

果木

杏仁：停食，用巴豆炒过，末服。
橘皮：为末，煎饮代茶。
青皮：盐、醋、酒、汤四制为末，煎服。
柑皮、橙皮、柚皮、木瓜、榅桲、山楂：消肉。
李子、杨梅、银杏：生食。
皂荚、楸白皮、厚朴、乌药、樟材、檀香、桂：食果腹胀，饭丸吞七枚。

金石

食盐：酒肉过多胀闷，擦牙漱下，如汤沃雪。

介禽

鳖甲、淡菜、海月、白鲞：并消宿食。
鳝头：烧服，去痞证，食不消。

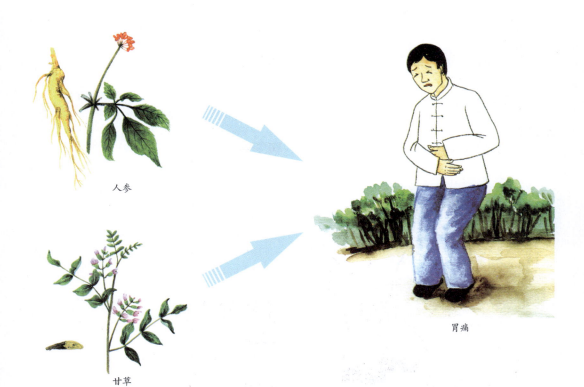

人参

甘草

人参、甘草补脾胃，除邪热

胃痛

呕吐

有痰热，有虚寒，有积滞。

【痰热】

草部

葛根：大热呕吐，小儿呕吐。荡粉食。
泽泻：行水止吐。
香附：妊娠恶阻。同藿香、甘草煎服。
黄连、苦耽：劳乏呕逆。
麦门冬：止呕吐燥渴。
前胡：化痰止吐。
芦根：主呕逆不食，除膈间客热。水煮服。或入童尿。
赤小豆、豌豆：止呕逆。

果木

茯苓、猪苓、栀子、楸白皮、梓白皮：止呕逆，下气。
苏方木：人常呕吐，用水煎服。
杨梅：止呕吐，除烦愦。
枇杷：止吐下气。
木白皮：止呕逆。煮服大佳。

【虚寒】

草部

细辛：虚寒呕吐，同丁香末服。

苍术：暖胃消谷，止呕吐。
白术：胃虚呕逆，及产后呕吐。
人参：止呕吐，胃虚有痰，煎汁入姜汁、竹沥服。胃寒，同丁香、藿香、橘皮煎服。妊娠吐水，同干姜丸服。
艾叶：口吐清水。煎服。
半夏：呕逆厥冷，内有寒痰，同面作弹丸，煮吞之。妊娠呕吐，同人参、干姜丸服。小儿痰吐，同面包、丁香煨熟丸服。
南星：除痰下气止呕。
旋覆花：止呕逆不下食，消痰下气。
香薷：伤暑呕吐。
藿香：脾胃吐逆为要药。
木香、当归：温中，止呕逆。
茅香：温胃止吐。
白豆蔻：止吐逆，散冷气，胃冷忽恶心，嚼数枚酒下。小儿胃寒吐乳，同缩砂、甘草末饮服。
肉豆蔻：温中下气止吐，及小儿乳霍。
益智子：胃冷。

谷菜

糯米：虚寒吐逆。
烧酒、白扁豆、豇豆、干姜、生姜：煎醋食。又同半夏煎服，去痰下气，杀虫止呕吐。
芥子：胃寒吐食。

果木

橘皮：止吐消痰温中。嘈杂吐清水，去白研末，时舐之。
蜀椒：止吐杀虫。
胡椒：去胃中寒痰，食已即吐水，甚验。
荜澄茄、吴茱萸、食茱萸：并止冷吐。
厚朴：痰壅呕逆不食，姜汁炙研，米饮服。主胃冷，吐不止。

【积滞】

草谷

香附子：止呕吐，下气消食。
大黄：口中常呕淡沎，煎服。

木禽

巴豆、五灵脂：治呕吐汤药不能下者，狗胆丸服。

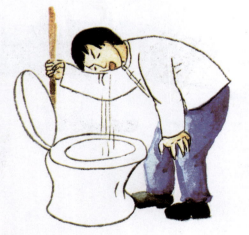

呕吐

泄泻

有湿热、寒湿、风暑、积滞、惊痰、虚陷。

【湿热】

草部

白术：除湿热，健脾胃。湿泄，同车前子末服。虚泄，同肉豆蔻、白芍药丸服。久泄，同茯苓、糯米丸服。小儿久泄，同半夏、丁香丸服。老人脾泄，同苍术、茯苓丸服。老小滑泄，同山药丸服。

苍术：湿泄如注，同芍药、黄芩、桂心煎服。

车前子：暑月暴泄。炒研服。

苎叶：骤然水泄。阴干研服。

秦艽：暴泄引饮。同甘草煎。

黄连：湿热脾泄。同生姜末服。食积脾泄，同大蒜丸服。

胡黄连：疳泻。

谷菜

粟米：并除湿热，利小便，止烦渴，燥脾胃。

青粱米、丹黍米、山药：湿泄。同苍术丸服。

薏苡仁。

木石

栀子：食物直出。十个微炒，煎服。

黄檗：小儿热泻。焙研水汤服，去下焦湿热。

茯苓、猪苓、石膏：水泄腹鸣如雷。煅研，饭丸服二十丸，不二服，愈。

雄黄：暑毒泻痢。丸服。

【虚寒】

草部

甘草、人参、黄芪、白芍药：平肝补脾。同白术丸服。

防风、藁本：治风泄，风胜湿。

蘼芜：湿泄。作饮服。

升麻、葛根、柴胡：并主虚寒风泄，阳气下陷作泄。

半夏：湿痰泄。同枣煎服。

五味子：五更肾泄。同茱萸丸服。

补骨脂：水泄日久，同粟壳丸服。脾胃虚泄，同豆蔻丸服。

肉豆蔻：温中消食，固肠止泄。热泄，同滑石丸服。冷泄，同附子丸服。滑泄，同粟壳丸服。久泄，同木香丸服。老人虚泻，同乳香丸服。

木香：煨热，实大肠，和胃气。

缩砂：虚劳冷泄，宿食。

益智子：腹胀忽泄，日夜不止，诸药不效，元气脱也。浓煎二两服。

附子：少阴下利厥逆，同干姜、甘草煎服。脏寒脾泄，同肉豆蔻丸服。大枣煮丸服。

草乌头：水泄寒利。半生半炒丸服。

艾叶：泄泻。同吴茱萸煎服；同姜煎服。

莨菪子：久泄。同大枣烧服。

谷菜

糯米粉：同山药、砂糖食，止久痢泄。

神曲、白扁豆、薏苡仁、干姜：中寒水泄。炮研饮服。

【积滞】

麦蘖、荞麦粉：脾积泄。砂糖水服三钱。

芜荑：气泄久不止，小儿疳泄。同豆蔻、诃子丸服。

楮叶：止一切泄利。同巴豆皮炒研蜡丸服。

巴豆：积滞泄泻，可以通肠，可以止泄。夏月水泄，及小儿吐泻下痢，灯上烧，蜡丸水服。

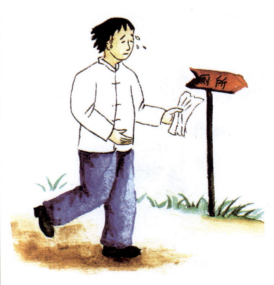

泄泻

痢

有积滞、湿热、暑毒、虚滑、冷积、蛊毒。

【积滞】

大黄：诸痢初起。浸酒服，或同当归煎服。
巴豆：治积痢，同杏仁丸服。小儿用百草霜同化蜡丸服。
巴豆皮：同楮叶烧丸服，治一切泻痢。
藜芦：主泻痢。
紫苋、马苋：和蜜食，主产后痢。
莱菔：汁和蜜服，干者嚼之，止噤口痢。
莱菔子：下痢后重。
青木香：下痢腹痛，气滞里急，实大肠。
山楂：煮服，止痢。
荞麦粉：消积垢。鸡子白丸服，主噤口痢。

【湿热】

草部

黄连：热毒赤痢，水煎，露一夜，热服。小儿入蜜，或炒焦，同当归末、麝香米汤服。下痢腹痛，酒煎服。伤寒痢，同艾水煎服。暴痢，同黄芩煎服。气痢后重，同干姜末服。赤白日久，同盐梅烧末服；鸡子白丸服。诸痢脾泄，入猪肠煮丸。湿痢，同吴茱萸炒丸服。香连丸加减，通治诸痢。四治黄连丸，治五疳八痢。
胡黄连：热痢，饭丸服。血痢，同乌梅、灶下土末、茶服。
柴胡：积热痢。同黄芩半水半酒煎服。
青蒿：冷热久痢。同艾叶、豆豉作饼，煎服。
白蒿：夏月暴水痢。为末服。
益母草：同米煮粥，止疳痢。同盐梅烧服，止杂痢。
荆芥：烧末。
黄芩：下痢腹痛日久。同芍药、甘草用。
地黄：止下痢腹痛。汁，主蛊痢。
鸡肠草：汁，和蜜服。
车前汁：和蜜服。
蒲根：同粟米煎服。
苦参：炒焦，水服。

谷菜

绿豆：火麻汁煮。皮蒸食，二三年赤痢。
豆豉：炒焦酒服，入口即定。
小豆花：热痢，入豉汁作羹食。痢后气满不能食，煮食一顿即愈。
豇豆、豌豆、荸根茎：烧灰水服。
白扁豆：并主赤白痢。
豆腐：休息痢。醋煎服。

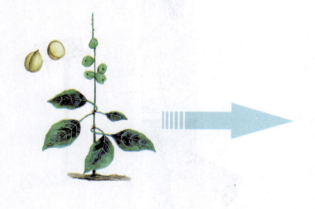

巴豆

巴豆治积滞

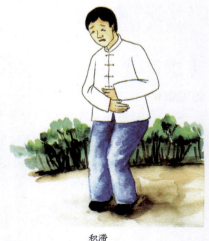

积滞

葱白：下痢腹痛。煮粥食，又煮鲫鱼鲊食。
黄瓜：小儿热痢。同蜜食。

【虚寒】

草部

甘草：泻火止痛。久痢，煎服。又浆水炙，同生姜煎服。同肉豆蔻煎服。

芍药：补脾散血，止腹痛后重。

人参：冷痢厥逆，同诃子、生姜煎服。禁口痢，同莲肉煎呷。老人虚痢，同鹿角末服。

当归：止腹痛里急后重，生血养血。久痢，吴茱萸炒过蜜丸服。

白术：胃虚及冷痢多年。

苍术：久痢。同川椒丸服。

熟艾叶：止腹痛及痢后寒热。醋煎服，或入生姜。久痢，同橘皮，酒糊丸服。

乌头：久痢。烧研蜡丸服。

附子：休息痢。鸡子白丸服。

玄胡索：下痢腹痛。酒服二钱。

谷菜

大蒜：禁口痢及小儿痢，同冷水服，或丸黄丹服。

韭白：醋炒食。

生姜：久痢。同干姜作馄饨食。

麦面：炒焦服。

果木

砂糖：禁口痢。同乌梅煎呷。

虫鳞介部

蜂蜜：赤白痢。和姜汁服。

鲤鱼：暴痢。烧灰，饮服。

鲫鱼：久痢，酿五倍子烧服。血痢，酿白矾烧服。

【止涩】

草部

木贼：煎水。

营实根：疳痢。煎服。

五味子。

谷果

乌梅：止渴，除冷热痢，水煎服。血痢，同茶、醋服。同黄连丸服。休息痢，同建茶、干姜丸服。

大枣：疳痢。和光粉烧食。

【外治】

木鳖子：六个，研，以热面饼挖孔，安一半，热贴脐上，少顷再换即止。

黄丹：同蒜捣封脐，仍贴足心。

田螺：入麝捣，贴脐。

蓖麻：同硫黄捣，填脐。

脚气

有风湿，寒湿，湿热，食积。

【风寒湿气】

草部

忍冬：脚气筋骨引痛。热酒服末。

丹参：风痹足软。渍酒饮。

谷菜

薏苡仁：干湿脚气。煮粥食，大验。

茴香：干湿脚气。为末酒服。

禽兽

猪肚：烧研酒服。

羊乳、牛乳：调硫黄末服，取汗。

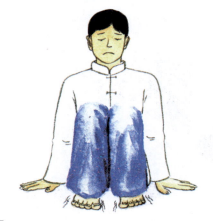

脚气

【湿热流注】

草部

木通、防己、泽泻、香薷、荆芥、车前子、海金沙、海藻、大黄、商陆：合小豆、绿豆煮饭食。

牵牛：风毒脚气肠秘。蜜丸日服，亦生吞之。

谷菜

胡麻：腰脚痛痹。炒末，日服至一年，永瘥。

大麻仁：脚气腹痹，浸酒服。肿渴，研汁煮小豆食。

赤小豆：同鲤鱼煮食，除湿热脚气。

马齿苋：脚气浮肿，尿涩。煮食。

果木

木瓜：湿痹，脚气冲心，煎服。枝、叶皆良。

橘皮：脚气冲心。同杏仁丸服。

桃仁：脚气腰痛。为末酒服，一夜即消。

枇杷叶：脚气恶心。

【敷贴】

天雄、草乌头：姜汁调，或加大黄、木鳖子末。

皂荚：同小豆末。

木瓜：袋盛踏之。

胀满

有湿热，寒湿，气积，食积，血积。

【湿热】

术：除湿热，益气和中。脾胃不和，冷气客之为胀满，同陈皮丸服。

黄连：去心火及中焦湿热。

黄芩：脾经诸湿，利胸中热。

柴胡：宣畅气血，引清气上行。

桔梗：腹满肠鸣，伤寒腹胀。同半夏、橘皮煎服。

射干：主胸胁满，腹胀气喘。

薄荷、防风、车前、泽泻、木通、白芍药：去脏腑壅气，利小便，于土中泻木而补脾。

大黄：主肠结热，心腹胀满。

橘皮

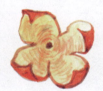

山楂

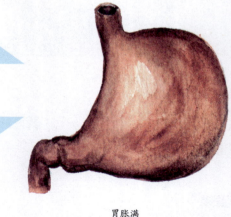

胃胀满

橘皮、山楂治胃胀满

半夏：消心腹痰热满结，除腹胀。小儿腹胀，以酒和丸，姜汤下，仍姜汁调，贴脐中。
忍冬：治腹脉满。
泽泻：渗湿热。
赤小豆：治热，利小便，下腹满满，散气。
木瓜：治腹胀、善噫。
皂荚：主腹胀满。胸腹胀满，煨研丸服，取利甚妙。
枳实：消食破积，去胃中湿热。
茯苓：主心腹胀满，渗湿热。

【寒湿】

草豆蔻：除寒燥湿，开郁破气。
益智子：主客寒犯胃。腹胀忽泻，日夜不止，二两煎汤服，即止。
胡卢巴：治肾冷，腹胁胀满，面色青黑。
胡椒：虚胀腹大。同全蝎丸服。
附子：胃寒气满，不能传化，饥不能食。同人参、生姜末，煎服。

【气虚】

甘草：除腹胀满，下气。
人参：治心腹鼓痛，泻心肺脾中火邪。

萎蕤：主心腹结气。
青木香：主心腹一切气，散滞气，调诸气。
香附子：治诸气胀满。同缩砂、甘草为末服。
紫苏：治一切冷气，心腹胀满。
莱菔子：气胀气蛊。取汁浸缩砂炒七次，为末服。
生姜：下气，消痰喘胀满，亦纳下部导之。
姜皮：消胀痞，性凉。
马芹子：主心腹胀满，开胃下气。
山药：心腹虚胀，手足厥逆，或过服苦寒者。半生半炒为末，米饮服。
百合：除浮肿，胪胀痞满。
沉香：升降诸气。

【积滞】

刘寄奴穗：血气胀满。为末，酒服三钱，乃破血下胀仙药也。
蘖米：消食下气，去心腹胀满。产后腹胀，不得转气，坐卧不得，酒服一合，气转即愈。
葫蒜：下气，消谷化肉。
山楂：化积消食，行结气。
橘皮：下气破癖，除痰水滞气。
胡椒：腹中虚胀。同蝎尾、莱菔子丸服。
胡粉：化积消胀。小儿腹胀，盐炒摩腹。

齿出血

【除热】

防风、羌活、生艽、黄连。

【清补】

人参：齿缝出血成条，同茯苓、麦门冬煎服，奇效。上盛下虚，服凉药益甚者，六味地黄丸、黑锡丹。

【外治】

香附：姜汁炒研，或同青盐、百草霜。
丝瓜藤灰、寒水石：同朱砂、甘草、片脑。

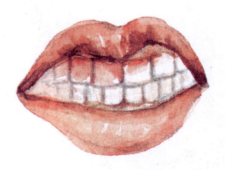

齿出血

咳嗽

有风寒，痰湿，火热，燥郁。

【风寒】

草菜
麻黄：发散风寒，解肺经火郁。
细辛：去风湿，泄肺破痰。
白前：风寒上气，能保定肺气，多以温药佐使。久咳唾血，同桔梗、桑白皮、甘草煎服。
百部：止暴嗽，浸酒服。三十年嗽，煎膏服。小儿寒嗽，同麻黄、杏仁丸服。
款冬花：为温肺治嗽要药。
牛蒡根：风寒伤肺壅咳。
生姜：寒湿嗽，烧含之。久嗽，以白饧或蜜煮食。小儿寒嗽，煎汤浴之。

虫鱼
蜂房：小儿咳嗽。烧灰服。
鲫鱼：烧服，止咳嗽。

禽兽
鸡子白皮：久咳。同麻黄末服。

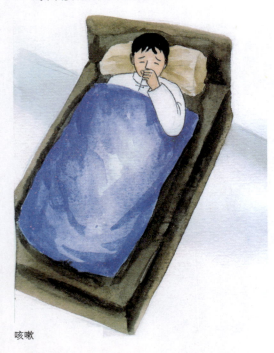

咳嗽

【痰湿】

草部
葶苈子：久嗽不止，煮炒研末，同酥煮枣食。三十年呷嗽，同木香熏黄烧烟吸。
葶苈：肺壅痰嗽。同知母、贝母、枣肉丸服。
芫花：卒得痰嗽，煎水煮枣食。有痰，入白糖，少少服。

菜谷
白芥子、蔓菁子：并主痰气咳嗽。
莱菔子：痰气咳嗽，炒研和糖含。上气痰嗽，唾脓血，煎汤服。
莱菔：痨瘦咳嗽。煮食之。
丝瓜：化痰止嗽。烧研，枣肉丸服。

果木
橘皮：痰嗽，同甘草丸服。经年气嗽，同神曲、生姜、蒸饼丸服。
皂荚：咳嗽囊结。卒寒嗽，烧研，豉汤服。咳嗽上气，蜜炙丸服。又同桂心、干姜丸服。

金石
雄黄：冷痰劳嗽。

【痰火】

草部
甘草：除火伤肺咳。小儿热嗽，猪胆汁浸炙，蜜丸服。
沙参：益肺气，清肺火，水煎服。
麦门冬：心肺虚热，火嗽。嚼食甚妙，寒多人禁服。
灯笼草：肺热咳嗽喉痛。为末汤服，仍敷喉外。
知母：消痰润肺，滋阴降火。久近痰嗽，同贝母末，姜片蘸食。

谷菜
百合：肺热咳嗽。蜜蒸含之。

果木
杏仁：除肺中风热咳嗽。童尿浸，研汁熬丸，酒服。
甘蔗汁：虚热咳嗽涕唾。入青粱米煮粥食。
大枣、石蜜、刺蜜、桑叶：并主热咳。

【金石】

石膏：热盛喘咳，同甘草末服。热嗽痰涌如泉，煅过，醋糊丸服。

五倍子：敛肺降火，止嗽。

【虚劳】

草部

黄芪：补肺泻火，止痰嗽、自汗及咳脓血。

人参：补肺气。肺虚久嗽，同鹿角胶末煎服。化痰止嗽，同明矾丸服。喘嗽有血，鸡子清五更调服。小儿喘嗽，发热自汗，有血，同天花粉服。

五味子：收肺气，止咳嗽，乃火热必用之药。久咳肺胀，同粟壳丸服。久嗽不止，同甘草、五倍子、风化消末噙。又同甘草、细茶末噙。

紫菀：止咳脓血，消痰益肺。肺伤咳嗽，水煎服。吐血咳嗽，同五味子丸服。久嗽，同款冬花、百部末服。小儿咳嗽，同杏仁丸服。

款冬花：肺热劳咳，连连不绝，涕唾稠黏，为温肺治嗽之最。痰嗽带血，同百合丸服。以三两烧烟，筒吸之。

地黄：咳嗽吐血。为末酒服。

柴胡：除劳热胸胁痛，消痰止嗽。

牛蒡子：咳嗽伤肺。

谷果

桃仁：急劳咳嗽。同猪肝、童尿煮，丸服。

胡桃：润燥化痰。久咳不止，同人参、杏仁丸服。

诸虫鳞介

鲫鱼头：烧研服。

鳖：骨蒸咳嗽。同柴胡诸药煮食。

禽兽

猪肾：同椒煮食。卒嗽，同干姜煮食，取汗。

羊胰：久嗽，温肺润燥。同大枣浸酒服。

羊肺、羊肉、貒骨、獭肝、阿胶：并主劳咳。

虚损

有气虚，血虚，精虚，五脏虚，虚热，虚寒。

【气虚】

草部

甘草：五劳七伤，一切虚损，补益五脏。大人羸瘦，童尿煮服。小儿羸瘦，炙焦蜜丸服。

人参：五劳七伤，虚而多梦者加之，补中养营。虚劳发热，同柴胡煎服。房劳吐血，独参汤煎服。

黄芪：五劳羸瘦，寒热自汗，补气实表。

五味子：壮水锁阳，收耗散之气。

淫羊藿、狗脊：并主冷风虚劳。

柴胡、秦艽、薄荷：并解五劳七伤虚热。

菜谷

五芝、石耳、韭白、薤白、山药、甘薯：并补中益气。

大麻子：虚劳内热，大小便不利。水煎服。

果木

莲实：补虚损，交心肾，固精气，利耳目，厚肠胃。酒浸入猪肚煮丸服，或蒸熟蜜丸服，仙方也。

枸杞叶：五劳七伤。煮粥食。

地骨皮：去下焦肝肾虚热。虚劳客热，末服。热劳如燎，同柴胡煎服。虚劳寒热苦渴，同麦门冬煎服。

五加皮：五劳七伤。采茎叶末服。

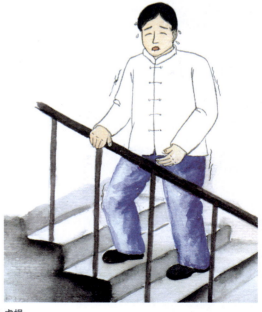

虚损

石虫

云母粉：并主五劳七伤虚损。
五色石脂：补五脏。
枸杞虫：起阳益精。同地黄丸服。
海蚕：虚劳冷气，久服延年。

鳞介禽兽

鲫鱼、鲥鱼、鳜鱼、鳖肉、淡菜、海蛇、鸡肉：炙食。
犬肉、牛肉、牛肚：作脍生食。
狗肾：产后肾劳，如疟体冷。
猪肚：同人参、粳米、姜、椒煮食，补虚。

【血虚】

草木

地黄：男子五劳七伤，女子伤中失血。同人参、茯苓熬、琼玉膏。酿酒、煮粥皆良。面炒研末酒服，治男女诸虚积冷，同菟丝子丸服。
麦门冬：五劳七伤客热。男女血虚，同地黄熬膏服。

泽兰：妇人频产劳瘦，丈夫面黄。丸服。
黄檗：下焦阴虚。同知母丸服，或同糯米丸服。

介兽

羊肉：益产妇。
羊肝：同枸杞根汁作羹食。
羊胃：久病虚羸，同白术煮饮。

【精虚】

草木

肉苁蓉：五劳七伤，茎中寒热痛，强阴益精髓。同羊肉煮食。
覆盆子：益精强阴，补肝明目。每旦水服三钱，益男子精，女人有子。
何首乌：益精血气，久服有子，服食有方。

石虫

羊肾：虚劳精竭，作羹食。五劳七伤，同肉苁蓉煮羹食。虚损劳伤，同白术煮粥饮。
鹿茸：虚劳洒洒如疟，四肢酸痛，腰脊痛，小便数。同当归丸服；同牛膝丸服。

健忘

心虚，兼痰，兼火。

【补虚】

草木

甘草：安魂魄，泻火养血，主健忘。
人参：开心益智，令人不忘。同猪肪炼过，酒服。
远志：定心肾气，益智慧不忘。为末，酒服。
石菖蒲：开心孔，通九窍，久服不忘不惑。为末，酒下。
丹参、当归、地黄：并养血安神定志。
预知子：心气不足，恍惚错忘，怔悸烦郁。同人参、菖蒲、山药、黄精等，为丸服。

谷菜果木

山药：镇心神，安魂魄，主健忘，开达心孔，多记事。
龙眼：安志强魂，主思虑伤脾，健忘怔忡，自汗惊悸。归脾汤用之。

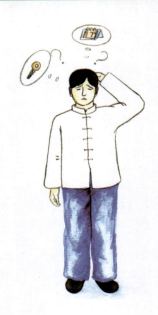

健忘

【痰热】

草果

黄连：降心火，令人不忘。

麦门冬、牡丹皮、紫胡、木通：通利诸经脉壅寒热之气，令人不忘。

商陆花：人心昏塞，多忘喜误，为末，夜服。梦中亦醒悟也。

诸汗

纲目

有气虚，血虚，风热，湿热。

【气虚】

黄芪：泄邪火，益元气，实皮毛。

人参：一切虚汗。同当归、猪肾煮食，止怔忡自汗。

白术：末服，或同小麦煎服，止自汗。同黄芪、石斛、牡蛎末服，主脾虚自汗。

麻黄根：止诸汗必用，或末，或煎，或外扑。

附子：亡阳自汗。

何首乌：贴脐。

果木

杜仲：产后虚汗。同牡蛎服。

吴茱萸：产后盗汗恶寒。

虫兽

五倍子：同荞麦粉作饼，煨食，仍以唾和填脐中。

黄雌鸡：伤寒后虚汗。同麻黄根煮汁，入肉苁蓉、牡蛎粉煎服。

猪肝：脾虚。食即汗出，为丸服。

羊胃：作羹食。

【血虚】

草兽

当归、地黄、白芍药、猪膏：产后虚汗。同姜汁、蜜、酒煎服。

猪心：心虚自汗。同参、归煮食。

【风热】

草部

白芷：盗汗。同朱砂服。

荆芥：冷风出汗。煮汁服。

黄连：降心火，止汗。

胡黄连：小儿自汗。

麦门冬。

果木

竹沥：产后虚汗。热服。

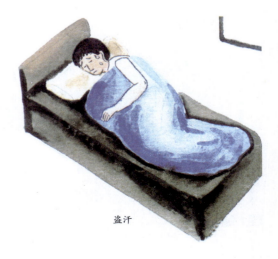

白芷

盗汗

白芷止盗汗

惊悸

有火,有痰,兼虚。

【清镇】

草谷

黄连:泻心肝火,去心窍恶血,止惊悸。

麦门冬、远志、丹参、牡丹皮、玄参、知母:并定心,安魂魄,止惊悸。

甘草:惊悸烦闷,安魂魄。伤寒心悸脉代,煎服。

天南星:心胆被惊,神不守舍,恍惚健忘,妄言妄见。同朱砂、琥珀丸服。

芍药:泻肝,除烦热惊狂。

人参、黄芪、白及、胡麻、山药、黄檗、柏实、茯神、茯苓、乳香、没药、血竭、酸枣仁、厚朴、震烧木:火惊失志,煮汁服。

鳞介禽兽

猪心血:同青黛、朱砂丸服,治心病邪热。

猪肾:心肾虚损。同参、归煮食。

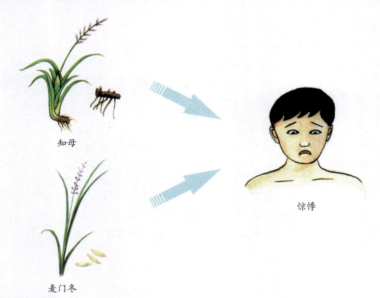

知母

麦门冬

麦门冬、知母定心,止惊悸

不眠

有心虚,胆虚,兼火。

【清热】

草部

灯芯草:夜不合眼。煎汤代茶。

半夏:阳盛阴虚,目不得瞑。同秫米,煎以千里流水,炊以苇火,饮之即得卧。

麦门冬:除心肺热,安魂魄。

谷菜

秫米、大豆:日夜不眠。以新布火炙熨目,并蒸豆枕之。

干姜：虚劳不眠。研末二钱，汤服取汗。

果木

乌梅、椰榆：并令人得睡。

榆荚仁：作糜羹食，令人多睡。

酸枣：胆虚烦心不得眠。炒熟为末，竹叶汤下。或加人参、茯苓、白术、甘草，煎服。或加人参、辰砂、乳香，丸服。

大枣：烦闷不眠。同葱白煎服。

乳香：治不眠，入心活血。

虫兽

蜂蜜、白鸭：煮汁。

消渴

上消少食，中消多食，下消小便如膏油。

【生津润燥】

草部

芭蕉根汁：日饮。

牛蒡子、葵根：消渴，小便不利，煎服；消中尿多，亦煎服。

谷菜

青粱米、粟米、麻子仁：煮汁。

蔓菁根、竹筎、生姜：鲫鱼胆和丸服。

果木

乌梅：止渴生津。微研水煎，入豉，再煎服。

禽兽

炜鸡汤：澄清饮，不过三只。

炜猪汤：澄清日饮。

【降火清金】

草部

麦门冬：心肺有热。同黄连丸服。

浮萍：捣汁服。同栝楼根丸服。

紫葛：产后烦渴。煎水服。

款冬花：消渴喘息。

谷菜

小麦：作粥饭食。

薏苡仁：煮汁。

赤小豆：煮汁。

豌豆：淡煮。

冬瓜：利小便，止消渴，杵汁饮。干瓢煎汁。苗、叶、子俱良。

果木

桑白皮：煮汁。

虫兽

蚕茧：煮汁饮。

【补虚滋阴】

草部

地黄、知母、葳蕤：止烦渴。煎汁饮。

人参：生津液，止消渴，为末，鸡子清调服。同栝楼根，丸服。同粉草、猪胆汁，丸服。同葛粉、蜜，熬膏服。

黄芪：诸虚发渴，生痈或痈后作渴。同粉草半生半炙末服。

香附：消渴累年。同茯苓末，日服。

牛膝：下虚消渴。地黄汁浸曝，为丸服。

五味子：生津补肾。

菟丝子：煎饮。

蔷薇根：水煎。

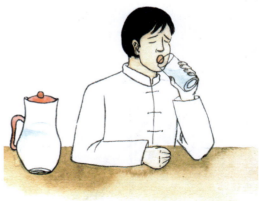

消渴

谷菜果木

糯米粉：作糜一斗食，或绞汁和蜜服。
藕汁、椰子浆、栗壳：煮汁服。
枸杞、桑葚：单食。

石鳞禽兽

鹅：煮汁。

白雄鸡、黄雌鸡：煮汁。
白鸽：切片，同土苏煎汁，咽之。
猪脊骨：同甘草、木香、石莲、大枣煎服。
羊肺、羊肉：同瓠子、姜汁、白面煮食。
牛胃、牛髓、牛脂：同栝楼汁，熬膏服。
牛脑、水牛肉、牛鼻：同石燕，煮汁服。

瘀血

有郁怒，有劳力，有损伤。

【破血散血】

草部

生甘草：行厥阴、阳明二经污浊之血。
黄芪：逐五脏间恶血。
白术：利腰脐间血。
黄芩：热入血室。
黄连：赤目瘀血，上部见血。

败酱：破多年凝血。
射干：消瘀血、老血在心脾间。
桔梗：打击瘀血久在肠内时发动者。为末，米饮服。
常春藤：腹内诸冷血风血。煮酒服。
当归、丹参、芎䓖、白芷、泽兰、马兰、大小蓟、芒硝、芒茎：并破宿血，养新血。

谷菜

赤小豆、米醋、黄麻根、麻子仁：并消散瘀血。
韭汁：清胃脘恶血。

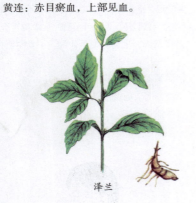

泽兰

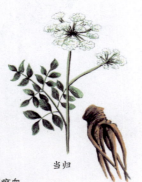

当归

泽兰、当归逐瘀血

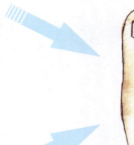

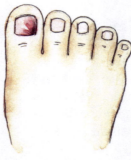

瘀血

心腹痛

有寒气，热气，火郁，食积，死血，痰澼，虫物，虚劳，中恶，阴毒。

【温中散郁】

草部

木香：心腹一切冷痛、气痛，九种心痛，妇人血气刺痛，并磨酒服。心气刺痛，同皂角末丸服。内钓腹痛，同乳、没丸服。

香附子：一切气，心腹痛，利三焦，解六郁，同缩砂仁、甘草末点服。心脾气痛，同高良姜末服。血气痛，同荔枝烧研酒服。

艾叶：心腹一切冷气鬼气，捣汁饮，或末服。同香附，醋煮丸服，治心腹小腹诸痛。

芎䓖：开郁行气。诸冷痛中恶，为末，烧酒服。

藁本：大实心痛，已用利药。同苍术煎服，彻其毒。

苍术：心腹胀痛，解郁宽中。

甘草：去腹中冷痛。

高良姜：腹内暴冷久冷痛，煮饮。心脾痛，同干姜丸服。又四制丸服。

苏子：一切冷气痛。同高良姜、橘皮等分，丸服。

姜黄：冷气痛，同桂末，醋服。小儿胎寒，腹痛，吐乳，同乳香、没药、木香丸服。

附子：心腹冷痛，胃寒蛔动，同炒厄子酒糊丸服。寒厥心痛，同郁金、橘红，醋糊丸服。

香薷：暑月腹痛。

谷部

烧酒：冷痛，入盐服。阴毒腹痛，尤宜。

黑大豆：肠痛如打。炒焦，投酒饮。

神曲：食积心腹痛。烧红淬酒服。

菜部

葱白：主心腹冷气痛，虫痛，疝痛，大人阴毒，小儿盘肠内钓痛。卒心痛，牙关紧急欲死，捣膏，麻油送下，虫物皆化黄水出。阴毒痛，炒熨脐下，并擂酒灌之。盘肠痛，炒贴脐上，并浴腹，良久尿出愈。

小蒜：十年五年心痛，醋煮饱食即愈。

韭：腹中冷痛，煮食。胸痹痛如锥刺，服汁，吐去恶血。

薤白：胸痹刺痛彻心背，喘息咳唾。同栝楼实、白酒煮服。

生姜：心下急痛。同半夏煎服，或同杏仁煎。

干姜：卒心痛，研末服。心脾冷痛，同高良姜丸服。

芥子：酒服，止心腹冷痛。阴毒，贴脐。

马芹子：卒心痛。炒末酒服。

果部

乌梅：胀痛欲死，煮服。

大枣：急心痛，同杏仁、乌梅丸服。陈枣核仁，止腹痛。

胡桃：急心痛。同枣煨嚼，姜汤下。

橘皮：途路心痛，煎服，甚良。

胡椒：心腹冷痛。酒吞三七粒。

茱萸：心腹冷痛，及中恶心腹痛。擂酒服。叶亦可。

榠子：同上。

木部

乌药：冷痛，磨水入橘皮、苏叶煎服。

【活血流气】

草部

当归：和血，行气，止疼。心下刺疼，酒服方寸匕。女人血气，同干漆丸服。产后痛，同白蜜煎服。

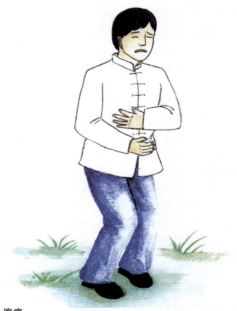

心腹痛

郁金：血气冷气，痛欲死。烧研醋服，即苏。
姜黄：产后血痛。同桂末酒服，血下即愈。
刘寄奴：血气。为末酒服。
红蓝花：血气。擂酒服。
大黄：干血气，醋熬膏服。冷热不调，高良姜丸服。
蒲黄：血气，心腹诸疼。同五灵脂煎醋或酒服。
丹参、牡丹、三棱、败酱。

枳壳：心腹结气痰水。
矾石：诸心痛。以醋煎一皂子服；同半夏丸服。
五倍子：心腹痛。炒焦，酒服立止。
牡蛎粉：烦满心脾痛。煅研酒服。
蛤粉：心气痛。炒研，同香附末服。

【痰饮】

半夏：湿痰心痛。油炒丸服。
狼毒：九种心痛，同吴茱萸、巴豆、人参、附子、干姜丸服。心腹冷痰胀痛，同附子、旋覆花丸服。
草乌头：冷痰成包，心腹疗痛。
百合椒目：留饮腹痛。同巴豆丸服。
牡荆子：炒研服。
枳实：胸痹痰水痛。末服。

【火郁】

草部
黄连：卒热，心腹烦痛。水煎服。
苦参：大热，腹中痛，及小腹热痛，面色青赤，煎醋服。
黄芩：小腹绞痛，小儿腹痛。得厚朴、黄连，止腹痛。
山豆根：卒腹痛。水研服，入口即定。
马兰汁：绞肠痧痛。
沙参、玄参。

谷果
生麻油：卒热心痛。饮一合。

腰痛

有肾虚，湿热，痰气，瘀血，闪肭，风寒。

【虚损】

草部
补骨脂：骨髓伤败，腰膝冷。肾虚腰痛，为末，酒服，或同杜仲、胡桃，丸服。妊娠腰痛，为末，胡桃、酒下。
菊花：腰痛去来陶陶。
艾叶：带脉为病，腰溶溶如坐水中。
附子：补下焦之阳虚。
蒺藜：补肾，治腰痛及奔豚肾气。蜜丸服。

谷菜
山药：并主男子腰膝强痛，补肾益精。
韭子：同安息香丸服。
茴香：肾虚腰痛，猪肾煨食。腰痛如刺，用茴末，盐汤或酒服，或加杜仲、木香，外以糯米炒熨。

果木
山楂：老人腰痛。同鹿茸丸服。
阿月浑子、莲实、芡实、沉香、乳香：并补腰膝命门。
枸杞根：同杜仲、草薢，浸酒服。

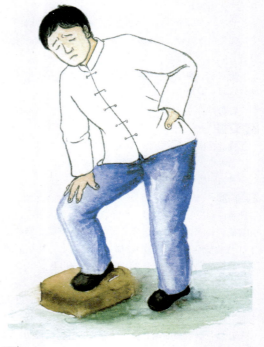

腰痛

介兽

鳖甲：卒腰痛，不可俯仰。炙研酒服。

猪肾：腰虚痛。包杜仲末煨食。

【湿热】

草部

知母：腰痛，泻肾火。

葳蕤：湿毒腰痛。

威灵仙：宿脓恶水，腰膝冷疼。酒服一钱取利。或丸服。

青木香：气滞腰痛。同乳香酒服。

牵牛子：除湿热气滞，腰痛下冷脓。半生半炒，同硫黄末、白面作丸，煮食。

木鳖子、蕙草。

果木

槟榔：腰重作痛。为末酒服。

甜瓜子：腰腿痛。酒浸末服。

皂荚子：腰脚风痛。酥炒丸服。

郁李仁：宣腰胯冷脓。

茯苓：利腰脐间血。

【风寒】

羌活、麻黄：太阳病腰脊痛。

藁本：十种恶风鬼注，流入腰痛。

痛风

属风、寒、湿、热、挟痰及血虚、污血。

【风寒风湿】

草木

麻黄：风寒、风湿、风热痹痛，发汗。

羌活：风湿相搏，一身尽痛，非此不除。同松节煮酒，日饮。

防风：主周身骨节尽痛，乃治风去湿仙药。

苍术：散风，除湿，燥痰，解郁，发汗，通治上中下湿气。湿气身痛，熬汁作膏，点服。

茜根：治骨节痛，燥湿行血。

苍耳子：风湿周痹，四肢拘挛。为末煎服。

牵牛子：除气分湿热，气壅腰脚痛。

羊蹄躅：风湿痹痛走注，同糯米、黑豆、酒、水煎服，取吐利。风痰注痛，同生南星捣饼，蒸四五次收之，临时焙丸，温酒下三丸，静卧避风。

芫花：风湿痰注作痛。

草乌头：风湿痰涎，历节走痛不任。入豆腐中煮过，晒研，每服五分，仍外敷痛处。

乌头、附子：并燥湿痰，为引经药。

薏苡仁：久风湿痹，筋急不可屈伸。风湿身痛，日晡甚者，同麻黄、杏仁、甘草煎服。

桂枝：引诸药横行手臂。同椒、姜浸酒，絮熨阴痹。

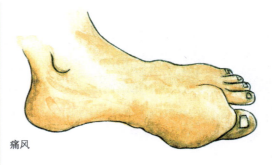

痛风

虫兽

蚯蚓：脚风宜用。

水龟：风湿拘挛，筋骨疼痛。同天花粉、枸杞子、雄黄、麝香、槐花煎服。版，亦入阴虚骨痛方。

【风痰湿热】

草部

半夏、天南星：并治风痰、湿痰、热痰凝滞，历节走注。右臂湿痰作痛，南星、苍术煎服。

大戟、甘遂：并治湿气化为痰饮，流注胸膈经络，发为上下走注，疼痛麻痹。能泄脏腑经隧之湿。

大黄：泄脾胃血分之湿热。酥炒煎服，治腰脚风痛，取下冷脓恶物，即止。

威灵仙：治风湿痰饮，为痛风要药，上下皆宜。腰膝积年冷病诸痛，为末酒下，或丸服，以微利为效。

黄芩：三焦、湿热、风热，历节肿痛。

秦艽：除阳明风湿、湿热，养血荣筋。

龙胆草、木通：煎服。

防己、木鳖子：并主湿热肿痛。在下加之。

姜黄：治风痹臂痛，能入手臂，破血中之滞气。

红蓝花：活血滞，止痛。瘦人宜之。

菜果

白芥子：暴风毒肿，痰饮流入四肢、经络，作痛。

桃仁：血滞、风痹、挛痛。

橘皮：下滞气，化湿痰。风痰麻木，或手木，或十指麻木，皆是湿痰死血。以一斤去白，逆流水五碗，煮烂去滓至一碗，顿服取吐，乃吐痰之圣药也。

槟榔：一切风气，能下行。

木石

枳壳：风痒麻痹，散痰疏滞。

黄檗：除下焦湿热痛肿。下身甚者加之。

茯苓：渗湿热。

竹沥：化热痰。

【补虚】

草部

当归、芎䓖、芍药、地黄、丹参：并养新血，破宿血，止痛。

牛膝：补肝肾，逐恶血，治风寒湿痹，膝痛不可屈伸，能引诸药下行。痛在下者加之。

石斛：脚膝冷痛痹弱，酒浸酥蒸，服满一镒，永不骨痛。

土茯苓：治疮毒、筋骨痛，去风湿，利关节。

谷木

罂粟壳：收敛固气，能入肾。治骨痛尤宜。

乳香：补肾活血，定诸经之痛。

没药：逐经络滞血，定痛。历节诸风痛不止，同虎胫骨末，酒服。

【外治】

芥子：走注风毒痛，同醋涂。

眩晕

眩是目黑，晕是头旋，皆是气虚挟痰，挟火，挟风，或挟血虚，或兼外感四气。

【风虚】

草菜

天麻：目黑头旋，风虚内作，非此不能除，为治风神药，名定风草。头风旋晕，消痰定风，同川芎，蜜丸服。

白芷：头风、血风、眩晕。蜜丸服。

苍耳子：诸风头晕，蜜丸服。女人血风头眩，闷绝不省，为末酒服，能通顶门。

菊苗：男女头风眩晕，发落有痰，发则昏倒。四月收，阴干为末，每酒服二钱。秋月收花浸酒，或酿酒服。

䔲藋根：头风眩晕，同独活、石膏煎酒服。产后血晕，煎服。

排风子：目赤头旋。同甘草、菊花末。

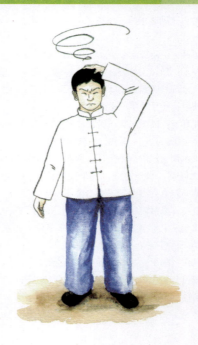

眩晕

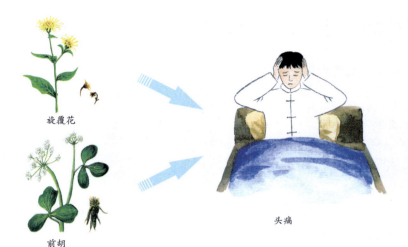

旋覆花

前胡

头痛

旋覆花、前胡止头痛

当归：失血眩晕，芎䓖煎服。
芎䓖：头风眩晕。
红药子：产后血晕。
附子、乌头、薄荷、细辛、木香、紫苏、水苏、白蒿、飞廉、卷柏、蘼芜、羌活、藁本、地黄、人参、黄芪、升麻、柴胡、山药：并治风虚眩晕。
生姜。

【木虫鳞兽】

松花：头旋脑肿。浸酒饮。
槐实：风眩欲倒，吐涎如醉，漾漾如舟车上。
辛夷：眩冒，身兀兀如在车船上。
蔓荆实：脑鸣昏闷。
伏牛花、丁香、茯神、茯苓、山茱萸、地骨皮、全蝎、白花蛇、乌蛇：并头风眩晕。
鹿茸：眩晕，或见一为二。半两煎酒，入麝服。
驴头：中风头眩，身颤，心肺浮热。同豉煮食。
兔头骨及肝、羚羊角、羊头、蹄及头骨、羊肉、牛胃、猪脑、猪血、熊脑：并主风眩瘦弱。

【痰热】

【草菜】

天南星：风痰眩晕吐逆。同半夏、天麻、白面煮丸。
半夏：痰厥昏运。同甘草、防风煎服。风痰眩晕，研末水沉粉，入朱砂丸服。
金花丸：同南星、寒水石、天麻、雄黄、白面，煮丸服。
白附子：风痰。同石膏、朱砂、龙脑丸服。
大黄：湿热眩晕。炒末茶服。
旋覆花、天花粉、前胡、桔梗、黄芩、黄连、泽泻、白芥子：热痰烦晕。同黑芥子、大戟、甘遂、芒硝、朱砂丸服。

【果木】

橘皮、荆沥、竹沥：头风眩晕目眩，心头漾漾欲吐。

头痛 [纲目]

有外感，气虚，血虚，风热，湿热，寒湿，痰厥，肾厥，真痛，偏痛。右属风虚，左属痰热。

【引经】

太阳：麻黄、藁本、羌活、蔓荆。
阳明：白芷、葛根、升麻、石膏。
少阳：柴胡、芎䓖。
太阴：苍术、半夏。
少阴：细辛。
厥阴：吴茱萸、芎䓖。

【湿热痰湿】

草部

黄芩：一味，酒浸晒研，茶服，治风湿、湿热、相火、偏正诸般头痛。

薄荷：除风热，清头目。蜜丸服。

菊花：头目风热肿痛。同石膏、芎䓖末服。

蔓荆实：头痛，脑鸣，目泪；太阳头痛。为末浸酒服。

水苏：风热痛。同皂荚、芫花丸服。

半夏：痰厥头痛，非此不除。同苍术用。

栝楼：热病头痛。洗瓤温服。

香附子：气郁头痛，同川芎末常服。偏头风，同乌头、甘草丸服。

大黄：热厥头痛。酒炒三次，为末，茶服。

钩藤：平肝风心热。

茺蔚子：血逆，大热头痛。

木通、青黛、大青、白鲜皮、茵陈、白蒿、泽兰、沙参、丹参、知母、吴蓝、景天：并主天行头痛。

菜果

竹笋：并主痰热头痛。

杨梅：头痛。为末茶服。

木石

竹茹：饮酒人头痛。煎服。

【风寒湿厥】

草谷菜果

芎䓖：风入脑户头痛，行气开郁，必用之药。风热及气虚，为末茶服。偏风，浸酒服。卒厥，同乌药末服。

防风：头面风去来。偏正头风，同白芷，蜜丸服。

天南星：风痰头痛，同荆芥丸服。痰气，同茴香丸服。妇人头风，为末酒服。

乌头、附子：浸酒服，煮豆食，治头风。同白芷末服，治头毒痛。同川芎或同高良姜服，治风寒痛。同葱汁丸，或同钟乳、全蝎丸，治气虚痛。同全蝎、韭根丸，肾厥痛。同釜墨，止痰厥痛。

天雄：头面风去来痛。

草乌头：偏正头风。同苍术、葱汁丸服。

白附子：偏正头风，同牙皂末服。痰厥痛，同半夏、南星丸服。

地肤子：雷头风肿。同生姜擂酒服，取汗。

杜衡：风寒头痛初起。末服，发汗。

蒴藋：煎酒取汁。

蓖麻子：同川芎烧服，取汗。

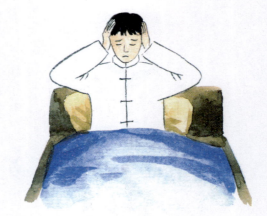

头痛

草薢：同虎骨、旋覆花末服，取汗。

南藤：酿酒服，并治头风。

通草：烧研酒服，治洗头风。

菖蒲：头风泪下。

杜若：风入脑户，痛肿涕泪。

胡卢巴：气攻痛。同三棱、干姜末，酒服。

牛膝：脑中痛。

当归：煮酒。

地黄、芍药：并血虚痛。

葳蕤、天麻、人参、黄芪：并气虚痛。

苍耳、大豆黄卷：并头风痹。

胡麻：头面游风。

百合：头风目眩。

胡荽、葱白、生姜：并风寒头痛。

杏仁：时行头痛，解肌。风虚痛欲破，研汁入粥食，得大汗即解。

木石虫兽

柏实：并主头风。

桂枝：伤风、头痛、自汗。

乌药：气厥头痛，及产后头痛，同川芎末，茶服。

皂荚：时气头痛，烧研，同姜、蜜，水服，取汗。

山茱萸：脑骨痛。

辛夷、伏牛花、空青、曾青：并头眩头痛。

石硫黄：肾厥头痛、头风，同消石丸服。同胡粉丸服。同食盐丸服。同乌药丸服。

蜂子、全蝎、白僵蚕：葱汤服。或入高良姜，或以蒜制为末服，治痰厥、肾厥痛。

白花蛇：脑风头痛，及偏头风。同南星、荆芥诸药末服。

羊肉：头脑大风，汗出虚劳。

羊屎：雷头风。焙研酒服。

【外治】

谷精草：为末嗜鼻，调糊贴脑，烧烟熏鼻。
玄胡索：同牙皂、青黛为丸。
瓜蒂、藜芦、细辛、苍耳子、大黄、远志、荜茇、高良姜、牵牛：同砂仁、杨梅末。
雄黄：同细辛。
玄精石、消石、人中白：同地龙末、羊胆为丸。
旱莲汁、萝卜汁、大蒜汁、苦瓠汁：并嗜鼻。
艾叶：揉丸嗅之，取出黄水。
半夏烟、木槿子烟、龙脑烟：并熏鼻。
灯火：焠之。
荞麦面：作大饼，更互合头，出汗。或作小饼，贴四眼角，灸之。
黄蜡：和盐作兜鍪，合之即止。
茱萸叶：蒸热枕之，治大寒犯脑痛，亦浴头。

桐木皮、冬青叶、石南叶、牡荆根、槲子皮、莽草、葶苈、豉汁、驴头汁：并治头风。
柚叶：同葱白。
山豆根、南星：同川乌。
乌头、草乌头：同栀子、葱汁。
乳香：同蓖麻仁。
决明子：并贴太阳穴。
露水：八月朔旦取，磨墨点太阳，止头疼。
桂木：阴雨即发痛，酒调，涂顶额。
井底泥：同消、黄敷。
朴硝：热痛，涂顶上。
诃子：同芒硝、醋摩之。
牛蒡根：同酒煎膏摩之。
绿豆：作枕去头风。决明、菊花皆良。
麦面：头皮虚肿，薄如裹水。口嚼敷之良。
栀子：蜜和敷舌上，追涎去风，甚妙。

面

面肿是风热。面紫赤是血热。疱是风热，即谷嘴。皶是血热，即酒皶。皯黵是风邪客于皮肤，痰饮渍于腑脏，即雀卵斑，女人名粉滓斑。

【瘢痕】

葵子：涂。
大麦曲：和酥敷。秋冬用小麦麨。
冬青子及木皮灰：入面脂。
真玉：摩面。
马蔺根：洗。
鸡子黄：炒黑拭之。
羊髓、獭髓、牛髓、牛酥：并灭瘢痕。

【面疮】

草部

蓖麻子：肺风面疮，同大枣、瓦松、白果、肥皂为丸，日洗。
何首乌：洗。
牵牛：涂。

谷菜果木

白米：并涂小儿面上甜疮。
丝瓜：同牙皂烧，擦面疮。
枇杷叶：茶服，治面上风疮。
桃花：面上黄水疮，末服。
杏仁：鸡子白和涂。
银杏：和糟嚼涂。
柳叶：洗面上恶疮。

土石

盐汤：揭面上恶疮。

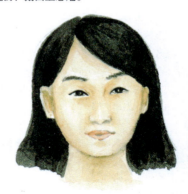

面

眼目

有赤目传变，内障昏盲，外障翳膜，物伤眯目。

【赤肿】

草部

黄连：消目赤肿，泻肝胆心火，不可久服。赤目痛痒，出泪羞明，浸鸡子白点。蒸人乳点。同冬青煎点。同干姜、杏仁煎点。水调贴足心。烂弦风赤，同人乳、槐花、轻粉蒸熨。风热盲翳，羊肝丸服。

黄芩：消肿赤瘀血。

芍药：目赤涩痛，补肝明目。

葳蕤：目痛眦烂泪出。赤目涩痛，同芍药、当归、黄连煎洗。

薄荷：去风热。烂弦，以姜汁浸研，泡汤洗。

荆芥：头目一切风热疾。为末酒服。

防己：目睛暴痛。酒洗三次，末服。

地黄：血热，睡起目赤，煮粥食。暴赤痛，小儿蓐内目赤，并贴之。

地肤子：风热赤目，同地黄作饼，晒研服。

苦参、细辛：并明目，益肝胆，止风眼下泪。

五味子：同蔓荆子煎，洗烂弦。

谷菜

豆腐：热贴。

黑豆：袋盛泡热，互熨数十次。

生姜：目暴赤肿。取汁点之。

干姜：目睛久赤，及冷泪作痒，泡汤洗之。取粉点之，尤妙。末，贴足心。

果部

西瓜：日干，末服。

石莲子：眼赤痛。同粳米作粥食。

梨汁：点弩肉。赤目，入腻粉、黄连末。

甘蔗汁：合黄连煎，点暴赤肿。

杏仁：同古钱埋之，化水点目中赤脉。同腻粉，点小儿血ball。油烧烟，点胎赤眼。

木部

黄檗：目热赤痛，泻阴火。时行赤目，浸水蒸洗。婴儿目赤，浸人乳点。

栀子：目赤热痛，明目。

枸杞根皮：洗天行赤目。

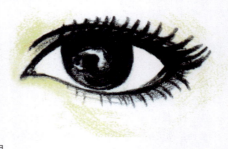

眼目

槐花：退目赤。胎赤，以枝磨铜器汁涂之。

丁香：百病在目。同黄连煎乳点之。

蕤核仁：和胡粉、龙脑，点烂赤眼。

桑叶：赤目涩疼。为末，纸卷烧烟熏鼻中。

水土

热汤：沃赤目。

金石

玛瑙：熨赤烂。

水精、玻璃：熨热肿。

介鳞

田螺：入盐化汁，点肝热目赤。入黄连、珍珠，止目痛。入铜绿，点烂眼。

蚌：赤目、目暗，入黄连，取汁点。

禽兽

乌鸡胆、鸭胆、鸡子白：并点赤目。

鸡卵白皮：风眼肿痛。同枸杞白皮嗜鼻。

鸡冠血：点目泪不止。

驴乳：浸黄连，点风热赤目。

猪胆、犬胆、羊胆：蜜蒸九次。

【昏盲】

草部

人参：益气明目。酒毒目盲，苏木汤调末服。小儿惊后，瞳人不正，同阿胶煎服。

黄精：补肝明目。同蔓荆子九蒸九晒为末，日服。

玄参：补肾明目。赤脉贯瞳，猪肝蘸末服。

当归：内虚目暗。同附子丸服。

地黄：补阴，主目眈眈无所见。补肾明目，同椒红丸服。

麦门冬：明目轻身，同地黄、车前丸服。

决明子：除肝胆风热，淫肤赤白膜，青盲。益肾明目，每旦吞一匙，百日后夜见物光。补肝明目，同蔓菁酒煮为末，日服。积年失明，青盲雀目，为末，米饮服；或加地肤子丸服。

营实：目热暗。同枸杞子、地肤子丸服。

淫羊藿：病后青盲，同淡豉煎服。小儿雀目，同蚕蛾、甘草、射干末，入羊肝内煮食。

天麻、芎䓖、草薢：并补肝明目。

菊花：风热，目疼欲脱，泪出，养目去盲，作枕明目。叶同。

五味子：补肾明目，收瞳子散。

覆盆子：补肝明目。

柴胡：目暗，同决明子末，人乳和敷目上，久久目视五色。

谷菜

大豆：肝虚目暗。牛胆盛之，夜吞三七粒。

葱白：归目益精，除肝中邪气。

葱实：煮粥食，明目。

芥子：雀目，炒末，羊肝煮食。搅入目中，去翳。

果部

梅核仁、胡桃：并明目。

石蜜：明目，去目中热膜，同巨胜子丸服。

木部

桂、辛夷、枳实、山茱萸：并明目。

沉香：肾虚目黑。同蜀椒丸服。

槐子：久服，除热明目除泪。煮饮。或入牛胆中风干吞之。或同黄连末丸服。

五加皮：明目。浸酒，治目僻目瞤。

黄檗：目暗，每旦含洗，终身无目疾。

金石

丹砂：目昏内障，神水散大。同磁石、神曲丸服。

食盐：洗目，明目止泪。

虫介鳞部

蜂蜜：目肤赤胀。肝虚雀目，同蛤粉、猪肝煮食。

蚌粉：雀目夜盲。同猪肝、米泔煮食。与夜明砂同功。

玳瑁：迎风目泪，肝肾虚热也。同羚羊角、石燕子末服。

鲫鱼：热病目暗，作臛食。弩肉，贴之。

鲤鱼脑：和胆，点青盲。

禽兽

雄鸡胆：目为物伤。同羊胆、鲫鱼胆点。

乌鸡肝：风热目暗。作羹食。

猪肝：补肾明目。雀目，同海螵蛸、黄蜡煮食。

牛肝：补肝明目。

犬胆：肝虚目暗，同萤火末点。目中脓水，上伏日酒服。

牛胆：明目，酿槐子吞。酿黑豆吞。和柏叶、夜明砂丸服。

鹿茸：补虚明目。

耳

耳鸣、耳聋。有肾虚，有气虚，有郁火，有风热。耳痛是风热，聤耳是湿热。

【补虚】

草谷

熟地黄、当归、肉苁蓉、菟丝子、枸杞子：肾虚耳聋。诸补阳药皆可通用。

百合：为末，日服。

石禽兽

鸡子：作酒，止耳鸣。和蜡炒食，治聋。

羊肾：补肾治聋。脊骨，同磁石、白术诸药煎服。

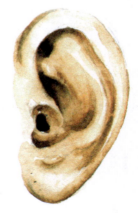

耳

【耳痛】

草木

连翘、柴胡、黄芩、龙胆、鼠黏子、商陆：塞。
楝实、牛蒡根：熬汁。
蓖麻子：并涂。
木鳖子：耳卒热肿，同小豆、大黄，油调涂。
木香：以葱黄染鹅脂，蘸末内入。
菖蒲：作末炒罨，甚效。
郁金：浸水滴。

水石

矾石（化水）、芒硝水、磨刀水：并滴。
蚯蚓屎：涂。
炒盐：枕。

虫兽

蛇蜕：耳忽大痛，如虫在内走，或流血水，或干痛，烧灰吹入，痛立止。
鳝血：滴。
穿山甲：同土狗吹。
麝香：通窍。

鼻

鼻渊，流浊涕，是脑受风热。鼻鼽，流清涕，是脑受风寒，包热在内。脑崩臭秽，是下虚。鼻窒，是阳明湿热，生瘜肉。鼻齇，是阳明风热及血热，或脏中有虫。鼻痛，是阳明风热。

【窒瘜】

【内治】

草菜

白薇：肺实鼻塞，不知香臭。同贝母、款冬、百部为末服。
小蓟：煎服。

果木

荜澄茄：同薄荷、荆芥丸服。

鳞兽

蛇肉：肺风鼻塞。
羊肺：鼻瘜。同白术、肉苁蓉、干姜、芎䓖为末，日服。

【外治】

细辛：鼻齆，不闻香臭。时时吹之。
皂荚、麻鞋灰、礜石、麝香：并吹。
蒺藜：同黄连煎汁，灌入鼻中，嚏出瘜肉如蛹。
雄黄：一块塞，不过十日，自落。

【鼻痛】

石硫黄：搽。
酥、羊脂：并涂之。

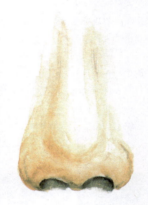

鼻

【鼻干】

黄米粉：小儿鼻干无涕，脑热也。同矾末，贴囟门。

【赤齇】

【内治】

使君子：酒齇面疮。以香油浸润，卧时嚼三五个，久久自落。
苍耳叶：酒蒸焙研服。
栀子：鼻齇面疮。炒研，黄蜡丸服；同枇杷叶为末，酒服。
橘核：鼻赤酒齇。炒研三钱，同胡桃一个，擂酒服。

【外治】

黄连：鼻齇。同天仙藤灰，油调搽。

蜀葵花：夜涂旦洗。

牵牛：鸡子白调，夜涂旦洗。

银杏：同酒糟嚼敷。

硫黄：同枯矾末，茄汁调涂。或加黄丹，或加轻粉。

槟榔：同硫黄、龙脑涂，仍研蓖麻、酥油搽。

大风子：同硫黄、轻粉、木鳖子涂。

口舌

舌苦是胆热，甘是脾热，酸是湿热，涩是风热，辛是燥热，咸是脾湿，淡是胃虚，麻是血虚，生胎是脾热闭，出血是心火郁，肿胀是心脾火毒，疮裂是上焦热，木强是风痰湿热，短缩是风热。舌出数寸有伤寒、产后、中毒、大惊数种。口糜是膀胱移热于小肠，口臭是胃火食郁。喉腥是肺火痰滞。

【舌胀】

草谷

甘草：木强肿胀塞口，不治杀人。浓煎噙漱。

芍药：同甘草煎。

木部

龙脑香：伤寒舌出数寸。掺之随消。

冬青叶：舌胀出口。浓煎浸之。

虫鳞禽兽

五倍子：并掺之。

鸡冠血：中蜈蚣毒，舌胀出口。浸之咽下。

【强痹】

雄黄：中风舌强。同荆芥末，豆淋酒服。

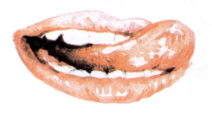

口舌

皂荚、矾石：并擦痰壅舌麻。

【舌苦】

柴胡、黄芩、苦参、黄连、龙胆：泻胆。

麦门冬：清心。

【口臭】

草菜

大黄：烧研揩牙。

细辛：同白豆蔻含。

香薷、鸡苏、藿香、益智、缩砂、草果、山姜、高良姜、山柰、甘松、杜若、香附：掺牙。

咽喉

咽痛是君火，有寒包热。喉痹是相火，有嗌疸，俗名走马喉痹，杀人最急，惟火及针烁效速，次则拔发咬指，吐痰畜鼻。

【降火】

草部

甘草：缓火，去咽痛，蜜炙煎服。肺热，同桔梗煎。

知母、黄芩：并泻肺火。
薄荷、荆芥、防风：并散风热。
玄参：去无根之火。急喉痹，同鼠黏子末服。发斑咽痛，同升麻、甘草煎服。
恶实：除风热，利咽膈。喉肿，同马兰子末服。悬痈肿痛，同甘草煎咽，名开关散。
麦门冬：虚热上攻咽痛。同黄连丸服。
乌蔹莓：同车前、马蔺杵汁咽。
通草：含咽，散诸结喉痹。
灯芯草：烧灰，同盐吹喉痹甚捷。同蓬砂，同箬叶灰皆可。同红花灰，酒服一钱，即消。
白芷：同雄黄水和，涂顶。

谷部
豆豉：咽生瘜肉。刺破出血，同盐涂之，神效。
白面：醋和涂喉外。

果木
西瓜汁、橄榄、无花果、苦茗：并噙咽。
吴茱萸：醋调涂足心。
龙脑香：同黄檗、灯芯、白矾烧吹。

兽部
牛靥：喉痹。
猪肤：咽痛。
猪胆：腊月盛黄连、朴硝，风干吹之。

【风痰】

草部
菖蒲汁：和烧铁锤焠酒服。
蛇床子：冬月喉痹，烧烟熏之，其痰自出。
蓖麻油：烧燃熏焠，其毒自破。仁，同朴硝，研水服，取吐。

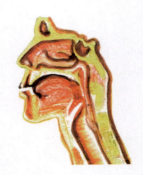

咽喉

麻黄：尸咽痛痒。烧熏。
高良姜：同皂荚吹鼻。

谷菜
饴糖、大豆汁：并含咽。
韭根、薤根、芥子：并敷喉外。
百合、桑耳：并浸蜜含。
生姜汁：和蜜服，治食诸禽中毒，咽肿痹。

果木
秦椒、瓜蒂：并吐风痰。
桃皮、荔枝根：并煮含。
杏仁：炒，和桂末服。
皂荚：急喉痹。生研点之，即破，外以醋调涂之。挼水灌。
楮实：水服一个。

金石
雄黄：磨水服，同巴豆研服，取吐下。或入瓶烧烟熏鼻，追涎。

鳞介
鲤鱼胆：同灶底灰，涂喉外。

禽兽
猪脑：喉痹已破。蒸熟，入姜食之。

牙齿

牙痛，有风热，湿热，胃火，肾虚，虫龋。

【风热、湿热】

草部
秦艽：阳明湿热。

黄芩：中焦湿热。
白芷：阳明风热。同细辛掺。人朱砂掺。
黄连：胃火湿热。牙痛恶热，揩之立止。
升麻：阳明本经药，主牙根浮烂痔蠿。胃火，煎漱。
羌活：风热，煮酒漱。同地黄末煎服。

荆芥：风热。同葱根、乌桕根煎服。
细辛：和石灰掺。
缩砂仁：嚼。
附子尖：同天雄尖、蝎梢末，点之即止。
大黄：胃火牙痛。烧研揩牙。同地黄贴之。
生地黄：牙痛牙长，并含咋之。食蟹龈肿，皂角蘸汁炙研，掺之。
苍术：盐水浸烧，揩牙，去风热、湿热。
香附：同青盐、生姜，日擦固齿。同艾叶煎漱。
高良姜：同蝎。
青木香：并擦牙。
薰草：同升麻、细辛。

谷菜

薏苡根、胡麻、黑豆：并煎漱。
水芹：利口齿。
赤小豆、老姜：同矾。
干姜：同椒。
鸡肠草：同旱莲、细辛。
丝瓜：烧。并同盐擦。
大蒜：煨擦。
木耳：同荆芥。

土石

朴硝：皂荚煎过，擦风热，及食蟹龈肿。

【肾虚】

草菜

旱莲草：同青盐炒焦，揩牙，乌须固齿。
补骨脂：同青盐日揩。风虫，同乳香。

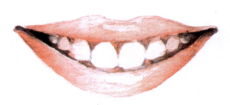

牙齿

蒺藜：打动牙痛，擦漱。
骨碎补：同乳香塞。
独蒜：熨。
甘松：同硫黄煎漱。
牛膝：含漱。

【虫䘌】

草部

桔梗：同薏苡根，水煎服。
大黄：同地黄贴。
覆盆子：点目取虫。
细辛、莽草、苦参、恶实：并煎漱。
附子：塞孔。又塞耳。

果木

银杏：食后生嚼一二枚。
皂荚子：醋煮烙之。
胡桐泪：为口齿要药。热湿牙痛，及风疳䘌齿骨槽风，为末，入麝，夜夜贴之。宣露臭气，同枸杞根漱。蠹黑，同丹砂、麝香掺。
巴豆：风虫，绵裹咬。烧烟熏。同蒜塞耳。

须发

【发落】

草部

骨碎补：病后发落。同野蔷薇枝煎刷。
香薷：小儿发迟。同猪脂涂。
茉莉花：蒸油。
蓬蘽子：榨汁。
芭蕉油、蓖麻子、金星子、兰草、蕙草、昨叶何草：并浸油梳头，长发令黑。

谷菜

胡麻油及叶、大麻子及叶：并沐日梳，长发。
蒲公英、旱莲：并揩牙乌须。
生姜：擦。
莴苣子、白菘子油、芸薹子油。

果木

枣根：蒸汁。

蜀椒：浸酒。
皂荚：地黄、姜汁炙研，揩牙乌须。
桑葚：浸水。并涂头，生毛发。
桐叶：同麻子煮米泔，沐发则长。连子蒸取汁，沐发则黑。
桑白皮：同柏叶，沐发不落。

禽兽
犬乳：涂赤发。

【生眉】

草谷
白鲜皮：眉发脆脱。
香附：长须眉。
苦参、仙茅：大风，眉发脱落。
昨叶何草：生眉发膏为要药。
半夏：眉发堕落，涂之即生。茎涎同。

菜木
芥子：同半夏、姜汁。

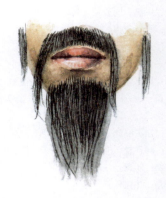

须发

蔓菁子：醋和，并涂。
生姜：擦。
柳叶：同姜汁，擦眉落。
白矾：眉发脱落。蒸饼丸服。
雄黄：和醋涂。
狗脑：眉发火瘢不生。和蒲黄，日三敷之。
蒜汁：眉毛动摇，目不能眨，唤之不应。和酒服，即愈。

跌仆折伤

肠出，杖疮。

【内治活血】

大黄：同当归煎服。或同桃仁。
刘寄奴：同玄胡索、骨碎补，水煎服。
土当归：煎酒服。或同葱白、荆芥，水煎服。
三七：磨酒。
虎杖：煎酒。
何首乌：同黑豆、皂角等丸服，治损宽筋。
黑大豆：煮汁频饮。
生姜：汁，同香油，入酒。
补骨脂：同茴香、辣桂末，酒服。
干藕：同茴香末，日服。
荷叶：烧研，童尿服，利血甚效。
白蘘苴子：同乳香、乌梅、白术服，止痛。
胡桃：擂酒。
杏枝、松节、白杨皮：并煎酒服。

鲍鱼：煎服，主损伤，瘀血在四肢不散者。
猪肉：伤损，血在胸膈不食者。生剉，温水送下一钱，即思食。

【外治散瘀接骨】

大黄：姜汁调涂，一夜变色。
糯米：寒食浸至小满，酒研，如用，水调涂之。
白杨皮：血沥在骨肉间，痛不可忍。杂五木煎汤浸之。
乌鸡：一切折伤，兽触胸腹者。连毛捣烂醋和，隔布撢之，待振寒欲吐，徐取下，再上。
牛马血：折伤垂死。破牛或马腹纳入，浸热血中，愈。
地黄：炒热杵泥。
麦麸：醋炒。
麦面：水和，并服。
稗草、绿豆粉：炒紫。

豆黄、豆腐：贴，频易。
酒糟、葱白：煨。
萝卜、生姜：同葱白、面炒。汁，同酒调面。
桃仁、李核仁、肥皂：醋调。
桑白皮：煎膏。
鳖肉：生捣。
龟肉、摄龟：并生捣。
羊脂、野驼脂、犛牛酥、牛髓、猪髓：并摩。
猪肉：炙贴。
牛肉：炙贴。
母猪蹄：煮，洗伤挞诸败疮。
栗子：筋骨断碎，瘀血肿痛。生嚼涂之，有效。
蟹肉：筋骨折伤断绝，连黄捣泥，微纳罥，筋即连也。
五灵脂：骨折肿痛，同白及、乳、没，油调涂。接骨，同茴香，先敷乳香，次涂小米粥，乃上药，帛裹木夹，三五日效。
牛蹄甲：接骨。同乳、没烧研，黄米糊和敷。

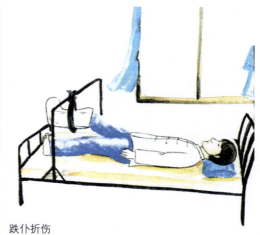
跌仆折伤

胎前

子烦，胎啼。

【安胎】

黄芩：同白术。为安胎清热圣药。
白术：同枳壳丸服，束胎易生。
续断：三月孕，防胎堕。同杜仲丸服。
益母草：子同。胎前宜熬膏服。
丹参：安生胎，落死胎。
青竹茹：八九月伤动作痛，煎酒服。
竹沥：因交接动胎。饮一升。
白药子：胎热不安。同白芷末服。
黄连：因惊胎动出血。酒饮。
知母：月未足，腹痛如欲产状。丸服。
枳壳：腹痛，同黄芩煎服。同甘草、白术丸服，令胎瘦易生也。
大枣：腹痛。烧研，小便服。
缩砂仁：行气止痛。胎气伤动，痛不可忍，炒研，酒服。子痫昏瞀，炒黑，酒下。
香附子：安胎顺气，为末，紫苏汤服，名铁罩散。
恶阻，同藿香、甘草末，入盐汤服。

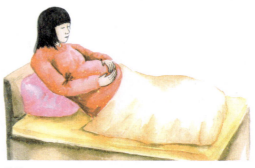
胎前

益智子：漏胎下血。同缩砂末，汤服。
大腹皮、榉皮、陈橘皮、藿香、木香、紫苏：并行气安胎。
芎藭：损动胎气，酒服二钱。亦可验胎有无。
当归：妊娠伤动，或子死腹中，服此，未损即安，已损即下，同芎藭末，水煎服。堕胎下血，同葱白煎服。
朱砂：上症，用末一钱，鸡子白三枚，和服，未死安，已死出。
葱白：下血抢心困笃。浓煎服，未死安，已死出。

阿胶：胎动下血。葱豉汤化服。葱、艾同煎服。
秦艽：同甘草、白胶、糯米，煎服。同阿胶、艾叶，煎服。
生地黄：捣汁，或末，或渍酒，或煮鸡子。

产后

【补虚活血】

人参：血运，同紫苏、童尿，煎酒服。不语，同石菖蒲，煎服。发喘，苏木汤服末二钱。秘塞，同麻仁、枳壳，丸服。诸虚，同当归、猪肾煮食。

当归：血痛，同干姜末服。自汗，同黄芪、白芍药，煎服。

蒲黄：血运、血证、血烦、血痛、胞衣不下，并水服二钱。或煎服。

苏木：血运、血胀、血噤，及气喘欲死，并煎服。

黄芪：产后一切病。

杜仲：诸病。枣肉丸服。

泽兰：产后百病。根，作菜食。

益母草：熬膏，主胎前产后诸病。

地黄：酿酒，治产后百病。酒服，下恶血。

桃仁：煮酒。

薤白、何首乌：并主产后诸疾。

玄参、蜀椒、蚺蛇膏、蛭、淡菜、阿胶：并主产乳余疾。

羊肉：利产妇字乳余疾。腹痛虚弱，腹痛厥逆。同归、芍、甘草，水煎服。

羊脂：上症。同地黄、姜汁，煎食。

狗头：产后血奔入四肢。煮食。

繁缕：破血，产妇宜食之。或酒炒，或绞汁，或醋糊丸服。

马齿苋：破血，止产后虚汗及血痢。

【血气痛】

丹参：破宿血，生新血。

三七：酒服。

芎䓖、三棱、莪术、甘蕉根、玄胡索：酒服。

鸡冠花：煎酒。

大黄：醋丸。

虎杖：水煎。

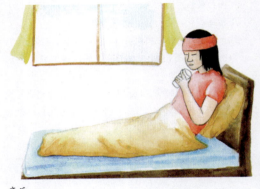
产后

赤小豆、羊蹄实、败酱、牛膝、红曲：擂酒。

生姜：水煎。

三岁陈枣核：烧。

山楂：水煎。

刘寄奴：煎或末。

【下血过多】

贯众：心腹痛。醋炙，研末服。

艾叶：血不止，同老姜煎服，立止。感寒腹痛，焙熨脐上。

紫菀：水服。

石菖蒲：煎酒。

楮木皮：煎水。

椿白皮、桑白皮：炙，煎水。

百草霜：同白芷末服。

乌毡皮：酒服。并止血。

鳝鱼：宜食。

凌霄花：并主产后恶漏淋沥。

旋覆花：同葱煎服。

紫背金盘：酒服。

小蓟：同益母草煎服。

代赭石：地黄汁和服。

松烟墨：煅研酒服。并主堕胎下血不止。

水部

本草纲目

李时珍曰：水者，坎之象也。其文横则为二，纵则为川。其体纯阴，其用纯阳。上则为雨露霜雪，下则为海河泉井。流、止、寒、温，气之所钟既异；甘、淡、咸、苦，味之所入不同。是以昔人分别九州水土，以辨人之美恶寿夭。盖水为万化之源，土为万物之母。饮资于水，食资于土。饮食者，人之命脉也，而营卫赖之。故曰：水去则营竭，谷去则卫亡。然则水之性味，疾卫生者之所当潜心也。

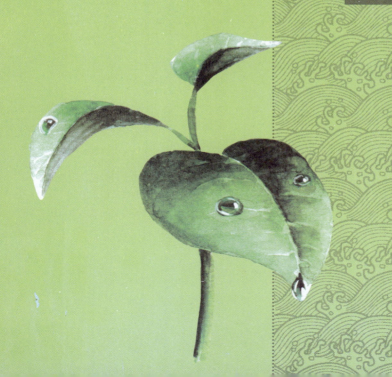

雨水

《拾遗》

【释名】〔时珍曰〕地气升为云，天气降为雨，故人之汗，以天地之雨名之。

【气味】咸，平，无毒。

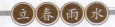
立春雨水

【主治】宜煎发散及补中益气药。（时珍）

【发明】〔时珍曰〕虞抟《医学正传》云：立春节雨水，其性始是春升生发之气，故可以煮中气不足、清气不升之药。古方，妇人无子，是日夫妇各饮一杯，还房有孕，亦取其资始发育万物之义也。

梅雨水

【主治】洗疮疥，灭瘢痕，入酱易熟。（藏器）

【发明】〔藏器曰〕江淮以南，地气卑湿，五月上旬连下旬尤甚。月令土润溽暑，是五月中气。过此节以后，皆须曝书画。梅雨沾衣，便腐黑。浣垢如灰汁，有异他水。但以梅叶汤洗之乃脱，余并不脱。

〔时珍曰〕梅雨或作霉雨，言其沾衣及物，皆生黑霉也。芒种后逢壬为入梅，小暑后逢壬为出梅。又以三月为迎梅雨，五月为送梅雨。此皆湿热之气，郁遏熏蒸，酿为霉雨。人受其气则生病，物受其气则生

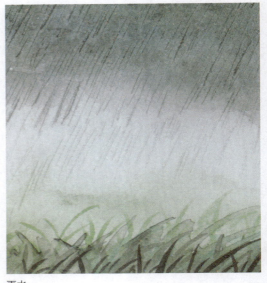
雨水

霉，故此水不可造酒醋。其土润溽暑，乃六月中气，陈氏之说误矣。

夏冰

《拾遗》

【释名】凌（去声）。〔时珍曰〕冰者，太阴之精，水极似土，变柔为刚，所谓物极反兼化也。故字从水，从仌。

【气味】甘，冷，无毒。

【主治】去热烦，熨人乳石发热肿。（藏器）解烦渴，消暑毒。（吴瑞）
伤寒阳毒，热盛昏迷者，以冰一块置于膻中，良。亦解烧酒毒。（时珍）

【发明】〔藏器曰〕夏暑盛热食冰，应与气候相反，便非宜人，诚恐入腹冷热相激，却致诸疾也。《食谱》云：凡夏用冰，止可隐映饮食，令气凉尔，不可食之。虽当时暂快，久皆成疾也。

〔时珍曰〕宋徽宗食冰太过，病脾疾，国医不效，召杨介诊之。介用大理中丸。上曰：服之屡矣。介曰：疾因食冰，臣因以冰煎此药，是治受病之原也。服之果愈。若此，可谓活机之士矣。

附方

灭瘢痕。以冻凌频熨之，良。（《千金方》）

水　部

甘露

《拾遗》

【释名】 膏露、瑞露、天酒、神浆。〔时珍曰〕按《瑞应图》云：甘露，美露也。神灵之精，仁瑞之泽，其凝如脂，其甘如饴，故有甘、膏、酒、浆之名。《晋中兴书》云：王者敬养耆老，则降于松柏；尊贤容众，则降于竹苇。《列星图》云：天乳一星明润，则甘露降。已上诸说，皆瑞气所感者也。《吕氏春秋》云：水之美者，三危之露。和之美者，揭霄之露，其色紫。《拾遗记》云：昆仑之山有甘露，望之如丹，着草木则皎莹如雪。《山海经》云：诸沃之野，摇山之民，甘露是饮，不寿者八百岁。《一统志》云：雅州蒙山常有甘露。已上诸说，皆方域常产者也。杜镐言，甘露非瑞也，乃草木将枯，精华顿发于外，谓之雀饧，于理甚通。

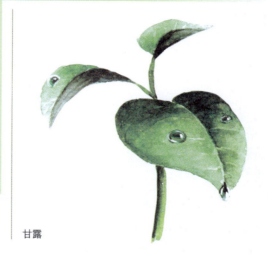

甘露

【气味】 甘，大寒，无毒。

【主治】 食之润五脏，长年，不饥，神仙。（藏器）

热汤

宋《嘉祐》

【释名】 百沸汤、麻沸汤、太和汤。

【气味】 甘，平，无毒。

【主治】 助阳气，行经络。（宗奭）

【发明】 〔宗奭曰〕热汤能通经络，患风冷气痹人，以汤渫脚至膝上，厚覆取汗周身，然别有药，亦假汤气而行尔。四时暴泄痢，四肢冷，脐腹疼，深汤中坐，浸至腹上，频频作之，生阳佐药，无速于此。虚寒人始坐汤中必颤，仍常令人伺守之。

〔张从正曰〕凡伤寒、伤风、伤食、伤酒，初起无药，便饮太和汤碗许，或酸齑汁亦可，以手揉肚，觉恍惚，再饮再揉，至无所容，探吐，汗出则已。

〔时珍曰〕张仲景治心下痞，按之濡，关上脉浮，大黄黄连泻心汤，用麻沸汤煎之，取其气薄而泄虚热也。朱真人《灵验篇》云：有人患风疾数年，掘坑令坐坑内，解衣，以热汤淋之，良久以簟盖之，汗出而愈。此亦通经络之法也。时珍常推此意，治寒湿加艾煎汤，治风虚加五枝或五加煎汤淋洗，觉效更速也。

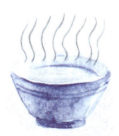

热汤

附方

初感风寒（头痛憎寒者）。用水七碗，烧锅令赤，投水于内，取起再烧再投，如此七次，名沸汤，乘热饮一碗，以衣被覆头取汗，神效。（《伤寒蕴要》）

忤恶卒死。铜器或瓦器盛热汤，隔衣熨其腹上，冷即易，立愈。（陈藏器《本草》）

盐胆水

《拾遗》

释名 卤水。〔藏器曰〕此乃盐初熟，槽中沥下黑汁也。〔时珍曰〕盐不沥水，则味苦不堪食。今人用此水，收豆腐。独孤滔云：盐胆煮四黄，焊物。

【气味】咸，苦，有大毒。

【主治】蠼蚀疥癣，瘘疾虫咬，及马牛为虫蚀，毒虫入肉生子。六畜饮一合，当时死，人亦然。凡疮有血者，不可涂之。（藏器）

痰厥不省，灌之取吐，良。（时珍）

腊雪

宋《嘉祐》

释名 〔时珍曰〕按刘熙《释名》云：雪，洗也。洗除瘴疠虫蝗也。凡花五出，雪花六出，阴之成数也。冬至后第三戊为腊，腊前三雪，大宜菜麦，又杀虫蝗。腊雪密封阴处，数十年亦不坏；用水浸五谷种，则耐旱不生虫；洒几席间，则蝇自去；淹藏一切果食，不蛀蠹，岂非除虫蝗之验乎。

【气味】甘，冷，无毒。

【主治】解一切毒，治天行时气温疫，小儿热痫狂啼，大人丹石发动，酒后暴热，黄疸，仍小温服之。（藏器）

洗目，退赤。（张从正）

煎茶煮粥，解热止渴。（吴瑞）

宜煎伤寒火喝之药，抹痱亦良。（时珍）

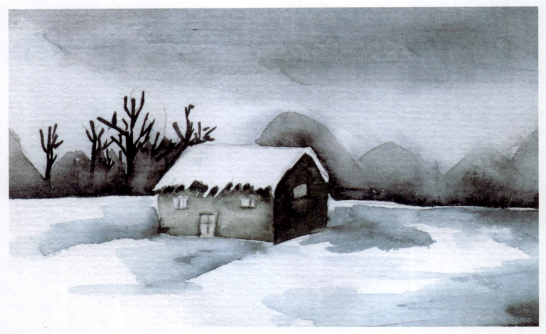

腊雪

火部

本草纲目

李时珍曰：水火所以养民，而民赖以生者也。本草医方，皆知辨水而不知辨火，诚缺文哉。火者，南方之行，其文横则为二卦，直则为火字，炎上之象也。其气行于天，藏于地，而用于人。太古燧人氏上观下察，钻木取火，教民熟食，使无腹疾。周官司烜氏以燧取明火于日，鉴取明水于月，以供祭祀。司爟氏掌火之政令，四时变国火以救时疾。《曲礼》云：圣王用水火金木，饮食必时，天人之间，用心亦切矣，而后世慢之何哉？

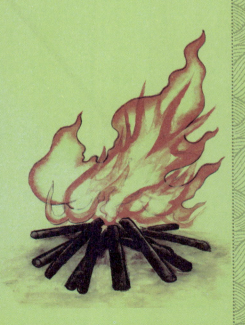

艾火

《纲目》

【主治】灸百病。若灸诸风冷疾，入硫黄末少许，尤良。（时珍）

【发明】〔时珍曰〕凡灸艾火者，宜用阳燧、火珠承日，取太阳真火。其次则钻槐取火，为良。若急卒难备，即用真麻油灯，或蜡烛火，以艾茎烧点于炷，滋润灸疮，至愈不痛也。其戞金、击石、钻燧八木之火，皆不可用。邵子云：火无体，因物以为体，金石之火，烈于草木之火，是矣。八木者，松火难瘥，柏火伤神多汗，桑火伤肌肉，柘火伤气脉，枣火伤内吐血，橘火伤营卫经络，榆火伤骨失志，竹火伤筋损目也。《南齐书》载武帝时，有沙门从北齐赍赤火来，其火赤于常火而小，云以疗疾，贵贱争取之，灸至七炷，多得其验。吴兴杨道庆虚疾二十年，灸之即瘥。咸称为圣火，诏禁之不止。不知此火，何物之火也。

火针

《纲目》

【释名】燔针、焠针、烧针、煨针。〔时珍曰〕火针者，《素问》所谓燔针、焠针也，张仲景谓之烧针，川蜀人谓之煨针。其法：麻油满盏，以灯草二七茎点灯，将针频涂麻油，灯上烧令通赤用之。不赤或冷，则反损人，且不能去病也。其针须用火箸铁造之为佳。点穴墨记要明白，差则无功。

【主治】风寒筋急牵引痹痛，或瘫缓不仁者，针下疾出，急按孔穴则疼止，不按则疼甚。癥块结积冷病者，针下慢出，仍转动，以发出污浊。痈疽发背有脓无头者，针令脓溃，勿按孔穴。凡用火针，太深则伤经络，太浅则不能去病，要在消息得中。针后发热恶寒，此为中病。凡面上及夏月湿热在两脚时，皆不可用此。（时珍）

【发明】〔时珍曰〕《素问》云：病在筋，调之筋，燔针劫刺其下，及筋急者。病在骨，调之骨，焠针药熨之。又《灵枢经》叙十二经筋所发诸痹痛，皆云治在燔针劫刺，以知为度，以痛为输。又云：经筋之病，寒则反折筋急，热则纵弛不收，阴痿不用。焠刺者，焠寒急也。纵缓不收者，无用燔针。观此，则燔针乃为筋寒而急者设，以热治寒，正治之法也。而后世以针积块，亦假火气以散寒涸，而发出污浊也。或又以治痈疽者，则是以从治之法，溃泄其毒气也。而昧者以治伤寒热病，则非矣。张仲景云：太阳伤寒，加温针必惊。营气微者，加烧针则血流不行，更发热而烦躁。太阳病，下之，心下痞。表里俱虚，阴阳俱竭，复加烧针，胸烦、面色青黄、肤润者，难治。此皆用针者不知往哲设针之理，而谬用以致害人也。又凡肝虚目昏多泪，或

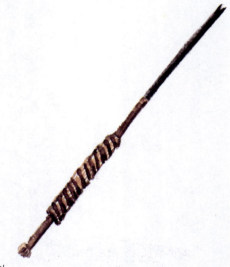

火针

风赤，及生翳膜顽厚，或病后生白膜失明，或五脏虚劳风热，上冲于目生翳，并宜熨烙之法。盖气血得温则宣流，得寒则凝涩故也。其法用平头针如翳大小，烧赤，轻轻当翳中烙之，烙后翳破，即用除翳药敷点。

炭火

《纲目》

集解 〔时珍曰〕烧木为炭。木久则腐，而炭入土不腐者，木有生性，炭无生性也。葬家用炭，能使虫蚁不入，竹木之根自回，亦缘其无生性耳。古者冬至、夏至前二日，垂土炭于衡两端，轻重令匀，阴气至则土重，阳气至则炭重也。

【主治】栎炭火，宜煅炼一切金石药。桴炭火，宜烹煎焙炙百药丸散。（时珍）

【主治】误吞金银铜铁在腹，烧红，急为末，煎汤呷之；甚者，刮末三钱，井水调服，未效再服。又解水银、轻粉毒。带火炭纳水底，能取水银出也。上立炭带之，辟邪恶鬼气。除夜立之户内，亦辟邪恶。（时珍）

附方

卒然咽噎。炭末蜜丸，含咽。（《千金方》）

白虎风痛（日夜走注，百节如啮）。炭灰五

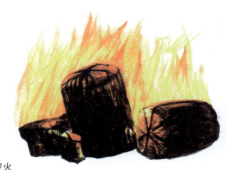

炭火

升，蚯蚓屎一升，红花七捻，和熬。以醋拌之，用故布包二包，更互熨痛处，取效。（《圣惠方》）

久近肠风（下血）。用羊胫紧炭三钱，枳壳（烧存性）五钱，为末。每服三钱，五更米饮下一服，天明再服，当日见效。忌油腻毒物。（《普济方》）

汤火灼疮。炭末，香油调涂。（《济急方》）

阴囊湿痒。麸炭、紫苏叶末，扑之。（《经验方》）

桑柴火

《纲目》

【主治】痈疽发背不起，瘀肉不腐，及阴疮瘰疬流注，臁疮顽疮，然火吹灭，日炙二次，未溃拔毒止痛，已溃补接阳气，去腐生肌。凡一切补药诸膏，宜此火煎之。但不可点艾，伤肌。（时珍）

【发明】〔震亨曰〕火以畅达拔引郁毒，此从治之法也。

〔时珍曰〕桑木能利关节，养津液。得火则拔引毒气，而祛逐风寒，所以能去腐生新。《抱朴子》云：一切仙药，不得桑煎不服。桑乃箕星之精，能助药力，除风寒痹诸痛，久服终身不患风疾故也。

〔藏器曰〕桑柴火炙蛇，则足见。

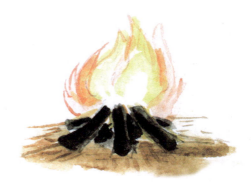

桑柴火

芦火、竹火

《纲目》

【主治】宜煎一切滋补药。（时珍）

【发明】〔时珍曰〕凡服汤药，虽品物专精，修治如法，而煎药者鲁莽造次，水火不良，火候失度，则药亦无功。观夫茶味之美恶，饭食之甘餲，皆系于水火，烹饪之得失即可推矣。是以煎药须用小心老成人，以深罐密封，新水活火，先武后文，如法服之，未有不效者。火用陈芦、枯竹，取其不强，不损药力也。桑柴火取其能助药力，烰炭取其力慢，栎炭取其力紧。温养用糠及马屎、牛屎者，取其缓而能使药力匀遍也。

灯火

《纲目》

【主治】小儿惊风、昏迷、搐搦、窜视诸病。又治头风胀痛，视头额太阳络脉盛处，以灯芯蘸麻油点灯焠之，良。外痔肿痛者，亦焠之。油能去风解毒，火能通经也。小儿初生，因冒寒气欲绝者，勿断脐，急烘絮包之，将胎衣烘热，用灯炷于脐下往来燎之，暖气入腹内，气回自苏。又烧铜匙柄熨烙眼弦内，去风退赤，甚妙。（时珍）

附方

小儿诸惊。仰向后者，灯火焠其囟门、两眉际之上下。眼翻不下者，焠其脐之上下。不省人事者，焠其手足心，心之上下。手拳不开、目往上者，焠其顶心、两手心。撮口出白沫者，焠其口上下、手足心。（《小儿惊风秘诀》）

百虫咬伤。以灯火熏之，出水妙。（《济急方》）

杨梅毒疮。方广《心法附余》：用铅汞结砂、银朱各二钱，白花蛇一钱，为末，作纸捻七条。初日用三条，自后日用一条，香油点灯于烘炉中，放被内盖卧，勿透风。须食饱口含椒茶，热则吐去，再含。神灯熏法：用银朱二钱，孩儿茶、龙挂香、皂角子各一钱，为末，以纸卷作灯芯大，长三寸，每用一条，安灯盏内，香油浸点，置水桶中，以被围坐，用鼻吸烟咽之。口含冷茶，热则吐去。日熏二次。三日后口中破皮，以陈酱水漱之。神灯照法：治杨梅疮，年久破烂坑陷者。用银朱、水粉、线香各三钱，乳香、没药各五分，片脑二分，为末，以纸卷作捻，浸油点灯照疮，日三次，七日见效。须先服通圣散数贴，临时口含椒茶，以防毒气入齿也。

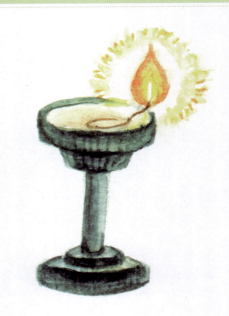

灯火

土部

本草纲目

李时珍曰：土者，五行之主，坤之体也。具五色而以黄为正色，具五味而以甘为正味。是以《禹贡》辨九州之土色，《周官》辨十有二壤之土性。盖其为德，至柔而刚，至静有常，兼五行生万物而不与其能，坤之德其至矣哉。在人则脾胃应之，故诸土入药，皆取其裨助戊己之功。

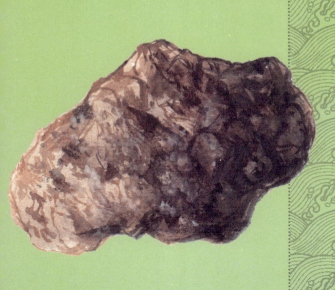

蚯蚓泥

《纲目》

【释名】 蚓蝼、六一泥。

【气味】 甘、酸,寒,无毒。

【主治】 赤白久热痢,取一升炒烟尽,沃汁半升,滤净饮之。(藏器)

小儿阴囊忽虚热肿痛,以生甘草汁入轻粉末调涂之。以盐研敷疮,去热毒,及蛇犬伤。(《日华》)

敷狂犬伤,出犬毛,神效。(苏恭)

附方

伤寒谵语。蚯蚓屎,凉水调有服。(《简便方》)

小便不通。蚯蚓粪、朴硝等分,水和敷脐下,即通。(《皆效方》)

小儿吐乳。取田中地龙粪一两,研末,空心以米汤服半钱,不过二三服效。(《圣惠方》)

小儿卵肿。地龙粪,以薄荷汁和涂之。(危氏《得效方》)

妇人吹乳。用韭地中蚯蚓屎,研细筛过,米醋调,厚敷,干则换,三次即愈。凉水调亦可。(蔺氏《经验方》)

脚心肿痛(因久行久立致者)。以水和蚯蚓粪厚敷,一夕即愈。(《永类钤方》)

耳后月蚀。烧蚯蚓粪,猪脂和敷。(《子母秘录》)

聤耳出水(成疮)。蚯蚓粪为末敷之,并吹入。(《千金方》)

咽喉骨哽。五月五日午时韭畦中,面东勿语,取蚯蚓泥收之。每用少许,搽喉外,其骨自消,名六一泥。

蜈蚣蝥伤。蚯蚓泥敷之,效。(《集效方》)

反胃转食。地龙粪一两,木香三钱,大黄七钱。为末,每服五钱,无根水调服,忌煎煿酒醋椒姜热物,一二服,其效如神。(邵真人《经验方》)

小儿头热(鼻塞不通)。湿地龙粪捻饼,贴囟上,日数易之。(《圣惠方》)

白瓷器

《唐本草》

【集解】 〔恭曰〕定州者良,余皆不如。〔时珍曰〕此以白土为坯,坯烧成者,古人以代白垩用,今饶州者亦良。

【气味】 平,无毒。

【主治】 妇人带下白崩,止呕吐,破血止血。水磨,涂疮灭瘢。(《唐本》)

研末,敷痈肿,可代针。又点目,去翳。(时珍)

附方

鼻衄不止。定州白瓷细末,吹少许,立止。(《经验方》)

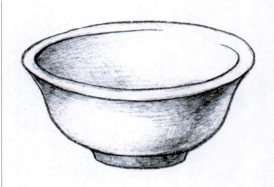

白瓷器

吐血不止。上色白瓷器末二钱，皂荚子仁煎汤下，连服三服，即愈。（《圣济方》）

目生翳膜。用细料白瓷钟一个，大火煅过，研末，纸筛，加雄黄二分，为末。早晚各点少许，不可多用，牛角簪拨出翳膜为妙。若红，用人退末点四角即愈。（孙天仁《集效方》）

赤黑丹疥（或痒或燥，不急治，遍身即死）。白瓷末，猪脂和涂之。（《圣济录》）

古砖

《拾遗》

【主治】哕气，水煮汁服之。久下白痢虚寒者，秋月小腹多冷者，并烧热，布裹坐之，令热气入腹，良。又治妇人五色带下，以面作煎饼七个，安于烧赤黄砖上，以黄栝楼敷面上，安布两重，令患者坐之，令药气入腹熏之，当有虫出如蚕子，不过三五度瘥。（藏器）

附方

寒湿脚气。砖烧红，以陈臭米泔水淬之，乘热布包三块，用膝夹住，绵被覆之，三五次愈。（《扶寿方》）

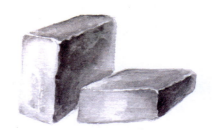
古砖

赤眼肿痛。新砖浸粪池中，年久取放阴处，生花刷下，入脑子和点之。（《普济方》）

石碱

《补遗》

释名 灰碱、花碱。〔时珍曰〕状如石，类碱，故亦得碱名。

集解 〔时珍曰〕石碱，出山东济宁诸处。彼人采蒿蓼之属，开窖浸水，滤起晒干烧灰，以原水淋汁，每百引入粉面二三斤，久则凝淀如石，连汁货之四方，浣衣发面，甚获利也。他处以灶灰淋浓汁。亦去垢发面。

【气味】辛、苦，温，微毒。

【主治】去湿热，止心痛，消痰，磨积块，去食滞，洗涤垢腻，量虚实用，过服损人。（震亨）

杀齿虫，去目翳，治噎膈反胃，同石灰烂肌肉，溃痈疽瘰疬，去瘀血，点痣黡疣赘痔核，神效。（时珍）

附方

消积破气。石碱三钱，山楂三两，阿魏五钱，半夏（皂荚水制过）一两，为末，以阿魏化醋煮糊丸服。（《摘玄方》）

一切目疾。白硷（拣去黑碎者），厚纸七层，包挂风处，四十九日取，研极细，日日点之。（《普济方》）

拳毛倒睫。用刀微划动，以药泥眼胞上，睫自起也。石碱一钱，石灰一钱，醋调涂之。（《摘玄方》）

墨

宋《开宝》

释名 乌金、陈玄、玄香、乌玉玦。〔时珍曰〕古者以黑土为墨,故字从黑土。许慎《说文》云:墨,烟煤所成,土之类也,故从黑土。刘熙《释名》云:墨者,晦也。

集解 〔时珍曰〕上墨,以松烟用榉皮汁解胶和造,或加香药等物。今人多以窑突中墨烟,再三以麻油入内,用火烧过造墨,谓之墨烟,墨光虽黑,而非松烟矣,用者详之。

【气味】辛,温,无毒。

【主治】止血,生肌肤,合金疮,治产后血运,崩中卒下血,醋磨服之,又止血痢,及小儿客忤,捣筛温服之。又眯目物芒入目,点摩瞳子上。(《开宝》)

利小便,通月经,治痈肿。(时珍)

附方

吐血不止。金墨磨汁,同莱菔汁饮。或生地黄汁亦可。(《集简方》)

衄血不止(眩冒欲死)。浓墨汁滴入鼻中。(《梅师方》)

热病衄血(出数升者)。取好墨为末,鸡子白丸梧子大。用生地黄汁下一二十丸,少顷再服。仍以葱汁磨墨,滴入鼻内,即止。(《外台秘要》)

大小便血。好墨细末二钱,阿胶化汤调服。热多者尤相宜。(寇氏《本草衍义》)

卒淋不通。好墨(烧)一两,为末。每服一字,温水服之。(《普济方》)

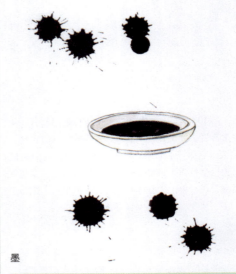

墨

崩中漏下(青黄赤白,使人无子)。好墨一钱,水服,日二服。(《肘后方》)

堕胎血溢(不止)。墨三两(火烧醋淬三次,出火毒),没药一两。为末,每服二钱,醋汤下。(《普济方》)

胞衣不出(痛引腰脊)。好墨,温酒服二钱。(《肘后方》)

锻灶灰

《别录》下品

集解 〔弘景曰〕此锻铁灶中灰尔,得铁力故也。

【主治】癥瘕坚积,去邪恶气。(《别录》)

附方

产后阴脱。铁炉中紫尘、羊脂,二味和匀,布裹炙热,熨推纳上。(徐氏《胎产方》)

金石部

本草纲目

李时珍曰：石者，气之核，土之骨也。大则为岩，细则为砂尘。其精为金为玉，其毒为礜为砒。气之凝也，则结而为丹青；气之化也，则液而为砚汞。其变也：或自柔而刚，乳卤成石是也；或自动而静，草木成石是也：；飞走含灵之为石，自有情而之无情也；雷震星陨之为石，自无形而成有形也。大块资生，鸿钧炉鞴，金石虽若顽物，而造化无穷焉。身家攸赖，财剂卫养，金石虽曰死瑶，而利用无穷焉。是以《禹贡》《周官》列其土产，农经、轩典详其性功，亦良相、良医之所当注意者也。

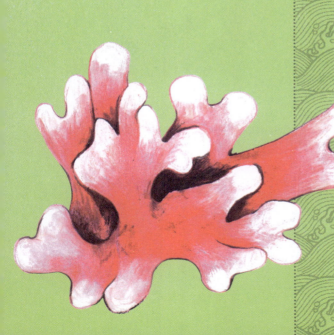

青琅玕

《本经》下品

释名 石阑干、石珠、青珠。〔时珍曰〕琅玕，象其声也。可碾为珠，故得珠名。

集解 〔别录曰〕青琅玕生蜀郡平泽，采无时。
〔弘景曰〕此《蜀都赋》所称青珠、黄环者也。琅玕亦是昆仑山上树名，又《九真经》中大丹名。
〔藏器曰〕石阑干生大海底，高尺余，如树，有根茎，茎上有孔，如物点之。渔人以网冒得之，初从水出微红，后渐青。
〔时珍曰〕按许慎《说文》云：琅玕，石之似玉者。孔安国云：石之似珠者。《总龟》云：生南海石崖间，状如笋，质似玉。《玉册》云：生南海崖石内，自然感阴阳之气而成，似珠而赤。《列子》云：蓬莱之山，珠玕之树丛生。……在山为琅玕，在水为珊瑚，珊瑚亦有碧色者。今回回地方出一种青珠，与碧靛相似，恐是琅玕所作者也。《山海经》云：开明山北有珠树。《淮南子》云：曾城九重，有珠树在其西。珠树即琅玕也。

【气味】辛，平，无毒。

【主治】身痒，火疮痈疡，疥瘙死肌。（《本经》）
白秃，浸淫在皮肤中，煮炼服之，起阴气，可化为丹。（《别录》）
疗手足逆胪。（弘景）
石阑干主石淋、破血、产后恶血，磨服，或煮服，亦火烧投酒中服。（藏器）

珊瑚

《唐本草》

释名 钵挱娑福罗。

集解 〔恭曰〕珊瑚生南海，又从波斯国及师子国来。
〔颂曰〕今广州亦有，云生海底，作枝柯状，明润如红玉，中多有孔，亦有无孔者，枝柯多者更难得，采无时。谨按《海中经》云：取珊瑚，先作铁网沉水底，珊瑚贯中而生，岁高三二尺，有枝无叶，因绞网出之，皆摧折在网中，故难得完好者。不知今之取者果尔否？汉积翠池中，有珊瑚高一丈二尺，一本三柯，上有四百六十条，云是南越王赵佗所献，夜有光景。晋石崇家有珊瑚高六七尺。今并不闻有此高大者。
〔宗奭曰〕珊瑚有红油色者，细纵文可爱。有如铅丹色者，无纵文，为下品。入药用红油色者。波斯国海中有珊瑚洲，海人乘大舶堕铁网水底取之。珊瑚初生磐石上，白如菌，一岁而黄，三岁变赤，枝干交错，高三四尺。人没水以铁发其根，系网舶上，绞而出之，失时不取则腐蠹。
〔时珍曰〕珊瑚生海底，五七株成林，谓之珊瑚林。居水中直而软，见风日则曲而硬，变红色者为上，汉赵佗谓之火树是也。亦有黑色者，不佳，碧色者亦良。昔人谓碧者为青琅玕，俱可作珠。许慎《说文》云：珊瑚色赤，或生于海，或生于山。据此说，则生于海者为珊瑚，生于山者为琅玕，尤可征矣。

【气味】甘，平，无毒。

【主治】去目中翳，消宿血。为末吹鼻，止鼻衄。（《唐本》）

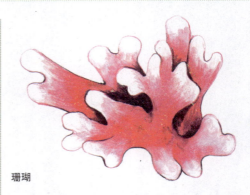

珊瑚

明目镇心，止惊痫。（《大明》）
点眼，去飞丝。（时珍）

【发明】〔藏器曰〕珊瑚刺之，汁流如血，以金投之为丸，名金浆，以玉投之为玉髓，久服长生。

附方

小儿麸翳。未坚，不可乱药，宜以珊瑚研如粉，日少少点之，三日愈。（钱相公《箧中方》）

丹砂

《本经》上品

释名 朱砂。〔时珍曰〕丹乃石名，其字从井中一点，象丹在井中之形，义出许慎《说文》。后人以丹为朱色之名，故呼朱砂。

集解 〔时珍曰〕丹砂以辰、锦者为最。麻阳即古锦州地。佳者为箭镞砂，结不实者为肺砂，细者为末砂。色紫不染纸者为旧坑砂，为上品；色鲜染纸者为新坑砂，次之。

【气味】甘，微寒，无毒。

【主治】身体五脏百病，养精神，安魂魄，益气明目，杀精魅邪恶鬼。久服通神明不老。能化为汞。《本经》

通血脉，止烦满消渴，益精神，悦泽人面，除中恶腹痛，毒气疥瘘诸疮。轻身神仙。（《别录》）

【发明】〔时珍曰〕丹砂生于炎方，禀离火之气而成，体阳而性阴，故外显丹色而内含真汞。其气不热而寒，离中有阴也。其味不苦而甘，火中有土也。是以同远志、龙骨之类，则养心气；同当归、丹参之类，则养心血；同枸杞、地黄之类，则养肾；同厚朴、川椒之类，则养脾；同南星、川乌之类，则祛风。可以明目，可以安胎，可以解毒，可以发汗，随佐使而见功，无所往而不可。夏子益《奇疾方》云：凡人自觉本形作两人，并行并卧，不辨真假者，离魂病也。用辰砂、人参、茯苓，浓煎日饮，真者气爽，假者化也。《类编》云：钱不少卿夜多魇梦，通宵不寐，自虑非吉。遇邓州推官胡用之曰：昔常如此。有道士教戴辰砂如箭镞者，涉旬即验，四五年不复有梦。因解髻中一绛囊遗之。即夕无梦，魂神安静。道书谓丹砂辟恶安魂，观此二事可征矣。

〔颂曰〕郑康成注《周礼》，以丹砂、石胆、雄黄、礜石、磁石为五毒。古人惟以攻疮疡，而《本经》以丹砂为无毒，故多炼治服食，鲜有不为药患者，岂五毒之说胜乎？当以为戒。

〔宗奭曰〕朱砂镇养心神，但宜生使。若炼服，少有不作疾者。一医疾，服伏火者数粒，一旦大热，数夕而毙。沈存中云：表兄李善胜炼朱砂为丹，岁余，沐浴再入鼎，误遗一块。其徒丸服之，遂发懵冒，一夕而毙。夫生朱砂，初生小儿便可服；因火力所变，遂能杀人，不可不谨。

〔时珍曰〕叶石林《避暑录》载：林彦振、谢任伯皆服伏火丹砂，俱病脑疽死。张杲《医说》载：张愨服食丹砂，病中消数年，发鬓疽而死。皆可为服丹之戒。而周密《野语》载：临川周推官平生孱弱，多服丹砂、

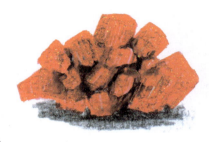

丹砂

乌、附药，晚年发背疽。医悉归罪丹石，服解毒药不效。疡医老祝诊脉曰：此乃极阴证，正当多服伏火丹砂及三建汤。乃用小剂试之，复作大剂，三日后用膏敷贴，半月而疮平，凡服三建汤一百五十服。此又与前诸说异。盖人之脏腑禀受万殊，在智者辨其阴阳脉证，不以先入为主。非妙入精微者，不能企此。

附方

明目轻身。去三尸，除疮癞。美酒五升，浸朱砂五两，五宿，日干研末，蜜见小豆大。每服二十丸，白汤下，久服见效。（《卫生易简方》）

神注丹方。白茯苓四两（糯米酒煮，软竹刀切片，阴干为末），入朱砂末二钱，以乳香水打糊丸梧子大，朱砂末二钱为衣。阳日二丸，阴日一丸。要秘精，新汲水下；要逆气过精，温酒下。并空心。（王好古《医垒元戎》）

乌髭变白。小雌鸡二只，只与乌油麻一件同水饲之。放卵时，收取先放者打窍，以朱砂末填入糊定，同众卵抱出鸡取出，其药自然结实，研粉，蒸饼和丸绿豆大。每酒下五七丸。不惟变白，亦且愈疾。（张潞方）

小儿初生（六日，解胎毒，温肠胃，壮气血）。朱砂豆大，细研，蜜一枣大，调与吮之，一日令尽。（姚和众《至宝方》）

小儿惊热（夜卧多啼）。朱砂半两，牛黄一分，为末。每服一字，犀角磨水调下。（《普济方》）

惊忤不语（打扑惊忤，血入心窍，不能言

语)。朱砂为末,以雄猪心血和,丸麻子大。每枣汤下七丸。(《直指方》)

产后癫狂(败血及邪气入心,如见祟物,癫狂)。用大辰砂一二钱,研细飞过,用饮儿乳汁三四茶匙调湿,以紫项地龙一条入药,滚三滚,刮净,去地龙不用,入无灰酒一盏,分作三四次服。(何氏方)

心虚遗精。猪心一个,批片相连,以飞过朱砂末掺入,线缚,白水煮熟食之。(唐瑶《经验方》)

男妇心痛。朱砂、明矾(枯)等分,为末,沸汤调服。(《摘玄方》)

诸般吐血。朱砂、蛤粉等分,为末。酒服二钱。又

方:丹砂半两,金箔四片,蚯蚓三条。同研,丸小豆大。每冷酒下二丸。(《圣济录》)

妊妇胎动。朱砂末一钱,和鸡子白三枚,搅匀顿服。胎死即出,未死即安。(《普济方》)

目生障翳。生辰砂一块,日日擦之,自退。王居云病此,用之如故。(《普济方》)

目生弩肉(及珠管)。真丹、贝母等分,为末。点注,日三四度。(《肘后方》)

木蛭疮毒。南方多雨,有物曰木蛭,大类鼻涕,生于古木之上,闻人气则闪闪而动。人过其下,堕人体间,即立成疮,久则遍体。惟以朱砂、麝香涂之,即愈。(张杲《医说》)

雄黄

《本经》中品

释名 黄金石、石黄、熏黄。〔普曰〕雄黄生山之阳,是丹之雄,所以名雄黄也。

集解 〔《别录》曰〕雄黄生武都山谷、敦煌山之阳,采无时。

〔时珍曰〕武都水窟雄黄,北人以充丹砂,但研细色带黄耳。《丹房镜源》云:雄黄千年化为黄金。武都者上,西番次之。铁色者上,鸡冠次之。

【气味】苦,平、寒,有毒。

【主治】寒热,鼠瘘恶疮,疽痔死肌,杀精物恶鬼邪气百虫毒,胜五兵。炼食之,轻身神仙。(《本经》)

疗疥虫䘌疮,目痛,鼻中瘜肉,及绝筋破骨,百节中大风,积聚癖气,中恶腹痛鬼疰,杀诸蛇虺毒,解藜芦毒,悦泽人面。饵服之者,皆飞入脑中,胜鬼神,延年益寿,保中不饥。得铜可作金。(《别录》)

主疥癣风邪,癫痫岚瘴,一切虫兽伤。(《大明》)

搜肝气,泻肝风,消涎积。(好古)

治疟疾寒热,伏暑泄痢,酒饮成癖,惊痫,头风眩晕,化腹中瘀血,杀劳虫疳虫。(时珍)

【发明】〔权曰〕雄黄能杀百毒,辟百邪,杀蛊毒。人佩之,鬼神不敢近;入山林,虎狼伏;涉川水,毒物不敢伤。

〔《抱朴子》曰〕带雄黄入山林,即不畏蛇。若蛇中人,以少许敷之,登时愈。吴楚之地,暑湿郁蒸,多毒虫及射工、沙虱之类,但以雄黄、大蒜等分,合捣一

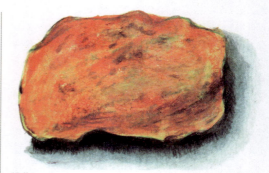

雄黄

丸佩之。或已中者,涂之亦良。

〔宗奭曰〕焚之,蛇皆远去。治蛇咬方,见五灵脂下。《唐书》云:甄立言究习方书,为太常丞。有尼年六十余,患心腹鼓胀,身体羸瘦,已二年。立言诊之,曰:腹内有虫,当是误食发而然。令饵雄黄一剂,须臾吐出一蛇,如拇指,无目,烧之犹有发气,乃愈。又《明皇杂录》云:有黄门奉使交广回。太医周顾曰:此人腹中有蛟龙。上惊问黄门有疾否?曰:臣驰马大庾岭,热困且渴,遂饮涧水,竟腹中坚痞如石。周遂以消石、雄黄煮服之。立吐一物,长数寸,大如指,视之鳞甲皆具。此皆杀蛊毒之验也。

〔颂曰〕雄黄治疮疡尚矣。《周礼》:疡医,疗疡

以五毒攻之。郑康成注云：今医方有五毒之药，作之，合黄垫，置石胆、丹砂、雄黄、礜石、磁石其中，烧之三日三夜，其烟上着，鸡羽扫取以注疮，恶肉破骨则尽出也。

〔时珍曰〕五毒药。范汪《东阳方》变为飞黄散，治缓疽恶疮，蚀恶肉。其法取瓦盆一个，安雌黄于中，丹砂居南。磁石居北，曾青居东、白石英居西，礜石居上，石膏次之，钟乳居下，雄黄覆之，云母布于下，各二两末。以一盆盖之，羊毛泥固济，作三隅灶，以陈苇烧一日，取其飞黄用之。夫雄黄乃治疮杀毒要药也，而入肝经气分，故肝风肝气、惊痫痰涎、头痛眩晕、暑疟泄痢、积聚诸病，用之有殊功。又能化血为水。而方士乃炼治服饵，神异其说，被其毒者多矣。按洪迈《夷坚志》云：虞雍公允文感暑痢，连月不瘥。忽梦至一处，见一人如仙官，延之坐。壁间有药方，其辞云：暑毒在脾，湿气连脚；不泄则痢，不痢则疟。独炼雄黄，蒸饼和药；别作治疗，医家大错。公依方。用雄黄水飞九度，竹筒盛，蒸七次，研末，蒸饼和丸梧子大。每甘草汤下七丸，日三服。果愈。

附方

小儿诸痫。雄黄、朱砂等分，为末。每服一钱，猪心血入齑水调下。（《直指方》）

骨蒸发热。雄黄末一两，入小便一升，研如粉。

乃取黄理石一枚（方圆一尺者），炭火烧之三食顷，浓淋汁于石上。置薄毡于上，患人脱衣坐之，衣被围住，勿令泄气，三五度瘥。（《外台秘要》）

偏头风病。至灵散：用雄黄、细辛等分，为末。每以一字吹鼻，左痛吹右，右痛吹左。（《博济方》）

腹胁痞块。雄黄一两、白矾一两，为末。面糊调膏摊贴，即见功效。未效再贴，待大便数百斤之状乃愈，秘方也。（《集玄方》）

饮酒成癖。酒证丸：治饮酒过度，头旋恶心呕吐，及酒积停于胃间，遇饮即吐，久而成癖。雄黄（皂角子大）六个，巴豆（连皮油）十五个，蝎梢十五个。同研，入白面五两半，滴水丸豌豆大，将干，入麸内炒香。将一粒放水试之，浮则取起收之。每服二丸，温酒下。（《和剂局方》）

小腹痛满（不得小便）。雄黄末，蜜丸，塞阴孔中。（《伤寒类要》）

阴肿如斗（痛不可忍）。雄黄、矾石各二两，甘草一尺，水五升，煮二升，浸之。（《肘后方》）

中饮食毒。雄黄、青黛等分，为末。每服二钱。新汲水下。（邓笔峰方）

中风舌强。正舌散：用雄黄、荆芥穗等分，为末。豆淋酒服二钱。（《卫生宝鉴》）

破伤中风。雄黄、白芷等分。为末。酒煎灌之，即苏。（邵真人《经验方》）

雌黄

《本经》中品

释名

〔时珍曰〕生山之阴，故曰雌黄。《土宿本草》云：阳气未足者为雌，已足者为雄，相距五百年而结为石。造化有夫妇之道，故曰雌雄。

集解

〔《别录》曰〕雌黄生武都山谷，与雄黄同山生。其阴山有金，金精熏则生雌黄。采无时。

〔弘景曰〕今雌黄出武都仇池者，谓之武都仇池黄，色小赤。出扶南林邑者，谓之昆仑黄，色如金，而似云母甲错，画家所重。既有雌雄之名，又同山之阴阳，合药便当以武都为胜。《仙经》无单服法，惟以合丹砂、雄黄飞炼为丹尔。金精是雌黄，铜精是空青，而服空青反胜于雌黄，其义难了。

〔时珍曰〕按独孤滔《丹房镜源》云：背阴者，雌黄也。淄成者，即黑色轻干，如焦锡块。臭黄作者，硬而无衣。试法：但于甲上磨之，上色者好。又烧熨斗底，以雌划之，如赤黄线一道者好。舶上

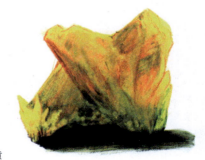

雌黄

来如嘌血者上，湘南者次之，青者尤佳。叶子者为上，造化黄金非此不成。亦能柔五金，干汞，转硫黄，伏粉霜。又云：雄黄变铁，雌黄变锡。

【气味】辛，平，有毒。

【主治】恶疮头秃痂疥，杀毒虫虱身痒邪气诸毒。炼之久服，轻身增年不老。（《本经》）

蚀鼻内瘜肉，下部䘌疮，身面白驳，散皮肤死肌，及恍惚邪气，杀蜂蛇毒。久服令人脑满。（《别录》）

治冷痰劳嗽，血气虫积，心腹痛，癫痫，解毒。（时珍）

【发明】〔保昇曰〕雌黄法土，故色黄而主脾。

〔时珍曰〕雌黄、雄黄同产，但以山阳山阴受气不同分别。故服食家重雄黄，取其得纯阳之精也；雌黄则兼有阴气故尔。若夫治病，则二黄之功亦仿佛，大要皆取其温中、搜肝杀虫、解毒祛邪焉尔。

附方

反胃吐食。雌黄一分，甘草生半分，为末，饭丸梧子大。以五叶草、糯米煎汤，每服四丸。（《圣济录》）

心痛吐水（不下饮食，发止不定）。雌黄二两，醋二斤，慢火煎成膏，用干蒸饼和丸梧子大，每服七丸，姜汤下。（《圣惠方》）

妇人久冷(血气攻心，痛不止)。以叶子雌黄二两，细研，醋一升，煎浓，和丸小豆大，每服十五丸，醋汤下。（《圣惠方》）

肾消尿数。干姜半两，以盐四钱（炒黄成颗），雌黄一两半。为末，蒸饼和丸绿豆大。每服十丸至三十丸，空心盐汤下。（《圣济录》）

石胆

《本经》上品

【释名】胆矾、黑石、毕石、君石、铜勒、立制石。〔时珍曰〕胆以色味命名，俗因其似矾，呼为胆矾。

【集解】〔《别录》曰〕石胆生秦州羌道山谷大石间，或羌里句青山。二月庚子、辛丑日采。其为石也，青色多白文，易破，状似空青。能化铁为铜，合成金银。

〔弘景曰〕《仙经》时用，俗方甚少，此药殆绝。今人时有采者，其色青绿，状如琉璃而有白文，易破折。梁州、信都无复有，俗乃以青色矾当之，殊无仿佛。

〔时珍曰〕石胆出蒲州山穴中，鸭嘴色者为上，俗呼胆矾；出羌里者，色少黑次之；信州者又次之。此物乃生于石，其经煎炼者，即多伪也。但以火烧之成汁者，必伪也。涂于铁及铜上烧之红者，真也。又以铜器盛水，投少许入中，及不青碧，数日不异者，真也。《玉洞要诀》云：石胆，阳石也。出嵩岳及蒲州中条山。禀灵石昇气，形如瑟瑟，其性流通，精感入石，能化五金，变化无穷。沈括《笔谈》载：铅山有苦泉，流为涧，挹水熬之，则成胆矾。所熬之釜，久亦化为铜也。此乃煎熬作伪，非真石胆也，不可入药。

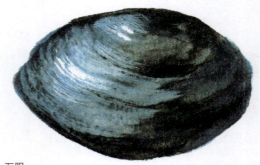

石胆

【气味】酸，辛，寒，有毒。

【主治】明目目痛，金疮诸痫痉，女子阴蚀痛，石淋寒热，崩中下血，诸邪毒气，令人有子。炼饵服之，不老。久服，增寿神仙。（《本经》）

散癥积，咳逆上气，及鼠瘘恶疮。（《别录》）

治虫牙，鼻内息肉。（《大明》）

带下赤白，面黄，女子脏急。（苏恭）

入吐风痰药最快。（苏颂）

【发明】〔时珍曰〕石胆气寒，味酸而辛，入少阳胆经。其性收敛上行，能涌风热痰涎，发散风木相火，又能杀虫，故治咽喉口齿疮毒，有奇功也。周密《齐东野语》云：密过南浦，有老医授治喉痹极速垂死方，用真鸭嘴胆矾末，醋调灌之，大吐胶痰数升，即瘥。临汀一老兵妻苦此，绝水粒三日矣，如法用之即瘥。屡用无不立验，神方也。

附方

老小风痰。胆矾末一钱（小儿一字），温醋汤调下，立吐出涎，便醒。（谭氏《小儿方》）

女人头运（天地转动，名曰心眩，非血风也）。胆子矾一两，细研，用胡饼剂子一个，按平一指厚，以篦子勒成骰子，大块勿界断，于瓦上焙干。每服一骰子，为末，灯芯竹茹汤调下。（许学士《本事方》）

喉痹喉风。二圣散：用鸭嘴胆矾二钱半、白僵蚕（炒）五钱，研。每以少许吹之，吐涎。（《济生方》）

齿痛及落。研细石胆，以人乳和膏擦之，日三四次。止痛，复生齿，百日后复故乃止。每日以新汲水漱净。（王焘《外台秘要》）

口舌生疮（众疗不瘥）。胆矾半两，入银锅内火煅赤，出毒一夜，细研。每以少许敷之，吐出酸涎水，二三次瘥。（《胜金方》）

小儿鼻疳（蚀烂）。胆矾烧烟尽，研末。掺之，一二日愈。（《集简方》）

风眼赤烂。胆矾三钱，烧研，泡汤日洗。（《明目经验方》）

风犬咬毒。胆矾末敷之，立愈。（《济急方》）

一切诸毒。胆子矾末，糯米糊丸鸡头子大，以朱砂为衣，仍以朱砂养之。冷水化一丸服，立愈。（《胜金方》）

腋下狐臭。胆矾半生半熟，入腻粉少许，为末。每用半钱，以自然姜汁调涂，十分热痛乃止。数日一用，以愈为度。（黎居士《简易方》）

赤白癜风。胆矾、牡蛎粉各半两，生研，醋调，摩之。（《圣济录》）

痔疮热肿。鸭嘴青胆矾煅研，蜜水调敷，可以消脱。（《直指方》）

杨梅毒疮。醋调胆矾末搽之。痛甚者，加乳香、没药。出恶水，一二上即干。又方：胆矾、白矾、水银各三钱半，研不见星，入香油、津唾各少许，和匀。坐帐内，取药涂两足心，以两手心对足心摩擦，良久再涂再擦，尽即卧。汗出，或大便去垢，口出秽涎为验。每一次，强者用四钱，弱者二钱，连用三日。外服疏风散，并澡洗。（刘氏《经验方》）

石膏

《本经》中品

释名 细理石、寒水石。〔时珍曰〕其文理细密，故名细理石。其性大寒如水，故名寒水石，与凝水石同名异物。

集解 〔《别录》曰〕石膏生齐山山谷及齐卢山、鲁蒙山，采无时。细理白泽者良，黄者令人淋。

〔弘景曰〕二郡之山，即青州、徐州也。今出钱塘县，皆在地中，雨后时时自出，取之如棋子，白澈最佳。彭城者亦好。近道多有而大块，用之不及彼也。《仙经》不须此。

〔恭曰〕石膏、方解石大体相似，而以未破为异。今市人皆以方解代石膏，未见有真石膏也。石膏生于石旁。其方解不因石而生，端然独处，大者如升，小者如拳，或在土中，或生溪水，其上皮随土及水苔色，破之方解，大者方尺。今人以此为石膏，疗风去热虽同，而解肌发汗不如真者。

〔《大明》曰〕石膏通亮，理如云母者上。又名方解石。

〔时珍曰〕石膏有软、硬二种。软石膏，大块生于石中，作层如压扁米糕形，每层厚数寸。硬石膏，作块而生，直理起棱，如马齿坚白，击之则段段横解，光亮如云母、白石英，有墙壁，烧之亦易散，仍硬不作粉。古法惟打碎如豆大，绢包入汤煮之。近人因其性寒，火煅过用，或糖拌炒过，则不妨脾胃。

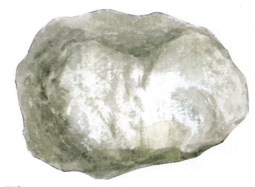

石膏

【气味】辛，微寒，无毒。

【主治】中风寒热，心下逆气惊喘，口干舌焦，不能息，腹中坚痛，除邪鬼，产乳金疮。（《本经》）

除时气头痛身热，三焦大热，皮肤热，肠胃中结气，解肌发汗，止消渴烦逆，腹胀暴气，喘息咽热，亦可作浴汤。（《别录》）

治伤寒头痛如裂，壮热皮如火燥。和葱煎茶，去头痛。（甄权）

治天行热狂，头风旋，下乳，揩齿益齿。（《大明》）

除胃热肺热，散阴邪，缓脾益气。（李杲）

止阳明经头痛，发热恶寒，日晡潮热，大渴引饮，中暑潮热，牙痛。（元素）

附方

热盛喘嗽。石膏二两，甘草（炙）半两，为末。每服三钱，生姜、蜜调下。（《普济方》）

雀目夜昏（百治不效）。石膏末，每服一钱，猪肝一片薄批，掺药在上缠定，沙瓶煮熟，切食之，一日一服。（《明目方》）

小便卒数（非淋，令人瘦）。石膏半斤（捣碎），水一斗，煮五升。每服五合。（《肘后方》）

乳汁不下。石膏三两，水二升，煮三沸。三日饮尽，妙。（《子母秘录》）

食盐

《别录》中品

【释名】鹾。〔时珍曰〕盐字像器中煎卤之形。《礼记》：盐曰咸鹾。《尔雅》云：天生曰卤，人生曰盐。许慎《说文》云：盐，咸也。东方谓之斥，西方谓之卤，河东谓之咸。黄帝之臣宿沙氏，初煮海水为盐。《本经》大盐，即今解池颗盐也。《别录》重出食盐，今并为一。方士呼盐为海砂。

【集解】〔《别录》曰〕大盐出邯郸及河东池泽。

〔恭曰〕大盐即河东印盐也，人之常食者，形粗于食盐。

〔藏器曰〕四海之内何处无之，惟西南诸夷稍少，人皆烧竹及木盐当之。

〔时珍曰〕盐品甚多：海盐取海卤煎炼而成，今辽冀、山东、两淮、闽浙、广南所出是也。井盐取井卤煎炼而成，今四川、云南所出是也。池盐出河东安邑、西夏灵州，今惟解州种之。疏卤地为畦陇，而堑围之。引清水注入，久则色赤。待夏秋南风大起，则一夜结成，谓之盐南风。如南风不起，则盐失利。亦忌浊水淤淀盐脉也。海丰、深州者，亦引海水入池晒成。并州、河北所出，皆鹻盐也，刮取咸土，煎炼而成。阶、成、凤州所出，皆崖盐也，生于土崖之间，状如白矾，亦名生盐。此五种皆食盐也，上供国课，下济民用。海盐、井盐、鹻盐三者出于人，池盐、崖盐二者出于天。

【气味】甘、咸，寒，无毒。

【主治】肠胃结热喘逆，胸中病，令人吐。（《本经》）

伤寒寒热，吐胸中痰癖，止心腹卒痛，杀鬼蛊邪疰毒气，下部䘌疮，坚肌骨。（《别录》）

除风邪，吐下恶物，杀虫，去皮肤风毒。调和脏腑，消宿物，令人壮健。（藏器）

助水脏，及霍乱心痛，金疮，明目，止风泪邪气，一切虫伤疮肿火灼疮，长肉补皮肤，通大小便，疗疝

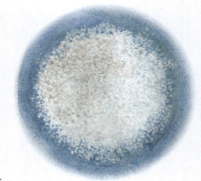

食盐

气，滋五味。（《大明》）

空心揩齿，吐水洗目，夜见小字。（甄权）

解毒，凉血润燥，定痛止痒，吐一切时气风热、痰饮关格诸病。（时珍）

【发明】〔弘景曰〕五味之中，惟此不可缺。西北方人食不耐咸，而多寿少病好颜色；东南方人食绝欲咸，而少寿多病，便是损人伤肺之效。然以浸鱼肉，则能经久不败，以沾布帛，则易致朽烂，所施各有所宜也。

〔宗奭曰〕《素问》云：咸走血。故东方食鱼盐之人多黑色，走血之验可知。病嗽人及水肿者，宜全禁

之。北狄用以淹尸，取其不坏也。其烧剥金银熔汁作药，仍须解州大盐为佳。

〔时珍曰〕《洪范》：水曰润下作咸。《素问》曰：水生咸。此盐之根源也。夫水周流于天地之间，润下之性无所不在，其味作咸，凝结为盐，亦无所不在。在人则血脉应之。盐之气味咸腥，人之血亦咸腥。咸走血，血病无多食咸，多食则脉凝泣而变色，从其类也。煎盐者用皂角收之，故盐之味微辛。辛走肺，咸走肾。喘嗽水肿消渴者，盐为大忌。或引痰吐，或泣血脉，或助水邪故也。然盐为百病之主，百病无不用之。故服补肾药用盐汤者，咸归肾，引药气入本脏也。补心药用炒盐者，心苦虚，以咸补之也。补脾药用炒盐者，虚则补其母，脾乃心之子也。治积聚结核用之者，咸能软坚也。诸痈疽眼目及血病用之者，咸走血也。诸风热病用之者，寒胜热也。大小便病用之者，咸能润下也。骨病齿病用之者，肾主骨，咸入骨也。吐药用之者，咸引水聚也。能收豆腐与此同义。诸蛊及虫伤用之者，取其解毒也。

附方

中恶心痛（或连腰脐）。盐和鸡子大，青布裹，烧赤，纳酒中，顿服。当吐恶物，愈。（甄权《药性论》）

中风腹痛。盐半斤，熬水干，着口中，饮热汤二斤，得吐，愈。（《肘后方》）

脱阳虚证。四肢厥冷，不省人事，或小腹紧痛，冷汗气喘。炒盐熨脐下气海，取暖。（《救急方》）

心腹胀坚（痛闷欲死）。盐五合，水一升，煎服。吐下即定，不吐更服。（《梅师方》）

腹胀气满。黑盐，酒服六铢。（《后魏书》）

酒肉过多（胀满不快）。用盐花搽牙，温水漱下二三次，即如汤沃雪也。（《简便方》）

脚气疼痛。每夜用盐擦腿膝至足甲，淹少时，以热汤泡洗。有一人病此，曾用，验。（《救急方》）

胸中痰饮。伤寒热病疟疾须吐者，并以盐汤吐之。（《外台秘要》）

小便不通。湿纸包白盐，烧过，吹少许入尿孔中，立通。（《普济方》）

漏精白浊。雪白盐一两（并筑紧固济，煅一日，出火毒），白茯苓、山药各一两。为末，枣肉和蜜丸梧子大。每枣汤下三十丸。盖甘以济咸，脾肾两得也。（《直指方》）

饮酒不醉。凡饮酒，先食盐一匕，则后饮必倍。（《肘后方》）

风热牙痛。槐枝煎浓汤二碗，入盐一斤，煮干炒研，日用揩牙，以水洗目。（唐瑶《经验方》）

齿疼出血。每夜盐末厚封龈上，有汁沥尽乃卧。其汁出时，叩齿勿住。不过十夜，疼血皆止。忌猪、鱼、油菜等。极验。（《肘后方》）

朴硝

《本经》上品

释名 硝石朴、盐硝、皮硝。〔志曰〕硝是本体之名，石乃坚白之号，朴者未化之义也。以其芒硝、英硝皆从此出，故曰硝石朴也。

集解 〔时珍曰〕硝有三品：生西蜀者，俗呼川硝，最胜；生河东者，俗呼盐硝，次之；生河北、青、齐者，俗呼土硝。皆生于斥卤之地，彼人刮扫煎汁，经宿结成，状如末盐，犹有沙土猥杂，其色黄白，故《别录》云：朴硝黄者伤人，赤者杀人。须再以水煎化，澄去滓脚，入萝卜数枚同煮熟，去萝卜倾入盆中，经宿则结成白硝，如冰如蜡，故俗呼为盆硝。

【气味】苦，寒，无毒。

【主治】百病，除寒热邪气，逐六腑积聚，结固留癖。能化七十二种石。炼饵服之，轻身神仙。（《本经》）

胃中食饮热结，破留血闭绝，停痰痞满，推陈致

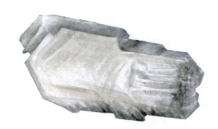

朴硝

新。(《别录》)

疗热胀，养胃消谷。(皇甫谧)

治腹胀，大小便不通。女子月候不通。(甄权)

通泄五脏百病及癥结，治天行热疾，头痛，消肿毒，排脓，润毛发。(《大明》)

《别录》

【气味】辛、苦、大寒，无毒。

【主治】五脏积聚，久热胃闭，除邪气，破留血，腹中痰实结搏，通经脉，利大小便及月水，破五淋，推陈致新。(《别录》)

下瘰疬黄疸病，时疾壅热，能散恶血，堕胎。敷漆疮。(甄权)

宋《嘉祐》

【气味】甘，大寒，无毒。

【主治】除五脏积热伏气。(甄权)

末筛点眼赤，去赤肿障翳涩泪痛，亦入点眼药中用。(《大明》)

功同芒硝。(时珍)

【发明】〔时珍曰〕朴硝澄下，消之粗者也，其质重浊。芒硝、牙硝结于上，硝之精者也，其质清明。甜硝、风化硝，则又芒硝、牙硝之去气味而甘缓轻爽者也。故朴硝止可施于鲁莽之人，及敷涂之药；若汤散服

饵，必须芒硝、牙硝为佳。张仲景《伤寒论》只用芒硝，不用朴硝，正此义也。

> **附方**
>
> 骨蒸热病。芒硝末，水服方寸匕，日二服，神良。(《千金方》)
>
> 食物过饱(不消，遂成痞膈)。马牙硝一两，吴茱萸半斤，煎汁投硝，乘热服之。良久未转，更进一服，立效。窦群在常州，此方得效也。(《经验方》)
>
> 关格不通(大小便闭，胀欲死，两三日则杀人)。芒硝三两，泡汤一升服，取吐即通。(《百一方》)
>
> 小便不通。白花散：用芒硝三钱，茴香酒下。(《简要济众方》)
>
> 赤眼肿痛。朴硝置豆腐上蒸化，取汁收点。(《简便方》)
>
> 风眼赤烂。明净皮硝一盏，水二碗煎化，露一夜，滤净澄清。朝夕洗目。三日其红即消，虽半世者亦愈也。(杨诚《经验方》)
>
> 诸眼障翳。牙硝十两，汤泡汁，厚纸滤过，瓦器熬干，置地上一夜，入飞炒黄丹一两，麝香半分，再罗过，入脑子。日点。(《济急仙方》)
>
> 牙齿疼痛。皂荚浓浆，同朴硝煎化，淋于石上，待成霜。擦之。(《普济方》)

蓬砂

《日华》

■**释名** 鹏砂、盆砂。〔时珍曰〕名义未解。一作硼砂。或云：炼出盆中结成，为之盆砂，如盆消之义也。

■**集解** 〔时珍曰〕硼砂生西南番，有黄、白二种。西者白如明矾，南者黄如桃胶，皆是炼结成，如硇砂之类。西者柔物去垢，杀五金，与消石同功，与砒石相得也。

【气味】苦、辛，暖，无毒。

【主治】消痰止嗽，破癥结喉痹。(《大明》)

上焦痰热，生津液，去口气，消障翳，除噎膈反胃，积块结瘀肉，阴㿗骨哽，恶疮及口齿诸病。(时珍)

【发明】〔颂曰〕今医家用硼砂治咽喉，最为要切。

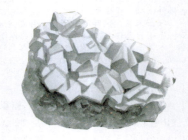

蓬砂

〔宗奭曰〕含化咽津，治喉中肿痛，膈上痰热，初觉便治，不能成喉痹，亦缓取效可也。

〔时珍曰〕硼砂，味甘微咸而气凉，色白而质轻，故能去胸膈上焦之热。《素问》云：热淫于内，治以咸寒，以甘缓之，是也。其性能柔五金而去垢腻，故治噎膈积聚、骨哽结核、恶肉阴瘑用之者，取其柔物也；治痰热、眼目障翳用之者，取其去垢也。洪迈《夷坚志》云：鄱阳汪友良，因食误吞一骨，哽于咽中，百计不下。恍惚梦一朱衣人曰：惟南蓬砂最妙。遂取一块含化咽汁，脱然而失。此软坚之征也。《日华》言其苦辛暖，误矣。

附方

鼻血不止。硼砂一钱，水服立止。（《集简方》）

咽喉谷贼（肿痛）。蓬砂、牙消等分，为末，蜜和半钱，含咽。（《直指方》）

麦饭石

宋《图经》

释名 〔时珍曰〕象形。

集解 〔时珍曰〕李迅云：麦饭石处处山溪中有之。其石大小不等，或如拳，或如鹅卵，或如盏，或如饼，大略状如握聚一团麦饭，有粒点如豆如米，其色黄白。

【气味】甘，温，无毒。

【主治】一切痈疽发背。（时珍）

【发明】〔颂曰〕大凡石类多主痈疽。世传麦饭石膏，治发背疮甚效，乃中岳山人吕子华秘方。裴员外陷之以名第，河南尹胁之以重刑，吕宁绝荣望，守死不传其方。取此石碎如棋子，炭火烧赤，投米醋中浸之，如此十次，研末筛细，入乳钵内，用数人更碾五七日，要细腻如面，四两。鹿角一具，要生取连脑骨者，其自脱者不堪用，每二三寸截之，炭火烧令烟尽即止，为末研细，二两。白敛生研末，二两。用三年米醋入银石器内，煎令鱼目沸，旋旋入药在内，竹杖子不住搅，熬一二时久，稀稠得所，倾在盆内，待冷以纸盖收，勿令尘入。用时，以鹅翎拂膏，于肿上四围赤处尽涂之，中留钱大泄气。如未有脓即内消，已作头

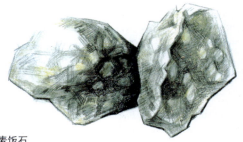

麦饭石

即撮小，已溃即排脓如湍水。若病久肌肉烂落，见出筋骨者，即涂细布上贴之，干即易，逐日疮口收敛。但中隔不穴者，即无不瘥。已溃者，用时先以猪蹄汤洗去脓血，故帛挹干，乃用药。其疮切忌手触动，嫩肉仍不可以口气吹风，及腋气、月经、有孕人见之，合药亦忌此等。初时一日一洗一换，十日后二日一换。此药要极细，方有效；若不细，涂之即极痛也。此方孙真人《千金月令》已有之，但不及此详悉耳。

石硫黄

《本经》中品

释名 硫黄、黄硇砂、黄牙、阳候、将军。〔时珍曰〕硫黄，秉纯阳火石之精气而结成，性质通流，色赋中黄，故名硫黄。含其猛毒，为七十二石之将，故药品中号为将军。外家谓之阳候，亦曰黄牙，又曰黄硇砂。

集解 〔时珍曰〕凡产石硫黄之处，必有温泉，作硫黄气。《庚辛玉册》云：硫黄有二种：石硫

黄，生南海琉球山中；土硫黄，生于广南。以嚼之无声者为佳，舶上倭硫黄亦佳。今人用配消石作烽燧烟火，为军中要物。

【气味】酸，温，有毒。

【主治】妇人阴蚀，疽痔恶血，坚筋骨，除头秃。能化金银铜铁奇物。（《本经》）

疗心腹积聚，邪气冷癖在胁，咳逆上气，脚冷疼弱无力，及鼻衄，恶疮，下部䘌疮，止血，杀疥虫。（《别录》）

治妇人血结。（吴普）

下气，治腰肾久冷，除冷风顽痹，寒热。生用治疥癣，炼服主虚损泄精。（甄权）

壮阳道，补筋骨劳损，风劳气，止嗽，杀脏虫邪魅。（《大明》）

长肌肤，益气力，老人风秘，并宜炼服。（李珣）

主虚寒久痢，滑泄霍乱，补命门不足，阳气暴绝，阴毒伤寒，小儿慢惊。（时珍）

【发明】〔弘景曰〕俗方用治脚弱及痼冷甚效。《仙经》颇用之，所化奇物，并是黄白术及合丹法。

〔颂曰〕古方未有服饵硫黄者。《本经》所用，止于治疮蚀、攻积聚、冷气脚弱等，而近世遂火炼治为常服丸散。观其治炼服食之法，殊无本源，非若乳石之有论议节度。故服之其效虽紧，而其患更速，可不戒之？土硫黄辛热腥臭，止可治疥杀虫，不可服。

〔宗奭曰〕今人治下元虚冷，元气将绝，久患寒泄，脾胃虚弱，垂命欲尽，服之无效。中病当便已，不可尽剂。世人盖知用而为福，而不知其为祸，此物损益兼行故也。如病势危急，可加丸数服，少则不效，仍加附子、干姜、桂。

〔好古曰〕如太白丹、来复丹，皆用硫黄佐以硝石，至阳佐以至阴，与仲景白通汤佐以人尿、猪胆汁大意相同。所以治内伤生冷、外冒暑热、霍乱诸病，能去格拒之寒，兼有伏阳，不得不尔。如无伏阳，只是阴证，更不必以阴药佐之。何也？硫黄亦号将军，功能破邪归正，返滞还清，挺出阳精，消阴化魄。

〔时珍曰〕硫黄秉纯阳之精，赋大热之性，能补命门真火不足，且其性虽热而疏利大肠，又与燥涩者不同，盖亦救危妙药也。但炼制久服，则有偏胜之害。况服食者，又皆假此纵欲，自速其咎，于药何责焉？按孙升《谈圃》云：硫黄，神仙药也。每岁三伏日饵百粒，去脏腑积滞有验。但硫黄伏生于石下，阳气溶液凝结而就，其性大热，火炼服之，多发背疽。方勺《泊宅编》云：金液丹，乃硫黄炼成，纯阳之物，有痼冷者所宜。今夏至人多服，反为大患。韩退之作文戒服食，而晚年服硫黄而死，可不戒乎？夏英公有冷病，服硫黄、

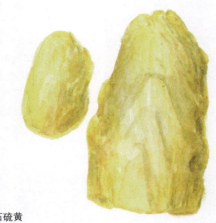

石硫黄

钟乳，莫之纪极，竟以寿终，此其禀受与人异也。洪迈《夷坚志》云：唐与正亦知医，能以意治疾。吴巡检病不得溲，卧则微通，立则不能涓滴，遍用通利药不效。唐问其平日自制黑锡丹常服，因悟曰：此必结砂时，硫飞去，铅不死。铅砂入膀胱，卧则偏重，犹可溲；立则正塞水道，故不通。取金液丹三百粒，分为十服，煎瞿麦汤下。铅得硫气则化，累累水道下，病遂愈。硫之化铅，载在经方，苟无通变，岂能臻妙？《类编》云：仁和县一吏，早衰齿落不已。一道人令以生硫黄入猪脏中煮熟捣丸，或入蒸饼丸梧子大，随意服之。饮啖倍常，步履轻捷，年逾九十，犹康健。后醉食牛血，遂洞泄如金水，尪悴而死。内医官范云：猪肪能制硫黄，此用猪脏尤妙。王枢使亦常服之。

附方

硫黄杯。此杯配合造化，调理阴阳，夺天地冲和之气，乃水火既济之方。不冷不热，不缓不急，有延年却老之功，脱胎换骨之妙。大能清上实下，升降阴阳。通九窍，杀九虫，除梦泄，悦容颜，解头风，开胸膈，化痰涎，明耳目，润肌肤，添精髓。蠲疝坠。又治妇人血海枯寒、赤白带下。其法用瓷碗以胡桃擦过，用无砂石硫黄生熔成汁，入明矾少许，则尘垢悉浮，以杖掠去，绵滤过，再入碗熔化，倾入杯内，荡成杯，取出，埋土中一夜，木贼打光用之。欲红入朱砂，欲青则入葡萄，研匀同煮成。每用热酒二杯，清早空心温服，则百病皆除，无出此方也。（《惠民和剂局方》）

阴证伤寒（极冷，厥逆烦躁，腹痛无脉，危甚者）。舶上硫黄为末，艾汤服三钱，就得睡汗出而愈。（《本事方》）

元脏冷泄（腹痛虚极）。硫黄一两，黄蜡化丸梧子大。每服五丸，新汲水下。一加青盐二钱，蒸饼和丸，酒下。（《普济方》）

伤暑吐泻。硫黄、滑石等分，为末。每服一钱，米饮下，即止。（《救急良方》）

下痢虚寒。硫黄半两，蓖麻仁七个，为末。填脐中，以衣隔，热汤熨之，止乃已。（《仁存方》）

肾虚头痛。《圣惠方》：用硫黄一两，胡粉为末，饭丸梧子大。痛时冷水服五丸，即止。《本事方》：用硫黄末、食盐等分，水调生面糊丸梧子大。每薄荷茶下五丸。《普济方》：用生硫黄六钱，乌药四钱，为末，蒸饼丸梧子大。每服三五丸，食后茶清下。

小儿口疮（糜烂）。生硫黄水调，涂手心、足心。效即洗去。（危氏《得效方》）

耳卒聋闭。硫黄、雄黄等分，研末。绵裹塞耳，数日即闻人语也。（《千金方》）

诸疮胬肉（如蛇出数寸）。硫黄末一两，肉上薄之，即缩。（《圣惠方》）

痔瘘不合。石硫黄粉，以箸蘸插入孔中，以瘥为度。（《外台秘要》）

一切恶疮。真君妙神散：用好硫黄三两，荞麦粉二两，为末，井水和捏作小饼，日干收之。临用细研，新汲水调敷之。痛者即不痛，不痛则即痛而愈。（《坦仙皆效方》）

疠风有虫。硫黄末酒调少许，饮汁。或加大风子油更好。（《直指方》）

小儿夜啼。硫黄二钱半，铅丹二两，研匀，瓶固煅过，埋土中七日取出，饭丸黍米大。每服二丸，冷水下。（《普济方》）

矾石

《本经》上品

【释名】 涅石、羽涅、羽泽。煅枯者名巴石，轻白者名柳絮矾。〔时珍曰〕矾者，燔也，燔石而成也。《山海经》云：女床之山，其阴多涅石。郭璞注云：矾石也，楚人名涅石，秦人名为羽涅。

【集解】〔《别录》曰〕矾石生河西山谷及陇西武都、石门，采无时。能使铁为铜。

〔时珍曰〕矾石析而辨之，不止于五种也。白矾，方士谓之白君，出晋地者上，青州、吴中者次之。洁白者为雪矾；光明者为明矾，亦名云母矾；文如束针，状如粉扑者，为波斯白矾，并入药为良。黑矾，铅矾也，出晋地，其状如黑泥者，为昆仑矾；其状如赤石脂有金星者，为铁矾；其状如紫石英，火引之成金线，画刀上即紫赤色者，为波斯紫矾，并不入服饵药，惟丹灶及疮家用之。

【气味】 酸，寒，无毒。

【主治】 寒热，泄痢白沃，阴蚀恶疮，目痛，坚骨齿。炼饵服之，轻身不老增年。（《本经》）

除风去热，消痰止渴，暖水脏，治中风失音。和桃仁、葱汤浴，可出汗。（《大明》）

生含咽津，治急喉痹。疗鼻衄鼽鼻鼠漏，瘰疬疥癣。（甄权）

枯矾贴嵌甲，牙缝中血出如衄。（宗奭）

吐下痰涎饮澼，燥湿解毒，追涎，止血定痛，蚀恶肉，生好肉，治痈疽疔肿恶疮，癫痫疸疾，通大小便，口齿眼目诸病，虎犬蛇蝎百虫伤。（时珍）

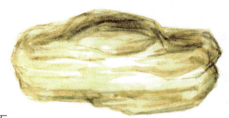

矾石

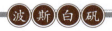

《海药》

【气味】 酸、涩，温，无毒。

【主治】 赤白漏下阴蚀，泄痢疮疥，解一切虫蛇等毒，去目赤暴肿齿痛，火炼之良。（李珣）

《嘉祐》

【气味】 同矾石。

【主治】 消痰止渴，润心肺。（《大明》）

附方

中风痰厥（四肢不收，气闭膈塞者）。白矾一两，牙皂角五钱，为末。每服一钱，温水调下，吐痰为度。（陈师古方）

风痰痫病。化痰丸：生白矾一两，细茶五钱，为末，炼蜜丸如梧子大。一岁十丸，茶汤下；大人，五十丸。久服痰自大便中出，断病根。（邓笔峰《杂兴》）

小儿胎寒（躽啼发痫）。白矾煅半日，枣肉丸黍米大。每乳下一丸，愈乃止，去痰良。（《保幼大全》）

牙关紧急（不开者）。白矾、盐花等分搽之，涎出自开。（《集简方》）

走马喉痹。用生白矾末涂于绵针上，按于喉中，立破。绵针者，用榆条，上以绵缠作枣大也。（《儒门事亲》方）

牙齿肿痛。白矾一两，烧灰，大露蜂房一两（微炙）。每用二钱，水煎含漱去涎。（《简要济众方》）

风热喉痛。白矾半斤，研末化水，新砖一片，浸透取晒，又浸又晒，至水干，入粪厕中浸一月，取洗，安阴处，待霜出扫收。每服半钱，水下。（《普济方》）

齿龈血出（不止）。矾石一两烧，水三升，煮一升，含漱。（《千金方》）

小儿舌疮（饮乳不得）。白矾和鸡子置醋中，涂儿足底，二七日愈。（《千金方》）

鼻中瘜肉。《千金》：用矾烧末，猪脂和绵裹塞之。数日瘜肉随药出。

眉毛脱落。白矾十两烧研，蒸饼丸梧子大。每空心温水下七丸，日加一丸，至四十九日减一丸，周而复始，以愈为度。（《圣惠方》）

折伤止痛。白矾末一匙，泡汤一碗，帕蘸乘热熨伤处。少时痛止，然后排整筋骨，点药。（《灵苑方》）

腋下狐臭。矾石绢袋盛之，常粉腋下，甚妙。（许尧臣方）

方解石

《别录》下品

释名 黄石。〔志曰〕敲破，块块方解，故以为名。

集解 〔《别录》曰〕方解石生方山，采无时。

〔弘景曰〕《本经》长石一名方石，疗体相似，疑即此也。

〔恭曰〕此物大体与石膏相似，不附石而生，端然独处。大者如升，小者如拳，甚大者方尺，或在土中，或生溪水，其上皮随土及水苔色，破之方解。今人以为石膏，用疗风去热虽同，而解肌发汗不及也。

〔志曰〕今沙州大鸟山出者，佳。

〔颂曰〕方解石，《本草》言生方山，陶隐居疑与长石为一物，苏恭云疗热不减石膏。若然，似可通用，但主头风不及石膏也。其肌理、形段刚柔皆同，但以附石不附石为言，岂得功力顿异？如雌黄、雄黄亦有端然独处者，亦有附石生者，不闻别有名号，功力相异也。

〔时珍曰〕方解石与硬石膏相似，皆光洁如白石英，但以敲之段段片碎者，为硬石膏；块块方棱者，为方解石，盖一类二种，亦可通用。唐宋诸方皆以此为石膏，今人又以为寒水石，虽俱不是，而其性寒治热之功，大抵不相远，惟解肌发汗不能如硬石膏为异尔。

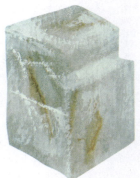

方解石

【气味】苦、辛，大寒，无毒。

【主治】胸中留热结气，黄疸，通血脉，去蛊毒。（《别录》）

石钟乳

《本经》上品

释名 公乳、虚中、芦石、鹅管石、夏石、黄石砂。〔时珍曰〕石之津气，钟聚成乳，滴溜成石，故名石钟乳。芦与鹅管，像其空中之状也。

集解 〔《别录》曰〕石钟乳生少室山谷及太山，采无时。

〔普曰〕生太山山谷阴处岸下，溜汁所成，如乳汁，黄白色，空中相通，二月、三月采，阴干。

〔时珍曰〕按：范成大《桂海志》所说甚详明。云桂林接宜、融山洞穴中，钟乳甚多。仰视石脉涌起处，即有乳床，白如玉雪，石液融结成者。乳床下垂，如倒数峰小山，峰端渐锐且长如冰柱，柱端轻薄中空如鹅翎。乳水滴沥不已，且滴且凝，此乳之最精者，以竹管仰承取之。炼治家又以鹅管之端，尤轻明如云母爪甲者为胜。

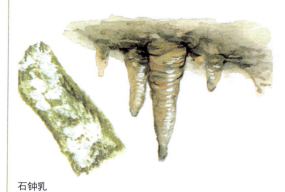

石钟乳

【气味】甘，温，无毒。

【主治】咳逆上气，明目益精，安五脏，通百节，利九窍，下乳汁。（《本经》）

益气，补虚损，疗脚弱疼冷，下焦伤竭，强阴。久服延年益寿，好颜色，不老，令人有子。不炼服之，令人淋。（《别录》）

主泄精寒嗽，壮元气，益阳事，通声。（甄权）

补五劳七伤。（大明）

补髓，治消渴引饮。（青霞子）

【发明】〔时珍曰〕石钟乳乃阳明经气分药也。其气慓疾，令阳气暴充，饮食倍进，而形体壮盛。味得此自庆，益肆淫泆，精气暗损，石气独存，孤阳愈炽。久之营卫不从，发为淋渴，变为痈疽，是果乳石之过耶？抑人之自取耶？凡人阳明气衰，用此合诸药以救其衰，疾平则止，夫何不可？五谷五肉久嗜不已，犹有偏绝之弊，况石药乎？《种树书》云：凡果树，作穴纳钟乳末少许固密，则子多而味美。纳少许于老树根皮间，则树复茂。信然，则钟乳益气、令人有子之说，亦可类推。但恐嗜欲者未获其福，而先受其祸也。然有禀赋异常之人，又不可执一而论。

附方

钟乳酒。安五脏，通百节，利九窍，主风虚，补下焦，益精明目。钟乳（炼成粉）五两，以夹练袋盛之，清酒六升，瓶封，汤内煮减三之二，取出添满，封七日，日饮三合。忌房事、葱、豉、生食、硬食。（《外台秘要》）

钟乳丸。治丈夫衰老，阳绝肢冷，少气减食，腰疼脚痹，下气消食，和中长肌。钟乳粉二两，菟丝子（酒浸，焙）、石斛各一两，吴茱萸（汤泡七次，炒）半两，为末，炼蜜和丸梧子大。每服七丸，空心温酒或米汤下，日二服。服讫行数百步，觉胸口热，稍定即食干饭豆酱。忌食粗臭恶食，及闻尸秽等气。初服七日，勿为阳事，过七日乃可行，不宜伤多。服过半剂，觉有功，乃续服。此曹公卓方也。（《和剂局方》）

一切劳嗽（胸膈痞满）。焚香透膈散：用鹅管石、雄黄、佛耳草、款冬花等分，为末。每用一钱，安香炉上焚之，以筒吸烟入喉中，日二次。（《宣明方》）

肺虚喘急（连绵不息）。生钟乳粉（光明者）五钱，蜡三两化和，饭甑内蒸熟，研丸梧子大。每温水下一丸。（《圣济录》）

吐血损肺。炼成钟乳粉，每服二钱，糯米汤下，立止。（《十便良方》）

大肠冷滑（不止）。钟乳粉一两，肉豆蔻（煨）半两，为末，煮枣肉丸梧子大。每服七十丸，空心米饮下。（《济生方》）

乳汁不通。气少血衰，脉涩不行，故乳少也。炼成钟乳粉二钱，浓煎漏卢汤调下。或与通草等分为末，米饮服方寸匕，日三次。（《千金方》）

石灰

《本经》下品

释名 石垩、垩灰、希灰、锻石、白虎、矿灰。

集解 〔《别录》曰〕石灰生中山川谷。
〔弘景曰〕近山生石，青白色，作灶烧竟，以水沃之，即热蒸而解。俗名石垩。
〔颂曰〕所在近山处皆有之，烧青石为灰也。又名石锻。有风化、水化二种：风化者，取锻了石置风中自解，此为有力；水化者，以水沃之，热蒸而解，其力差劣。
〔时珍曰〕今人作窑烧之，一层柴或煤炭一层在下，上累青石，自下发火，层层自焚而散。入药惟用风化、不夹石者良。

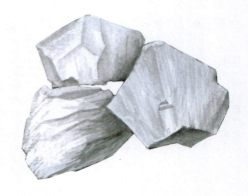

石灰

气味 辛，温，有毒。

主治 疽疡疥瘙，热气，恶疮癞疾，死肌堕眉，杀痔虫，去黑子息肉。（《本经》）

疗髓骨疽。（《别录》）

治瘑疥，蚀恶肉。止金疮血，甚良。（甄权）

生肌长肉，止血，白癜疬疡，瘢疵痔瘘，瘿赘疣子。妇人粉刺，产后阴不能合。解酒酸，治酒毒，暖水脏，治气。（《大明》）

堕胎。（保昇）

发明 〔弘景曰〕石灰性至烈，人以度酒饮之，则腹痛下利。古今多以构冢，用捍水而辟虫。故古冢中水洗诸疮，皆即瘥。

〔颂曰〕古方多用合百草团末，治金疮殊胜。今医家或以腊月黄牛胆汁搜和，纳入胆中风干研用，更胜草药者。古方以诸草杂石灰熬煎，点疣痣黑子，丹灶家亦用之。

〔时珍曰〕石灰，止血神品也。但不可着水，着水即烂肉。

附方

风牙肿痛。二年石灰、细辛等分，研。搽即止。（《普济方》）

虫牙作痛。矿灰，砂糖和，塞孔中。（《普济方》）

风虫牙痛。百年陈石灰（为末）四两，蜂蜜三两，拌匀，盐泥固济，火煅一日，研末。擦牙神效。名神仙失笑散。（张三丰方）

干霍乱病。千年石灰，砂糖水调服二钱，或淡醋汤亦可。名落盏汤。（《摘玄方》）

偏坠气痛。陈石灰（炒）、五倍子、山栀子等分，为末，面和醋调，敷之，一夜即消。（《医方摘要》）

产后血渴（不烦者）。新石灰一两，黄丹半钱，渴时浆水调服一钱。名桃花散。（张洁古《活法机要》）

白带白淫。风化石灰一两，白茯苓三两，为末，糊丸梧子大。每服二三十丸，空心米饮下，绝妙。（《集玄方》）

酒积下痢。石灰五两，水和作团，黄泥包，煅一日夜，去泥为末，醋糊丸梧子大。每服三十丸，姜汤空心下。（《摘玄方》）

虚冷脱肛。石灰烧热，故帛裹坐，冷即易之。（《圣惠方》）

腹胁积块。风化石灰半斤，瓦器炒极热，入大黄末一两，炒红取起，入桂末半两，略烧，入米醋和成膏，摊绢上贴之。内服消块药，甚效。（《丹溪心法》）

疟疾寒热（一日一发或二、三发，或三日一发）。古城石灰二钱，头垢、五灵脂各一钱，研末，饭丸皂子大。每服一丸，五更无根水下，即止。（《集玄方》）

发落不止。乃肺有劳热，瘙痒。用石灰三升（水拌炒焦），酒三斗浸之。每服三合，常令酒气相接，则新发更生，神验。（《千金翼》）

染发乌须。矿灰一两，水化开，七日，用铅粉

一两研匀，好醋调搽，油纸包一夜。先以皂角水洗净乃用。（《集玄方》）

面䵟疣痣。水调矿灰一盏，好糯米全者，半插灰中，半在灰外，经宿米色变如水精。先以针微拨动，点少许于上，经半日汁出，剔去药，不得着水，二日而愈也。（《集玄方》）

疣痣留赘。石灰一两，用桑灰淋汁熬成膏。刺破点之。（《普济方》）

多年恶疮。多年石灰，研末，鸡子清和成块，煅过再研，姜汁调敷。（《救急方》）

脑上痛疖。石灰入饭内捣烂，合之。（李楼《奇方》）

痔疮有虫。古石灰、川乌头（炮）等分，为末，烧饭丸梧子大。每服二三十丸，白汤下。（《活法机要》）

疥疮有虫。石灰淋汁，洗之数次。（孙真人方）

汤火伤灼。年久石灰敷之。或加油调。（《肘后方》）

磁石

《本经》中品

释名 玄石、处石、熁铁石、吸针石。〔藏器曰〕磁石取铁，如慈母之招子，故名。〔时珍曰〕石之不慈者，不能引铁，谓之玄石，而《别录》复出玄石于后。

集解 〔《别录》曰〕磁石生太山川谷及慈山山阴，有铁处则生其阳。采无时。
〔宗奭曰〕磁石其毛轻紫，石上颇涩，可吸连针铁，俗谓之熁铁石。其玄石，即磁石之黑色者，磁磨铁锋，则能指南，然常偏东，不全南也。其法取新矿中独镂，以半芥子许蜡，缀于针腰，无风处垂之，则针常指南。以针横贯灯芯，浮水上，亦指南。然常偏丙位，盖丙为大火，庚辛受其制，物理相感尔。
〔土宿真君曰〕铁受太阳之气，始生之初，石产焉。一百五十年而成磁石，又二百年孕而成铁。

【气味】辛，寒，无毒。
【主治】周痹风湿，肢节中痛，不可持物，洗洗酸痛，除大热烦满及耳聋。（《本经》）

养肾脏，强骨气，益精除烦，通关节，消痈肿鼠瘘，颈核喉痛，小儿惊痫，炼水饮之。亦令人有子。（《别录》）

补男子肾虚风虚。身强，腰中不利，加而用之。（甄权）

治筋骨羸弱，补五劳七伤，眼昏，除烦躁。小儿误吞针铁等，即研细末，以筋肉莫令断，与末同吞，下之。（《大明》）

明目聪耳，止金疮血。（时珍）

【发明】〔宗奭曰〕养肾气，填精髓，肾虚耳聋目昏者皆用之。

〔藏器曰〕重可去怯，磁石、铁粉之类是也。

〔时珍曰〕磁石法水，色黑而入肾，故治肾家诸病

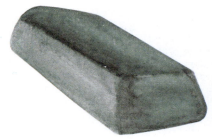

磁石

而通耳明目。一士子频病目，渐觉昏暗生翳。时珍用东垣羌活胜风汤加减法与服，而以慈朱丸佐之。两月遂如故。盖磁石入肾，镇养真精，使神水不外移；朱砂入心，镇养心血，使邪火不上侵；而佐以神曲，消化滞气，生熟并用，温养脾胃发生之气，乃道家黄婆媒合婴姹之理，制方者宜窥造化之奥乎。方见孙真人《千金方》神曲丸，但云明目，百岁可读细书，而未发出药微义也，孰谓古方不可治今病耶。

附方

耳卒聋闭。熁铁石半钱，入病耳内，铁砂末入不病耳内，自然通透。（《直指方》）

肾虚耳聋。真磁石一豆大，穿山甲（烧存性，研）一字，新绵塞耳内，口含生铁一块，觉耳中如

风雨声即通。(《济生方》)

老人耳聋。磁石一斤捣末，水淘去赤汁，绵裹之。猪肾一具，细切。以水五斤煮石，取二斤，入肾，下盐豉作羹食之。米煮粥食亦可。(《养老方》)

老人虚损（风湿，腰肢痹痛）。磁石三十两，白石英二十两，捣碎瓮盛，水二斗浸于露地。每日取水作粥食，经年气力强盛，颜如童子。(《养老方》)

阳事不起。磁石五斤研，清酒渍二七日。每服三合，日三夜一。(《千金》)

金疮血出。磁石末敷之，止痛断血。(《千金方》)

误吞针铁。真磁石枣核大，钻孔线穿吞，拽之立出。(钱相公《箧中方》)

丁肿热毒。磁石末，酢和封之，拔根立出。(《外台秘要》)

诸般肿毒。吸铁石三钱，金银藤四两，黄丹八两，香油一斤，如常熬膏，贴之。(《乾坤秘韫》)

凝水石

《本经》中品

释名 白水石、寒水石、凌水石、盐精石、泥精、盐枕、盐根。〔时珍曰〕拆片投水中，与水同色，其水凝动；又可夏月研末，煮汤入瓶，倒悬井底，即成凌冰，故有凝水、白水、寒水、凌水诸名。生于积盐之下，故有盐精以下诸名。石膏亦有寒水之名，与此不同。

集解 〔《别录》曰〕凝水石，色如云母可析者，盐之精也。生常山山谷、中水县及邯郸。

〔弘景曰〕常山（即恒山）属并州，中水属河间，邯郸属赵郡。此处地皆碱卤，故云盐精，而碎之亦似朴硝。此石末置水中，夏月能为冰者，佳。

〔时珍曰〕《别录》言凝水，盐之精也。陶氏亦云卤地所生，碎之似朴硝。《范子计然》云：出河东。河东，卤地也。独孤滔《丹房镜源》云：盐精出盐池，状如水精。据此诸说，则凝水即盐精石也，一名泥精，昔人谓之盐枕，今人谓之盐根。生于卤地积盐之下，精液渗入土中，年久至泉，结而成石，大块有齿棱，如马牙消，清莹如水精，亦有带青黑色者，皆至暑月回润，入水浸久亦化。陶氏注戎盐，谓盐池泥中自有凝盐如石片，打破皆方，而色青黑者，即此物。苏颂注玄精石，谓解池有盐精石，味更咸苦，乃玄精之类；又注食盐，谓盐枕作精块，有孔窍，若蜂窠，可缄封为礼赞者，皆此物也。唐宋诸医不识此石，而以石膏、方解石为注，误矣。

【气味】辛，寒，无毒。

【主治】身热，腹中积聚邪气，皮中如火烧，烦满，水饮之。久服不饥。(《本经》)

除时气热盛，五脏伏热，胃中热，止渴，水肿，小腹痹。(《别录》)

压丹石毒风，解伤寒劳复。(甄权)

治小便白，内痹，凉血降火，止牙疼，坚牙明目。(时珍)

【发明】〔时珍曰〕凝水石禀积阴之气而成，其气大寒，其味辛咸，入肾走血除热之功，同于诸盐。古方

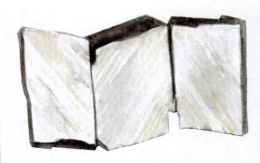

凝水石

所用寒水石是此石，唐宋诸方寒水石是石膏，近方寒水石则是长石、方解石，俱附各条之下，用者详之。

附方

男女转脬（不得小便）。寒水石二两，滑石一两，葵子一合。为末。水一斗，煮五升，时服一升，即利。(《永类方》)

牙龈出血（有窍）。寒水石粉三两，朱砂二钱，甘草脑子一字，为末。干掺。(《普济方》)

小儿丹毒（皮肤热赤）。寒水石半两，白土一分，为末。米醋调涂之。(《经验方》)

五色石脂

《本经》上品

释名 〔时珍曰〕膏之凝者曰脂。此物性粘，固济炉鼎甚良，盖兼体用而言也。

集解 〔《别录》曰〕五色石脂，生南山之阳山谷中。又曰：青石脂生齐区山及海涯。黄石脂生嵩高山，色如莺雏。黑石脂生颍川阳城。白石脂生太山之阴。赤石脂生济南、射阳，又太山之阴。并采无时。

〔普曰〕五色五脂，一名五色符。青符生南山或海涯。黄符生嵩山，色如䴀脑、雁雏。黑符生洛西山空地。白符生少室天娄山或太山。赤符生少室或太山，色绛滑如脂。

【气味】五种石脂，并甘、平。

【主治】黄疸，泄痢肠澼脓血，阴蚀下血赤白，邪气痈肿，疽痔恶疮，头疡疥瘙。久服补髓益气，肥健不饥，轻身延年。五石脂各随五色，补五脏。（《本经》）

治泄痢，血崩带下，吐血衄血，涩精淋沥，除烦，疗惊悸，壮筋骨，补虚损。久服悦色。治疮疖痔漏，排脓。（《大明》）

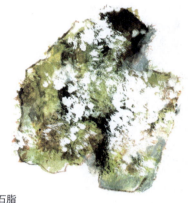

五色石脂

【主治】养肺气，厚肠，补骨髓，疗五脏惊悸不足，心下烦，止腹痛下水，小肠澼热溏，便脓血，女子崩中漏下赤白沃，排痈疽疮痔。久服，安心不饥，轻身延年。（《别录》）

【气味】酸，平，无毒。

【主治】养肝胆气，明目，疗黄疸泄痢肠澼，女子带下百病，及疽痔恶疮。久服补髓益气，不饥延年。（《别录》）

【气味】苦，平，无毒。

【主治】养脾气，安五脏，调中，大人小儿泄痢肠澼下脓血，去白虫，除黄疸痈疽虫。久服，轻身延年。（《别录》）

黑石脂

〔别录曰〕一名石墨，一名石涅。〔时珍曰〕此乃石脂之黑者，亦可为墨，其性黏舌，与石炭不同。南人谓之画眉石。许氏《说文》云：黛，画眉石也。

【气味】咸，平，无毒。

【主治】养肾气，强阴，主阴蚀疮，止肠澼泄痢，疗口疮咽痛。久服，益气不饥延年。（《别录》）

【气味】甘、酸，平，无毒。

附方

小儿水痢（形羸不胜汤药）。白石脂半两研粉，和白粥空肚食之。（《子母秘录》）

小儿滑泄。白龙丸：白石脂、白龙骨等分，为末，水丸黍米大。每量大小，木瓜、紫苏汤下。（《全幼心鉴》）

久泄久痢。白石脂、干姜等分，研，百沸汤和面为稀糊搜之，并手丸梧子大。每米饮下三十丸。（《斗门方》）

儿脐汁出（赤肿）。白石脂末熬温，扑之，日三度。勿揭动。（韦宙《独行方》）

儿脐血出（多啼）。方同上。（寇氏《衍义》）

粉滓面䵴。白石脂六两，白敛十二两，为末，鸡子白和。夜涂旦洗。（《圣济录》）

赤石脂

【气味】甘、酸、辛，大温，无毒。

【主治】养心气，明目益精，疗腹痛肠澼，下痢赤白，小便利，及痈疽疮痔，女子崩中漏下，产难

胞衣不出。久服补髓好颜色,益智不饥,轻身延年。(《别录》)

补五脏虚乏。(甄权)

补心血,生肌肉,厚肠胃,除水湿,收脱肛。(时珍)

【发明】〔时珍曰〕五石脂皆手足阳明药也。其味甘,其气温,其体重,其性涩。涩而重,故能收湿止血而固下;甘而温,故能益气生肌而调中。中者,肠胃肌肉惊悸黄疸是也;下者,肠澼泄痢崩带失精是也。五种主疗,大抵相同。故《本经》不分条目,但云各随五色补五脏。《别录》虽分五种,而性味、主治亦不甚相远,但以五味配五色为异,亦是强分尔。赤白二种,一入气分,一入血分。故时用尚之。张仲景用桃花汤治下痢便脓血。取赤石脂之重涩,入下焦血分而固脱;干姜之辛温,暖下焦气分而补虚;粳米之甘温,佐石脂、干姜而润肠胃也。

附方

小儿疳泻。赤石脂末,米饮调服半钱,立瘥。加京芎等分,更妙。(《斗门方》)

大肠寒滑（小便精出）。赤石脂、干姜各一两,胡椒半两。为末,醋糊丸梧子大。每空心米饮下五七十丸。有人病此,热药服至一斗二升,不效;或教服此,终四剂而愈。(寇氏《衍义》)

赤白下痢。赤石脂末,饮服一钱。(《普济方》)

冷痢腹痛（下白冻如鱼脑）。桃花丸:赤石脂(煅)、干姜(炮)等分。为末,蒸饼和丸。量大小服,日三服。(《和剂局方》)

伤寒下痢（便脓血不止）。桃花汤主之。赤石脂一斤（一半全用,一半末用）,干姜一两,粳米半升,水七升,煮米熟去滓。每服七合。纳末方寸匕,日三服,愈乃止。(张仲景方)

痢后脱肛。赤石脂、伏龙肝为末,敷之。一加白矾。(钱氏《小儿方》)

小便不禁。赤石脂(煅)、牡蛎(煅)各三两,盐一两,为末,糊丸梧子大。每盐汤下十五丸。(《普济方》)

痰饮吐水（无时节者）。其原因冷冻饮料过度,遂令脾胃气弱,不能消化饮食。饮食入胃,皆变成冷水,反吐不停。赤石脂散主之。赤石脂一斤,捣筛,服方寸匕,酒饮自任,稍加至三匕。

玄精石

宋《开宝》

释名 太阴玄精石、阴精石、玄英石。〔时珍曰〕此石乃碱卤至阴之精凝结而成,故有诸名。

集解 〔颂曰〕玄精石出解州解池,及通、泰州积盐仓中亦有之。其色青白龟背者佳,采无时。又解池有盐精石,味更咸苦,亦玄精之类也。

〔时珍曰〕玄精是碱卤津液流渗入土,年久结成石片,片状如龟背之形。蒲、解出者,其色青白通彻。蜀中赤盐之液所结者,色稍红光。沈存中《笔谈》云:太阴玄精生解州盐泽大卤中,沟渠土内得之。大者如杏叶,小者如鱼鳞,悉皆六角,端正似刻,正如龟甲状。其裙襕小椭,其前则下刿,其后则上刿,正如穿山甲相掩之处,全是龟甲,更无异也。色绿而莹彻,叩之则直理而折,莹明如鉴,折处亦六角,如柳叶大。烧过则悉解析,薄如柳叶,片片相离,白如霜雪,平洁可爱。此乃禀积阴之气凝结,故皆六角。今天下所用玄精,乃绛州山中所出绛石,非玄精也。

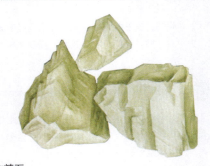

玄精石

主阴证伤寒,指甲面色青黑,心下胀满结硬,烦渴,虚汗不止,或时狂言,四肢逆冷,咽喉不利肿痛,脉沉细而疾,宜佐他药服之。又合他药,涂大风疮。(宗奭)

气味 咸,温,无毒。

主治 除风冷邪气湿痹,益精气,妇人痼冷漏下,心腹积聚冷气,止头痛,解肌。(《开宝》)

【发明】〔时珍曰〕玄精石禀太阴之精,与盐同性，其气寒而不温，其味甘咸而降，同硫黄、消石治上盛下虚，救阴助阳，有扶危拯逆之功。故铁瓮申先生来复丹用之，正取其寒，以配消、硫，之热也。《开宝本草》言其性温，误矣。

〔颂曰〕古方不见用，近世补药及伤寒多用之。其著者，治伤寒正阳丹出汗也。

附方

小儿风热（挟风蕴热，体热）。太阴玄精石一两，石膏七钱半，龙脑半钱，为末。每服半钱，新汲水下。（《普济方》）

冷热霍乱（分利阴阳）。玄精石、半夏各一两，硫黄三钱，为末，面糊丸梧子大。每米饮服三十丸。（《指南方》）

头风脑痛。玄精石末，入羊胆中阴干。水调一字，吹鼻中，立止。（《千金方》）

目赤涩痛。玄精石半两，黄檗（炙）一两，为末。点之，良。（《普济方》）

赤目失明（内外障翳）。太阴玄精石（阴阳火锻）、石决明各一两，蕤仁、黄连各二两，羊子肝七个（竹刀切晒）。为末，粟米饭丸梧子大。每卧时茶服二十丸。服至七日，烙顶心以助药力，一月见效。宋丞相言：黄典史病此，梦神传此方，愈。（朱氏《集验方》）

目生赤脉。玄精石一两，甘草半两，为末。每服一钱，小儿半钱，竹叶煎汤调下。（《总微论》）

重舌涎出（水浆不入）。太阴玄精石二两，牛黄、朱砂、龙脑各一分，为末。以䤵针舌上去血，盐汤漱口，掺末咽津，神效。（《圣惠方》）

石炭

《纲目》

释名 煤炭、石墨、铁炭、乌金石、焦石。〔时珍曰〕石炭即乌金石，上古以书字，谓之石墨，今俗呼为煤炭，煤、墨音相近也。《拾遗记》言焦石如炭，《岭表录》言康州有焦石穴，即此也。

集解 〔时珍曰〕石炭南北诸山产处亦多，昔人不用，故识之者少。今则人以代薪炊爨，煅炼铁石，大为民利。土人皆凿山为穴，横入十余丈取之。有大块如石而光者，有疏散如炭末者，俱作硫黄气，以酒喷之则解。入药用坚块如石者。昔人言夷陵黑土为劫灰者，即此疏散者也。《孝经·援神契》云：王者德至山陵，则出黑丹。《水经》言：石炭可书，燃之难尽，烟气中人。《酉阳杂俎》云：无劳县出石墨，爨之弥年不消。《夷坚志》云：彰德南郭村井中产石墨。宜阳县有石墨山，阳县有石墨洞。燕之西山，楚之荆州、兴国州，江西之庐山、袁州、丰城、赣州，皆产石炭，可以炊爨。并此石也。又有一种石墨，舐之黏舌，可书字画眉，名画眉石者，即黑石脂也。

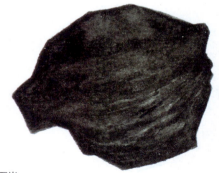

石炭

气味 甘、辛，温，有毒。

主治 妇人血气痛，及诸疮毒，金疮出血，小儿痰痫。（时珍）

附方

误吞金银（及钱，在腹中不下者）。光明石炭一杏核大，硫黄一皂子大，为末，酒下。（《普济方》）

腹中积滞。乌金石（即铁炭也）三两，自然铜（为末，醋熬）一两，当归一两，大黄（童尿浸晒）一两，为末。每服二钱，红花酒一盏，童尿半盏，同调，食前服，日二服。（张子和《儒门事亲》）

产后儿枕（刺痛）。黑白散：用乌金石（烧酒淬七次）、寒水石（煅为末），等分，每用粥饮服一钱半，即止，未止再服。（洁古《保命集》）

砒石

宋《开宝》

释名 信石、人言。生者名砒黄，炼者名砒霜。〔时珍曰〕砒，性猛如貔，故名。惟出信州，故人呼为信石，而又隐信字为人言。

集解 〔时珍曰〕此乃锡之苗，故新锡器盛酒日久能杀人者，为有砒毒也。生砒黄以赤色者为良，熟砒霜以白色者为良。

【气味】苦、酸、暖，有毒。
【主治】砒黄：治疟疾肾气，带之辟蚤虱。（《大明》）
冷水磨服，解热毒，治痰壅。（陈承）
磨服，治癣积气。（宗奭）
除呴喘积痢，烂肉，蚀瘀腐瘰疬。（时珍）
砒霜：疗诸疟，风痰在胸膈，可作吐药。不可久服，伤人。（《开宝》）

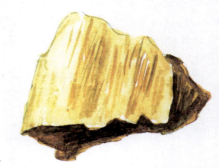
砒石

附方

中风痰壅（四肢不收，昏聩若醉）。砒霜如绿豆大，研。新汲水调下少许，以热水投之，大吐即愈。未吐再服。（《圣惠方》）

走马牙疳（恶疮）。砒石、铜绿等分，为末。摊纸上贴之，其效如神。又方：砒霜半两，醋调如糊，碗内盛，待干刮下。用粟米大，绵裹安齿缝，来日取出，有虫自死。久患者，不过三日即愈。（《普济方》）

石脑油

宋《嘉祐》

释名 石油、石漆、猛火油、雄黄油、硫黄油。

集解 〔宗奭曰〕真者难收，多渗蚀器物。入药最少。烧炼家研生砒入油，再研如膏，入坩埚内，瓦盖置火上，俟油泣尽出之，又研又入油，又上火炼之，砒即伏矣。

【气味】辛、苦，有毒。
【主治】小儿惊风，化涎，可和诸药作丸散。（《嘉祐》）
涂疮癣虫癞，治针、箭入肉药中用之。（时珍）
【发明】〔时珍曰〕石油气味与雄、硫同，故杀虫治疮。其性走窜，诸器皆渗，惟瓷器、琉璃不漏。故钱乙治小儿惊热膈实，呕吐痰涎，银液丸中，用和水银、轻粉、龙脑、蝎尾、白附子诸药为丸，不但取其化痰，亦取其能透经络、走关窍也。

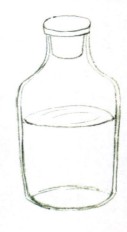
石脑油

草部

本草纲目

李时珍曰：天造地化而草木生焉。刚交于柔而成根荄，柔交于刚而成枝干。叶萼属阳，华实属阴。由是草中有木，木中有草。得气之粹者为良，得气之戾者为毒。故有五形焉（金、木、水、火、土）、五气焉（香、臭、臊、腥、膻）、五色焉（青、赤、黄、白、黑）、五味焉（酸、苦、甘、辛、咸）、五性焉（寒、热、温、凉、平）、五用焉（升、降、浮、沉、中）。

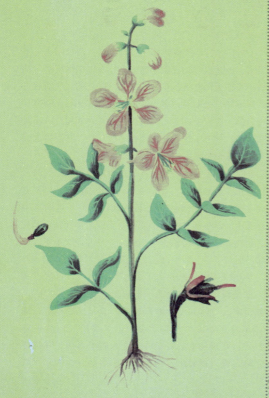

甘草

《本经》上品

释名 蜜甘、国老。〔弘景曰〕国老即帝师之称，虽非君而为君所宗，是以能安和草石而解诸毒也。〔甄权曰〕诸药中甘草为君，治七十二种乳石毒，解一千二百般草木毒，调和众药有功，故有国老之号。

集解 〔李时珍曰〕按沈括《笔谈》云：《本草》注引《尔雅》蘦大苦之注为甘草者，非矣。郭璞之注，乃黄药也，其味极苦，故谓之大苦，非甘草也。甘草枝叶悉如槐，高五六尺，但叶端微尖而糙涩，似有白毛，结角如相思角，作一本生，至熟时角拆，子如小扁豆，极坚，齿啮不破，今出河东西界。寇氏《衍义》亦取此说，而不言大苦非甘草也。以理度之，郭说形状殊不相类，沈说近之。今人惟以大径寸而结紧断纹者为佳，谓之粉草。其轻虚细小者，皆不及之。刘绩《霏雪录》言安南甘草大者如柱，土人以架屋，不识果然否也？

 根

【气味】甘，平，无毒。

【主治】五脏六腑寒热邪气，坚筋骨，长肌肉，倍气力，金疮尰，解毒。久服轻身延年。（《本经》）

温中下气，烦满短气，伤脏咳嗽，止渴，通经脉，利血气，解百药毒，为九土之精，安和七十二种石，一千二百种草。（《别录》）

主腹中冷痛，治惊痫，除腹胀满，补益五脏，养肾气内伤，令人阴不痿，主妇人血沥腰痛，凡虚而多热者加用之。（甄权）

安魂定魄，补五劳七伤，一切虚损，惊悸烦闷健忘，通九窍，利百脉，益精养气，壮筋骨。（《大明》）

生用泻火热，熟用散表寒，去咽痛，除邪热，缓正气，养阴血，补脾胃，润肺。（李杲）

吐肺痿之脓血，消五发之疮疽。（好古）

解小儿胎毒惊痫，降火止痛。（时珍）

 梢

【主治】生用治胸中积热，去茎中痛，加酒煮玄胡索、苦楝子尤妙。（元素）

 头

【主治】生用能行足厥阴、阳明二经污浊之血，消肿导毒。（震亨）

主痈肿，宜入吐药。（时珍）

【发明】〔震亨曰〕甘草味甘，大缓诸火，黄中通

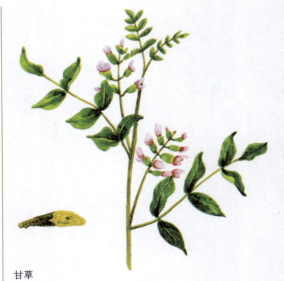

甘草

理，厚德载物之君子也。欲达下焦，须用梢子。

〔杲曰〕甘草气薄味厚，可升可降，阴中阳也。阳不足者，补之以甘。甘温能除大热，故生用则气平，补脾胃不足而大泻心火；炙之则气温，补三焦元气而散表寒，除邪热，去咽痛，缓正气，养阴血。凡心火乘脾，腹中急痛，腹皮急缩者，宜倍用之。其性能缓急，而又协和诸药，使之不争。故热药得之缓其热，寒药得之缓其寒，寒热相杂者用之得其平。

〔时珍曰〕甘草外赤中黄，色兼坤离；味浓气薄，资全土德。协和群品，有元老之功；普治百邪，得王道之化。赞帝力而人不知，敛神功而己不与，可谓药中之良相也。然中满、呕吐、酒客之病，不喜其甘；而大戟、芫花、甘遂、海藻，与之相反。是亦迂缓不可以救昏昧，而君子尝见嫉于宵人之意欤？

〔颂曰〕按孙思邈《千金方》论云：甘草解百药毒，如汤沃雪。有中乌头、巴豆毒，甘草入腹即定，验如反掌。方称大豆汁解百药毒，予每试之不效，加入甘草为甘豆汤，其验乃奇也。又葛洪《肘后备急方》云：席辩刺史尝言，岭南俚人解蛊毒药，并是常用之物，畏得其法，乃言三百头牛药，或言三百两

银药。久与亲狎，乃得其详。凡饮食时，先取炙熟甘草一寸，嚼之咽汁，若中毒随即吐出。仍以炙甘草三两，生姜四两，水六升，煮二升，日三服。或用都淋藤、黄藤二物，酒煎温常服，则毒随大小溲出。又常带甘草数寸，随身备急。若经含甘草而食物不吐者，非毒物也。

附方

伤寒咽痛（少阴证）。甘草汤主之。用甘草二两（蜜水炙），水二升，煮一升半，服五合，日二服。（张仲景《伤寒论》）

肺热喉痛（有痰热者）。甘草（炒）二两，桔梗（米泔浸一夜）一两，每服五钱，水一钟半，入阿胶半片，煎服。（钱乙《直诀》）

肺痿多涎。肺痿吐涎沫，头眩，小便数而不咳者，肺中冷也，甘草干姜汤温之。甘草（炙）四两，干姜（炮）二两，水三升，煮一升五合，分服。（张仲景《金匮要略》）

肺痿久嗽（涕唾多，骨节烦闷，寒热）。以甘草三两（炙），捣为末。每日取小便三合，调甘草末一钱，服之。（《广利方》）

小儿热嗽。甘草二两，猪胆汁浸五宿，炙，研末，蜜丸绿豆大，食后薄荷汤下十丸。名凉膈丸。（《圣惠方》）

初生便闭。甘草、枳壳（煨）各一钱，水半盏煎服。（《全幼心鉴》）

小儿遗尿。大甘草头煎汤，夜夜服之。（危氏《得效方》）

小儿羸瘦。甘草三两，炙焦为末，蜜丸绿豆大。每温水下五丸，日二服。（《金匮玉函》）

大人羸瘦。甘草三两（炙），每旦以小便煮三四沸，顿服之，良。（《外台秘要》）

阴头生疮。蜜煎甘草末，频频涂之，神效。（《千金方》）

黄耆

《本经》上品

释名 〔时珍曰〕耆，长也。黄耆色黄，为补药之长，故名。今俗通作黄芪。

集解 〔时珍曰〕黄耆叶似槐叶而微尖小，又似蒺藜叶而微阔大，青白色。开黄紫花，大如槐花。结小尖角，长寸许。根长二三尺，以紧实如箭杆者为良。嫩苗亦可煠淘茹食。

【气味】甘，微温，无毒。

【主治】痈疽久败疮，排脓止痛，大风癞疾，五痔鼠瘘，补虚，小儿百病。（《本经》）

妇人子脏风邪气，逐五脏间恶血，补丈夫虚损，五劳羸瘦，止渴，腹痛泄痢，益气，利阴气。（《别录》）

主虚喘，肾衰耳聋，疗寒热，治发背，内补。（甄权）

助气壮筋骨，长肉补血，破症癖，瘰疬瘿赘，肠风血崩，带下赤白痢，产前后一切病，月候不匀，痰嗽，头风热毒赤目。（《日华》）

治虚劳自汗，补肺气，泻肺火心火，实皮毛，益胃气，去肌热及诸经之痛。（元素）

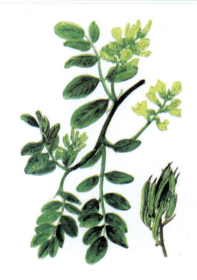

黄耆

主太阴疟疾，阳维为病苦寒热，督脉为病逆气里急。（好古）

【发明】〔元素曰〕黄耆甘温纯阳，其用有五：补诸虚不足，一也；益元气，二也；壮脾胃，三也；去肌热，四也；排脓止痛，活血生血，内托阴疽，为疮家圣药，五也。

〔好古曰〕黄耆治气虚盗汗，并自汗及肤痛，是皮表之药；治咯血，柔脾胃，是中州之药；治伤寒尺脉不至，补肾脏元气，是里药，乃上中下内外三焦之药也。

〔嘉谟曰〕人参补中，黄耆实表。凡内伤脾胃，发热恶寒，吐泄怠卧，胀满痞塞，神短脉微者，当以人参为君，黄耆为臣；若表虚自汗亡阳，溃疡痘疹阴疮者，当以黄耆为君，人参为臣，不可执一也。

茎 叶

【主治】疗渴及筋挛，痈肿疽疮。（《别录》）

小便不通。绵黄耆二钱，水二盏，煎一盏，温服。小儿减半。（《总微论》）

人参

《本经》上品

■释名■ 人薓（音参）、血参、人衔、鬼盖、神草、土精、地精。〔时珍曰〕人薓年深，浸渐长成者，根如人形，有神，故谓之人薓、神草。

■集解■ 〔时珍曰〕上党，今潞州也。民以人参为地方害，不复采取。今所用者皆是辽参。亦可收子，于十月下种，如种菜法。秋冬采者坚实，春夏采者虚软，非地产有虚实也。辽参连皮者黄润色如防风，去皮者坚白如粉，伪者皆以沙参、荠苨、桔梗采根造作乱之。沙参体虚无心而味淡，荠苨体虚无心，桔梗体坚有心而味苦。人参体实有心而味甘，微带苦，自有余味，俗名金井玉阑也。其似人形者，谓之孩儿参，尤多赝伪。

 根

【气味】甘，微寒，无毒。

【主治】补五脏，安精神，定魂魄，止惊悸，除邪气，明目开心益智。久服轻身延年。（《本经》）

疗肠胃中冷，心腹鼓痛，胸胁逆满，霍乱吐逆，调中，止消渴，通血脉，破坚积，令人不忘。（别录）

主五劳七伤，虚损痰弱，止呕哕，补五脏六腑，保中守神。消胸中痰，治肺痿及痫疾，冷气逆上，伤寒不下食，凡虚而多梦纷纭者加之。（甄权）

治肺胃阳不足，肺气虚促，短气少气，补中缓中，泻心肺脾胃中火邪，止渴生津液。（元素）

治男妇一切虚证，发热自汗，眩晕头痛，反胃吐食，痎疟，滑泻久痢，小便频数淋沥，劳倦内伤，中风中暑，痿痹，吐血嗽血下血，血淋血崩，胎前产后诸病。（时珍）

【发明】〔弘景曰〕人参为药切要，与甘草同功。

〔杲曰〕人参甘温，能补肺中元气，肺气旺则四脏

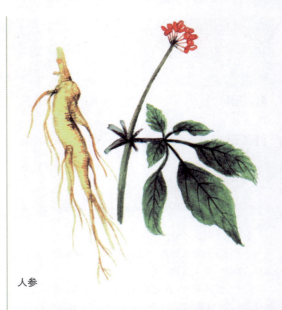

人参

之气皆旺，精自生而形自盛，肺主诸气故也。张仲景云，病人汗后身热亡血脉沉迟者，下痢身凉脉微血虚者，并加人参。古人血脱者益气，盖血不自生，须得生阳气之药乃生，阳旺则阴长，血乃旺也。若单用补血药，血无由而生矣。《素问》言：无阳则阴无以生，无阴则阳无以化。故补气须用人参，血虚者亦须用之。《本草十剂》云：补可去弱，人参、羊肉之属是也。盖人参补气，羊肉补形，形气者，有无之象也。

〔好古曰〕洁古老人言，以沙参代人参，取其味甘也。然人参补五脏之阳，沙参补五脏之阴，安得无异？虽云补五脏，亦须各用本脏药相佐使引之。

附方

胃寒气满（不能传化，易饥不能食）。人参末二钱，生附子末半钱，生姜二钱，水七合，煎二合，鸡子清一枚，打转空心服之。（《圣济总录》）

脾胃虚弱（不思饮食）。生姜半斤取汁、白蜜十两，人参末四两，银锅煎成膏，每米饮调服一匙。（《普济方》）

喘急欲绝（上气鸣息者）。人参末，汤服方寸匕，日五六服效。（《肘后方》）

产后诸虚（发热自汗）。人参、当归等分，为末，用猪腰子一个，去膜切小片，以水三升，糯米半合，葱白二茎，煮米熟，取汁一盏，入药煎至八分，食前温服。（《永类方》）

房后困倦。人参七钱，陈皮一钱，水一盏半，煎八分，食前温服，日再服，千金不传。（赵永庵方）

喘咳嗽血（咳喘上气，喘急，嗽血吐血，脉无力者）。人参末每服三钱，鸡子清调之，五更初服便睡，去枕仰卧，只一服愈。年深者，再服。咯血者，服尽一两甚好。（沈存中《灵苑方》）

齿缝出血。人参、赤茯苓、麦门冬各二钱，水一钟，煎七分，食前温服，日再。苏东坡得此，自谓神奇。后生小子多患此病，予累试之，累如所言。（谈野翁《试效方》）

【气味】苦，温，无毒。
【主治】吐虚劳痰饮。（时珍）
【发明】〔吴绶曰〕人弱者，以人参芦代瓜蒂。
〔震亨曰〕人参入手太阴，补阳中之阴，芦则反能泻太阴之阳。一女子性躁味厚，暑月因怒而病呃，每作则举身跳动，昏冒不知人。其形气俱实，乃痰因怒郁，气不得降，非吐不可。遂以人参芦半两，逆流水一盏半，煎一大碗饮之，大吐顽痰数碗，大汗昏睡，一日而安。

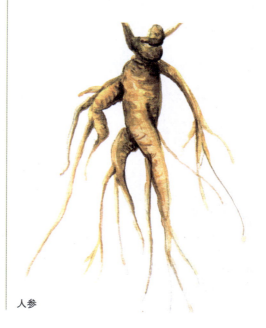

人参

沙参

《本经》上品

释名 白参、知母、羊婆奶。〔弘景曰〕此与人参、玄参、丹参、苦参是为五参，其形不尽相类，而主疗颇同，故皆有参名。〔时珍曰〕沙参白色，宜于沙地，故名。其根多白汁，俚人呼为羊婆奶。

集解 〔时珍曰〕沙参处处山原有之。其根生沙地者长尺余，大一虎口，黄土地者则短而小。根茎皆有白汁。

【气味】苦，微寒，无毒。
【主治】血积惊气，除寒热，补中，益肺气。（《本经》）

疗胃痹心腹痛，结热邪气头痛，皮间邪热，安五脏。久服利人。又云：羊乳主头眩痛，益气，长肌肉。（《别录》）

去皮肌浮风，疝气下坠，治常欲眠，养肝气，宣五脏风气。（甄权）

补虚，止惊烦，益心肺，并一切恶疮疥癣及身痒，排脓，消肿毒。（《大明》）

清肺火，治久咳肺痿。（时珍）

【发明】〔元素曰〕肺寒者，用人参；肺热者，用沙参代之，取其味甘也。

〔好古曰〕沙参味甘微苦，厥阴本经之药，又为脾经气分药。微苦补阴，甘则补阳，故洁古取沙参代人参。盖人参性温，补五脏之阳；沙参性寒，补五脏之阴。虽云补五脏，亦须各用本脏药相佐，使随所引而相辅之可也。

〔时珍曰〕人参甘苦温，其体重实，专补脾胃元气，因而益肺与肾，故内伤元气者宜之。沙参甘淡而寒，其体轻虚，专补肺气，因而益脾与肾，故金能受火克者宜之。一补阳而生阴，一补阴而制阳，不可不辨之也。

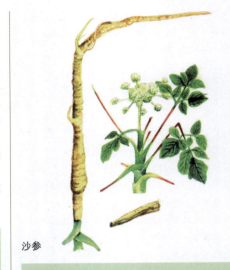

沙参

附方

肺热咳嗽。沙参半两，水煎服之。（《卫生易简方》）

卒得疝气。沙参捣筛为末，酒服方寸匕，立

瘥。（《肘后方》）

妇人白带。沙参为末，每服二钱，米饮调下。（《证治要诀》）

荠苨

《别录》中品

释名 杏参、杏叶沙参、菧苨（菧音底）、甜桔梗、白面根。苗名隐忍。〔时珍曰〕荠苨多汁，有济苨之状，故以名之。济苨，浓露也。其根如沙参而叶似杏，故河南人呼为杏叶沙参。苏颂《图经》杏参，即此也。俗谓之甜桔梗。《尔雅》云：苨，菧苨也。郭璞云：即荠苨也。

集解 〔弘景曰〕荠苨根茎都似人参，而叶小异，根味甜绝，能杀毒。以其与毒药共处，毒皆自然歇，不正入方家用也。荠苨叶甚似桔梗，但叶下光明滑泽无毛为异，又不如人参相对耳。

〔恭曰〕人参苗似五加而阔短，茎圆有三四桠，桠头有五叶，陶引荠苨乱人参，误矣。且荠苨、桔梗又有叶差互者，亦有叶三四对者，皆一茎直上，叶既相乱，惟以根有心为别尔。

〔颂曰〕今川蜀、江浙皆有之。春生苗茎，都似人参，而叶小异，根似桔梗，但无心为异。润州、陕州尤多，人家收以为果，或作脯啖，味甚甘美，兼可寄远，二月、八月采根暴干。

〔承曰〕今人多以蒸过压扁乱人参，但味淡尔。

〔时珍曰〕荠苨苗似桔梗，根似沙参，故奸商往往以沙参、荠苨通乱人参。

 根

【气味】甘，寒，无毒。

【主治】解百药毒。（《别录》）

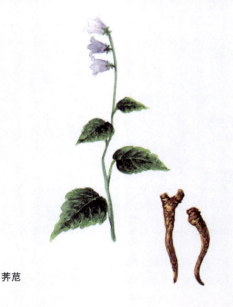

荠苨

杀虫毒，治蛇虫咬，热狂温疾，罯毒箭。（《大明》）

利肺气，和中明目止痛，蒸切作羹粥食，或作齑菹食。（昝殷）

食之，压丹石发动。（孟诜）

主咳嗽消渴强中，疮毒丁肿，辟沙虱短狐毒。（时珍）

【发明】〔时珍曰〕茅苴寒而利肺，甘而解毒，乃良品也，而世不知用，惜哉。按葛洪《肘后方》云：一药而兼解众毒者，惟茅苴汁浓饮二升，或煮嚼之，亦可作散服。此药在诸药中，毒皆自解也。又张鷟《朝野佥载》云：各医言虎中药箭，食清泥而解；野猪中药箭，豗茅苴而食。物犹知解毒，何况人乎？又孙思邈《千金方》，治强中为病，茎长兴盛，不交精出，消渴之后，发为痈疽，有茅苴丸、猪肾茅苴汤方，此皆本草所未及者。

桔梗

《本经》下品

释名 白药、梗草、荠苨。〔时珍曰〕此草之根结实而梗直，故名。

集解 〔颂曰〕今在处有之。根如小指大，黄白色。春生苗，茎高尺余。叶似杏叶而长椭，四叶相对而生，嫩时亦可煮食。夏开小花紫碧色，颇似牵牛花，秋后结子。

【气味】辛，微温，有小毒。

【主治】胸胁痛如刀刺，腹满肠鸣幽幽，惊恐悸气。（《本经》）

利五脏肠胃，补血气，除寒热风痹，温中消谷，疗喉咽痛，下蛊毒。（《别录》）

治下痢，破血去气，消积聚痰涎，去肺热气促嗽逆，除腹中冷痛，主中恶及小儿惊痫。（甄权）

下一切气，止霍乱转筋，心腹胀痛，补五劳，养气，除邪辟温，破症瘕肺痈，养血排脓，补内漏及喉痹。（《大明》）

利窍，除肺部风热，清利头目咽嗌，胸膈滞气及痛，除鼻塞。（元素）

治寒呕。（李杲）

主口舌生疮，赤目肿痛。（时珍）

【发明】〔好古曰〕桔梗气微温，味苦辛，味厚气轻，阳中之阴，升也。入手太阴肺经气分及足少阴经。

〔元素曰〕桔梗清肺气，利咽喉，其色白，故为肺部引经。与甘草同行，为舟楫之剂。如大黄苦泄峻下之药，欲引至胸中至高之分成功，须用辛甘之剂升之。譬如铁石入江，非舟楫不载。所以诸药有此一味，不能下沉也。

〔时珍曰〕朱肱《活人书》治胸中痞满不痛，用桔梗、枳壳，取其通肺利膈下气也。张仲景《伤寒论》治

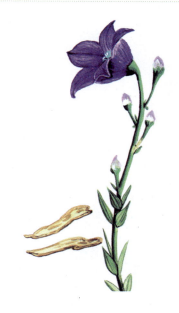

桔梗

寒实结胸，用桔梗、贝母、巴豆，取其温中消谷破积也。又治肺痈唾脓，用桔梗、甘草，取其苦辛清肺，甘温泻火，又能排脓血、补内漏也。其治少阴证二三日咽痛，亦用桔梗、甘草，取其苦辛散寒，甘平除热，合而用之，能调寒热也。

附方

胸满不痛。桔梗、枳壳等分，水二钟，煎一钟，温服。（《南阳活人书》）

骨槽风痛（牙根肿痛）。桔梗为末，枣瓤和丸皂子大，绵裹咬之。仍以荆芥汤漱之。（《经验后方》）

妊娠中恶（心腹疼痛）。桔梗一两（剉），水一钟，生姜三片，煎六分，温服。（《圣惠方》）

长松

《拾遗》

释名 仙茆。〔时珍曰〕其叶如松，服之长年，功如松脂及仙茆，故有二名。

集解 〔藏器曰〕长松生关内山谷中，草似松，叶上有脂，山人服之。
〔时珍曰〕长松生古松下，根色如荠苨，长三五寸，味甘微苦，类人参，清香可爱。按《张天觉文集》云：僧普明居五台山，患大风，眉发俱堕，哀苦不堪。忽遇异人，教服长松，示其形状。明采服之，旬余毛发俱生，颜色如故。今并、代间土人，多以长松杂甘草、山药为汤，煎服甚佳。然本草及方书皆不载，独释慧祥《清凉传》始叙其详如此。韩悉《医通》云：长松产太行西北诸山，根似独活而香。

【气味】甘，温，无毒。

【主治】风血冷气宿疾，温中去风。（藏器）
治大风恶疾，眉发堕落，百骸腐溃。每以一两，入甘草少许，水煎服，旬日即愈。又解诸虫毒，补益长年。（时珍）

附方

长松酒。滋补一切风虚，乃庐山休休子所传。长松一两五钱，状似独活而香，乃酒中圣药也。熟地黄八钱，生地黄、黄芪（蜜炙）、陈皮各七钱，当归、厚朴、黄檗各五钱，白芍药（煨）、人参、枳壳

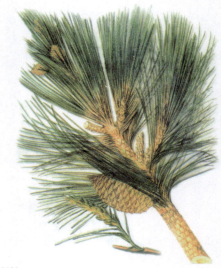

长松

各四钱，苍术（米泔制）、半夏（制）、天门冬、麦门冬、砂仁、黄连各三钱，木香、蜀椒、胡桃仁各二钱，小红枣肉八个，老米一撮，灯芯五寸长一百二十根，一料分十剂，绢袋盛之。凡米五升，造酒一尊，煮一袋，窨久乃饮。（韩氏《医通》）

黄精

《别录》上品

释名 黄芝、戊已芝、仙人余粮。〔时珍曰〕黄精为服食要药，故《别录》列于草部之首，仙家以为芝草之类，以其得坤土之精粹，故谓之黄精。

集解 〔时珍曰〕黄精野生山中，亦可劈根长二 寸，稀种之，一年后极稠，子亦可种。

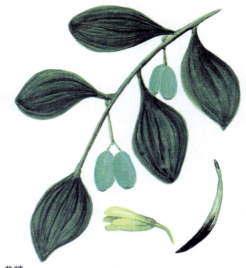

黄精

根

【气味】甘，平，无毒。

【主治】补中益气，除风湿，安五脏。（《别录》）

补五劳七伤，助筋骨，耐寒暑，益脾胃，润心肺。（《大明》）

补诸虚，止寒热，填精髓，下三尸虫。（时珍）

【发明】〔时珍曰〕黄精受戊己之淳气，故为补黄宫之胜品。土者万物之母，母得其养，则水火既济，木金交合，而诸邪自去，百病不生矣。《神仙芝草经》云：黄精宽中益气，使五脏调良，肌肉充盛，骨髓坚强，其力增倍，多年不老，颜色鲜明，发白更黑，齿落更生。又能先下三尸虫：上尸名彭质，好宝货，百日下；中尸名彭矫，好五味，六十日下；下尸名彭居，好五色，三十日下，皆烂出也。根为精气，花实为飞英，皆可服食。又按雷氏《炮炙论》序云：驻色延年，精蒸神锦。

〔禹锡曰〕按《抱朴子》云：黄精服其花胜其实，服其实胜其根。但花难得，得其生花十斛，干之才可得五六斗尔，非大有力者不能办也。日服三合，服之十年，乃得其益。其断谷不及术。术饵令人肥健，可以负重涉险；但不及黄精甘美易食，凶年可与老少代粮，谓之米脯也。

〔慎微曰〕徐铉《稽神录》云：临川士家一婢，逃入深山中，久之见野草枝叶可爱，取根食之，久久不饥。夜息大树下，闻草中动，以为虎攫，上树避之。及晓下地，其身欻然凌空而去，若飞鸟焉。数岁家人采薪见，捕之不得，临绝壁下网围之，俄而腾上山顶。或云此婢安有仙骨，不过灵药服食尔。遂以酒饵置住来之路，果来，食讫，遂不能去，擒之，具述其故。指所食之草，即是黄精也。

> **附方**
>
> 大风癞疮。营气不清，久风入脉，因而成癞，鼻坏色败。用黄精根去皮洗净二斤，日中暴令软，纳粟米饭中，蒸至米熟，时时食之。（《圣济总录》）

萎蕤

《本经》上品

【释名】女萎、葳蕤。〔时珍曰〕按黄公绍《古今韵会》云：葳蕤，草木叶垂之貌。此草根长多须，如冠缨下垂之矮而有威仪，故以名之。

【集解】〔时珍曰〕处处山中有之。其根横生似黄精，差小，黄白色，性柔多须，最难燥。其叶如竹，两两相值。

根

【气味】甘，平，无毒。

【主治】女萎：主中风暴热，不能动摇，跌筋结肉，诸不足。久服去面黑䵟，好颜色润泽，轻身不老。（《本经》）

萎蕤：主心腹结气，虚热湿毒腰痛，茎中寒，及目痛眦烂泪出。（《别录》）

时疾寒热。内补不足，去虚劳客热。头痛不安，加而用之，良。（甄权）

补中益气。（萧炳）

除烦闷，止消渴，润心肺，补五劳七伤虚损，腰脚疼痛。天行热狂，服食无忌。（《大明》）

服诸石人不调和者，煮汁饮之。（弘景）

主风温自汗灼热，及劳疟寒热，脾胃虚乏，男子小便频数，失精，一切虚损。（时珍）

【发明】〔杲曰〕萎蕤能升能降，阳中阴也。其用有四：主风淫四末，两目泪烂，男子湿注腰痛，女子面生黑皯。

〔时珍曰〕萎蕤性平味甘，柔润可食。故朱肱《南阳活人书》，治风温自汗身重，语言难出，用萎蕤汤，以之为君药。予每用治虚劳寒热痁疟，及一切不足之证，用代参、耆，不寒不燥，大有殊功，不止于去风热湿毒而已，此昔人所未阐者也。

〔藏器曰〕陈寿《魏志·樊阿传》云：青粘一名黄芝，一名地节。此即萎蕤，极似偏精。本功外，主聪明，调血气，令人强壮。和漆叶为散服，主五脏益精，去三虫，轻身不老，变白，润肌肤，暖腰脚，惟有热不可服。晋嵇绍有胸中寒疾，每酒后苦唾，服之得愈。草似竹，取根花叶阴干用。昔华佗入山见仙人所服，以告樊阿，服之寿百岁也。

〔颂曰〕陈藏器以青粘即葳蕤。世无识者，未敢以为信然。

〔时珍曰〕苏颂注黄精，疑青粘是黄精，与此说不同。今考黄精、萎蕤性味功用大抵相近，而萎蕤之功更胜。故青粘一名黄芝，与黄精同名；一名地节，与萎蕤同名。则二物虽通用亦可。

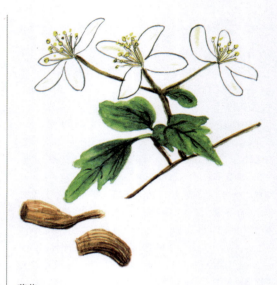

萎蕤

附方

服食法。二月、九月采萎蕤根，切碎一石，以水二石煮之，从旦至夕，以手捼烂，布囊榨取汁，熬稠。其渣晒为末，同熬至可丸，丸如鸡头子大。每服一丸，白汤下，日三服。导气脉，强筋骨，治中风湿毒，

去面皱颜色，久服延年。（《臞仙神隐书》）

赤眼涩痛。萎蕤、赤芍药、当归、黄连等分，煎汤熏洗。（《卫生家宝方》）

眼见黑花，赤痛昏暗。甘露汤：用萎蕤（焙）四两，每服二钱，水一盏，入薄荷二叶，生姜一片，蜜少许，同煎七分，卧时温服，日一服。（《圣济总录》）

小便卒淋。萎蕤一两，芭蕉根四两，水二大碗，煎一碗半，入滑石二钱，分三服。（《太平圣惠方》）

发热口干（小便涩）。用萎蕤五两，煎汁饮之。（《外台秘要》）

知母

《本经》中品

释名 蚳母。〔时珍曰〕宿根之旁，初生子根，状如蚳虻之状，故谓之蚳母。

集解 〔《别录》曰〕知母生河内川谷，二月、八月采根暴干。

根

【气味】苦，寒，无毒。

【主治】消渴热中，除邪气，肢体浮肿，下水，补不足，益气。（《本经》）

疗伤寒久疟烦热，胁下邪气，膈中恶，及风汗内疸。多服令人泄。（《别录》）

心烦躁闷，骨热劳住来，产后蓐劳，肾气劳，憎寒虚烦。（甄权）

热劳传尸疰病，通小肠，消痰止嗽，润心肺，安心，止惊悸。（《大明》）

凉心去热，治阳明火热，泻膀胱、肾经火，热厥头

痛，下痢腰痛，喉中腥臭。（元素）

泻肺火，滋肾水，治命门相火有余。（好古）

安胎，止子烦，辟射工、溪毒。（时珍）

【发明】〔权曰〕知母治诸热劳，患人虚而口干者，加用之。

〔杲曰〕知母入足阳明、手太阴。其用有四：泻无根之肾火，疗有汗之骨蒸，止虚劳之热，滋化源之阴。仲景用此入白虎汤治不得眠者，烦躁也。烦出于肺，躁出于肾，君以石膏，佐以知母之苦寒，以清金之源；缓以甘草、粳米，使不速下也。

〔时珍曰〕肾苦燥，宜食辛以润之。肺苦逆，宜食辛以泻之。知母之辛苦寒凉，下则润肾燥而滋阴，上则清肺金而泻火，乃二经气分药也。黄檗则是肾经血分药。故二药必相须而行，昔人譬之虾与水母，必相依附。

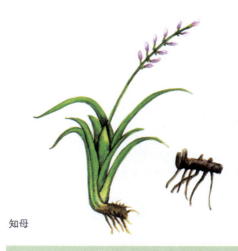

知母

附方

妊娠子烦。因服药致胎气不安，烦不得卧者。知母一两，洗焙为末，枣肉丸弹子大。每服一丸，人参汤下。医者不识此病，作虚烦治，反损胎气。产科郑宗文得此方于陈藏器《本草拾遗》中，用之良验。（杨归厚《产乳集验方》）

紫癜风疾。醋磨知母擦之，日三次。（《卫生易简方》）

赤箭、天麻

《本经》上品

释名 独摇芝、定风草、离母、合离草、神草、鬼督邮。〔时珍曰〕赤箭以状而名，独摇、定风以性异而名，离母、合离以根异而名，神草、鬼督邮以功而名。天麻即赤箭之根。

集解 〔时珍曰〕《本经》止有赤箭，后人称为天麻。沈括《笔谈》云：《神农本草》明言赤箭采根。后人谓其茎如箭，疑当用茎，盖不然也。譬如鸢尾、牛膝，皆因茎叶相似，则用其根，何足疑哉？上品五芝之外，补益上药，赤箭为第一。世人惑于天麻之说，遂止用之治风，良可惜哉。沈公此说虽是，但根茎并皆可用。天麻子从茎中落下，俗名"还筒子"。其根暴干，肉色坚白，如羊角色，呼羊角天麻；蒸过黄皱如干瓜者，俗呼酱瓜天麻，皆可用者。一种形尖而空，薄如玄参状者，不堪用。

【气味】辛，温，无毒。

【主治】杀鬼精物，蛊毒恶气。久服益气力，长阴肥健，轻身增年。（《本经》）

消痈肿，下支满，寒疝下血。（《别录》）

天麻主诸风湿痹，四肢拘挛，小儿风痫惊气，利腰膝，强筋力。久服益气，轻身长年。（《开宝》）

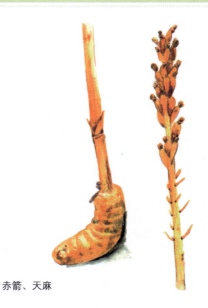

赤箭、天麻

助阳气，补五劳七伤，鬼痊，通血脉，开窍。服食无忌。（《大明》）

治风虚眩晕头痛。（元素）

【发明】〔时珍曰〕天麻乃肝经气分之药。《素问》云：诸风掉眩，皆属于肝。故天麻入厥阴之经而治诸病。按罗天益云：眼黑头旋，风虚内作，非天麻不能治。天麻乃定风草，故为治风之神药。今有久服天麻药，遍身发出红丹者，是其祛风之验也。

〔宗奭曰〕天麻须别药相佐使，然后见其功，仍须加而用之。人或蜜渍为果，或蒸煮食，当深思则得矣。

附方

天麻丸。消风化痰，清利头目，宽胸利膈。治心忪烦闷，头运欲倒，项急，肩背拘倦，神昏多睡。天麻半两，芎䓖二两，为末，炼蜜丸如芡子大。每食后嚼一丸，茶酒任下。（《普济方》）

【主治】定风补虚，功同天麻。（时珍）

附方

益气固精。补血黑发益寿，有奇效。还筒子半两，芡实半两，金银花二两，破故纸酒浸，春三、夏一、秋二、冬五日，焙，研末二两，各研末，蜜糊丸梧子大。每服五十丸，空心盐汤温酒任下。郑西泉所传方。（邓才《杂兴方》）

巴戟天

《本经》上品

释名 不凋草、三蔓草。〔时珍曰〕名义殊不可晓。

集解 〔《别录》曰〕巴戟天生巴郡及下邳山谷，二月、八月采根阴干。

〔弘景曰〕今亦用建平、宜都者，根状如牡丹而细，外赤内黑，用之打去心。

〔恭曰〕其苗俗名三蔓草。叶似茗，经冬不枯。根如连珠，宿根青色，嫩根白紫，用之亦同，以连珠多肉厚者为胜。

〔《大明》曰〕紫色如小念珠，有小孔子，坚硬难捣。

〔宗奭曰〕巴戟天本有心，干缩时偶自落，或抽去，故中心或空，非自有小孔也。今人欲要中间紫色，则多伪以大豆汁沃之，不可不察。

〔颂曰〕今江淮、河东州郡亦有，但不及蜀州者佳，多生山林内。内地生者，叶似麦门冬而厚大，至秋结实。今方家多以紫色为良。蜀人云：都无紫色者。采时或用黑豆同煮，欲使门冬，殊失气味，尤宜辨之。又有一种山葎根，正似巴戟，但色白。土人采得，以醋水煮之，乃以杂巴戟，莫能辨也。但击破视之，中紫而鲜洁者，伪也；其中虽紫，又有微白，糁有粉色，而理小暗者，真也。真巴戟嫩时亦白，干时亦煮治使紫，力劣弱耳。

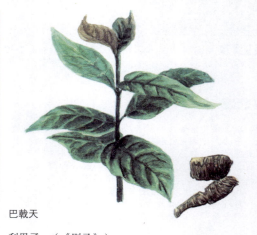

巴戟天

【气味】辛、甘，微温，无毒。

【主治】大风邪气，阴痿不起，强筋骨，安五脏，补中增志益气。（《本经》）

疗头面游风，小腹及阴中相引痛，补五劳，益精，利男子。（《别录》）

治男子夜梦鬼交精泄，强阴下气，治风癞。（甄权）

【发明】〔好古曰〕巴戟天，肾经血分药也。

〔权曰〕病人虚损，加而用之。

〔宗奭曰〕有人嗜酒，日须五七杯，后患脚气甚危。或教以巴戟半两，糯米同炒，米微转色，去米不用，大黄一两，剉炒，同为末，熟蜜丸，温酒服五七十丸，仍禁酒，遂愈。

术

《本经》上品

释名 山蓟、山姜。〔时珍曰〕按《六书》本义，术字篆文，像其根干枝叶之形。

集解 〔时珍曰〕苍术，山蓟也，处处山中有之。苗高二三尺，其叶抱茎而生，梢间叶似棠梨叶，其脚下叶有三五叉，皆有锯齿小刺。根如老姜之状，苍黑色，肉白有油膏。白术，桴蓟也，吴越有之。人多取根栽莳，一年即稠。嫩苗可茹，叶稍大而有毛。根如指大，状如鼓槌，亦有大如拳者。彼人剖开暴干，谓之削术，亦曰片术。陈自良言白而肥者，是浙术；瘦而黄者，是幕阜山所出，其力劣。昔人用术不分赤白。自宋以来，始言苍术苦辛气烈，白术苦甘气和，各自施用，亦颇有理。并以秋采者佳，春采者虚软易坏。嵇含《南方草木状》云：药有乞力伽，即术也。濒海所产，一根有至数斤者，采饵尤良。

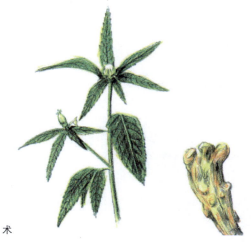

术

术，白术也。

【气味】甘，温，无毒。

【主治】风寒湿痹，死肌痉疸，止汗除热消食。（《本经》）

主大风在身面，风眩头痛，目泪出，消痰水，逐皮间风水结肿，除心下急满，霍乱吐下不止，利腰脐间血，益津液，暖胃消谷嗜食。（《别录》）

治心腹胀满，腹中冷痛，胃虚下利，多年气痢，除寒热，止呕逆。（甄权）

反胃，利小便，主五劳七伤，补腰膝，长肌肉，治冷气，痃癖气块，妇人冷症瘕。（《大明》）

除湿益气，和中补阳，消痰逐水，生津止渴，止泻痢，消足胫湿肿，除胃中热、肌热。得枳实，消痞满气分。佐黄芩，安胎清热。（元素）

理胃益脾，补肝风虚，主舌本强，食则呕，胃脘痛。身体重，心下急痛，心下水痞。冲脉为病，逆气里急，脐腹痛。（好古）

【发明】〔好古曰〕本草无苍白术之名。近世多用白术，治皮间风，止汗消痞，补胃和中，利腰脐间血，通水道。上而皮毛，中而心胃，下而腰脐，在气主气，在血主血，无汗则发，有汗则止，与黄耆同功。

〔元素曰〕白术除湿益燥，和中补气。其用有九：温中，一也；去脾胃中湿，二也；除胃中热，三也；强脾胃，进饮食，四也；和脾胃，生津液，五也；止肌热，六也；治四肢困倦，嗜卧，目不能开，不思饮食，七也；止渴，八也；安胎，九也。凡中焦不受湿不能下利，必须白术以逐水益脾。非白术不能去湿，非枳实不能消痞，故枳术丸以之为君。

〔机曰〕脾恶湿，湿胜则气不得施化，津何由生？故曰膀胱者津液之府，气化则能出焉。用白术以除其湿，则气得周流而津液生矣。

附方

胸膈烦闷。白术末，水服方寸匕。（《千金方》）

中风口噤（不知人事）。白术四两，酒三升，煮取一升，顿服。（《千金方》）

湿气作痛。白术切片，煎汁熬膏，白汤点服。（《集简方》）

牙齿日长（渐至难食）。白术煎汤，漱服取效，即愈也。（张锐《鸡峰备急良方》）

【气味】苦，温，无毒。

【主治】风寒湿痹，死肌痉疸。作煎饵久服，轻身延年不饥。（《本经》）

主头痛，消痰水，逐皮间风水结肿，除心下急满及霍乱吐下不止，暖胃消谷嗜食。（《别录》）

明目，暖水脏。（刘完素）

除湿发汗，健胃安脾，治痿要药。（李杲）

散风益气，总解诸郁。（震亨）

治湿痰留饮或挟瘀血成窠囊，及脾湿下流，浊沥带下，滑泻肠风。（时珍）

【发明】〔宗奭曰〕苍术气味辛烈，白术微辛苦而不烈。古方及《本经》止言术，未分苍、白。只缘陶隐居言术有两种，自此人多贵白者，往往将苍术置而不用。如古方平胃散之类，苍术为最要药，功效尤速。殊不详本草原无白术之名。

〔杲曰〕本草但言术，不分苍、白。而苍术别有雄壮上行之气，能除湿，下安太阴，使邪气不传入脾也。以其经泔浸火炒，故能出汗，与白术止汗特异，用者不可以此代彼。盖有止发之殊，其余主治则同。

〔元素曰〕苍术与白术主治同，但比白术气重而体沉，若除上湿发汗，功最大；若补中焦，除脾胃湿，力少不如白术。腹中窄狭者，须用之。

附方

小儿癖疾。苍术四两，为末，羊肝一具，竹刀批开，撒术末线缚，入沙锅煮熟，捣作丸服。（《生生编》）

补虚明目，健骨和血。苍术（泔浸）四两，熟地黄（焙）二两，为末，酒糊丸梧子大。每温酒下三五十丸，日三服。（《普济方》）

婴儿目涩（不开，或出血）。苍术二钱，入猪胆中扎煮。将药气熏眼后，更嚼取汁与服妙。（《幼幼新书》）

 苗

【主治】作饮甚香，去水。（弘景）

亦止自汗。

狗脊

《本经》中品

释名 强膂、扶筋、百枝、狗青。〔时珍曰〕强膂、扶筋，以功名也。

集解 〔时珍曰〕狗脊有二种：一种根黑色，如狗脊骨；一种有金黄毛，如狗形，皆可入药。

 根

【气味】苦，平，无毒。

【主治】腰背强，关机缓急，周痹寒湿膝痛，颇利老人。（《本经》）

疗失溺不节，男女脚弱腰痛，风邪淋露，少气目暗，坚脊利俯仰，女子伤中关节重。（《别录》）

男子女人毒风软脚，肾气虚弱，续筋骨，补益男子。（甄权）

强肝肾，健骨，治风虚。（时珍）

附方

固精强骨。金毛狗脊、远志肉、白茯神、当归身等分，为末，炼蜜丸梧子大。每酒服五十丸。（《集简方》）

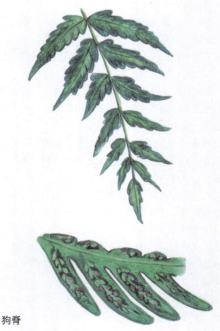

狗脊

马勃

《别录》下品

释名 马疕、灰菰、牛屎菰。

集解 〔《别录》曰〕马勃生园中久腐处。

〔弘景曰〕俗呼马勃是也。紫色虚软，状如狗肺，弹之粉出。

〔宗奭曰〕生湿地及腐木上，夏秋采之。有大如斗者，小亦如升杓。韩退之所谓牛溲、马勃，俱收并畜者是也。

气味 辛，平，无毒。

主治 恶疮马疥。（《别录》）

敷诸疮甚良。（弘景）

去膜，以蜜拌揉，少以水调呷，治喉痹咽疼。（宗奭）

清肺散血，解热毒。（时珍）

发明 〔时珍曰〕马勃轻虚，上焦肺经药也。故能清肺热、咳嗽、喉痹、衄血、失音诸病。李东垣治大头病，咽喉不利，普济消毒饮亦用之。

附方

咽喉肿痛（咽物不得）。马勃一分，蛇退皮一条烧，细研为末。绵裹一钱，含咽立瘥。（《圣惠方》）

声失不出。马勃、马牙消等分，研末，砂糖和丸芡子大。噙之。（《摘玄方》）

久嗽不止。马勃为末，蜜丸梧子大。每服二十丸，白汤下，即愈。（《普济方》）

鱼骨哽咽。马勃末，蜜丸弹子大。噙咽。（《圣济录》）

斑疮入眼。马勃、蛇皮各五钱，皂角子十四个，为末，入罐内，盐泥固济，烧存性，研。每温酒服一钱。（阎孝忠《集效方》）

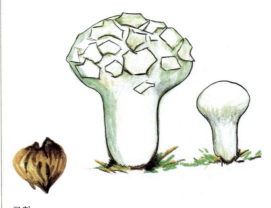

马勃

远志

《本经》上品

释名 苗名小草、细草、棘菀。〔时珍曰〕此草服之能益智强志，故有远志之称。

集解 〔时珍曰〕远志有大叶、小叶两种，大叶者花红。

根

气味 苦，温，无毒。

主治 咳逆伤中，补不足，除邪气，利九窍，益智慧，耳目聪明，不忘，强志倍力。久服轻身不老。（《本经》）

利丈夫，定心气，止惊悸，益精，去心下膈气，皮肤中热，面目黄。（《别录》）

治健忘，安魂魄，令人不迷，坚壮阳道。（甄权）

长肌肉，助筋骨，妇人血噤失音，小儿客忤。（《日华》）

治一切痈疽。（时珍）

叶

【主治】益精补阴气，止虚损梦泄。(《别录》)

【发明】〔好古曰〕远志，肾经气分药也。

〔时珍曰〕远志入足少阴肾经，非心经药也。其功专于强志益精，治善忘。盖精与志，皆肾经之所藏也。肾精不足，则志气衰，不能上通于心，故迷惑善忘。

附方

喉痹作痛。远志肉为末，吹之，涎出为度。(《直指方》)

一切痈疽。远志酒：用远志不以多少，米泔浸洗，捶去心，为末。每服三钱，温酒一盏调，澄少顷，饮其清，以滓敷患处。(《三因方》)

肉苁蓉

《本经》上品

【释名】肉松容。〔时珍曰〕此物补而不峻，故有从容之号。

【集解】〔弘景曰〕代郡雁门属并州，多马处便有之，言是野马精落地所生。生时似肉，以作羊肉羹补虚乏极佳，亦可生啖，芮芮河南间至多。今第一出陇西，形扁广，柔润多花而味甘。次出北国者，形短而少花。巴东建平间亦有，而不嘉也。

【气味】甘，微温，无毒。

【主治】五劳七伤，补中，除茎中寒热痛，养五脏，强阴，益精气，多子，妇人癥瘕，久服轻身。(《本经》)

除膀胱邪气腰痛，止痢。(《别录》)

益髓，悦颜色，延年，大补壮阳，日御过倍，治女人血崩。(甄权)

男子绝阳不兴，女子绝阴不产，润五脏，长肌肉，暖腰膝，男子泄精尿血遗沥，女子带下阴痛。(《大明》)

【发明】〔好古曰〕命门相火不足者，以此补之，乃肾经血分药也。凡服苁蓉以治肾，必妨心。

〔震亨曰〕峻补精血。骤用，反动大便滑也。

〔藏器曰〕强筋健髓，以苁蓉、鳝鱼二味为末，黄精汁丸服之，力可十倍。此说出《干宁记》。

〔颂曰〕西人多用作食。只刮去鳞甲，以酒浸洗去黑汁，薄切，合山芋、羊肉作羹，极美好，益人，胜服补药。

〔宗奭曰〕洗去黑汁，气味皆尽矣。然嫩者方可作羹，老者味苦。入药少则不效。

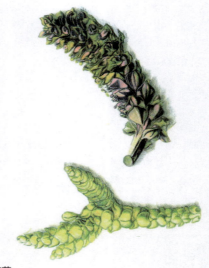

肉苁蓉

粥空心食。(《药性论》)

肾虚白浊。肉苁蓉、鹿茸、山药、白茯苓等分，为末，米糊丸梧子大，每枣汤下三十丸。(《圣济总录》)

汗多便秘（老人虚人皆可用）。肉苁蓉（酒浸，焙）二两，研沉香末一两，为末，麻子仁汁打糊，丸梧子大。每服七十丸，白汤下。(《济生方》)

破伤风病。口禁身强。肉苁蓉切片晒干，用一小盏，底上穿定，烧烟于疮上熏之，累效。(《卫生总微》)

附方

补益劳伤（精败面黑）。用苁蓉四两，水煮令烂，薄切细研精羊肉，分为四度，下五味，以米煮

淫羊藿

《本经》中品

释名 仙灵脾、放杖草、弃杖草、千两金、干鸡筋、黄连祖、三枝九叶草。〔弘景曰〕服之使人好为阴阳。西川北部有淫羊,一日百遍合,盖食此藿所致,故名淫羊藿。

集解〔颂曰〕江东、陕西、泰山、汉中、湖湘间皆有之。茎如粟秆。叶青似杏。叶上有刺。根紫色有须。四月开白花,亦有紫花者。碎小独头子。五月采叶晒干。湖湘出者,叶如小豆,枝茎紧细,经冬不凋,根似黄连。关中呼为三枝九叶草。苗高一二尺许,根叶俱堪用。《蜀本草》言生处不闻水声者良。
〔时珍曰〕生大山中。一根数茎,茎粗如线,高一二尺。一茎三桠,一桠三叶。叶长二三寸,如杏叶及豆藿,面光背淡,甚薄而细齿,有微刺。

【气味】辛,寒,无毒。
【主治】阴痿绝伤,茎中痛,利小便,益气力,强志。(《本经》)
坚筋骨,消瘰疬赤痈,下部有疮,洗出虫。丈夫久服,令人无子。(《别录》)
丈夫绝阳无子,女人绝阴无子,老人昏耄,中年健忘,一切冷风劳气,筋骨挛急,四肢不仁,补腰膝,强心力。(《大明》)
【发明】〔时珍曰〕淫羊藿味甘气香,性温不寒,能益精气,乃手足阳明、三焦、命门药也,真阳不足者宜之。

附方

仙灵脾酒。益丈夫兴阳,理腰膝冷。用淫羊藿一斤,酒一斗,浸三日,逐时饮之。(《食医心镜》)

三焦咳嗽(腹满不饮食,气不顺)。仙灵脾、

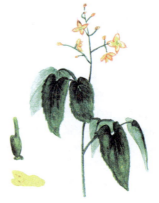

淫羊藿

覆盆子、五味子(炒)各一两,为末,炼蜜丸梧子大,每姜茶下二十丸。(《圣济录》)

病后青盲(日近者可治)。仙灵脾一两,淡豆豉一百粒,水一碗半,煎一碗,顿服即瘥。(《百一选方》)

小儿雀目。仙灵脾根、晚蚕蛾各半两,炙甘草、射干各二钱半,为末。用羊子肝一枚,切开掺药二钱,扎定,以黑豆一合,米泔一盏,煮熟,分二次食,以汁送之。(《普济方》)

痘疹入目。仙灵脾、威灵仙等分,为末。每服五分,米汤下。(《痘疹便览》)

仙茅

宋《开宝》

释名 独茅、茅爪子、婆罗门参。〔珣曰〕其叶似茅,久服轻身,故名仙茅。

集解〔时珍曰〕处处大山中有之。人惟取梅岭者用,而会典成都岁贡仙茅二十一斤。

根

【气味】辛,温,有毒。

【主治】心腹冷气不能食,腰脚风冷挛痹不能行,丈夫虚劳,老人失溺无子,益阳道。久服通神强记,助筋骨,益肌肤,长精神,明目。(《开宝》)

治一切风气,补暖腰脚,清安五脏。久服轻身,益颜色。丈夫五劳七伤,明耳目,填骨髓。(李珣)

开胃消食下气,益房事不倦。(《大明》)

【发明】〔颂曰〕五代伪唐筠州刺史王颜著《续传信方》,因国书编录西域婆罗门僧服仙茅方,当时盛行。云五劳七伤,明目益筋力,宣而复补。云十斤乳石不及一斤仙茅,表其功力也。本西域道人所传。开元元年婆罗门僧进此药,明皇服之有效,当时禁方不传。天宝之乱,方书流散,上都僧不空三藏始得此方,传与司徒李勉、尚书路嗣恭、给事齐杭、仆射张建封服之,皆得力。路公久服金石无效,得此药,其益百倍。齐给事守缙云曰,少气力,风疹继作,服之遂愈。八、九月采得,竹刀刮去黑皮,切如豆粒,米泔浸两宿,阴干捣筛,熟蜜丸梧子大,每旦空心酒饮任便下二十丸。忌铁器,禁食牛乳及黑牛肉,大减药力。

〔机曰〕五台山有仙茅,患大风者,服之多瘥。

〔时珍曰〕按许真君书云:仙茅久服长生。其味甘能养肉,辛能养节,苦能养气,咸能养骨,滑能养肤,酸能养筋,宜和苦酒服之,必效也。又范成大《虞衡志》云:广西英州多仙茅,其羊食之,举体悉化为筋,不复有血肉,食之补人,名乳羊。沈括《笔谈》云:夏文庄公禀赋异于人,但睡则身冷如逝者,既觉须令人温之,良久乃能动。常服仙茅、钟乳、硫黄,莫知纪极。观此则仙茅盖亦性热,补三焦命门之药也,惟阳弱精寒、禀赋素怯者宜之。若体壮相火炽盛者服之,反能动火。按张杲《医说》云:一人中仙茅毒,舌胀出口,渐大与肩齐。因以小刀劙之,随破随合,劙至百数,始有血一点出,曰可救矣。煮大黄、朴硝与服,以药掺之,

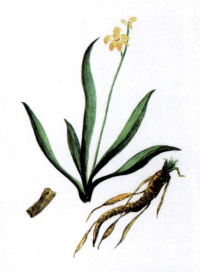

仙茅

应时消缩。此皆火盛性淫之人过服之害也。弘治间,东海张弼梅岭仙茅诗,有使君昨日才持去,今日人来乞墓铭之句。皆不知服食之理,惟借药纵恣以速其生者,于仙茅何尤?

附方

仙茅丸。壮筋骨,益精神,明目,黑髭须。仙茅二斤,糯米泔浸五日,去赤水,夏月浸三日,铜刀刮剉阴干,取一斤;苍术二斤,米泔浸五日,刮皮焙干,取一斤;枸杞子一斤;车前子十二两;白茯苓(去皮)、茴香(炒)、柏子仁(去壳)各八两;生地黄(焙)、熟地黄(焙)各四两;为末,酒煮糊丸如梧子大。每服五十丸,食前温酒下,日二服。(《圣济总录》)

定喘下气(补心肾)。神秘散:用白仙茅半两,米泔浸三宿,晒炒;团参二钱半;阿胶一两半,炒;鸡膍胵一两,烧;为末。每服二钱,糯米饮空心下,日二。(《三因方》)

玄参

《本经》中品

释名 黑参。〔时珍曰〕玄,黑色也。〔弘景曰〕其茎微似人参,故得参名。

集解 〔时珍曰〕今用玄参,正如苏颂所说。其根有腥气,宿根多地蚕食之,故其中空。花有紫、白二种。

草　部

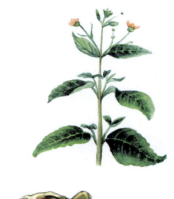
玄参

 根

【气味】苦，微寒，无毒。
【主治】腹中寒热积聚，女子产乳余疾，补肾气，令人明目。（《本经》）
热风头痛，伤寒劳复，治暴结热，散瘤瘘瘰疬。（甄权）
治游风，补劳损，心惊烦躁，骨蒸传尸邪气，止健忘，消肿毒。（《大明》）
滋阴降火，解斑毒，利咽喉，通小便血滞。（时珍）
【发明】〔时珍曰〕肾水受伤，真阴失守，孤阳无根，发为火病，法宜壮水以制火，故玄参与地黄同功。其消瘰疬亦是散火，刘守真言结核是火病。

附方

发斑咽痛。玄参升麻汤：用玄参、升麻、甘草各半两，水三盏，煎一盏半，温服。（《南阳活人书》）
小肠疝气。黑参咬咀，炒，为丸。每服一钱半，空心酒服，出汗即效。（孙天仁《集效方》）
鼻中生疮。玄参末涂之。或以水浸软塞之。（《卫生易简方》）

地榆

《本经》中品

释名　玉豉、酸赭。〔时珍曰〕按《外丹方》言：地榆一名酸赭，其味酸、其色赭故也。

集解　〔弘景曰〕其根亦入酿酒。道方烧作灰，能烂石，故煮石方用之。其叶山人乏茗时，采作饮亦好，又可煠茹。

 根

【气味】苦，微寒，无毒。
【主治】妇人乳产痓痛七伤，带下五漏，止痛止汗，除恶肉，疗金疮。（《本经》）
止脓血，诸瘘恶疮热疮，补绝伤，产后内塞，可作金疮膏，消酒，除渴，明目。（《别录》）
【发明】〔宗奭曰〕其性沉寒，入下焦。若热血痢则可用。若虚寒人及水泻白痢，即未可轻使。
〔时珍曰〕地榆除下焦热，治大小便血证。止血取上截切片炒用。其梢则能行血，不可不知。

 叶

【主治】作饮代茶，甚解热。（苏恭）

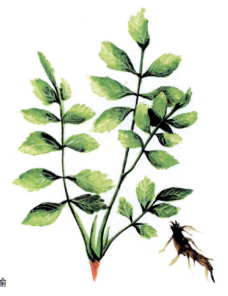
地榆

109

附方

男女吐血。地榆三两,米醋一升,煮十余沸,去滓,食前稍热服一合。(《圣惠方》)

妇人漏下。赤白不止,令人黄瘦。方同上。

血痢不止。地榆晒研,每服二钱,掺在羊血上,炙熟食之,以捻头煎汤送下。一方:以地榆煮汁似饴,每服三合。(《圣济》)

赤白下痢(骨立者)。地榆一斤,水三升,煮一升半,去滓,再煎如稠饧,绞滤,空腹服三合,日再服。

(崔元亮《海上方》)

久病肠风(痛痒不止)。地榆五钱,苍术一两,水二钟,煎一钟,空心服,日一服。(《活法机要》)

下血不止(二十年者)。取地榆、鼠尾草各二两。水二升,煮一升,顿服。若不断,以水渍屋尘饮一小杯投之。(《肘后方》)

小儿湿疮。地榆煮浓汁,日洗二次。(《千金方》)

小儿面疮(焮赤肿痛)。地榆八两,水一斗,煎五升,温洗之。(《卫生总微方》)

丹参

《本经》上品

释名 赤参、山参、奔马草。〔时珍曰〕五参五色配五脏。故人参入脾曰黄参,沙参入肺曰白参,玄参入肾曰黑参,牡蒙入肝曰紫参,丹参入心曰赤参。

集解 〔时珍曰〕处处山中有之。一枝五叶,叶如野苏而尖,青色皱毛。小花成穗如蛾形,中有细子。其根皮丹而肉紫。

【气味】 苦,微寒,无毒。

【主治】 心腹邪气,肠鸣幽幽如走水,寒热积聚,破癥除瘕,止烦满,益气。(《本经》)

养血,去心腹痼疾结气,腰脊强脚痹,除风邪留热。久服利人。(《别录》)

渍酒饮,疗风痹足软。(弘景)

主中恶及百邪鬼魅,腹痛气作,声音鸣吼,能定精。(甄权)

养神定志,治冷热劳,骨节疼痛,四肢不遂,头痛赤眼,热温狂闷,破宿血,生新血,安生胎,落死胎,止血崩带下,调妇人经脉不匀,血邪心烦,恶疮疥癣,瘿赘肿毒丹毒,排脓止痛,生肌长肉。(《大明》)

活血,通心包络,治疝痛。(时珍)

【发明】 〔时珍曰〕丹参色赤味苦,气平而降,阴中之阳也。入手少阴、厥阴之经,心与包络血分药也。按《妇人明理论》云:四物汤治妇人病,不问产前产后,经水多少,皆可通用。惟一味丹参散,主治与之相同。盖丹参能破宿血,补新血,安生胎,落死胎,止崩中带下,调经脉,其功大类当归、地黄、芎藭、芍药故也。

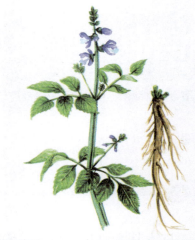

丹参

附方

丹参散。治妇人经脉不调,产前胎不安,产后恶血不下,兼治冷热劳,腰脊痛,骨节烦疼。用丹参洗净,切晒为末。每服二钱,温酒调下。(《妇人明理方》)

寒疝腹痛。以丹参一两为末。每服二钱,热酒调下。(《圣惠方》)

热油火灼。丹参八两,以水微调,取羊脂二斤,煎三上三下,以涂疮上。(《肘后方》)

紫草

《本经》中品

释名 紫丹、紫芙（音袄）、茈萸（音紫戾）、藐（音邈）、地血、鸦衔草。〔时珍曰〕此草花紫根紫，可以染紫，故名。《尔雅》作茈草。瑶、侗人呼为鸦衔草。

集解 〔《别录》曰〕紫草生砀山山谷及楚地，三月采根阴干。

〔弘景曰〕今出襄阳，多从南阳新野来，彼人种之，即是今染紫者，方药都不复用。《博物志》云：平氏阳山紫草特好，魏国者染色殊黑，比年东山亦种之，色小浅于北者。

〔恭曰〕所在皆有，人家或种之。苗似兰香，茎赤节青，二月开花紫白色，结实白色，秋月熟。

〔时珍曰〕种紫草，三月逐垄下子，九月子熟时刈草，春社前后采根阴干，其根头有白毛如茸。未花时采，则根色鲜明；花过时采，则根色黯恶。采时以石压扁曝干。收时忌人溺及驴马粪并烟气，皆令草黄色。

根

【气味】苦，寒，无毒。

【主治】心腹邪气，五疸，补中益气，利九窍，通水道。（《本经》）

疗肿胀满痛。以合膏，疗小儿疮，及面皯。（《别录》）

治恶疮瘑癣。（甄权）

治斑疹痘毒，活血凉血，利大肠。（时珍）

【发明】〔颂曰〕紫草古方稀用。今医家多用治伤寒时疾发疮疹不出者，以此作药，使其发出。韦宙《独行方》，治豌豆疮，煮紫草汤饮，后人相承用之，其效尤速。

〔时珍曰〕紫草味甘咸而气寒，入心包络及肝经血分。其功长于凉血活血，利大小肠。故痘疹欲出未出、血热毒盛、大便闭涩者，宜用之。已出而紫黑便闭者，亦可用。若已出而红活，及白陷大便利者，切宜忌之。故杨士瀛《直指方》云：紫草治痘，能导大便，使发出亦轻。得木香、白术佐之，尤为有益。又曾世荣《活幼心书》云：紫草性寒，小儿脾气实者犹可用，脾气虚者反能作泻。古方惟用茸，取其初得阳气，以类触类，所以用发痘疮。今人不达此理，一概用之，非矣。

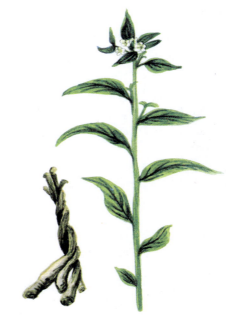

紫草

婴童疹痘（三四日，隐隐将出未出，色赤便闭者）。紫草二两剉，以百沸汤一盏泡，封勿泄气，待温时服半合，则疮虽出亦轻。大便利者勿用。煎服亦可。（《经验后方》）

痘毒黑疔。紫草三钱，雄黄一钱，为末，以胭脂汁调，银簪挑破，点之极妙。（《集简方》）

小儿白秃。紫草煎汁涂之。（《圣惠方》）

痈疽便闭。紫草、栝楼实等分，新水煎服。（《直指方》）

小便卒淋。紫草一两，为散，每食前用井华水服二钱。（《圣惠方》）

产后淋沥。方同上。（《产宝》）

恶虫咬人。紫草煎油涂之。（《圣惠方》）

火黄身热。午后却凉（身有赤豆或黑点者，不可治）。宜烙手足心、背心、百会、下廉。内服紫草汤：紫草、吴蓝一两，木香、黄连各半两，粗捣筛，每服五匕，水煎服。（《三十六黄方》）

附方

消解痘毒。紫草一钱，陈皮五分，葱白三寸，新汲水煎服。（《直指方》）

白头翁

《本经》上品

释名 野丈人、胡王使者、奈何草。〔弘景曰〕处处有之。近根处有白茸，状似白头老翁，故以为名。〔时珍曰〕丈人、胡使、奈何，皆状老翁之意。

集解 〔《别录》曰〕白头翁生高山山谷及田野，四月采。

〔宗奭曰〕白头翁生河南洛阳界，其新安山野中屡尝见之，正如苏恭所说。至今本处山中及人卖白头翁丸，言服之寿考，又失古人命名之义。陶氏所说，失于不审，宜其排叱也。

〔机曰〕寇宗奭以苏恭为是，苏颂以陶说为是。大抵此物用根，命名取象，当准苏颂《图经》，而恭说恐别是一物也。

 根

【气味】苦，温，无毒。

【主治】温疟狂易寒热，症瘕积聚瘿气，逐血止腹痛，疗金疮。（《本经》）

鼻衄。（《别录》）

止毒痢。（弘景）

赤痢腹痛，齿痛，百节骨痛，项下瘤疬。（甄权）

一切风气，暖腰膝，明目消赘。（《大明》）

【发明】〔颂曰〕俗医合补下药甚验，亦冲人。

〔杲曰〕气厚味薄，可升可降，阴中阳也。张仲景治热痢下重，用白头翁汤主之。盖肾欲坚，急食苦以坚之。痢则下焦虚，故以纯苦之剂坚之。男子阴疝偏坠，小儿头秃膻腥，鼻衄无此不效，毒痢有此获功。

〔吴绶曰〕热毒下痢紫血鲜血者宜之。

 花

【主治】疟疾寒热，白秃头疮。（时珍）

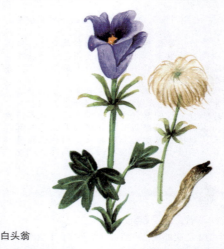

白头翁

附方

白头翁汤。治热痢下重。用白头翁二两，黄连、黄檗、秦皮各三两，水七升，煮二升，每服一升，不愈更服。妇人产后痢虚极者，加甘草、阿胶各二两。（仲景《金匮玉函方》）

阴癞偏肿。白头翁根（生者）不限多少，捣敷肿处。一宿当作疮，二十日愈。（《外台秘要》）

外痔肿痛。白头翁草，一名野丈人，以根捣涂之，逐血止痛。（《卫生易简方》）

白及

《本经》下品

释名 连及草、甘根、白给。〔时珍曰〕其根白色，连及而生，故曰白及。

集解 〔弘景曰〕近道处处有之。叶似杜若，根形似菱米，节间有毛。方用亦稀，可以作糊。

〔保昇曰〕今出申州。叶似初生棕苗叶及藜芦。三四月抽出一苔，开紫花。七月实熟，黄黑色。冬凋。根似菱，有三角，白色，角头生芽。八月采根用。

 根

【气味】苦，平，无毒。

【主治】痈肿恶疮败疽，伤阴死肌，胃中邪气，贼

风鬼击，痱缓不收。（《本经》）

除白癣疥虫。结热不消，阴下痿，面上皯皰，令人肌滑。（甄权）

止惊邪血邪血痢，痫疾风痹，赤眼癥结，温热疟疾，发背瘰疬，肠风痔瘘，扑损，刀箭疮，汤火疮，生肌止痛。（《大明》）

止肺血。（李杲）

【发明】〔颂曰〕今医家治金疮不瘥及痈疽方多用之。

〔震亨曰〕凡吐血不止，宜加白及。

〔时珍曰〕白及性涩而收，得秋金之令，故能入肺止血，生肌治疮也。按洪迈《夷坚志》云：台州狱吏悯一大囚。因感之，因言：吾七次犯死罪，遭讯拷，肺皆损伤，至于呕血。人传一方，只用白及为末，米饮日服，其效如神。后其囚凌迟，剖其胸，见肺间窍穴数十处，皆白及填补，色犹不变也。洪贯之闻其说，赴任洋州，一卒忽苦咯血甚危，用此救之，一日即止也。

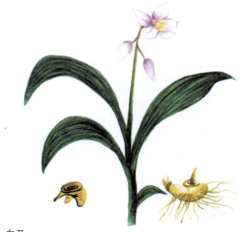

白及

附方

鼻衄不止。津调白及末，涂山根上，仍以水服一钱，立止。（《经验方》）

心气疼痛。白及、石榴皮各二钱，为末，炼蜜丸黄豆大。每服三丸，艾醋汤下。（《生生编》）

重舌鹅口。白及末，乳汁调涂足心。（《圣惠方》）

妇人阴脱。白及、川乌头等分，为末，绢裹一钱纳阴中，入三寸，腹内热即止，日用一次。（《广济方》）

疔疮肿毒。白及末半钱，以水澄之，去水，摊于厚纸上贴之。（《袖珍方》）

黄连

《本经》上品

释名 王连、支连。〔时珍曰〕其根连珠而色黄，故名。

集解 〔时珍曰〕黄连，汉末李当之《本草》惟取蜀郡黄肥而坚者为善。唐时以澧州者为胜。今虽吴、蜀皆有，惟以雅州、眉州者为良。药物之兴废不同如此。大抵有二种：一种根粗无毛有珠，如鹰鸡爪形而坚实，色深黄；一种无珠多毛而中虚，黄色稍淡。各有所宜。

根

【气味】苦，寒，无毒。

【主治】热气，目痛眦伤泣出，明目，肠澼腹痛下痢，妇人阴中肿痛。久服令人不忘。（《本经》）

主五脏冷热，久下泄澼脓血，止消渴大惊，除水利骨，调胃厚肠益胆，疗口疮。（《别录》）

治五劳七伤，益气，止心腹痛，惊悸烦躁，润心肺，长肉止血，天行热疾，止盗汗并疮疥。猪肚蒸为丸，治小儿疳气，杀虫。（《大明》）

治郁热在中，烦躁恶心，兀兀欲吐，心下痞满。（元素）

主心病逆而盛，心积伏梁。（好古）

去心窍恶血，解服药过剂烦闷及巴豆、轻粉毒。（时珍）

【发明】〔杲曰〕诸痛痒疮疡，皆属心火。凡诸疮宜以黄连、当归为君，甘草、黄芩为佐。凡眼暴发赤肿，痛不可忍者，宜黄连、当归以酒浸煎之。宿食不消，心下痞满者，须用黄连、枳实。

〔弘景曰〕俗方多用黄连治痢及渴，道方服食长生。

〔慎微曰〕刘宋王微黄连赞云：黄连味苦，左右相因。断凉涤暑，阐命轻身。缙云昔御，飞跸上旻。不行而至，吾闻其人。又梁江淹黄连颂云：黄连上草，丹砂之次。御孽辟妖，长灵久视。骖龙行天，驯马匹地。鸿飞以仪，顺道则利。

〔时珍曰〕《本经》、《别录》并无黄连久服长生之说，惟陶弘景言道方久服长生。《神仙传》载封君达、黑穴公，并服黄连五十年得仙。窃谓黄连大苦大寒之药，用之降火燥湿，中病即当止。岂可久服，使肃杀之令常行，而伐其生发冲和之气乎？《素问》载岐伯言：五味入胃，各归所喜攻。久而增气，物化之常也。气增而久，夭之由也。王冰注云：酸入肝为温，苦入心为热，辛入肺为清，咸入肾为寒，甘入脾为至阴而四气兼之，皆增其味而益其气，故各从本脏之气为用。所以久服黄连、苦参反热，从火化也。余味皆然。久则脏气偏胜，即有偏绝，则有暴夭之道。是以绝粒肥饵之人不暴亡者，无五味偏助也。

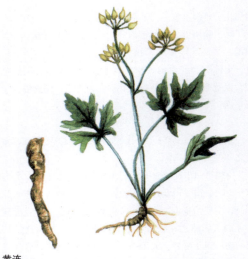

黄连

一宿，空腹热服，少卧将息，一二日即止。（《千金方》）

鸡冠痔疾。黄连末敷之。加赤小豆末尤良。（《斗门方》）

痢痔脱肛。冷水调黄连末涂之，良。（《经验良方》）

牙痛恶热。黄连末掺之，立止。（李楼《奇方》）

口舌生疮。用黄连煎酒，时含呷之。赴筵散：用黄连、干姜等分，为末掺之。（《肘后》）

附方

消渴尿多。用黄连末，蜜丸梧子大。每服三十九，白汤下。（《时后方》）

小儿下痢（赤白多时，体弱不堪）。以宣连用水浓煎，和蜜，日服五六次。（《子母秘录》）

热毒血痢。宜黄连一两，水二升，煮取半升，露

三七

《纲目》

释名 山漆、金不换。〔时珍曰〕彼人言其味左三右四，故名三七，盖恐不然。或云本名山漆，谓其能合金疮，如漆粘物也，此说近之。金不换，贵重之称也。

集解 〔时珍曰〕生广西南丹诸州番峒深山中，采根暴干，黄黑色。团结者，状略似白及；长者如老干地黄，有节。

根

【气味】甘，微苦，温，无毒。

【主治】止血散血定痛，金刃箭伤跌扑杖疮血出不止者，嚼烂涂，或为末掺之，其血即止。亦主吐血衄血，下血血痢，崩中经水不止，产后恶血不下，血运血痛，赤目痈肿，虚咬蛇伤诸病。（时珍）

【发明】〔时珍曰〕此药近时始出，南人军中用为金疮要药，云有奇功。又云：凡杖扑伤损，瘀血淋漓者，随即嚼烂，罨之即止，青肿者即消散。若受杖时，先服一二钱，则血不冲心，杖后尤宜服之，产后服亦良。大抵此药气温、味甘微苦，乃阳明、厥阴血分之药，故能治一切血病，与骐麟竭、紫矿相同。

附方

吐血衄血。山漆一钱，自嚼米汤送下。或以五分，加入八核汤。（《濒湖集简方》）

草 部

大肠下血。三七研末，同淡白酒调一二钱服，三服可愈。加五分入四物汤，亦可。（同上）

产后血多。山漆研末，米汤服一钱。（同上）

男妇赤眼。十分重者，以山漆根磨汁涂四围甚妙。（同上）

无名痈肿（疼痛不止）。山漆磨米醋调涂即散。已破者，研末干涂。

叶

【主治】折伤跌扑出血，敷之即止，青肿经夜即散，余功同根。（时珍）

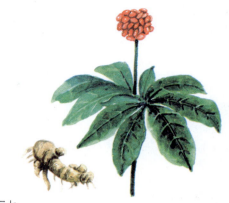
三七

胡黄连

宋《开宝》

■释名 割孤露泽。〔时珍曰〕其性味功用似黄连。故名。割孤露泽，胡语也。

■集解 〔恭曰〕胡黄连出波斯国，生海畔陆地。
〔颂曰〕今南海及秦陇间亦有之。初生似芦，干则似杨柳枯枝，心黑外黄，不拘时月收采。
〔承曰〕折之尘出如烟者，乃为真也。

根

【气味】苦，平，无毒。

【主治】补肝胆，明目，治骨蒸劳热三消，五心烦热，妇人胎蒸虚惊，冷热泄痢，五痔，厚肠胃，益颜色。浸人乳汁，点目甚良。（苏恭）

治久痢成疳，小儿惊痫寒热不下食，霍乱下痢，伤寒咳嗽温疟，理腰肾，去阴汗。（《开宝》）

附方

五心烦热。胡黄连末，米饮服一钱。（《易简方》）

小儿自汗盗汗，潮热往来。胡黄连、柴胡等分，为末，蜜丸芡子大。每用一二丸，水化开，入酒少许，重汤煮一二十沸，温服。（《保幼大全》）

黄芩

《本经》中品

■释名 腐肠、妒妇。〔时珍曰〕芩《说文》作菳，谓其色黄也。或云芩者黔也，黔乃黄黑之色也。宿芩乃旧根，多中空，外黄内黑，即今所谓片芩，故又有腐肠、妒妇诸名。妒妇心黯，故以比之。

■集解 〔《别录》曰〕黄芩生秭归川谷及冤句，三月三日采根阴干。

根

【气味】苦，平，无毒。

【主治】凉心，治肺中湿热，泻肺火上逆，疗上热，目中肿赤，瘀血壅盛，上部积血，补膀胱寒水，安胎，养阴退阳。（元素）

治风热湿热头疼，奔豚热痛，火咳肺痿喉腥，诸失血。（时珍）

□ 手绘典藏彩图本《本草纲目》

【发明】〔元素曰〕黄芩之用有九：泻肺热，一也；上焦皮肤风热风湿，二也；去诸热，三也；利胸中气，四也；消痰膈，五也；除脾经诸湿，六也；夏月须用，七也；妇人产后养阴退阳，八也；安胎，九也。

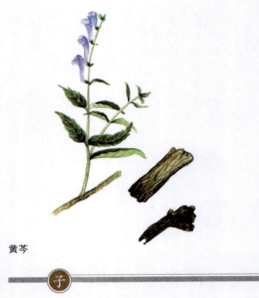
黄芩

附方

三补丸。治上焦积热，泻五脏火。黄芩、黄连、黄檗等分，为末，蒸饼丸梧子大，每白汤下二三十丸。（《丹溪纂要》）

肝热生翳（不拘大人小儿）。黄芩一两，淡豉三两，为末。每服三钱，以熟猪肝裹吃，温汤送下，日二服。忌酒面。（《卫生家宝方》）

少阳头痛（亦治太阳头痛，不拘偏正）。小清空膏：用片黄芩（酒浸透），晒干为末。每服一钱，茶酒任下。（东垣《兰室秘藏》）

眉眶作痛（风热有痰）。黄芩酒浸、白芷等分，为末。每服二钱，茶下。（《洁古家珍》）

 子

【主治】肠澼脓血。（《别录》）

秦艽

《本经》上品

■ 释名 秦纠。〔时珍曰〕秦艽出秦中，以根作罗纹交纠者佳，故名秦艽、秦纠。

■ 集解 〔弘景曰〕今出甘松、龙洞、蚕陵，以根作螺纹相交长大黄白色者为佳。

根

【气味】苦，平，无毒。

【主治】寒热邪气，寒湿风痹，肢节痛，下水利小便。（《本经》）

除阳明风湿，及手足不遂，口噤牙痛口疮，肠风泻血，养血荣筋。（元素）

泄热益胆气。（好古）

治胃热虚劳发热。（时珍）

【发明】〔时珍曰〕秦艽，手足阳明经药也，兼入肝胆，故手足不遂，黄疸烦渴之病须之，取其去阳明之湿热也。

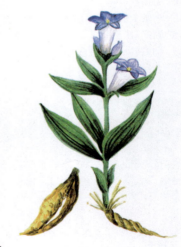
秦艽

附方

胎动不安。秦艽、甘草（炙）、鹿角胶（炒）各半两，为末。每服三钱，水一大盏，糯米五十粒，煎服。（《圣惠方》）

116

柴胡

《本经》上品

释名 〔时珍曰〕柴字有苁、紫二音。柴姜、柴草之柴皆音紫，柴胡之柴音苁。柴胡生山中，嫩则可茹，老则采而为柴，故苗有芸蒿、山菜、茹草之名，而根名柴胡也。

集解 〔时珍曰〕银州所产柴胡长尺余而微白且软，不易得也。北地所产者，亦如前胡而软，今人谓之北柴胡是也，入药亦良。南土所产者，不似前胡，正如蒿根，强硬不堪使用。

【气味】苦，平，无毒。

【主治】心腹肠胃中结气，饮食积聚，寒热邪气，推陈致新。久服轻身明目益精。（《本经》）

治热劳骨节烦疼，热气肩背疼痛，劳乏羸瘦，下气消食，宣畅气血。主时疾内外热不解，单煮服之良。（甄权）

补五劳七伤，除烦止惊，益气力，消痰止嗽，润心肺，添精髓，健忘。（《大明》）

治阳气下陷，平肝胆三焦包络相火，及头痛眩晕，目昏赤痛障翳，耳聋鸣，诸疟，及肥气寒热，妇人热入血室，经水不调，小儿痘疹余热，五疳羸热。（时珍）

【主治】卒聋，捣汁频滴之。（《千金》）

附方

伤寒余热。柴胡四两，甘草一两，每服三钱，水一盏煎服。（许学士《本事方》）

虚劳发热。柴胡、人参等分，每服三钱，姜、枣同水煎服。（《澹寮方》）

湿热黄疸。柴胡一两，甘草二钱半，作一剂，以水一碗，白茅根一握，煎至七分，任意时时服，一日尽。（孙尚药《秘宝方》）

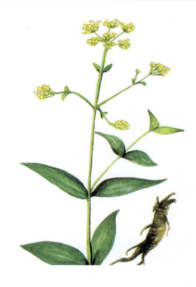

柴胡

前胡

《别录》中品

释名 〔时珍曰〕按孙愐《唐韵》作湔胡，名义未解。

集解 〔《别录》曰〕前胡二月、八月采根暴干。

〔弘景曰〕近道皆有，生下湿地，出吴兴者为胜。根似柴胡而柔软，为疗殆欲同，而《本经》上品有柴胡而无此，晚来医乃用之。

〔《大明》曰〕越、衢、婺、睦等处者皆好，七、八月采之，外黑里白。

〔颂曰〕今陕西、梁汉、江淮、荆襄州郡及相州、孟州皆有之。春生苗，青白色，似斜蒿。初出时有白芽，长三四寸，味甚香美，又似芸蒿。七月内开白花，与葱花相类。八月结实。根青紫色。今鄜延将来者，大与柴胡相似。但柴胡赤色而脆，前胡黄而柔软，为不同尔。

〔时珍曰〕前胡有数种，惟以苗高一二尺，色

117

似斜蒿，叶如野菊而细瘦，嫩时可食，秋月开黪白花，类蛇床子花，其根皮黑肉白，有香气为真。大抵北地者为胜，故方书称北前胡云。

根

【气味】苦，微寒，无毒。

【主治】痰满，胸胁中痞，心腹结气，风头痛，去痰实，下气，治伤寒寒热，推陈致新，明目益精。（《别录》）

能去热实，及时气内外俱热，单煮服之。（甄权）

治一切气，破癥结，开胃下食，通五脏，主霍乱转筋，骨节烦闷，反胃呕逆，气喘咳嗽，安胎，小儿一切疳气。（《大明》）

清肺热，化痰热，散风邪。（时珍）

【发明】〔时珍曰〕前胡味甘、辛，气微平，阳中之阴，降也。乃手足太阴阳明之药，与柴胡纯阳上升入少阳厥阴者不同也。其功长于下气，故能治痰热喘嗽痞膈呕逆诸疾，气下则火降，痰亦降矣。所以有推陈致新之绩，为痰气要药。

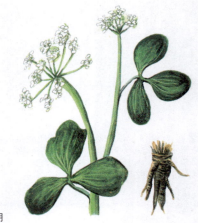

前胡

附方

小儿夜啼。前胡捣筛，蜜丸小豆大。日服一丸，熟水下，至五六丸，以瘥为度。（《普济方》）

防风

《本经》上品

■释名 茴芸、屏风。〔时珍曰〕防者，御也。其功疗风最要，故名。

■集解 〔颂曰〕今汴东、淮浙州郡皆有之。茎叶俱青绿色，茎深而叶淡，似青蒿而短小。春初时嫩紫红色，江东宋亳人采作菜茹，极爽口。五月开细白花，中心攒聚作大房，似蒔萝花。实似胡荽子而大。根土黄色，与蜀葵根相类，二月、十月采之。关中生者，三月、六月采之，然轻虚不及齐州者良。

〔时珍曰〕江淮所产多是石防风，生于山石之间。二月采嫩苗作菜，辛甘而香，

【气味】甘，温，无毒。

【主治】大风，头眩痛恶风，风邪目盲无所见，风行周身，骨节疼痹，烦满。久服轻身。（《本经》）

胁痛胁风，头面去来，四肢挛急，字乳金疮内痓。（《别录》）

治三十六般风，男子一切劳劣，补中益神，风赤眼，止冷泪及瘫痪，通利五脏关脉，五劳七伤，羸损盗汗，心烦体重，能安神定志，匀气脉。（《大明》）

治上焦风邪，泻肺实，散头目中滞气，经络中留湿，主上部见血。（元素）

搜肝气。（好古）

叶

【主治】中风热汗出。（《别录》）

花

【主治】四肢拘急，行履不得，经脉虚羸，骨节间痛，心腹痛。（甄权）

子

【主治】疗风更优，调食之。（苏恭）

【发明】〔元素曰〕防风，治风通用，身半以上风邪用身，身半以下风邪用梢，治风去湿之仙药也，风能胜湿故尔。能泻肺实，误服泻人上焦元气。

〔杲曰〕防风治一身尽痛，乃卒伍卑贱之职，随所引而至，乃风药中润剂也。若补脾胃，非此引用不能行。凡脊痛项强，不可回顾，腰似折，项似拔者，乃手足太阳证，正当用防风。凡疮在胸膈以上，虽无手足太

阳证，亦当用之，为能散结，去上部风。病人身体拘倦者，风也，诸疮见此证亦须用之。钱仲阳泻黄散中倍用防风者，乃于土中泻木也。

附方

自汗不止。防风用麸炒，猪皮煎汤下。（朱氏《集验方》）

睡中盗汗。防风二两，芎䓖一两，人参半两，为末。每服三钱，临卧饮下。（《易简方》）

消风顺气（老人大肠秘涩）。防风、枳壳（麸炒）一两，甘草半两，为末，每食前白汤服二钱。（《简便方》）

解野菌毒。防风煎汁饮之。（《千金方》）

破伤中风（牙关紧急）。天南星、防风等分，为末。每服二三匙，童子小便五升，煎至四升，分二服，即止也。（《经验后方》）

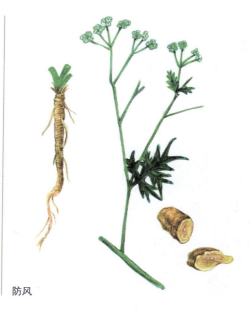

防风

白鲜皮

《本经》中品

释名 白膻、白羊鲜、地羊鲜、金雀儿椒。〔弘景曰〕俗呼为白羊鲜。气息正似羊膻，故又名白膻。〔时珍曰〕鲜者，羊之气也。此草根白色，作羊膻气，其子累累如椒，故有诸名。

集解 〔《别录》曰〕白鲜皮生上谷川谷及冤句，四月、五月采根阴干。

〔弘景曰〕近道处处有，以蜀中者为良。

〔恭曰〕其叶似茱萸，高尺余，根皮白而心实，花紫白色。根宜二月采，若四月、五月采，便虚恶矣。

〔颂曰〕今河中、江宁府、滁州、润州皆有之。苗高尺余，茎青，叶稍白，如槐亦似茱萸。四月开花淡紫色，似小蜀葵花。根似小蔓菁，皮黄白而心实。山人采嫩苗为菜茹。

【气味】苦，寒，无毒。

【主治】头风黄疸，咳逆淋沥，女子阴中肿痛，湿痹死肌，不可屈伸起止行步。（《本经》）

疗四肢不安，时行腹中大热饮水，欲走大呼，小儿惊痫，妇人产后余痛。（《别录》）

治一切热毒风、恶风，风疮疥癣赤烂，眉发脱脆，皮肌急，壮热恶寒，解热黄、酒黄、急黄、谷黄、劳黄。（甄权）

通关节，利九窍及血脉，通小肠水气，天行时疾，头痛眼疼。其花同功。（《大明》）

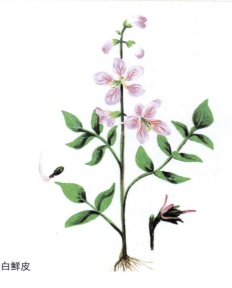

白鲜皮

【发明】〔时珍曰〕白鲜皮气寒善行，味苦性燥，足太阴、阳明经去湿热药也，兼入手太阴、阳明，为诸黄风痹要药。世医止施之疮科，浅矣。

附方

鼠瘘已破（出脓血者）。白鲜皮煮汁，服一升，当吐若鼠子也。（《肘后方》）

产后中风（人虚不可服他药者）。一物白鲜皮汤，用新汲水三升，煮取一升，温服。（陈延之《小品方》）

独活

《本经》上品

【释名】 羌活、羌青、独摇草。〔弘景曰〕一茎直上，不为风摇，故曰独活。

【集解】〔时珍曰〕独活、羌活乃一类二种，以中国者为独活，西羌者为羌活。

【气味】 苦、甘，平，无毒。

【主治】 风寒所击，金疮止痛，奔豚痫痉，女子疝瘕。久服轻身耐老。（《本经》）

羌独活：治一切风并气，筋骨挛拳，骨节酸疼，头旋目赤疼痛，五劳七伤，利五脏及伏梁水气。（《大明》）

治风寒湿痹，酸痛不仁，诸风掉眩，颈项难伸。（李杲）

去肾间风邪，搜肝风，泻肝气，治项强、腰脊痛。（好古）

【发明】〔恭曰〕疗风宜用独活，兼水宜用羌活。

〔刘完素曰〕独活不摇风而治风，浮萍不沉水而利水，因其所胜而为制也。

〔张元素曰〕风能胜湿，故羌活能治水湿。独活与细辛同用，治少阴头痛。头运目眩，非此不能除。羌活与川芎同用，治太阳、少阴头痛，透关利节，治督脉为病，脊强而厥。

〔好古曰〕羌活乃足太阳、厥阴、少阴药，与独活不分二种。后人因羌活气雄，独活气细。故雄者治足太阳风湿相搏，头痛、肢节痛、一身尽痛者，非此不能除，乃却乱反正之主君药也。细者治足少阴伏风，头痛、两足湿痹、不能动止者，非此不能治，而不治太阳之证。

〔时珍曰〕羌活、独活皆能逐风胜湿，透关利节，但气有刚劣不同尔。《素问》云：从下上者，引而去之。二味苦辛而温，味之薄者，阴中之阳，故能引气上升，通达周身，而散风胜湿。按《文系》曰：唐刘师贞之兄病风。梦神人曰：但取胡王使者浸酒服便愈。师贞访问皆不晓。复梦其母曰：胡王使者，即羌活也。求而

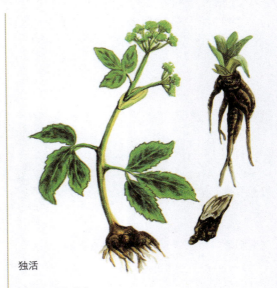

独活

用之，兄疾遂愈。

〔嘉谟曰〕羌活本手足太阳表里引经之药，又入足少阴、厥阴。名列君部之中，非比柔懦之主。小无不入，大无不通。故能散肌表八风之邪，利周身百节之痛。

附方

中风口噤（通身冷，不知人）。独活四两，好酒一升，煎半升服。（《千金方》）

产后腹痛。羌活二两，煎酒服。（《必效方》）

妊娠浮肿。羌活、萝卜子同炒香，只取羌活为末。每服二钱，温酒调下，一日一服，二日二服，三日三服。乃嘉兴主簿张昌明所传。（许学士《本事方》）

风牙肿痛。用独活煮酒热漱之。（《肘后方》）

草 部

石蒜

宋《图经》

释名 乌蒜、老鸦蒜、蒜头草、婆婆酸、一枝箭、水麻。〔时珍曰〕蒜以根状名，箭以茎状名。

集解 〔颂曰〕水麻生鼎州、黔州，其根名石蒜，九月采之。或云金灯花根，亦名石蒜，即此类也。
〔时珍曰〕石蒜处处下湿地有之，古谓之乌蒜，俗谓之老鸦蒜、一枝箭是也。春初生叶，如蒜秧及山慈姑叶，背有剑脊，四散布地。七月苗枯，乃于平地抽出一茎如箭杆，长尺许。茎端开花四五朵，六出红色，如山丹花状而瓣长，黄蕊长须。其根状如蒜，皮色紫赤，肉白色。此有小毒，而《救荒本草》言其可煤熟水浸过食，盖为救荒尔。一种叶如大韭，四五月抽茎，开花如小萱花黄白色者，谓之铁色箭，功与此同。二物并抽茎开花，后乃生叶，叶花不相见，与金灯同。

【气味】辛，甘，温，有小毒。

【主治】敷贴肿毒。（苏颂）
疗疮恶核，可水煎服取汗，及捣敷之。又中溪毒者，酒煎半升服。取吐良。（时珍）

附方

产肠脱下。老鸦蒜即酸头草一把，以水三碗，

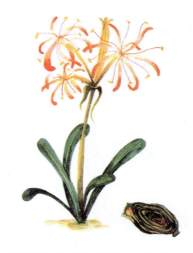

石蒜

煎一碗半，去滓熏洗，神效。（危氏《得效方》）
便毒诸疮。一枝箭，捣烂涂之即消。若毒太甚者，洗净，以生白酒煎服，得微汗即愈。（王永辅《济世方》）

升麻

《本经》上品

释名 周麻。〔时珍曰〕其叶似麻，其性上升，故名。

集解 〔《别录》曰〕升麻生益州山谷，二月、八月采根日干。

【气味】甘、苦，平、微寒，无毒。

【主治】解百毒，杀百精老物殃鬼，辟瘟疫瘴气邪气蛊毒，入口皆吐出，中恶腹痛，时气毒疠，头痛寒热，风肿诸毒，喉痛口疮。久服不夭，轻身长年。（《本经》）
治阳明头痛，补脾胃，去皮肤风邪，解肌肉间风

热，疗肺痿咳唾脓血，能发浮汗。（元素）
牙根浮烂恶臭，太阳鼽衄，为疮家圣药。（好古）
消斑疹，行瘀血，治阳陷眩晕，胸胁虚痛，久泄下痢，后重遗浊，带下崩中，血淋下血，阴痿足寒。（时珍）

【发明】〔元素曰〕补脾胃药，非此为引用不能取效。脾痹非此不能除。其用有四：手足阳明引经，一也；升阳气于至阴之下，二也；去至高之上及皮肤风邪，三也；治阳明头痛，四也。
〔杲曰〕升麻发散阳明风邪，升胃中清气，又引甘温之药上升，以补卫气之散而实其表。故元气不足者，

用此于阴中升阳，又缓带脉之缩急。此胃虚伤冷，郁遏阳气于脾土者，宜升麻、葛根以升散其火郁。

〔好古曰〕升麻、葛根汤，乃阳明发散药。若初病太阳证便服之，发动其汗，必传阳明，反成其害也。朱肱《活人书》言瘀血入里、吐血衄血者，犀角地黄汤，乃阳明经圣药。如无犀角，以升麻代之。二物性味相远，何以代之？盖以升麻能引地黄及余药同入阳明也。

〔时珍曰〕升麻引阳明清气上行，柴胡引少阳清气上行。此乃禀赋素弱，元气虚馁，及劳役饥饱生冷内伤，脾胃引经最要药也。升麻葛根汤乃发散阳明风寒药也。时珍用治阳气郁遏，及元气下陷诸病，时行赤眼，每有殊效，神而明之，方可执泥乎？

附方

喉痹作痛。升麻片含咽。或以半两煎服取吐。（《直指方》）

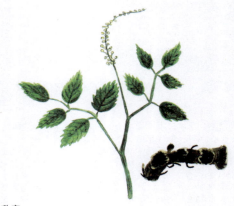

升麻

胃热齿痛。升麻煎汤饮，热漱咽之，解毒。或加生地黄。（《直指方》）

热痱瘙痒。升麻煎汤饮，并洗之。（《千金方》）

苦参

《本经》中品

释名 地槐、水槐。〔时珍曰〕苦以味名，参以功名，槐以叶形名也。

集解 〔《别录》曰〕苦参生汝南山谷及田野，三月、八月、十月采根暴干。

〔弘景曰〕近道处处有之。叶极似槐叶，花黄色，子作荚，根味至苦恶。

〔颂曰〕其根黄色，长五七寸许，两指粗细。三五茎并生，苗高三四尺以来。叶碎青色，极似槐叶，春生冬凋。其花黄白色，七月结实如小豆子。河北生者无花子。五月、六月、八月、十月采根暴干。

〔时珍曰〕七、八月结角如萝卜子，角内有子二三粒，如小豆而坚。

根

【气味】苦，寒，无毒。

【主治】心腹结气，症瘕积聚，黄疸，溺有余沥，逐水，除痈肿，补中，明目止泪。（《本经》）

渍酒饮，治疥杀虫。（弘景）

治恶虫，胫酸。（苏恭）

治热毒风，皮肌烦燥生疮，渍酒饮，赤癞眉脱，除大热嗜睡，治腹中冷痛，中恶腹痛。（甄权）

杀疳虫。炒存性，米饮服，治肠风泻血并热痢。（《大明》）

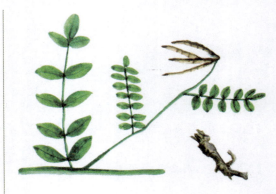

苦参

【发明】〔元素曰〕苦参味苦气沉纯阴，足少阴肾经君药也。治本经须用，能逐湿。

〔颂曰〕古今方用治风热疮疹最多。

〔震亨曰〕苦参能峻补阴气，或得之而致腰重者，因其气降而不升也，非伤肾之谓也。其治大风有功，况风热细疹乎？

〔时珍曰〕子午乃少阴君火对化，故苦参、黄檗之苦寒，皆能补肾，盖取其苦燥湿、寒除热也。热生风，湿生虫，故又能治风杀虫。惟肾水弱而相火胜者，用之相宜。若火衰精冷，真元不足，及年高之人，不可用也。

十月收采。
【气味】同根。
【主治】久服轻身不老，明目。饵如槐子法，有验。（苏恭）

附方

小儿身热。苦参煎汤浴之，良。（《外台秘要》）

毒热足肿（作痛欲脱者）。苦参煮酒渍之。（姚僧坦《集验方》）

大肠脱肛。苦参、五倍子、陈壁土等分，煎汤洗之，以木贼末敷之。（《医方摘要》）

齿缝出血。苦参一两，枯矾一钱，为末，日三揩之，立验。（《普济方》）

延胡索

宋《开宝》

释名 玄胡索。〔好古曰〕本名玄胡索，避宋真宗讳，改玄为延也。

集解 〔藏器曰〕延胡索生奚国，从安东来，根如半夏，色黄。
〔时珍曰〕奚乃东北夷也。今二茅山西上龙洞种之。每年寒露后栽，立春后生苗，叶如竹叶样，三月长三寸高，根丛生如芋卵样，立夏掘起。

【气味】辛，温，无毒。
【主治】破血，妇人月经不调，腹中结块，崩中淋露，产后诸血病，血运，暴血冲上，因损下血。煮酒或酒磨服。（《开宝》）

除风治气，暖腰膝，止暴腰痛，破症癖，扑损瘀血，落胎。（《大明》）

治心气小腹痛，有神。（好古）

散气，治肾气，通经络。（李珣）

活血利气，止痛，通小便。（时珍）

【发明】〔珣曰〕主肾气，及破产后恶露或儿枕。与三棱、鳖甲、大黄为散甚良，虫蛀成末者尤良。

〔时珍曰〕玄胡索味苦微辛，气温，入手足太阴厥阴四经，能行血中气滞，气中血滞，故专治一身上下诸痛，用之中的，妙不可言。荆穆王妃胡氏，因食荞麦面着怒，遂病胃脘当心痛，不可忍。医用吐下行气化滞诸药，皆入口即吐，不能奏功。大便三日不通。因思雷公《炮炙论》云：心痛欲死，速觅延胡。乃以玄胡索末三钱，温酒调下，即纳入，少顷大便行而痛遂止。又华老

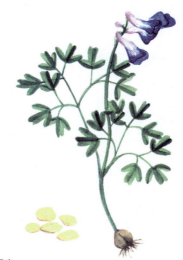

延胡索

年五十余，病下痢腹痛垂死，已备棺木。予用此药三钱，米饮服之，痛即减十之五，调理而安。按《方勺泊宅编》云：一人病遍体作痛，殆不可忍。都下医或云中风，或云中湿，或云脚气，药悉不效。周离亨言：是气血凝滞所致。用玄胡索、当归、桂心等分，为末，温酒服三四钱，随量频进，以止为度，遂痛止。盖玄胡索能活血化气，第一品药也。其后赵待制霆因导引失节，肢体拘挛，亦用此数服而愈。

附方

老小咳嗽。玄胡索一两，枯矾二钱半，为末。每服二钱，软饧一块和，含之。(《仁存堂方》)

鼻出衄血。玄胡索末，绵裹塞耳内，左衄塞右，右衄塞左。(《普济方》)

小便不通。捻头散：治小儿小便不通。用玄胡索、川苦楝子等分，为末。每服半钱或一钱，白汤滴油数点调下。(钱仲阳《小儿直诀》)

膜外气疼(及气块)。玄胡索不限多少，为末，猪胰一具，切作块子，炙熟蘸末，频食之。(《胜金方》)

热厥心痛(或发或止，久不愈，身热足寒者)。用玄胡索(去皮)、金铃子肉等分，为末，每温酒或白汤下二钱。(《圣惠方》)

疝气危急。玄胡索(盐炒)、全蝎(去毒生用)等分，为末。每服半钱，空心盐酒下。(《直指方》)

偏正头痛(不可忍者)。玄胡索七枚，青黛二钱，牙皂二个(去皮子)，为末，水和丸如杏仁大。每以水化一丸，灌入病人鼻内，随左右，口咬铜钱一个，当有涎出成盆而愈。(《永类方》)

贝母

《本经》中品

释名 莔(音萌)。〔时珍曰〕诗云言采其莔，即此。一作虻，谓根状如虻也。

集解 〔敩曰〕贝母中有独颗团不作两片无皱者，号曰丹龙精，不入药用。误服令人筋脉永不收，惟以黄精、小蓝汁服之，立解。

【气味】辛，平，无毒。

【主治】伤寒烦热，淋沥邪气疝瘕，喉痹乳难，金疮风痉。(《本经》)

疗腹中结实，心下满，洗洗恶风寒，目眩项直，咳嗽上气，止烦热渴，出汗，安五脏，利骨髓。(《别录》)

消痰，润心肺。末和砂糖丸含，止嗽。烧灰油调，敷人畜恶疮，敛疮口。(《大明》)

主胸胁逆气，时疾黄疸。研末点目，去肤翳。以七枚作末酒服，治产难及胞衣不出。与连翘同服，主项下瘤瘿疾。(甄权)

【发明】〔承曰〕贝母能散心胸郁结之气，故诗云，言采其莔，是也。作诗者，本以不得志而言。今用治心中气不快、多愁郁者，殊有功，信矣。

〔颂曰〕贝母治恶疮。唐人记其事云：江左尝有商人，左膊上有疮如人面，亦无他苦。商人戏以酒滴口中，其面赤色。以物食之，亦能食，多则膊内肉胀起。或不食，则一臂痹焉。有名医教其历试诸药，金石草木之类，悉无所苦，至贝母，其疮乃聚眉闭口。商人喜，因以苇筒毁其口灌之，数日成痂遂愈，然不知何疾也。《本经》言主金疮，此岂金疮之类欤。

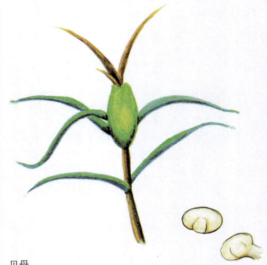

贝母

附方

化痰降气(止咳解郁，消食除胀，有奇效)。用贝母(去心)一两，姜制厚朴半两，蜜丸梧子大，每白汤下五十丸。(笔峰方)

妊娠尿难(饮食如故)。用贝母、苦参、当归各四两，为末，蜜丸小豆大，每饮服三丸至十丸。(《金匮要略》)

山慈姑

宋《嘉祐》

【释名】 金灯、朱姑。〔时珍曰〕根状如水慈姑,花状如灯笼而朱色,故有诸名。

【集解】 〔时珍曰〕山慈姑处处有之。冬月生叶,如水仙花之叶而狭。

【气味】 甘、微辛,有小毒。
【主治】 痈肿疮瘘瘰疬结核等,醋磨敷之。(藏器)

附方

牙龈肿痛。红灯笼枝根,煎汤漱吐。(孙天仁《集效方》)

【主治】 疮肿,入蜜捣涂疮口,候清血出,效。(慎微)
涂乳痈、便毒尤妙。(时珍)

附方

中溪毒生疮。朱姑叶捣烂涂之。生东间,叶如蒜叶。(《外台秘要》)

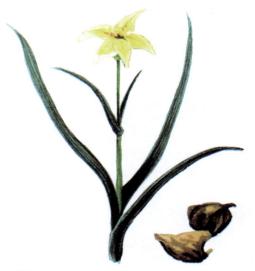

山慈姑

【主治】 小便血淋涩痛,同地檗花阴干,每用三钱,水煎服。(《圣惠》)

龙胆

《本经》中品

【释名】 陵游。〔志曰〕叶如龙葵,味苦如胆,因以为名。

【集解】 〔《别录》曰〕龙胆生齐朐山谷及冤句,二月、八月、十一月、十二月采根阴干。
〔弘景曰〕今出近道,以吴兴者为胜。根状似牛膝,其味甚苦。
〔颂曰〕宿根黄白色,下抽根十余条,类牛膝而短。直上生苗,高尺余。四月生叶如嫩蒜,细茎如小竹枝。七月开花,如牵牛花,作铃铎状,青碧色。冬后结子,苗便枯。俗呼草龙胆。又有山龙胆,味苦涩,其叶经霜雪不凋。山人用治四肢疼痛,与此同类而别种也。采无时。

【气味】 苦、涩,大寒,无毒。
【主治】 骨间寒热,惊痫邪气,续绝伤,定五脏,杀蛊毒。(《本经》)
治小儿壮热骨热,惊痫入心,时疾热黄,痈肿口疮。(甄权)
除胃中伏热,时气温热,热泄下痢,去肠中小

125

虫，益肝胆气，止惊惕。久服益智不忘，轻身耐老。（《别录》）

客忤疳气，热病狂语，明目止烦，治疮疥。（《大明》）

去目中黄及睛赤肿胀，瘀肉高起，痛不可忍。（元素）

退肝经邪热，除下焦湿热之肿，泻膀胱火。（李杲）

疗咽喉痛，风热盗汗。（时珍）

【发明】〔元素曰〕龙胆味苦性寒，气味俱厚，沉而降，阴也，足厥阴、少阳经气分药也。其用有四：除下部风湿，一也；及湿热，二也；脐下至足肿痛，三也；寒湿脚气，四也。下行之功与防己同，酒浸则能上行，外行以柴胡为主，龙胆为使，治眼中疾必用之药。

〔时珍曰〕相火寄在肝胆，有泻无补，故龙胆之益肝胆之气，正以其能泻肝胆之邪热也。但大苦大寒，过服恐伤胃中生发之气，反助火邪，亦久服黄连反从火化之义。《别录》久服轻身之说，恐不足信。

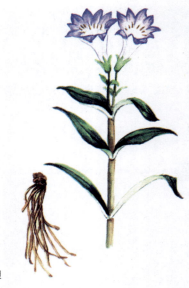

龙胆

附方

伤寒发狂。草龙胆为末，入鸡子清、白蜜，化凉水服二钱。（《伤寒蕴要》）

四肢疼痛。山龙胆根细切，用生姜自然汁浸一宿，去其性，焙干捣末，水煎一钱匕，温服之。此与龙胆同类别种，经霜不凋。（苏颂《图经本草》）

谷疸劳疸。谷疸因食而得，劳疸因劳而得。用龙胆一两，苦参三两，为末，牛胆汁和丸梧子大。先食以麦饮服五丸，日三服，不知稍增。劳疸加龙胆一两，栀子仁三七枚，以猪胆和丸。（《删繁方》）

一切盗汗（妇人、小儿一切盗汗，又治伤寒后盗汗不止）。龙胆草研末，每服一钱，猪胆汁三两点，入温酒少许调服。（杨氏《家藏方》）

小儿盗汗（身热）。龙胆草、防风各等分，为末。每服一钱，米饮调下。亦可丸服，及水煎服。（《婴童百问》）

暑行目涩。生龙胆捣汁一合，黄连切烂浸汁一匙，和点之。（危氏《得效方》）

白茅

《本经》中品

释名 根名茹根、兰根、地筋。〔时珍曰〕茅叶如矛，故谓之茅。其根牵连，故谓之茹。

集解 〔时珍曰〕白茅短小、三四月开白花成穗，结细实。其根甚长，白软如筋而有节，味甘，俗呼丝茅。

【气味】甘，寒，无毒。

【主治】劳伤虚羸，补中益气，除瘀血血闭寒热，利小便。（《本经》）

下五淋，除客热在肠胃，止渴坚筋，妇人崩中。久服利人。（《别录》）

止吐衄诸血，伤寒哕逆，肺热喘急，水肿黄疸，解酒毒。（时珍）

【发明】〔时珍曰〕白茅根甘，能除伏热，利小便，故能止诸血哕逆喘急消渴，治黄疸水肿，乃良物也。

附方

反胃上气（食入即吐）。茅根、芦根二两，水四升，煮二升，顿服得下，良。（《圣济总录》）

肺热气喘。生茅根一握，㕮咀，水二盏，煎一盏，食后温服。甚者三服止，名如神汤。（《圣惠方》）

虚后水肿（因饮水多，小便不利）。用白茅根一大把，小豆三升，水三升，煮干，去茅食豆，水随小便下也。（《肘后方》）

五种黄病（黄疸、谷疸、酒疸、女疸、劳疸也）。用生茅根一把，细切，以猪肉一斤，合作羹食。（《肘后》）

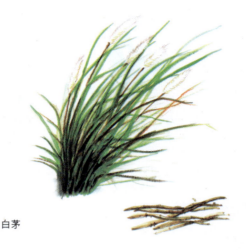

白茅

细辛

《本经》上品

释名 小辛、少辛。〔颂曰〕华州真细辛，根细而味极辛，故名之曰细辛。

集解 〔颂曰〕今处处有之，皆不及华阴者为真。其根细而极辛。今人多以杜衡为之。杜衡根似饭帚密闹，细长四五寸，微黄白色，江淮呼为马蹄香，不可误用。

〔时珍曰〕大抵能乱细辛者，不止杜衡，皆当以根苗色味细辨之。叶似小葵，柔茎细根，直而色紫，味极辛者，细辛也。叶似马蹄，茎微粗，根曲而黄，味亦辛者，杜衡也。一茎直上，茎端生叶如伞，根似细辛，微粗直而黄白色，味辛微苦者，鬼督邮也。似鬼督邮而色黑者，及己也。叶似小桑，根似细辛，微粗长而黄色，味辛而有臊气者，徐长卿也。

 根

【气味】辛，温，无毒。

【主治】咳逆上气，头痛脑动，百节拘挛，风湿痹痛死肌。久服明目利九窍，轻身长年。（《本经》）

温中下气，破痰利水道，开胸中滞结，除喉痹齆鼻不闻香臭，风痫癫疾，下乳结，汗不出，血不行，安五脏，益肝胆，通精气。（《别录》）

添胆气，治嗽，去皮风湿痒，风眼泪下，除齿痛，血闭，妇人血沥腰痛。（甄权）

润肝燥，治督脉为病，脊强而厥。（好古）

治口舌生疮、大便燥结，起目中倒睫。（时珍）

【发明】〔宗奭曰〕治头面风痛，不可缺此。

〔元素曰〕细辛气温，味大辛，气厚于味，阳也，

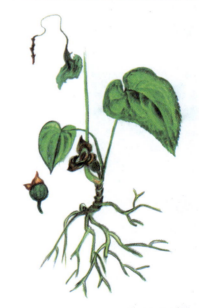

细辛

升也，入足厥阴、少阴血分，为手少阴引经之药。香味俱细，故入少阴，与独活相类。以独活为使，治少阴头痛如神。亦治诸阳头痛，诸风通用之。味辛而热，温少阴之经，散水气以去内寒。

〔成无已曰〕水停心下不行，则肾气燥，宜辛以润之。细辛之辛，以行水气而润燥。

〔杲曰〕胆气不足，细辛补之。又治邪气自里之表，故仲景少阴证，用麻黄附子细辛汤。

〔时珍曰〕气之厚者能发热，阳中之阳也。辛温能散，故诸风寒风湿头痛痰饮胸中滞气惊痫者，宜用之。口疮喉痹䘌齿诸病用之者，取其能散浮热，亦火郁则发之义也。辛能泄肺，故风寒咳嗽上气者，宜用之。辛能补肝，故胆气不足，惊痫眼目诸病，宜用之。辛能润燥，故通少阴及耳窍，便涩者宜用之。

〔承曰〕细辛非华阴者不得为真。若单用末，不可过一钱。多则气闷塞不通者死，虽死无伤。近年开平狱中尝治此，不可不记。非本有毒，但不识多寡耳。

半，为末。每服一钱，柿蒂汤下。（《外台秘要》）

小儿客忤（口不能言）。细辛、桂心末等分，以少许内口中。（《外台秘要》）

小儿口疮。细辛末，醋调，贴脐上。（《卫生家宝方》）

口舌生疮。细辛、黄连等分，为末掺之，漱涎甚效，名兼金散。一方用细辛、黄檗。（《三因方》）

口臭䘌齿（肿痛）。细辛煮浓汁，热含冷吐，取瘥。（《圣惠方》）

鼻中息肉。细辛末，时时吹之。（《圣惠方》）

诸般耳聋。细辛末，溶黄蜡丸鼠屎大，绵裹一丸塞之，一二次即愈。须戒怒气，名聪耳丸。（龚氏《经验方》）

暗风卒倒（不省人事）。细辛末，吹入鼻中。（危氏《得效方》）

附方

虚寒呕哕（饮食不下）。细辛去叶半两，丁香二钱

芒

《拾遗》

释名 杜荣、笆芒、笆茅。〔时珍曰〕芒，《尔雅》作苞。今俗谓之笆茅，可以为篱笆故也。

集解 〔藏器曰〕《尔雅》：苞，杜荣。郭璞注云：草似茅，皮可为绳索履屩也。今东人多以为箔。又曰：石芒生高山，如芒而节短，江西呼为折草，六七月生穗如荻。

〔时珍曰〕芒有二种，皆丛生，叶皆如茅而大，长四五尺，甚快利，伤人如锋刃。七月抽长茎，开白花成穗，如芦苇花者，芒也；五月抽短茎，开花如芒者，石芒也。并于花将放时剥其箨皮，可为绳箔草履诸物，其茎穗可为扫帚也。

【气味】甘，平，无毒。

【主治】人畜为虎狼等伤，恐毒入内，取茎杂葛根浓煮汁服，亦生取汁服。（藏器）

煮汁服，散血。（时珍）

【主治】产妇血满腹胀痛，血渴，恶露不尽，月闭，止好血，下恶血，去鬼气疰痛癥结，酒煮服之。亦烧末，酒下。弥久着烟者佳。（藏器）

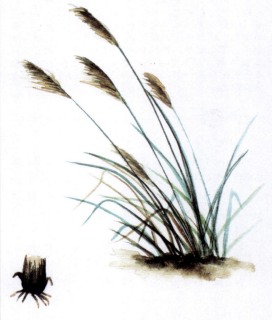

芒

水仙

《会编》

释名 金盏银台。〔时珍曰〕此物宜卑湿处，不可缺水，故名水仙。金盏银台，花之状也。

集解 〔机曰〕水仙花叶似蒜，其花香甚清。九月初栽于肥壤，则花茂盛，瘦地则无花。五月初收根，以童尿浸一宿，晒干，悬火暖处。若不移宿根更旺。〔时珍曰〕水仙丛生下湿处。其根似蒜及薤而长，外有赤皮裹之。冬月生叶，似薤及蒜。春初抽茎，如葱头。茎头开花数朵，大如簪头，状如酒杯，五尖上承，黄心，宛然盏样，其花莹韵，其香清幽，一种千叶者，花皱，下轻黄而上淡白，不作杯状，人重之，指为真水仙，盖不然，乃一物二种尔。亦有红花者。按段成式《酉阳杂俎》云：捺祇出拂林国，根大如鸡卵，苗长三四尺，叶似蒜叶，中心抽条，茎端开花，六出，红白色，花心黄赤，不结子，冬生夏死。取花压油，涂身去风气，据此形状，与水仙仿佛，岂外国名谓不同耶？

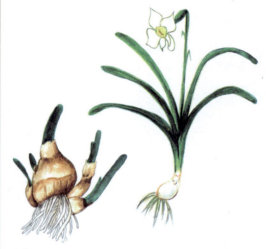

水仙

根

【气味】苦、微辛，滑，寒，无毒。
〔土宿真君曰〕取汁伏汞，煮雄黄，拒火。
【主治】痈肿及鱼骨硬。（时珍）

花

【主治】作香泽，涂身理发，去风气。又疗妇人五心发热，同干荷叶、赤芍药等分，为末，白汤每服二钱，热自退也。（时珍）

杜衡

《别录》中品

释名 杜葵、马蹄香、土卤、土细辛。〔恭曰〕杜衡叶似葵，形似马蹄，故俗名马蹄香。

集解 〔《别录》曰〕杜衡生山谷，三月三日采根，熟洗暴干。
〔弘景曰〕根叶都似细辛，惟气小异尔。处处有之。方药少用，惟道家服之。令人身衣香。
〔恭曰〕生山之阴，水泽下湿地。叶似葵，形如马蹄。根似细辛、白前等。今俗以及己代之，谬矣。及己独茎，茎端四叶，叶间白花，殊无芳气。有毒，服之令人吐，惟疗疮疥，不可乱杜衡也。
〔颂曰〕今江淮间皆有之。春初于宿根上生苗，叶似马蹄下状，高二三寸，茎如麦藁粗细，每窠上有五七叶，或八九叶，别无枝蔓。又于茎叶间罅内芦头上贴地生紫花，其花似见不见，暗结实如豆大，窠内有碎子，似天仙子。苗叶俱青，经霜即枯，其根成空，有似饭帚密闹，细长四五寸，粗于细辛，微黄白色，味辛，江淮俗呼为马蹄香。

〔宗奭曰〕杜衡用根似细辛，但根色白，叶如马蹄之下。市人往往以乱细辛，将二物相对，便见真伪。况细辛惟出华州者良。杜衡色黄，拳局而脆，干则作团。
〔时珍曰〕按《土宿本草》云：杜细辛，叶圆如马蹄，紫背者良，江南、荆湖、川陕、闽广俱有之。取自然汁，可伏硫、砒，制汞。

根

【气味】辛，温，无毒。
【主治】风寒咳逆。作浴汤，香人衣体。（《别录》）
止气奔喘促，消痰饮，破留血，项间瘿瘤之疾。

（甄权）

下气杀虫。（时珍）

【发明】〔时珍曰〕古方吐药往往用杜衡者，非杜衡也，乃及己也。及己似细辛而有毒，吐人。昔人多以及己当杜衡，杜衡当细辛，故尔错误也。杜衡则无毒，不吐人，功虽不及细辛，而亦能散风寒，下气消痰，行水破血也。

附方

风寒头痛（伤风伤寒，头痛发热，初觉者）。马蹄香为末，每服一钱，热酒调下，少顷饮热茶一碗，催之出汗即愈，名香汗散。（王英《杏林摘要》）

饮水停滞（大热行极，及食热饼后，饮冷水过多不消，停滞在胸不利，呼吸喘息者）。杜衡三分，瓜蒂二分，人参一分，为末。汤服一钱，日二服，取吐为度。（《肘后方》）

痰气哮喘。马蹄香焙研，每服二三钱，正发时淡醋调下，少顷吐出痰涎为验。（《普济方》）

噎食膈气。马蹄香四两，为末，好酒三升，熬膏。每服二匙，好酒调下，日三服。（孙氏《集效方》）

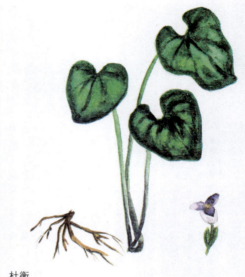

杜衡

吐血瘀聚。凡吐血后，心中不闷者必止；若烦躁闷乱刺胀者，尚有瘀血在胃，宜吐之。方同饮水停滞。

缩砂密

宋《开宝》

释名 〔时珍曰〕名义未详。藕下白蒻多蔤，取其密藏之意。此物实在根下，仁藏壳内，亦或此意欤。

集解 〔珣曰〕缩砂密生西海及西戎、波斯诸国。多从安东道来。

〔志曰〕生南地。苗似廉姜，子形如白豆蔻，其皮紧厚而皱，黄赤色，八月采之。

〔颂曰〕今惟岭南山泽间有之。苗茎似高良姜，高三四尺，叶青，长八九寸，阔半寸已来。三月、四月开花在根下，五六月成实，五七十枚作一穗，状似益智而圆，皮紧厚而皱，有粟纹，外有细刺，黄赤色。皮间细子一团，八隔，可四十余粒，如大黍米，外微黑色，内白而香，似白豆蔻仁。七月、八月采之。辛香可调食味，及蜜煎糖缠用。

仁

【气味】辛，温，涩，无毒。

【主治】虚劳冷泻，宿食不消，赤白泄痢，腹中虚痛下气。（《开宝》）

主冷气腹痛，止休息气痢劳损，消化水谷，温暖脾胃。（甄权）

上气咳嗽，奔豚鬼疰，惊痫邪气。（藏器）

一切气，霍乱转筋，能起酒香味。（《大明》）

和中行气，止痛安胎。（杨士瀛）

治脾胃气结滞不散。（元素）

补肺醒脾，养胃益肾，理元气，通滞气，散寒饮胀痞，噎膈呕吐，止女子崩中，除咽喉口齿浮热。化铜铁骨哽。（时珍）

【发明】〔时珍曰〕按韩㦖《医通》云：肾恶燥。以辛润之。缩砂仁之辛，以润肾燥。又云：缩砂属土，主醒脾调胃，引诸药归宿丹田。香而能窜，和合五脏冲和之气，如天地以土为冲和之气，故补肾药用同地黄丸蒸，取其达下之旨也。又化骨食草木药及方士炼三黄皆用之，不知其性何以能制此物也？

草　部

附方

冷滑下痢（不禁，虚羸）。用缩砂仁熬为末，以羊子肝薄切掺之，瓦上焙干为末，入二姜末等分，饭丸梧子大，每服四十丸，白汤下，日二服。又方：缩砂仁、炮附子、干姜、厚朴、陈橘皮等分，为末，饭丸梧子大。每服四十丸，米饮下，日二服。（并《药性论》）

大便泻血（三代相传者）。缩砂仁为末，米饮热服二钱，以愈为度。（《十便良方》）

小儿脱肛。缩砂去皮为末，以猪腰子一片，批开擦末在内，缚定，煮熟与儿食，次服白矾丸。如气逆肿喘者，不治。（《保幼大全》）

遍身肿满（阴亦肿者）。用缩砂仁、土狗一个，等分，研，和老酒服之。（《直指方》）

痰气膈胀。砂仁捣碎，以萝卜汁浸透，焙干为末。每服一二钱，食远沸汤服。（《简便方》）

上气咳逆。砂仁（洗净，炒研）、生姜（连皮）等分，捣烂，热酒食远泡服。（《简便方》）

子痫昏冒。缩砂和皮炒黑，热酒调下二钱。不饮者，米饮下。此方安胎止痛皆效，不可尽述。（温隐居方）

妊娠胎动（偶因所触，或跌坠伤损，致胎不安，痛不可忍者）。缩砂熨斗内炒热，去皮用仁，捣碎。每服二钱，热酒调下。须臾觉腹中胎动处极热，即胎已安矣。神效。（孙尚药方）

妇人血崩。新缩砂仁，新瓦焙研末，米饮服三

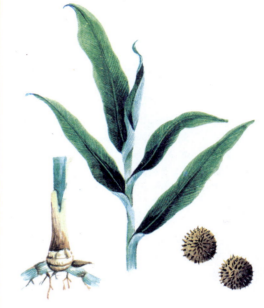

缩砂密

钱。（《妇人良方》）

热拥咽痛。缩砂壳为末，水服一钱。（戴原礼方）

牙齿疼痛。缩砂常嚼之良。（《直指方》）

口吻生疮。缩砂壳煅研，擦之即愈。此蔡医博秘方也。（黎居士《简易方》）

鱼骨入咽。缩砂、甘草等分，为末。绵裹含之咽汁，当随痰出矣。（王璆《百一选方》）

当归

《本经》中品

释名　乾归、山蕲、白蕲。〔颂曰〕按《尔雅》：薜，山蕲。又云：薜，白蕲。薜音百。蕲即古芹字。〔时珍曰〕当归本非芹类，特以花叶似芹，故得芹名。古人娶妻为嗣续也，当归调血为女人要药，有思夫之意，故有当归之名。

集解　〔时珍曰〕今陕、蜀、秦州、汶州诸处人多栽莳为货。以秦归头圆尾多色紫气香肥润者，名马尾归，最胜他处；头大尾粗色白坚枯者，为镵头归，止宜入发散药尔。

根

气味　苦，温，无毒。

主治　咳逆上气，温疟寒热洗洗在皮肤中，妇人漏下绝子，诸恶疮疡金疮，煮汁饮之。（《本经》）

温中止痛，除客血内塞，中风痓汗不出，湿痹中恶，客气虚冷，补五脏，生肌肉。（《别录》）

止呕逆，虚劳寒热，下痢腹痛齿痛，女人沥血腰痛，崩中，补诸不足。（甄权）

治一切风、一切血,补一切劳,破恶血,养新血,及症癖、肠胃冷。(《大明》)

治头痛,心腹诸痛,润肠胃筋骨皮肤,治痈疽,排脓止痛,和血补血。(时珍)

主痿癖嗜卧,足下热而痛。冲脉为病,气逆里急。带脉为病,腹痛,腰溶溶如坐水中。(好古)

【发明】〔权曰〕患人虚冷者,加而用之。

〔承曰〕世俗多谓惟能治血,而《金匮》、《外台》、《千金》诸方皆为大补不足、决取立效之药。古方用治妇人产后恶血上冲,取效无急于此。凡气血昏乱者,服之即定。可以补虚,备产后要药也。

〔宗奭曰〕《药性论》补女子诸不足一说,尽当归之用矣。

〔成无己曰〕脉者血之府,诸血皆属心。凡通脉者,必先补心益血。故张仲景治手足厥寒、脉细欲绝者,用当归之苦温以助心血。

〔元素曰〕其用有三:一心经本药,二和血,三治诸病夜甚。凡血受病,必须用之。血壅而不流则痛,当归之甘温能和血,辛温能散内寒,苦温能助心散寒,使气血各有所归。

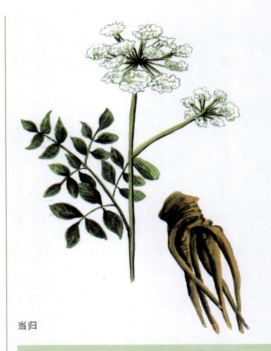

当归

顿服。(《肘后方》)

妇人百病(诸虚不足者)。当归四两,地黄二两,为末,蜜丸梧子大。每食前,米饮下十五丸。(太医支法存方)

附方

小便出血。当归四两(剉),酒三升,煮取一升,

木香

《本经》上品

释名 蜜香、青木香。〔时珍曰〕木香,草类也。本名蜜香,因其香气如蜜也。缘沉香中有蜜香,遂讹此为木香尔。

集解 〔时珍曰〕木香,南方诸地皆有。《一统志》云:叶类丝瓜,冬月取根,晒干。

【气味】辛,温,无毒。

【主治】邪气,辟毒疫温鬼,强志,主淋露。久服不梦寤魇寐。(《本经》)

消毒,杀鬼精物,温疟蛊毒,气劣气不足,肌中偏寒,引药之精。(《别录》)

治心腹一切气,膀胱冷痛,呕逆反胃,霍乱泄泻痢疾,健脾消食,安胎。(《大明》)

九种心痛,积年冷气,痃癖症块胀痛,壅气上冲,烦闷羸劣,女人血气刺心,痛不可忍,末酒服

之。(甄权)

散滞气,调诸气,和胃气,泄肺气。(元素)

行肝经气。煨熟,实大肠。(震亨)

治冲脉为病,逆气里急,主胏渗小便秘。(好古)

【发明】〔弘景曰〕青木香,大秦国人以疗毒肿、消恶气有验。今惟制蛀虫丸用之。常以煮汁沐浴大佳。

〔宗奭曰〕木香专泄决胸腹间滞塞冷气,他则次之。得橘皮、肉豆蔻、生姜相佐使绝佳,效尤速。

〔元素曰〕木香除肺中滞气。若治中下二焦气结滞,及不转运,须用槟榔为使。

〔震亨曰〕调气用木香,其味辛,气能上升,如气

草 部

郁不达者宜之。若阴火冲上者，则反助火邪，当用黄檗、知母，而少以木香佐之。

〔好古曰〕《本草》云：主气劣，气不足，补也；通壅气，导一切气，破也。安胎，健脾胃，补也；除痃癖症块，破也。其不同如此。洁古张氏但言调气，不言补也。

〔机曰〕与补药为佐则补，与泄药为君则泄也。

〔权曰〕《隋书》言樊子盖为武威太守，车驾入吐谷浑，子盖以彼多瘴气，献青木香以御雾露之邪。

附方

气滞腰痛。青木香、乳香各二钱，酒浸，饭上蒸，均以酒调服。（《圣惠方》）

腋臭阴湿（凡腋下、阴下湿臭，或作疮）。青木香以好醋浸，夹于腋下、阴下。为末敷之。（《外台秘要》）

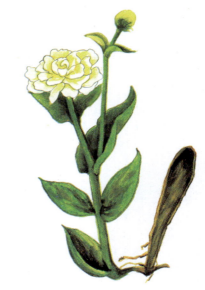

木香

白前

《别录》中品

释名 石蓝、嗽药。〔时珍曰〕名义未详。

集解 〔弘景曰〕白前出近道，根似细辛而大，色白不柔易折，气嗽方多用之。

 根

【气味】甘，微温，无毒。

【主治】胸胁逆气，咳嗽上气，呼吸欲绝。（《别录》）

主一切气，肺气烦闷，贲豚肾气。（《大明》）

降气下痰。（时珍）

【发明】〔宗奭曰〕白前能保定肺气，治嗽多用，以温药相佐使尤佳。

〔时珍曰〕白前色白而味微辛甘，手太阴药也。长于降气，肺气壅实而有痰者宜之。若虚而长哽气者，不可用也。张仲景治嗽而脉沉，泽漆汤中亦用之。其方见《金匮要略》，药多不录。

附方

久嗽唾血。白前、桔梗、桑白皮三两（炒），甘草

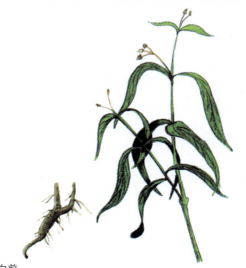

白前

一两（炙），水六升，煮一升，分三服。忌猪肉、菘菜。（《外台》）

133

白薇

《本经》中品

【释名】 薇草、白幕、春草。〔时珍曰〕微,细也。其根细而白也。

【集解】〔颂曰〕今陕西诸郡及舒、滁、润、辽州亦有之。茎叶俱青,颇类柳叶。六、七月开花,八月结实。其根黄白色,类牛膝而短小,今人八月采之。

 根

【气味】 苦、咸、平,无毒。

【主治】 暴中风身热肢满,忽忽不知人,狂惑邪气,寒热酸疼,温疟洗洗,发作有时。(《本经》)

疗伤中淋露,下水气,利阴气,益精。久服利人。(《别录》)

风温灼热多眠,及热淋遗尿,金疮出血。(时珍)

【发明】〔时珍曰〕白薇古人多用,后世罕能知之。按张仲景治妇人产中虚烦呕逆,安中益气,竹皮丸方中,用白薇同桂枝各一分,竹皮、石膏各三分,甘草七分,枣肉为大丸,每以饮化一丸服。云有热者倍白薇,则白薇性寒,乃阳明经药也。徐之才《药对》言:白薇恶大枣,而此方又以枣为丸,盖恐诸药寒凉伤脾胃尔。

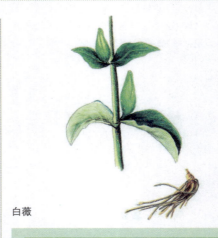

白薇

附方

妇人遗尿(不拘胎前产后)。白薇、芍药各一两,为末。酒服方寸匕,日三服。(《千金方》)

芎䓖

《本经》上品

【释名】 胡䓖、川芎。〔时珍曰〕芎本作营,名义未详。或云:人头穹窿穷高,天之象也。此药上行,专治头脑诸疾,故有芎䓖之名。以胡戎者为佳,故曰胡䓖。

【集解】〔时珍曰〕蜀地少寒,人多栽莳,深秋茎叶亦不萎也。清明后宿根生苗,分其枝横埋之,则节节生根。八月根下始结芎䓖,乃可掘取,蒸暴货之。

 根

【气味】 辛,温,无毒。

【主治】 一切风,一切气,一切劳损,一切血。补五劳,壮筋骨,调众脉,破癥结宿血,养新血,吐血鼻血溺血,脑痈发背,瘰疬瘿赘,痔瘘疮疥,长肉排脓,消瘀血。(《大明》)

燥湿,止泻痢,行气开郁。(时珍)

【发明】〔元素曰〕川芎上行头目,下行血海,故治神及四物汤皆用之。能散肝经之风,治少阳厥阴经头痛,及血虚头痛之圣药也。其用有四:为少阳引经,一也;诸经头痛,二也;助清阳之气,三也;去湿气在头,四也。

〔时珍曰〕芎䓖,血中气药也。肝苦急,以辛补之,故血虚者宜之。《左传》言麦麹、鞠穷御湿,治河鱼腹疾。予治湿泻每加二味,其应如响也。血痢已通而痛不止者,乃阴亏气郁,药中加芎为佐。气行血调,其病立止。此皆医学妙旨,圆机之士,始可语之。

〔宗奭曰〕沈括《笔谈》云:一族子旧服芎䓖,

草 部

医郑叔熊见之云：芎䓖不可久服，多令人暴死。后族子果无疾而卒。又朝士张子通之妻，病脑风，服芎䓖甚久，一旦暴亡。皆目见者。此皆单服既久，则走散真气。若使他药佐使，又不久服，中病便已，则焉能至此哉？

〔虞抟曰〕骨蒸多汗，及气弱之人，不可久服。其性辛散，令真气走泄，而阴愈虚也。

附方

崩中下血（昼夜不止）。用芎䓖一两，清酒一大盏，煎取五分，徐徐进之。（《千金方》）

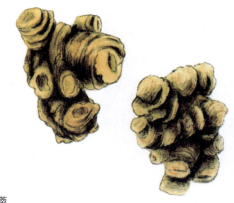

芎䓖

芍药

《本经》中品

释名 将离、犁食、白术、余容。〔时珍曰〕芍药，犹绰约也。绰约，美好貌。此草花容绰约，故以为名。

集解 〔时珍曰〕昔人言洛阳牡丹、扬州芍药甲天下。今药中所用，亦多取扬州者。

 根

【气味】苦，平，无毒。

【主治】通顺血脉，缓中，散恶血，逐贼血，去水气，利膀胱大小肠，消痈肿，时行寒热，中恶腹痛腰痛。（《别录》）

治脏腑壅气，强五脏，补肾气，治时疾骨热，妇人血闭不通，能蚀脓。（甄权）

女人一切病，胎前产后诸疾，治风补劳，退热除烦益气，惊狂头痛，目赤明目，肠风泻血痔瘘，发背疮疥。（《大明》）

止下痢腹痛后重。（时珍）

【发明】〔元素曰〕白补赤散，泻肝补脾胃。酒浸行经，止中部腹痛。与姜同用，温经散湿通塞，利腹中痛，胃气不通。白芍入脾经补中焦，乃下利必用之药。盖泻利皆太阴病，故不可缺此。得炙甘草为佐，治腹中痛，夏月少加黄芩，恶寒加桂，此仲景神方也。其用凡六：安脾经，一也；治腹痛，二也；收胃气，三也；止泻痢，四也；和血脉，五也；固腠理，六也。

〔时珍曰〕白芍药益脾，能于土中泻木。赤芍药散邪，能行血中之滞。《日华子》言赤补气，白治血，欠

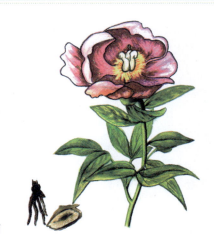

芍药

审矣。产后肝血已虚，不可更泻，故禁之。酸寒之药多矣，何独避芍药耶？以此颂曰张仲景治伤寒多用芍药，以其主寒热、利小便故也。

附方

赤白带下（年深月久不瘥者）。取白芍药三两，并干姜半两，剉熬令黄，捣末。空心水饮服二钱匕，日再服。《广济方》：只用芍药炒黑，研末，酒服之。（《贞元广利方》）

135

徐长卿

《本经》上品

释名 别仙踪。〔时珍曰〕徐长卿，人名也，常以此药治邪病，人遂以名之。

集解 〔颂曰〕今淄齐淮泗间皆有之，三月、四月采，谓之别仙踪。
〔时珍曰〕鬼督邮、及己之乱杜衡，其功不同，苗亦不同也。徐长卿之乱鬼督邮，其苗不同，其功同也。杜衡之乱细辛，则根苗功用皆仿佛，乃弥近而大乱也。不可不审。

【气味】辛，温，无毒。

【主治】鬼物百精蛊毒，疫疾邪恶气，温疟。久服强悍轻身。（《本经》）

【发明】〔时珍曰〕《抱朴子》言：上古辟瘟疫有徐长卿散，良效。今人不知用此。

附方

小便关格。徐长卿汤：治气壅关格不通，小便淋结，脐下妨闷。徐长卿（炙）半两，茅根三分，

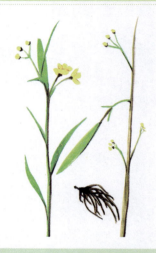

徐长卿

木通、冬葵子一两，滑石二两，槟榔一分，瞿麦穗半两，每服五钱，水煎，入朴硝一钱，温服，日二服。（《圣惠方》）

荜茇

宋《开宝》

释名 荜拨。〔时珍曰〕荜拨当作荜茇，出《南方草木状》，番语也。陈藏器《本草》作毕勃，《扶南传》作逼拨，《大明会典》作毕茇。又段成式《酉阳杂俎》云：摩伽陀国呼为荜拨梨，拂林国呼为阿梨诃陀。

集解 〔恭曰〕荜拨生波斯国。丛生，茎叶似蒟酱，其子紧细，味辛烈于蒟酱。胡人将来，入食味用也。
〔颂曰〕今岭南特有之，多生竹林内。正月发苗作丛，高三四尺，其茎如箸。叶青圆如蕺菜，阔二三寸如桑，面光而厚。三月开花白色在表。七月结子如小指大，长二寸已来，青黑色，类椹子而长。九月收采，灰杀曝干。南人爱其辛香，或取叶生茹之。复有舶上来者，更辛香。

【气味】辛，大温，无毒。

【主治】温中下气，补腰脚，杀腥气，消食，除胃冷，阴疝痃癖。（藏器）
霍乱冷气，心痛血气。（《大明》）
水泻虚痢，呕逆醋心，产后泄痢，与阿魏和合良。

得诃子、人参、桂心、干姜，治脏腑虚冷肠鸣泄痢，神效。（李珣）
治头痛鼻渊牙痛。（时珍）

【发明】〔颂曰〕按《唐太宗实录》云：贞观中，上以气痢久未痊，服名医药不应，因诏访求其方。有卫士进黄牛乳煎荜茇方，御用有效。刘禹锡亦记其事云，后累试于虚冷者必效。

附方

暴泄身冷。自汗，甚则欲呕，小便清，脉微弱，

宜已寒丸治之。荜茇、肉桂各二钱半，高良姜、干姜各三钱半，为末，糊丸梧子大。每服三十丸，姜汤送下。（《和剂局方》）

冷痰恶心。荜茇一两，为末，食前用米汤服半钱。（《圣惠方》）

胃冷口酸（流清水，心下连脐痛）。用荜茇半两，厚朴姜汁（浸炙）一两，为末，入熟鲫鱼肉，研和丸绿豆大。每米饮下二十丸，立效。（余居士《选奇方》）

瘴气成块（在腹不散）。用荜茇一两，大黄一两，并生为末，入麝香少许，炼蜜丸梧子大，每冷酒服三十丸。（《永类钤方》）

鼻流清涕。荜茇末吹之，有效。（《卫生易简方》）

风虫牙痛。荜茇末揩之，煎苍耳汤漱去涎。《本草全度》：用荜茇末、木鳖子肉，研膏化开，嗜鼻。《圣济总录》：用荜茇、胡椒等分，为末，化蜡丸麻子大，每以一丸塞孔中。

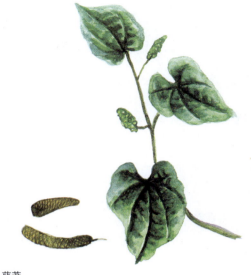

荜茇

藁本

《本经》中品

释名 藁茇、鬼卿。〔时珍曰〕古人香料用之，呼为藁本香。《山海经》名藁茇。

集解 〔时珍曰〕江南深山中皆有之。根似芎䓖而轻虚，味麻，不堪作饮也。

根

【气味】辛，温，无毒。

【主治】妇人疝瘕，阴中寒肿痛，腹中急，除风头痛，长肌肤，悦颜色。（《本经》）

治太阳头痛、巅顶痛，大寒犯脑，痛连齿颊。（元素）

治痈疽，排脓内塞。（时珍）

【发明】〔元素曰〕藁本乃太阳经风药，其气雄壮，寒气郁于本经，头痛必用之药。巅顶痛非此不能除。与木香同用，治雾露之清邪中于上焦。与白芷同作面脂。既治风，又治湿，亦各从其类也。

附方

干洗头屑。藁本、白芷等分，为末。夜擦旦梳，垢自去也。（《便民图纂》）

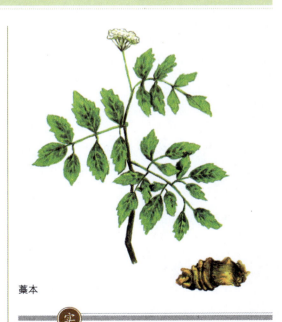

藁本

实

【主治】风邪流入四肢。（《别录》）

白芷

《本经》中品

【释名】 白茝（音止）。〔时珍曰〕徐锴云，初生根干为茝，则白芷之义取乎此也。

【集解】〔《别录》曰〕白芷生河东川谷下泽，二月、八月采根暴干。

〔颂曰〕所在有之，吴地尤多。根长尺余，粗长尺余，粗细不等，白色。枝干去地五寸以上。春生叶，相对婆娑，紫色，阔三指许。花白微黄。入伏后结子，立秋后苗枯。二月、八月采根暴干。以黄泽者为佳。

【气味】 辛，温，无毒。

【主治】 女人漏下赤白，血闭阴肿，寒热，头风侵目泪出，长肌肤，润泽颜色，可作面脂。（《本经》）

疗风邪，久渴吐呕，两胁满，风痛头眩目痒。可作膏药。（《别录》）

治目赤胬肉，去面皯疵瘢，补胎漏滑落，破宿血，补新血，乳痈发背瘰疬，肠风痔瘘，疮痍疥癣，止痛排脓。（《大明》）

能蚀脓，止心腹血刺痛，女人沥血腰痛，血崩。（甄权）

解利手阳明头痛、中风寒热，及肺经风热、头面皮肤风痹燥痒。（元素）

治鼻渊鼻衄，齿痛，眉棱骨痛，大肠风秘，小便去血，妇人血风眩晕，翻胃吐食，解砒毒蛇伤，刀箭金疮。（时珍）

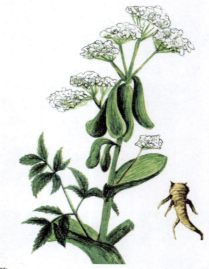

白芷

附方

一切伤寒。神白散（又名圣僧散）：治时行一切伤寒，不问阴阳轻重、老少男女孕妇，皆可服之。用白芷一两，生甘草半两，姜三片，葱白三寸，枣一枚，豉五十粒，水二碗，煎服取汗。不汗再服。病至十余日未得汗者，皆可服之。此药可卜人之好恶也。如煎得黑色，或误打翻，即难愈；如煎得黄色，无不愈者。煎时要至诚，忌妇人鸡犬见。（《卫生家宝方》）

风寒流涕。香白芷一两，荆芥穗一钱，为末，蜡茶点服二钱。（《百一选方》）

偏正头风。百药不治，一服便可，天下第一方也。香白芷（炒）二两五钱，川芎（炒）、甘草（炒）、川乌头（半生半熟）各一两，为末。每服一钱，细茶、薄荷汤调下。（谈野翁《试效方》）

风热牙痛。香白芷一钱，朱砂五分，为末。蜜丸芡子大，频用擦牙。此乃濠州一村妇以医人者，庐州郭医云，绝胜他药也。或以白芷、吴茱萸等分，浸水漱涎。（《医林集要》）

一切眼疾。白芷、雄黄为末，炼蜜丸龙眼大，朱砂为衣。每服一丸，食后茶下，日二服。名还睛丸。（《普济方》）

盗汗不止。太平白芷一两，辰砂半两，为末。每服二钱，温酒下。屡验。（朱氏《集验方》）

脚气肿痛。白芷、芥子等分，为末，姜汁和，涂之效。（《医方摘要》）

小便气淋（结涩不通）。白芷（醋浸，焙干）二两，为末。煎木通、甘草酒调下一钱，连进二服。（《普济方》）

【主治】 作浴汤，去尸虫。（《别录》）

浴丹毒瘾疹风瘙。（时珍）

蛇床

《本经》上品

释名 蛇粟、墙蘼。〔时珍曰〕蛇虺喜卧于下食其子，故有蛇床、蛇粟诸名。

集解 〔时珍曰〕其花如碎米攒簇，其子两片合成，似蒔萝子而细。

子

【气味】苦，平，无毒。

【主治】妇人阴中肿痛，男子阴痿湿痒，除痹气，利关节，癫痫恶疮。久服轻身。（《本经》）

暖丈夫阳气，助女人阴气，治腰胯酸疼，四肢顽痹，缩小便，去阴汗湿癣齿痛，赤白带下，小儿惊痫，扑损瘀血，煎汤浴大风身痒。（《大明》）

【发明】〔时珍曰〕蛇床乃右肾命门、少阳三焦气分之药，《神农》列之上品，不独辅助男子，而又有益妇人。世人舍此而求补药于远域，岂非贱目贵耳乎？

附方

大肠脱肛。蛇床子、甘草各一两，为末。每服一钱，白汤下，日三服。并以蛇床末敷之。（《经验方》）

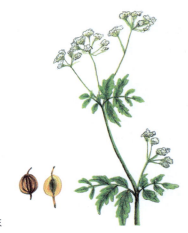

蛇床

阳事不起。蛇床子、五味子、菟丝子等分，为末，蜜丸梧子大。每服三十丸，温酒下，日三服。（《千金方》）

牡丹

《本经》中品

释名 木芍药、花王。〔时珍曰〕牡丹以色丹者为上，虽结子而根上生苗，故谓之牡丹。

集解 〔时珍曰〕牡丹惟取红白单瓣者入药。其千叶异品，皆人巧所致，气味不纯，不可用。

根皮

【气味】辛，寒，无毒。

【主治】除时气头痛，客热五劳，劳气头腰痛，风噤癫疾。（《别录》）

久服轻身益寿。（《吴普》）

治冷气，散诸痛，女子经脉不通，血沥腰痛。（甄权）

通关腠血脉，排脓，消扑损瘀血，续筋骨，除风痹，落胎下胞，产后一切冷热血气。（《大明》）

治神志不足，无汗之骨蒸，衄血吐血。（元素）

和血生血凉血，治血中伏火，除烦热。（时珍）

【发明】〔元素曰〕牡丹乃天地之精，为群花之首。叶为阳，发生也。花为阴，成实也。丹者赤色，火也。故能泻阴胞中之火。四物汤加之，治妇人骨蒸。又曰：牡丹皮入手厥阴、足少阴，故治无汗之骨蒸；地骨皮入足少阴、手少阴，故治有汗之骨蒸。神不足者手少阴，志不足者足少阴，故仲景肾气丸用之，治神志不足也。又能治肠胃积血，及吐血、衄血必用之药，故犀角地黄汤用之。

〔杲曰〕心虚，肠胃积热，心火炽甚，心气不足者，以牡丹皮为君。

〔时珍曰〕牡丹皮治手、足少阴、厥阴四经血分伏火。盖伏火即阴火也，阴火即相火也。古方惟以此治相火，故仲景肾气丸用之。后人乃专以黄檗治相火，不知牡丹之功更胜也。此乃千载秘奥，人所不知，今为拈出。赤花者利，白花者补，人亦罕悟，宜分别之。

附方

癫疝偏坠（气胀不能动者）。牡丹皮、防风等分，为末，酒服二钱，甚效。（《千金方》）

金疮内漏（血不出）。牡丹皮为末，水服三指撮，立尿出血也。（《千金方》）

下部生疮（已决洞者）。牡丹末，汤服方寸匕，日三服。（《肘后方》）

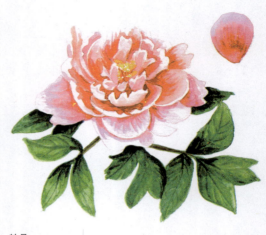

牡丹

荆三棱

宋《开宝》

释名 京三棱、草三棱、鸡爪三棱、黑三棱、石三棱。〔颂曰〕三棱，叶有三棱也。生荆楚地，故名荆三棱以著其地，《开宝本草》作京者误矣。又出草三棱条，云即鸡爪三棱，生蜀地，二月、八月采之。其实一类，随形命名尔，故并见之。

集解 〔藏器曰〕三棱总有三四种。京三棱，黄色体重，状若鲫鱼而小，又有黑三棱，状如乌梅而稍大，体轻有须，相连蔓延，作漆色，蜀人以织为器，一名䓆者，是也。疗体并同。

〔颂曰〕京三棱旧不著所出地土，今荆襄、江淮、济南、河陕间皆有之，多生浅水旁及陂泽中。春生苗，高三四尺。叶似莎草，极长，又似荻蒲叶而有三棱。五、六月抽茎，高四五尺，大如人指，有三棱如削成。茎端开花，大体皆如莎草而大，黄紫色。苗下即魁，初生成块如附子大，或有扁者，其旁有根横贯，一根则连数魁，魁上亦出苗。其魁皆扁长，如小鲫鱼，体重者，三棱也。其根末将尽一魁，未发苗，小圆如乌梅者，黑三棱也。又根之端钩曲如爪者，鸡爪三棱也。皆皮黑肌白而至轻。

〔时珍曰〕三棱多生荒废陂池湿地。春时丛生，夏秋抽高茎，茎端复生数叶，开花六七枝，花皆细碎成穗，黄紫色，中有细子。其叶茎花实俱有三棱，并与香附苗叶花实一样，但长大尔。其茎光滑三棱，如棕之叶茎。茎中有白穰，剖之织物，柔韧如藤。

根

修治 〔元素曰〕入用须炮熟。

〔时珍曰〕消积须用醋浸一日，炒或煮熟焙干，入药乃良。

气味 苦，平，无毒。

主治 老癖症瘕，积聚结块，产后恶血血结，通月水，堕胎，止痛利气。（《开宝》）

治气胀，破积气，消扑损瘀血，妇人血脉不调，心腹痛，产后腹痛血运。（《大明》）

心膈痛，饮食不消。（元素）

通肝经积血，治疮肿坚硬。（好古）

下乳汁。（时珍）

发明 〔好古曰〕三棱色白属金，破血中之气，肝经血分药也。三棱、莪术治积块疮硬者，乃坚者削之也。

〔志曰〕俗传昔人患症癖死，遗言令开腹取之。得病块，干硬如石，文理有五色。以为异物，削成刀柄。后因以刀刈三棱，柄消成水，乃知此药可疗症癖也。

〔时珍曰〕三棱能破气散结，故能治诸病，其功可近于香附而力峻，故难久服。按戴原礼《证治要诀》云：有人病症癖腹胀，用三棱、莪术，以酒煨煎服之，下一黑物如鱼而愈也。

附方

症瘕鼓胀。三棱煎：用三棱根（切）一石，水五石，煮三石，去滓更煎，取三斗汁入锅中，重汤煎如稠糖，密器收之。每旦酒服一匕，日二服。（《千金翼方》）

痃癖气块。草三棱、荆三棱、石三棱、青橘皮、陈橘皮、木香各半两，肉豆蔻、槟榔各一两，硇砂二钱，为末。糊丸梧子大，每姜汤服三十丸。（《奇效方》）

痃癖不瘥（胁下硬如石）。京三棱一两（炮），川大黄一两，为末，醋熬成膏。每日空心生姜橘皮汤下一匙，以利下为度。（《圣惠方》）

痞气胸满（口干，肌瘦食减，或时壮热）。石三棱、京三棱、鸡爪三棱（并炮）、蓬莪术三枚，槟榔一枚，青橘皮五十片（醋浸去白）、陈仓米一合（醋浸淘过），巴豆五十个（去皮），同青皮、仓米炒干，去豆。为末，糊丸绿豆大。每米饮下三丸，日一服。（《圣济总录》）

反胃恶心，药食不下。京三棱（炮）一两半，丁香三分，为末。每服一钱，沸汤点服。（《圣济总录》）

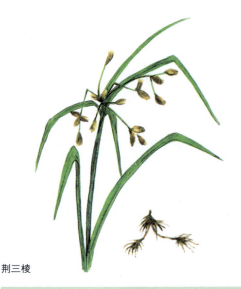

荆三棱

浑身燎疱。如棠梨状，每个出水，有石一片，如指甲大，其疱复生，抽尽肌肤肉，即不可治。用荆三棱、蓬莪术各五两，为末。分三服，酒调连进愈。（危氏《得效方》）

木贼

宋《嘉祐》

释名 〔时珍曰〕此草有节，面糙涩。治木骨者，用之磋擦则光净，犹云木之贼也。

集解 〔禹锡曰〕木贼出秦、陇、华、成诸郡近水地。苗长尺许，丛生。每根一干，无花叶，寸寸有节，色青，凌冬不凋。四月采之。
〔颂曰〕所在近水地有之，采无时，今用甚多。
〔时珍曰〕丛丛直上，长者二三尺，状似兔葱苗及棕心草，而中空有节，又似麻黄茎而稍粗，无枝叶。

茎

【气味】甘，微苦，无毒。

【主治】目疾，退翳膜，消积块，益肝胆，疗肠风，止痢，及妇人月水不断，崩中赤白。（《嘉祐》）
解肌，止泪止血，去风湿，疝痛，大肠脱肛。（时珍）

【发明】〔禹锡曰〕木贼得牛角䚡、麝香，治休息久痢。得禹余粮、当归、芎䓖，治崩中赤白。得槐蛾、桑耳，治肠风下血。得槐子、枳实，治痔疾出血。

〔震亨曰〕木贼去节烘过，发汗至易，《本草》不曾言及。
〔时珍曰〕木贼气温，味微甘苦，中空而轻，阳中之阴，升也，浮也。与麻黄同形同性，故亦能发汗解肌，升散火郁风湿，治眼目诸血疾也。

附方

急喉痹塞。木贼以牛粪火烧存性，每冷水服一钱，血出即安也。（《圣惠方》）
舌硬出血。木贼煎水漱之，即止。（《圣惠方》）
血痢不止。木贼五钱，水煎温服，一日一服。（《圣惠方》）
肠痔下血（多年不止）。用木贼、枳壳各二两，干

姜一两，大黄二钱半，并于铫内炒黑存性，为末。每粟米饮服二钱，甚效也。(苏颂《图经本草》)

大肠脱肛。木贼烧存性，为末掺之，按入即止。一加龙骨。(《三因方》)

妇人血崩。血气痛不可忍，远年近日不瘥者，雷氏木贼散主之。木贼一两，香附子一两，朴硝半两，为末。每服三钱，色黑者，酒一盏煎；红赤者，水一盏煎，和滓服，日二服。脐下痛者，加乳香、没药、当归各一钱，同煎。忌生冷硬物猪鱼油腻酒面。(《医垒元戎》)

胎动不安。木贼去节、川芎等分，为末。每服三钱，水一盏，入金银一钱，煎服。(《圣济总录》)

目昏多泪。木贼(去节)、苍术(泔浸)各一两，为末。每服二钱，茶调下。或蜜丸亦可。

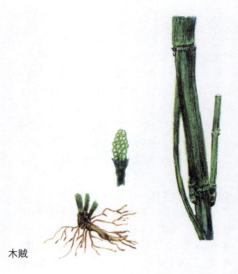
木贼

高良姜

《别录》中品

释名 蛮姜。子名红豆蔻。〔时珍曰〕陶隐居言此姜始出高良郡，故得此名。

集解 〔时珍曰〕按范成大《桂海志》云：红豆蔻花丛生，叶瘦如碧芦，春末始发。初开花抽一干，有大箨包之。箨拆花见。一穗数十蕊，淡红鲜妍，如桃杏花色。蕊重则下垂如葡萄，又如火齐璎珞及剪彩鸾枝之状。每蕊有心两瓣，人比之连理也。其子亦似草豆蔻。

修治 〔时珍曰〕高良姜、红豆蔻，并宜炒过入药。亦有以姜同吴茱萸、东壁土炒过入药用者。

气味 辛，大温，无毒。

主治 暴冷，胃中冷逆，霍乱腹痛。(《别录》)

下气益声，好颜色。煮饮服之，止痢。(藏器)

治风破气，腹内久冷气痛，去风冷痹弱。(甄权)

转筋泻痢，反胃呕食，解酒毒，消宿食。(《大明》)

含块咽津，治忽然恶心，呕清水，逡巡即瘥。若口臭者，同草豆蔻为末，煎饮。(苏颂)

健脾胃，宽噎膈，破冷癖，除瘴疟。(时珍)

发明 〔杨士瀛曰〕噫逆胃寒者，高良姜为要药，人参、茯苓佐之，为其温胃，解散胃中风邪也。

〔时珍曰〕《十全方》言：心脾冷痛，用高良姜，细

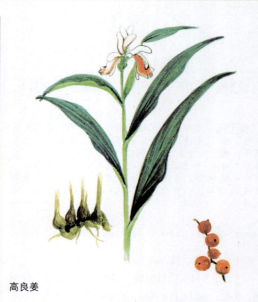
高良姜

剉微炒为末，米饮服一钱，立止。太祖高皇帝御制周颠仙碑文，亦载其有验云。又穆迹佛有治心口痛方云：凡男女心口一点痛者，乃胃脘有滞或有虫也。多因怒及受寒而起，遂致终身。俗言心气痛者，非也。用高良姜以酒洗七

次焙研，香附子以醋洗七次焙研，各记收之。病因寒得，用姜末二钱，附末一钱；因怒得，用附末二钱，姜末一钱；寒怒兼有，各一钱半，以米饮加入生姜汁一匙，盐一捻，服之立止。韩飞霞《医通》书亦称其功云。

附方

脚气欲吐。凡患脚气人，每旦饱食，午后少食，日晚不食。若饥，可食豉粥。若觉不消，欲致霍乱者，即以高良姜一两，水三升，煮一升，顿服尽，即消。若卒无者，以母姜一两代之，清酒煎服。虽不及高良姜，亦甚效也。

养脾温胃。去冷消痰，宽胸下气，大治心脾疼及一切冷物所伤。用高良姜、干姜等分，炮研末，面糊丸梧子大，每食后橘皮汤下十五丸。妊妇勿服。（《和剂局方》）

大蓟、小蓟

《别录》中品

释名 虎蓟（大蓟）、猫蓟（小蓟）、马蓟、刺蓟、山牛蒡、鸡顶草、千针草、野红花。

集解 〔恭曰〕大、小蓟叶虽相似，功力有殊。大蓟生山谷，根疗痈肿；小蓟生平泽，不能消肿，而俱能破血。

〔颂曰〕小蓟处处有之，俗名青刺蓟。二月生苗，二三寸时，并根作菜，茹食甚美。四月高尺余，多刺，心中出花，头如红蓝花而青紫色，北人呼为千针草。四月采苗，九月采根，并阴干用。大蓟苗根与此相似，但肥大尔。

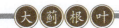

气味 甘，温，无毒。

主治 女子赤白沃，安胎，止吐血鼻衄，令人肥健。（《别录》）

捣根绞汁服半升，主崩中血下立瘥。（甄权）

叶：治肠痈，腹脏瘀血，作运扑损，生研，酒并小便任服。又恶疮疥癣，同盐研罯之。（《大明》）

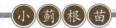

气味 甘，温，无毒。

主治 破宿血，生新血，暴下血，血痢，金疮出血，呕血等，绞取汁温服。作煎和糖，合金疮，及蜘蛛蛇蝎毒，服之亦佳。（藏器）

治热毒风，并胸膈烦闷，开胃下食，退热，补虚损。苗：去烦热，生研汁服。（《大明》）

发明 〔《大明》曰〕小蓟力微，只可退热，不似大蓟能健养下气也。

〔恭曰〕大小蓟皆能破血。但大蓟兼疗痈肿，而小蓟专主血，不能消肿也。

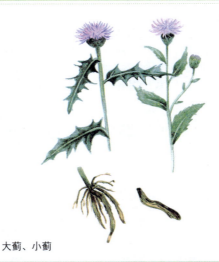

大蓟、小蓟

附方

心热吐血（口干）。用刺蓟叶及根，捣绞取汁，每顿服二小盏。（《圣惠方》）

卒泻鲜血。小蓟叶捣汁，温服一升。（《梅师方》）

堕胎下血。小蓟根叶、益母草五两，水三大碗，煮汁一碗，再煎至一盏，分二服，一日服尽。（《圣济总录》）

小便热淋。马蓟根捣汁服。（《圣惠方》）

鼻塞不通。小蓟一把，水二升，煮取一升，分服。（《外台秘要》）

益智子

宋《开宝》

释名 〔时珍曰〕脾主智,此物能益脾胃故也,与龙眼名益智义同。

集解 〔时珍曰〕按嵇含《南方草木状》云:益智,二月花,连着实,五、六月熟。其子如笔头而两头尖,长七八分,杂五味中,饮酒芬芳,亦可盐曝及作粽食。

【气味】辛,温,无毒。

【主治】遗精虚漏,小便余沥,益气安神,补不足,安三焦,调诸气。夜多小便者,取二十四枚碎,入盐同煎服,有奇验。(志)

冷气腹痛,及心气不足,梦泄赤浊,热伤心系,吐血血崩诸证。(时珍)

【发明】〔时珍曰〕益智大辛,行阳退阴之药也,三焦、命门气弱者宜之。按杨士瀛《直指方》云:心者脾之母,进食不止于和脾,火能生土,当使心药入脾胃药中,庶几相得。故古人进食药中,多用益智,土中益火也。

附方

心虚尿滑(及赤白二浊)。益智子仁、白茯苓、白术

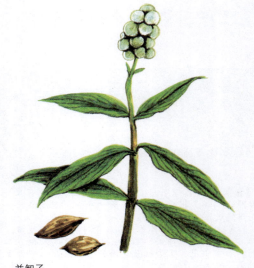

益智子

等分,为末,每服三钱,白汤调下。(《永类钤方》)

妇人崩中。益智子炒碾细,米饮入盐,服一钱。(《产宝》)

豆蔻

《别录》上品

释名 草豆蔻、漏蔻、草果。〔时珍曰〕按杨雄《方言》云:凡物盛多曰蔻。豆蔻之名,或取此义。豆,象形也。

集解 〔时珍曰〕草豆蔻、草果虽是一物,然微有不同。今建宁所产豆蔻,大如龙眼而形微长,其皮黄白薄而棱峭,其仁大如缩砂仁而辛香气和。滇广所产草果,长大如诃子,其皮黑厚而棱密,其子粗而辛臭,正如斑蝥之气。彼人皆用茗茶及作食料,恒用之物。广人取生草蔻入梅汁,盐渍令红,暴干荐酒,名红盐草果。其初结小者,名鹦哥舌。元朝饮膳,皆以草果为上供。南人复用一种火杨梅伪充草豆蔻,其形圆而粗,气味辛猛而不和,人亦多用之,或云即山姜实也。不可不辨。

【气味】辛,温,涩,无毒。

【主治】温中,心腹痛,呕吐,去口臭气。(《别录》)
调中补胃,健脾消食,去客寒,心与胃痛。(李杲)
治瘴疠寒疟,伤暑吐下泄痢,噎膈反胃,痞满吐酸,痰饮积聚,妇人恶阻带下,除寒燥湿,开郁破气,杀鱼肉毒。制丹砂。(时珍)

草 部

【发明】〔弘景曰〕豆蔻辛烈甚香，可常食之。其五和糁中物，皆宜人。豆蔻、廉姜、枸橼、甘蕉、麂目是也。

〔震亨曰〕草豆蔻性温，能散滞气，消膈上痰。若明知身受寒邪，口食寒物，胃脘作疼，方可温散，用之如鼓应桴。或湿痰郁结成病者，亦效。若热郁者不可用，恐积温成热也。必用栀子之剂。

〔时珍曰〕豆蔻治病，取其辛热浮散，能入太阴阳明，除寒燥湿，开郁化食之力而已。南地卑下，山岚烟瘴，饮啖酸咸，脾胃常多寒湿郁滞之病。故食料必用，与之相宜。然过多亦能助脾热伤肺损目。或云：与知母同用，治瘴疟寒热，取其一阴一阳无偏胜之害。盖草果治太阴独胜之寒，知母治阳明独胜之火也。

附方

心腹胀满（短气）。用草豆蔻一两，去皮为末。以木瓜生姜汤，调服半钱。（《千金方》）

脾痛胀满。草果仁二个，酒煎服之。（《直指方》）

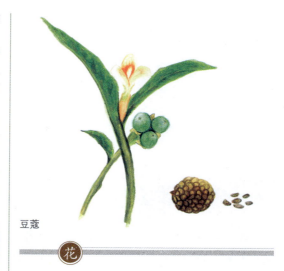

豆蔻

 花

【气味】辛，热，无毒。

【主治】下气，止呕逆，除霍乱，调中补胃气，消酒毒。（《大明》）

补骨脂

宋《开宝》

■ 释名 破故纸、婆固脂、胡韭子。〔时珍曰〕补骨脂言其功也。胡人呼为婆固脂，而俗讹为破故纸也。

■ 集解 〔《大明》曰〕徐表《南州记》云：是胡韭子也。南番者色赤，广南者色绿，入药微炒用。

子

【气味】辛，大温，无毒。

【主治】五劳七伤，风虚冷，骨髓伤败，肾冷精流，及妇人血气堕胎。（《开宝》）

男子腰疼，膝冷囊湿，逐诸冷痹顽，止小便，腹中冷。（甄权）

兴阳事，明耳目。（《大明》）

治肾泄，通命门，暖丹田，敛精神。（时珍）

【发明】〔颂曰〕破故纸今人多以胡桃合服，此法出于唐郑相国。自叙云：予为南海节度，年七十有五。越地卑湿，伤于内外，众疾俱作，阳气衰绝，服乳石补药，百端不应。元和七年，有诃陵国舶主李摩诃，知予病状，遂传此方并药。予初疑而未服，摩诃稽首固请，遂服之。经七八日而觉应验，自尔常服，其功神效。十年二月，罢郡归京，录方传之。用破故纸十两，净择去

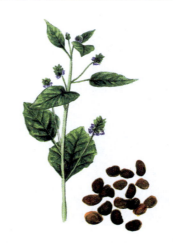

补骨脂

皮，洗过曝，捣筛令细。胡桃瓤二十两，汤浸去皮，细研如泥。即入前末，更以好蜜和，令如饴糖，瓷器盛之。旦日以暖酒二合，调药一匙服之，便以饭压。如不饮酒人，以暖热水调之，弥久则延年益气，悦心明目，

145

补添筋骨。但禁芸薹、羊血，余无所忌。此物本自外番随海舶而来，非中华所有。番人呼为补骨脂，语讹为破故纸也。王绍颜《续传信方》，载其事颇详，故录之。

〔时珍曰〕此方亦可作丸，温酒服之。按白飞霞《方外奇方》云：破故纸属火，收敛神明，能使心包之火与命门之火相通。故元阳坚固，骨髓充实，涩以治脱也。胡桃属木，润燥养血。血属阴，恶燥。故油以润之。佐破故纸，有木火相生之妙。故语云：破故纸无胡桃，犹水母之无虾也。

附方

牙痛日久。肾虚也。补骨脂二两，青盐半两，炒研擦之。（《御药院方》）

姜黄

《唐本草》

释名 蒁（音述）、宝鼎香。

集解 〔恭曰〕姜黄根叶都似郁金。其作之方法，与郁金同。西戎人谓之蒁。其味辛少苦多，亦与郁金同，惟花生异耳。

【气味】辛、苦，大寒，无毒。
【主治】心腹结积疰忤，下气破血，除风热，消痈肿，功力烈于郁金。（《唐本》）

治症瘕血块，通月经，治扑损瘀血，止暴风痛冷气，下食。（《大明》）

【发明】〔时珍曰〕姜黄、郁金、蒁药三物，形状功用皆相近。但郁金入心治血；而姜黄兼入脾，兼治气；蒁药则入肝，兼治气中之血，为不同尔。古方五痹汤用片子姜黄，治风寒湿气手臂痛。戴原礼《要诀》云：片子姜黄能入手臂治痛。其兼理血中之气可知。

附方

心痛难忍。姜黄一两，桂三两，为末。醋汤服一钱。

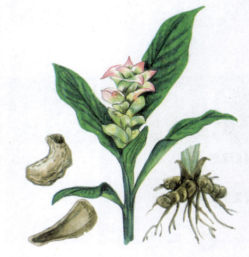

姜黄

（《经验方》）

疮癣初生。姜黄末掺之，妙。（《千金翼》）

郁金

《唐本草》

释名 马蒁。〔时珍曰〕此根形状皆似莪术，而医马病，故名马蒁。

集解 〔恭曰〕郁金生蜀地及西戎。苗似姜黄，花白质红，末秋出茎心而无实。其根黄赤，取四畔子根去皮火干,马药用之,破血而补,胡人谓之马蒁。岭南者有实似小豆蔻,不堪啖。

〔时珍曰〕郁金有二:郁金香是用花,见本条;此是用根者。其苗如姜,其根大小如指头,长者寸许,体圆有横纹如蝉腹状,外黄内赤。人以浸水染色,亦微有香气。

根

【气味】辛、苦,寒,无毒。

【主治】血积下气,生肌止血,破恶血,血淋尿血,金疮。(《唐本》)

单用,治女人宿血气心痛,冷气结聚,温醋摩服之。亦治马胀。(甄权)

凉心。(元素)

治阳毒入胃,下血频痛。(李杲)

治血气心腹痛,产后败血冲心欲死,失心癫狂蛊毒。(时珍)

【发明】〔震亨曰〕郁金属火、属土与水,其性轻扬上行,治吐血衄血,唾血血腥,及经脉逆行,并宜郁金末加韭汁、姜汁、童尿同服,其血自清。痰中带血者,加竹沥。又鼻血上行者,郁金、韭汁加四物汤服之。

〔时珍曰〕郁金入心及包络,治血病。《经验方》治失心癫狂,用真郁金七两,明矾三两,为末,薄糊丸梧子大。每服五十丸,白汤下。

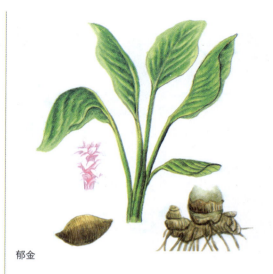

郁金

附方

自汗不止。郁金末,卧时调涂于乳上。(《集简方》)

尿血不定。郁金末一两,葱白一握,水一盏,煎至三合,温服,日三服。(《经验方》)

痔疮肿痛。郁金末,水调涂之,即消。(《医方摘要》)

藿香

宋《嘉祐》

【释名】兜娄婆香。〔时珍曰〕豆叶曰藿,其叶似之,故名。

【集解】〔禹锡曰〕按《南州异物志》云:藿香出海边国。形如都梁,叶似水苏,可着衣服中。嵇含《南方草木状》云:出交趾、九真、武平、兴古诸国,吏民自种之。榛生,五六月采,日干乃芬香。

〔颂曰〕藿者岭南多有之。人家亦多种。二月生苗,茎梗甚密,作丛,叶似桑而小薄,六月、七月采之。须黄色乃可收。金楼子及俞益期笺皆云:扶南国人言:五香共是一木。其根是旃檀,节是沉香,花是鸡舌,叶是藿香,胶是熏陆。故《本草》以五香共条,义亦出此。今南中藿香乃是草类,与嵇含所说正相符合。

〔时珍曰〕藿香方茎有节中虚,叶微似茄叶。洁古、东垣惟用其叶,不用枝梗。今人并枝梗用之,因叶多伪故耳。《唐史》云:顿逊国出藿香,插枝便生,叶如都梁者,是也。刘欣期《交州记》言藿香似苏合香者,谓其气相似,非谓形状也。

枝 叶

【气味】辛,微温,无毒。

【主治】风水毒肿,去恶气。止霍乱心腹痛。(《别录》)

助胃气,开胃口,进饮食。(元素)

温中快气,肺虚有寒,上焦壅热,饮酒口臭,煎汤漱之。(好古)

【发明】〔杲曰〕芳香之气助脾胃,故藿香能止呕逆,进饮食。

〔好古曰〕手、足太阴之药。故入顺气乌药散,则补肺;入黄芪四君子汤,则补脾也。

附方

升降诸气。藿香一两，香附（炒）五两，为末，每以白汤点服一钱。（《经效济世方》）

霍乱吐泻（垂死者，服之回生）。用藿香叶、陈皮各半两，水二盏，煎一盏，温服。（《百一选方》）

冷露疮烂。藿香叶、细茶等分，烧灰，油调涂叶上贴之。（《应验方》）

暑月吐泻。滑石（炒）二两，藿香二钱半，丁香五分，为末。每服一二钱，淅米泔调服。（禹讲师《经验方》）

胎气不安（气不升降，呕吐酸水）。香附、藿香、甘草三钱，为末。每服二钱，入盐少许，沸汤调服之。（《普济》）

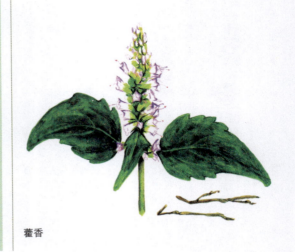

藿香

莎草、香附子

《别录》中品

释名 雀头香、草附子。〔时珍曰〕《别录》止云莎草，不言用苗用根。后世皆用其根，名香附子，而不知莎草之名也。

集解 〔时珍曰〕莎叶如老韭叶而硬，光泽有剑脊棱。五、六月中抽一茎，三棱中空，茎端复出数叶。开青花成穗如黍，中有细子。其根有须，须下结子一二枚，转相延生，子上有细黑毛，大者如羊枣而两头尖。采得燎去毛，暴干货之。

根

【气味】甘，微寒，无毒。

【主治】除胸中热，充皮毛，久服利人，益气，长须眉。（《别录》）

治心腹中客热，膀胱间连胁下气妨，常日忧愁不乐，兼心忪者。（苏颂）

散时气寒疫，利三焦，解六郁，消饮食积聚，痰饮痞满，胕肿腹胀，脚气，止心腹肢体头目齿耳诸痛，痈疽疮疡，吐血下血尿血，妇人崩漏带下，月候不调，胎前产后百病。（时珍）

苗及花

【主治】丈夫心肺中虚风及客热，膀胱连胁下时有气妨，皮肤瘙痒瘾疹，饮食不多，日渐瘦损，常有忧愁心忪少气等证。（《天宝单方图》）

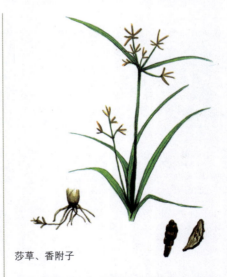

莎草、香附子

煎饮散气郁，利胸膈，降痰热。（时珍）

【发明】〔时珍曰〕香附之气平而不寒，香而能窜，其味多辛能散，微苦能降，微甘能和。乃足厥阴肝、手少阳三焦气分主药，而兼通十二经气分。生则上行胸膈，外达皮肤；熟则下走肝肾，外彻腰足。炒黑则止血，得童溲浸炒则入血分而补虚，盐水浸炒则入血分而润燥，青盐炒则补肾气，酒浸炒则行经络，醋浸炒则消积聚，姜汁炒则化痰饮。得参、术则补气，得归、芍则补血，得木香则疏滞和中，得檀香则理气醒脾，得沉香则升降诸气，得芎䓖、苍术则总解诸郁，得栀子、黄连则能降火热，得茯神则交济心肾，得茴香、破故纸则引气归元，得厚朴、半夏则决壅消胀，得紫苏、葱白则解散邪气，得三棱、莪术则消磨积块，得艾叶则治血气暖子宫，乃气病之总司，女科之主帅也。

附方

一品丸。治气热上攻，头目昏眩，及治偏正头痛。大香附子去皮，水煮一时，捣晒焙研为末，炼蜜丸弹子大。每服一丸，水一盏，煎八分服。女人，醋汤煎之。（《奇效良方》）

兰草

《本经》上品

释名 水香、香水兰、女兰、香草、燕尾香、大泽兰、兰泽草、煎泽草、省头草、都梁香、孩儿菊、千金草。〔志曰〕叶似马兰，故名兰草。其叶有岐，俗呼燕尾香。时人煮水以浴，疗风，故又名香水兰。〔藏器曰〕兰草生泽畔，妇人和油泽头，故云兰泽。

集解 〔《别录》曰〕兰草生太吴池泽，四月、五月采。
〔弘景曰〕方药俗人并不识用。太吴应是吴国太伯所居，故呼太吴。今东间有煎泽草，名兰香，或是此也。李当之云：是今人所种都梁香草也。泽兰亦名都梁香。
〔恭曰〕兰即兰泽香草也。圆茎紫萼，八月花白。俗名兰香，煮以洗浴。生溪涧水旁，人间亦多种之，以饰庭池。陶所引煎泽草，都梁香者是也，而不能识。
〔时珍曰〕兰草、泽兰一类二种也。俱生水旁下湿处。二月宿根生苗成丛，紫茎素枝，赤节绿叶，叶对节生，有细齿。但以茎圆节长而叶光有歧者，为兰草；茎微方，节短而叶有毛者，为泽兰。嫩时可接而佩之，八九月后渐老，高者三四尺，开花成穗，如鸡苏花，红白色，中有细子。

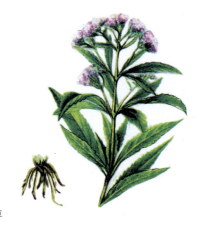

兰草

【气味】 辛，平，无毒。

【主治】 利水道，杀蛊毒，辟不祥。久服益气轻身不老，通神明。（《本经》）

除胸中痰癖。（《别录》）

其气清香，生津止渴，润肌肉，治消渴胆瘅。（李杲）

煮水，浴风病。（马志）

消痈肿，调月经。煎水，解中牛马毒。（时珍）

主恶气，香泽可作膏涂发。（藏器）

【发明】〔时珍曰〕按《素问》云：五味入口，藏于脾胃，以行其精气。津液在脾，令人口甘，此肥美所发也。其气上溢，转为消渴。治之以兰，除陈气也。

王冰注云：辛能发散故也。李东垣治消渴生津饮，用兰叶，盖本于此，详见泽兰下。又此草浸油涂发，去风垢，令香润。《史记》所谓罗襦襟解，微闻香泽者是也。崔寔《四时月令》作香泽法：用清油浸兰香、藿香、鸡舌香、苜蓿叶四种，以新绵裹，浸胡麻油，和猪脂纳铜铛中，沸定，下少许青蒿，以绵幂瓶，铛嘴泻出，瓶收用之。

附方

食牛马毒（杀人者）。省头草（连根叶）煎水服，即消。（唐瑶《经验方》）

蕙草、零陵香

《别录》中品

释名 蕙草、香草。〔时珍曰〕古者烧香草以降神,故曰薰,曰蕙。薰者熏也,蕙者和也。

集解 〔时珍曰〕今惟吴人栽造,货之亦广。

【气味】甘,平,无毒。

【主治】明目止泪,疗泄精,去臭恶气,伤寒头痛,上气腰痛。(《别录》)

单用,治鼻中息肉,鼻齆。(甄权)

零陵香:主恶气疰心腹痛满,下气,令体香,和诸香作汤丸用,得酒良。(《开宝》)

治血腹胀,茎叶煎酒服。(《大明》)

妇人浸油饰头,香无以加。(宗奭)

【发明】〔时珍曰〕薰草芳馨,其气辛散上达,故心腹恶气齿痛鼻塞皆用之。脾胃喜芳香,芳香可以养鼻是也。多服作喘,为能耗散真气也。

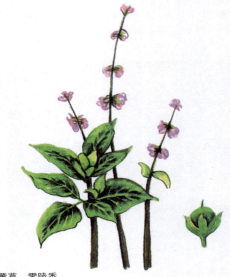

蕙草、零陵香

附方

牙齿疼痛。零陵香梗叶煎水,含漱之。(《普济方》)

妇人断产。零陵香为末,酒服二钱。每服至一两,即一年绝孕。盖血闻香即散也。(《医林集要》)

梦遗失精。薰草汤:用薰草、人参、白术、白芍药、生地黄各二两,茯神、桂心、甘草(炙)各二两,大枣十二枚,水八升,煮三升,分二服。(《外台秘要》)

薄荷

《唐本草》

释名 蕃荷菜、南薄荷、金钱薄荷。

集解 〔时珍曰〕薄荷,人多栽莳。二月宿根生苗,清明前后分之。方茎赤色,其叶对生,初时形长而头圆,及长则尖。

【气味】辛,温,无毒。

【主治】作菜久食,却肾气,辟邪毒,除劳气,令人口气香洁。煎汤洗漆疮。(思邈)

通利关节,发毒汗,去愤气,破血止痢。(甄权)

疗阴阳毒,伤寒头痛,四季宜食。(士良)

治中风失音吐痰。(《日华》)

主伤风头脑风,通关格,及小儿风涎,为要药。(苏颂)

杵汁服,去心脏风热。(孟诜)

清头目，除风热。（李杲）

利咽喉口齿诸病，治瘰疬疮疥，风瘙瘾疹。捣汁含漱，去舌苔语涩。挼叶塞鼻，止衄血。涂蜂螫蛇伤。（时珍）

【发明】〔元素曰〕薄荷辛凉，气味俱薄，浮而升，阳也。故能去高巅及皮肤风热。

〔士良曰〕薄荷能引诸药入营卫，故能发散风寒。

〔宗奭曰〕小儿惊狂壮热，须此引药。又治骨蒸热劳，用其汁与众药熬为膏。猫食薄荷则醉，物相感尔。

〔好古曰〕薄荷，手、足厥阴气分药也。能搜肝气，又主肺盛有余肩背痛，及风寒汗出。

〔时珍曰〕薄荷入手太阴、足厥阴，辛能发散，凉能清利，专于消风散热，故头痛头风眼目咽喉口齿诸病，小儿惊热及瘰疬疮疥，为要药。戴原礼氏治猫咬，取其汁涂之有效，盖取其相制也。

〔陆农师曰〕薄荷，猫之酒也。犬，虎之酒也。桑葚，鸠之酒也。茵草，鱼之酒也。昝殷《食医心镜》云：薄荷煎豉汤暖酒和饮，煎茶生食，并宜。盖菜之有益者也。

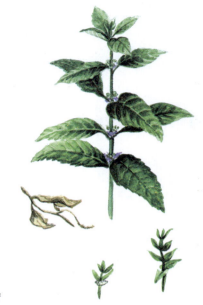

薄荷

附方

清上化痰（利咽膈，治风热）。以薄荷末，炼蜜丸芡子大，每噙一丸。白砂糖和之亦可。（《简便单方》）

风气瘙痒。用大薄荷、蝉蜕等分，为末。每温酒调服一钱。（《永类钤方》）

瘰疬结核（或破未破）。以新薄荷二斤（取汁），皂荚一挺（水浸去皮，捣取汁）。同于银石器内熬膏，入连翘末半两，连白青皮、陈皮、黑牵牛（半生半炒）各一两，皂荚仁一两半，同捣和，丸梧子大。每服三十丸，煎连翘汤下。（《济生方》）

衄血不止。薄荷汁滴之。或以干者水煮，绵裹塞鼻。（许学士《本事方》）

苦荞

《别录》下品

集解 〔《别录》曰〕苦荞处处有之，伧人取茎生食之。

〔保昇曰〕所在下湿地有之，茎圆无刺，可生啖，子若猫蓟。五月五日采苗，暴干。

〔恭曰〕今人以为漏卢，非也。

〔时珍曰〕《尔雅》：钩，芺。即此苦荞也。荞大如拇指，中空，茎头有苔似蓟，初生可食。许慎《说文》言江南人食之下气。今浙东人清明节采其嫩苗和米为食，云一年不生疮疥。亦捣汁和米食之，其色清，久留不败。《造化指南》云：苦板大者名苦藉，叶如地黄，味苦，初生有白毛，入夏抽茎有毛，开白花甚繁，结细实。其无花实者，名地胆草，汁苦如胆也。处处湿地有之。入炉火家用。

苗

【气味】苦，微寒，无毒。

【主治】面目通身漆疮。烧灰敷之，亦可生食。（《别录》）

烧灰疗金疮，甚验。（弘景）

治丹毒。（《大明》）

煎汤洗痔，甚验。（汪颖）

下气解热。（时珍）

香薷

《别录》中品

释名 香菜、香茸、香菜。〔时珍曰〕薷,本作菜。《玉篇》云,菜菜苏之类,是也。其气香,其叶柔,故以名之。

集解 〔时珍曰〕香薷有野生,有家莳。中州人三月种之,呼为香菜,以充蔬品。

【气味】辛,微温,无毒。

【主治】去热风。卒转筋者,煮汁顿服半升,即止。为末水服,止鼻衄。(孟诜)

下气,除烦热,疗呕逆冷气。(《大明》)

主脚气寒热。(时珍)

【发明】〔时珍曰〕世医治暑病,以香薷饮为首药。然暑有乘凉饮冷,致阳气为阴邪所遏,遂病头痛,发热恶寒,烦躁口渴,或吐或泻,或霍乱者。宜用此药,以发越阳气,散水和脾。若饮食不节,劳役作丧之人,伤暑大热大渴,汗泄如雨,烦躁喘促,或泻或吐者,乃劳倦内伤之证,必用东垣清暑益气汤、人参白虎汤之类,以泻火益元可也。若用香薷之药,是重虚其表,而又济之以热矣。盖香薷乃夏月解表之药,如冬月之用麻黄,气虚者尤不可多服。

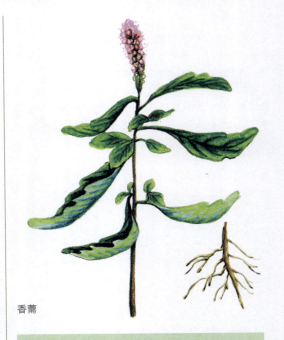

香薷

附方

小儿发迟。陈香薷二两,水一盏,煎汁三分,入猪脂半两,和匀,日日涂之。(《永类钤方》)

泽兰

《本经》中品

释名 〔时珍曰〕此草亦可为香泽,不独指其生泽旁也。齐安人呼为风药,吴普《本草》一名水香,陶氏云亦名都梁,今俗通呼为孩儿菊,则其与兰草为一物二种,尤可证矣。其根可食,故曰地笋。

集解 〔斅曰〕凡使须别雌雄。大泽兰茎叶皆圆,根青黄,能生血调气;与荣合小泽兰迥别,叶上斑,根头尖,能破血,通久积。

【气味】苦,微温,无毒。

【主治】产后腹痛,频产血气衰冷,成劳瘦羸,妇人血沥腰痛。(甄权)

产前产后百病,通九窍,利关节,养血气,破宿血,消癥瘕,通小肠,长肌肉,消扑损瘀血,治鼻血吐血,头风目痛,妇人劳瘦,丈夫面黄。(《大明》)

【发明】〔颂曰〕泽兰,妇人方中最为急用。古人治妇人泽兰丸甚多。

〔时珍曰〕兰草、泽兰气香而温,味辛而散,阴中之阳,足太阴、厥阴经药也。脾喜芳香,肝宜辛散。脾气舒,则三焦通利而正气和;肝郁散,则营卫

草　部

流行而病邪解。兰草走气道，故能利水道，除痰癖，杀蛊辟恶，而为消渴良药；泽兰走血分，故能治水肿，涂痈毒，破瘀血，消症瘕，而为妇人要药。虽是一类而功用稍殊，正如赤、白茯苓，芍药，补泻皆不同也。雷斅言，雌者调气生血，雄者破血通积，正合二兰主治。大泽兰之为兰草，尤可凭据。血生于气，故曰调气生血也。又荀子云，泽芷以鼻，谓泽兰、白芷之气，芳香通乎肺也。

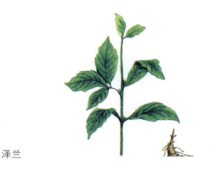

泽兰

【主治】利九窍，通血脉，排脓治血。（藏器）

止鼻洪吐血，产后心腹痛。产妇可作蔬菜食，佳。（《大明》）

附方

产后水肿（血虚浮肿）。泽兰、防己等分，为末。每服二钱，醋汤下。（张文仲《备急方》）

子

【主治】妇人三十六疾。《千金方》承泽丸中用之。

地笋

【气味】甘、辛，温，无毒。

假苏

《本经》中品

【释名】姜芥、荆芥。〔时珍曰〕按《吴普本草》云：假苏一名荆芥，叶似落藜而细，蜀中生啖之。

【集解】〔时珍曰〕荆芥原是野生，今为世用，遂多栽莳。二月布子生苗，炒食辛香。

茎穗

【气味】辛，温，无毒。

【主治】主血劳，风气壅满，背脊疼痛，虚汗，理丈夫脚气，筋骨烦疼，及阴阳毒伤寒头痛，头旋目眩，手足筋急。（士良）

产后中风身强直，研末酒服。（孟诜）

【发明】〔时珍曰〕荆芥入足厥阴经气分，其功长于祛风邪，散瘀血，破结气，消疮毒。盖厥阴乃风木也，主血，而相火寄之，故风病血病疮病为要药。

附方

痔漏肿痛。荆芥煮汤，日日洗之。（《简易方》）

一切疮疥。荆芥末，以地黄自然汁熬膏，和丸梧子大。每服三五十丸，茶酒任下。（《普济方》）

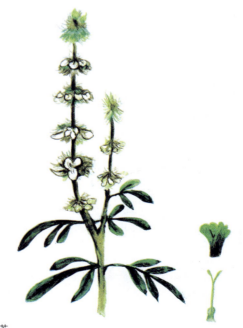

假苏

153

菊

《本经》上品

释名 节华、日精、金蕊。〔时珍曰〕按陆佃《埤雅》云：菊本作蘜，从鞠。鞠，穷也。《月令》：九月，菊有黄华。华事至此而穷尽，故谓之蘜。

集解 〔时珍曰〕菊之品凡百种，宿根自生，茎叶花色，品品不同。宋人刘蒙泉、范致能、史正志皆有《菊谱》，亦不能尽收也。

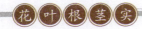

【气味】苦，平，无毒。

【主治】诸风头眩肿痛，目欲脱，泪出，皮肤死肌，恶风湿痹。久服利血气，轻身耐老延年。（《本经》）

疗腰痛去来陶陶，除胸中烦热，安肠胃，利五脉，调四肢。（《别录》）

治头目风热，风旋倒地，脑骨疼痛，身上一切游风令消散，利血脉，并无所忌。（甄权）

作枕明目，叶亦明目，生熟并可食。（《大明》）

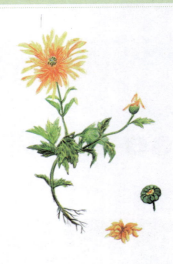

菊

艾

《别录》中品

释名 冰台、医草。〔时珍曰〕陆佃《埤雅》云：《博物志》言削冰令圆，举而向日，以艾承其影则得火。则艾名冰台，其以此乎？医家用灸百病，故曰灸草。一灼谓之一壮，以壮人为法也。

集解 〔时珍曰〕艾叶，《本草》不著土产，但云生田野。宋时以汤阴复道者为佳，四明者图形。近代惟汤阴者谓之北艾，四明者谓之海艾。自成化以来，则以蕲州者为胜，用充方物，天下重之，谓之蕲艾。

【气味】苦，微温，无毒。

【主治】灸百病。可作煎，止吐血下痢，下部𧏾疮，妇人漏血，利阴气，生肌肉，辟风寒，使人有子。作煎勿令见风。（《别录》）

主衄血下血，脓血痢，水煮及丸散任用。（苏恭）

治带脉为病，腹胀满，腰溶溶如坐水中。（好古）

温中逐冷除湿。（时珍）

【发明】〔颂曰〕近世有单服艾者，或用蒸木瓜和丸，或作汤空腹饮，甚补虚羸；然亦有毒发则热气冲上，狂躁不能禁，至攻眼有疮出血者，诚不可妄服也。

〔震亨曰〕妇人无子，多由血少不能摄精。俗医谓子宫虚冷，投以辛热，或服艾叶。不知艾性至热，入火灸则气下行，入药服则气上行。《本草》止言其温，不言其热。世人喜温，率多服之，久久毒发，何尝归咎于艾哉！予考苏颂《图经》而因默有感焉。

〔时珍曰〕艾叶生则微苦太辛，熟则微辛太苦，生温熟热，纯阳也。可以取太阳真火，可以回垂绝元阳。服之则走三阴，而逐一切寒湿，转肃杀之气为融和。灸之则透诸经，而治百种病邪，起沉疴之人为康泰，其功亦大矣。

附方

盗汗不止。熟艾二钱，白茯神三钱，乌梅三个，

草 部

水一钟,煎八分,临卧温服。(通妙真人方)

妇人面疮(名粉花疮)。以定粉五钱,菜子油调泥碗内,用艾一二团,烧烟熏之,候烟尽,覆地上一夜,取出调搽,永无瘢痕,亦易生肉。(谈野翁《试验方》)

实

【气味】苦、辛,暖,无毒。

【主治】明目,疗一切鬼气。(甄权)

壮阳,助水脏腰膝,及暖子宫。(《大明》)

【发明】〔诜曰〕艾子和干姜等分,为末,蜜丸梧子大。空心每服三十丸,以饭三五匙压之,日再服。治百恶气,其鬼神速走出。田野之人,与此甚相宜也。

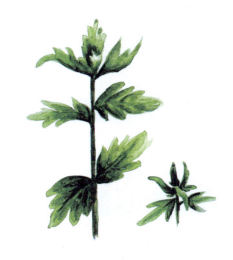

艾

茵陈蒿

《本经》上品

■ 释名 〔藏器曰〕此虽蒿类,经冬不死,更因旧苗而生,故名因陈,后加蒿字耳。〔时珍曰〕按张揖《广雅》及吴普《本草》并作因尘,不知何义?

■ 集解 〔时珍曰〕茵陈昔人多莳为蔬,故入药用山茵陈,所以别家茵陈也。

茎 叶

【气味】苦,平、微寒,无毒。

【主治】风湿寒热邪气,热结黄疸。久服轻身益气耐老。面白悦长年。白兔食之仙。(《本经》)

治通身发黄,小便不利,除头热,去伏瘕。(《别录》)

通关节,去滞热,伤寒用之。(藏器)

石茵陈:治天行时疾热狂,头痛头旋,风眼疼,瘴疟。女人症瘕,并闪损乏绝。(《大明》)

【发明】〔宗奭曰〕张仲景治伤寒热甚发黄,身面悉黄者,用之极效。一僧因伤寒后发汗不彻,有留热,面身皆黄,多热,期年不愈。医作食黄治不对,而食不减。予与此药,服五日病减三分之一,十日减三分之二,二十日病悉去。方用山茵陈、山栀子各三分,秦艽、升麻各四钱,为散。每用三钱,水四合,煎二合,去滓,食后温服,以知为度。此药以山茵陈为本,故书之。

〔王好古曰〕张仲景茵陈栀子大黄汤,治湿热也。

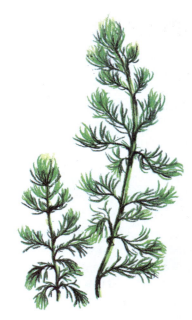

茵陈蒿

栀子柏皮汤,治燥热也。如苗涝则湿黄,苗旱则燥黄。湿则泻之,燥则润之可也。此二药治阳黄也。韩祗和、李思训治阴黄,用茵陈附子汤。大抵以茵陈为君主,而佐以大黄、附子,各随其寒热也。

附方

茵陈羹。除大热黄疸,伤寒头痛,风热瘴疟,利小便。以茵陈细切,煮羹食之。生食亦宜。(《食医心镜》)

疬疡风病。茵陈蒿两握,水一斗五升,煮取七升。先以皂荚汤洗,次以此汤洗之,冷更作。隔日一洗,不然恐痛也。(崔行功《纂要》)

遍身黄疸。茵陈蒿一把,同生姜一块,捣烂,于胸前四肢,日日擦之。(《直指方》)

眼热赤肿。山茵陈、车前子等分。煎汤调茶调散,服数服。(《直指方》)

青蒿

《本经》下品

释名 草蒿、方溃、菣、香蒿。〔时珍曰〕《晏子》云:蒿,草之高者也。按《尔雅》诸蒿,独菣得单称为蒿,岂以诸蒿叶背皆白,而此蒿独青,异于诸蒿故耶?

集解 〔《别录》曰〕青蒿生华阴川泽。

〔弘景曰〕处处有之,即今青蒿,人亦取杂香菜食之。

〔颂曰〕青蒿春生苗,叶极细,可食。至夏高四五尺。秋后开细淡黄花,花下便结子,如粟米大,八、九月采子阴干。根茎子叶并入药用,干者炙作饮香尤佳。

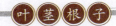

【气味】苦,寒,无毒。

【主治】疥瘙痂痒恶疮,杀虱,治留热在骨节间,明目。(《本经》)

【发明】〔颂曰〕青蒿治骨蒸热劳为最,古方单用之。

〔时珍曰〕青蒿得春木少阳之气最早,故所主之证,皆少阳、厥阴血分之病也。

附方

虚劳盗汗(烦热口干)。用青蒿一斤,取汁熬膏,入人参末、麦门冬末各一两,熬至可丸,丸如梧子大,每食后米饮服二十丸,名青蒿煎。(《普济方》)

疟疾寒热。用青蒿一握,水二升,捣汁服之(《肘后方》)。用五月五日天未明时采青蒿(阴干)四两,桂心一两,为末。毋发前,酒服二钱。(《仁存方》)

酒痔便血。青蒿(用叶不用茎,用茎不用叶),为末。粪前冷水,粪后水酒调服。(《永类钤方》)

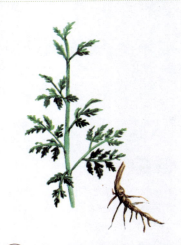

青蒿

【气味】甘,冷,无毒。

【主治】明目开胃,炒用。治劳瘦,壮健人小便浸用之。治恶疮疥癣风疹,煎水洗之。(《大明》)

治鬼气,为末酒服方寸匕。(孟诜)

功同叶。(时珍)

附方

积热眼涩。三月三日或五月五日,采青蒿花或子,阴干为末,每井华水空心服二钱。久服明目,可夜看书,名青蒿散。(《十便良方》)

夏枯草

《本经》下品

释名 夕句、乃东、燕面、铁色草。〔震亨曰〕此草夏至后即枯。盖禀纯阳之气，得阴气则枯，故有是名。

集解 〔时珍曰〕原野间甚多，苗高一二尺许，其茎微方。叶对节生，似旋覆叶而长大，有细齿，背白多纹。

 茎 叶

【气味】苦、辛、寒、无毒。

【主治】寒热瘰疬鼠瘘头疮，破癥，散瘿结气，脚结湿痹，轻身。（《本经》）

【发明】〔震亨曰〕《本草》言夏枯草大治瘰疬，散结气。有补养厥阴血脉之功，而不言及。观其退寒热，虚者可使；若实者以行散之药佐之，外以艾灸，亦渐取效。

〔时珍曰〕黎居士《易简方》：夏枯草治目疼，用砂糖水浸一夜用，取其能解内热、缓肝火也。

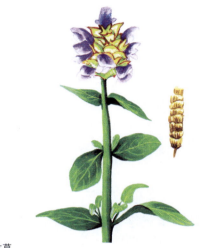

夏枯草

附方

明目补肝（肝虚目睛痛，冷泪不止，筋脉痛，羞明怕日）。夏枯草半两，香附子一两，为末。每服一钱，腊茶汤调下。（《简要济众》）

血崩不止。夏枯草为末，每服方寸匕，米饮调下。（《圣惠方》）

茺蔚

《本经》上品

释名 益母、贞蔚。〔时珍曰〕此草及子皆充盛密蔚，故名茺蔚。

集解 〔时珍曰〕茺蔚近水湿处甚繁。春初生苗如嫩蒿，入夏长三四尺，茎方如黄麻茎。其叶如艾叶而背青，一梗三叶，叶有尖歧。

 子

【气味】辛、甘、微温、无毒。

【主治】明目益精，除水气，久服轻身。（《本经》）疗血逆大热，头痛心烦。（《别录》）

春仁生食，补中益气，通血脉，填精髓，止渴润肺。（吴瑞）

治风解热，顺气活血，养肝益心，安魂定魄，调女人经脉，崩中带下，产后胎前诸病。久服令人有子。（时珍）

【发明】〔时珍曰〕茺蔚子味甘微辛，气温，阴中之阳，手、足厥阴经药也。白花者入气分，紫花者入血分。治妇女经脉不调，胎产一切血气诸病，妙品也，而医方鲜知用。时珍常以之同四物、香附诸药治人，获效甚多。盖包络生血，肝藏血。此物能活血补阴，故能明目益精，调经，治女人诸病也。东垣李氏言瞳子散大者，禁用茺蔚子，为其辛温主散，能助火也。当归虽辛温，而兼苦甘，能和血，故不禁之。愚谓目得血而能视，茺蔚行血甚捷，瞳子散大，血不足也，故禁之，非助火也。血滞病目则宜之，故曰明目。

茎

〔《大明》曰〕苗、叶、根同功。

【气味】〔时珍曰〕茎、叶：味辛、微苦。花：味微苦、甘。根：味甘。并无毒。

【主治】瘾疹痒，可作浴汤。(《本经》)

入面药，令人光泽，治粉刺。(藏器)

活血破血，调经解毒，治胎漏产难，胎衣不下，血运血风血痛，崩中漏下，尿血泻血，疳痢痔疾，打扑内损瘀血，大便小便不通。(时珍)

【发明】〔时珍曰〕益母草之根、茎、花、叶、实，并皆入药，可同用。若治手、足厥阴血分风热，明目益精，调女人经脉，则单用茺蔚子为良。若治肿毒疮疡，消水行血，妇人胎产诸病，则宜并用为良。盖其根茎花叶专于行，而子则行中有补故也。

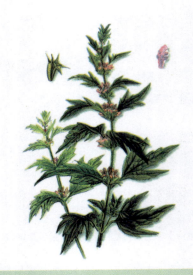

茺蔚

附方

产后血闭（不下者）。益母草汁一小盏，入酒一合，温服。(《圣惠方》)

带下赤白。益母草花开时采，捣为末。每服二钱，食前温汤下。(《集验方》)

小便尿血。益母草捣汁，服一升立瘥。此苏澄方也。(《外台秘要》)

痔疾下血。益母草叶，捣汁饮之。(《食医心镜》)

红蓝花

宋《开宝》

【释名】红花、黄蓝。〔颂曰〕其花红色，叶颇似蓝，故有蓝名。

【集解】〔时珍曰〕红花二月、八月、十二月皆可以下种，雨后布子，如种麻法。初生嫩叶、苗亦可食。其叶如小蓟叶。至五月开花，如大蓟花而红色。侵晨采花捣熟，以水淘，布袋绞去黄汁又捣，以酸粟米泔清又淘，又绞袋去汁，以青蒿覆一宿，晒干，或捏成薄饼，阴干收之。入药搓碎用。其子五月收采，淘净捣碎煎汁，入醋拌蔬食，极肥美。又可为车脂及烛。

花

【气味】辛，温，无毒。

【主治】产后血运口噤，腹内恶血不尽绞痛，胎死腹中，并酒煮服。亦主蛊毒。(《开宝》)

多用破留血，少用养血。(震亨)

活血润燥，止痛散肿，通经。(时珍)

【发明】〔时珍曰〕血生于心包，藏于肝，属于冲任。红花汁与之同类，故能行男子血脉，通女子经水。多则行血，少则养血。

附方

一切肿疾。红花熟捣取汁服，不过三服便瘥。(《外台秘要》)

喉痹壅塞（不通者）。红蓝花（捣），绞取汁一小升服之，以瘥为度。如冬月无生花，以干者浸湿绞汁煎服，极验。(《广利方》)

热病胎死。红花酒煮汁，饮二三盏。(熊氏《补遗》)

聤耳出水。红蓝花三钱半，枯矾五钱，为末，以绵杖缴净吹之。无花则用枝叶。（《圣惠方》）

噎膈拒食。端午采头次红花（无灰酒拌，焙干）、血竭（瓜子样者）等分为末，无灰酒一盏，隔汤顿热，徐咽。初服二分，次日四分，三日五分。（杨起《简便方》）

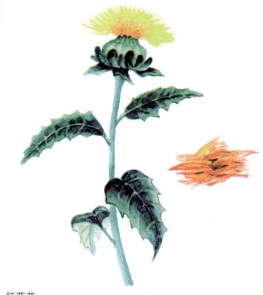

红蓝花

 子

【主治】天行疮痘，水吞数颗。（《开宝》）

功与花同。（苏颂）

附方

血气刺痛。红蓝子一升，捣碎，以无灰酒一大升拌子，暴干，重捣筛，蜜丸梧子大，空心酒下四十丸。（张仲景）

疮疹不出。红花子、紫草茸各半两，蝉蜕二钱半，水酒钟半，煎减半，量大小加减服。（庞安常《伤寒论》）

 苗

【主治】生捣，涂游肿。（《开宝》）

恶实

《别录》中品

释名 鼠粘、牛蒡、大力子。〔时珍曰〕其实状恶而多刺钩，故名。

集解 〔时珍曰〕牛蒡古人种子，以肥壤栽之。剪苗汋淘为蔬，取根煮曝为脯，云甚益人，今人亦罕食之。

 子

【修治】〔斅曰〕凡用拣净，以酒拌蒸，待有白霜重出，以布拭去，焙干捣粉用。

【气味】辛，平，无毒。

【主治】明目补中，除风伤。（《别录》）

风毒肿，诸瘘。（藏器）

研末浸酒，每日服三二盏，除诸风，去丹石毒，利腰脚。又食前熟挼三枚吞之，散诸结节筋骨烦热毒。（甄权）

炒研煎饮，通利小便。（孟诜）

润肺散气，利咽膈，去皮肤风，通十二经。（元素）

消斑疹毒。（时珍）

【发明】〔杲曰〕鼠黏子其用有四：治风湿瘾疹，咽喉风热，散诸肿疮疡之毒，利凝滞腰膝之气，是也。

附方

妇人吹乳。鼠粘二钱，麝香少许，温酒细吞下。（《袖珍方》）

历节肿痛。牛蒡子三两，新豆豉（炒）、羌活各一两，为末。每服二钱，白汤下。（《本事方》）

 根 茎

【气味】苦，寒，无毒。

【主治】伤寒寒热汗出，中风面肿，消渴热中，逐水。久服轻身耐老。（《别录》）

根：主牙齿痛，劳疟诸风，脚缓弱风毒，痈疽，咳嗽伤肺，肺壅疝瘕，冷气积血。（苏恭）

根：浸酒服，去风及恶疮。和叶捣碎，敷杖疮金疮，永不畏风。（藏器）

主面目烦闷，四肢不健，通十二经脉，洗五脏恶气。可常作菜食，令人身轻。（甄权）

切根如豆，拌面作饭食，消胀壅。茎叶煮汁作浴汤，去皮间习习如虫行。又入盐花生捣，揭一切肿毒。（孟诜）

【发明】〔颂曰〕根作脯食甚良。茎叶宜煮汁酿酒服。冬月采根，蒸暴入药。刘禹锡《传信方》：疗暴中风，用紧细牛蒡根，取时避风，以竹刀或荆刀刮去土，生布拭了，捣绞取汁一大升，和好蜜四大合，温分两服，得汗出便瘥。此方得之岳鄂郑中丞。郑因食热肉一顿，便中暴风。外甥卢氏为颍阳令，有此方，服，当时便瘥。

附方

热攻心烦（恍惚）。以牛蒡根捣汁一升，食后

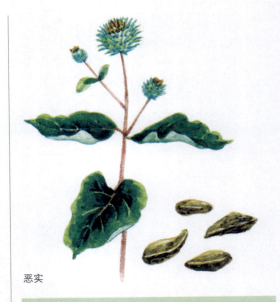

恶实

分为二服。（《食医心镜》）

老人风湿（久痹，筋挛骨痛）。服此壮肾，润皮毛，益气力。牛蒡根一升切，生地黄一升切，大豆二升炒，以绢袋盛，浸一斗酒中五六日，任性空心温服二三盏，日二服。（《集验方》）

刘寄奴草

《唐本草》

释名 金寄奴、乌藤菜。

集解 〔时珍曰〕刘寄奴一茎直上。叶似苍术，尖长糙涩，面深背淡。九月茎端分开数枝，一枝攒簇十朵小花，白瓣黄蕊，如小菊花状。

子 苗

【修治】〔时珍曰〕茎、叶、花、子皆可用。

【气味】苦，温，无毒。

【主治】破血下胀。多服令人下痢。（苏恭）

下血止痛，治产后余疾，止金疮血，极效。（《别录》）

心腹痛，下气，水胀血气，通妇人经脉癥结，止霍乱水泻。（《大明》）

小便尿血，新者研末服。（时珍）

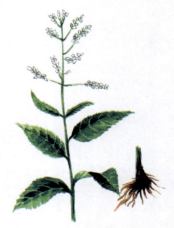

刘寄奴草

附方

大小便血。刘寄奴为末，茶调空心服二钱，即止。（《集简方》）

折伤瘀血（在腹内者）。刘寄奴、骨碎补、延胡索各一两，水二升，煎七合，入酒及童子小便各一合，顿温服之。（《千金方》）

汤火伤灼。刘寄奴捣末，先以糯米浆鸡翎扫上，后乃掺末。并不痛，亦无痕，大验之方。凡汤火伤，先以盐末掺之，护肉不坏，后乃掺药为妙。（《经验方》）

赤白下痢（阴阳交滞，不问赤白）。刘寄奴、乌梅、白姜等分，水煎服。赤加梅，白加姜。艾元英《如宜方》）

旋覆花

《本经》下品

释名 金沸草、金钱花、滴滴金、盗庚、夏菊、戴椹。〔宗奭曰〕花缘繁茂，圆而覆下，故曰旋覆。

集解 〔时珍曰〕花状如金钱菊。水泽边生者，花小瓣单；人家栽者，花大蕊簇，盖壤瘠使然。其根细白。俗传露水滴下即生，故易繁，盖亦不然。

【气味】咸，温，有小毒。

【主治】结气胁下满，惊悸，除水，去五脏间寒热，补中下气。（《本经》）

消胸上痰结，唾如胶漆，心胁痰水，膀胱留饮，风气湿痹，皮间死肉，目中眵䁾，利大肠，通血脉，益色泽。（《别录》）

主水肿，逐大腹，开胃，止呕逆不下食。（甄权）

消坚软痞，治噫气。（好古）

【发明】〔颂曰〕张仲景治伤寒汗下后，心下痞坚，噫气不除，有七物旋覆代赭汤；杂治妇人，有三物旋覆汤。胡洽居士治痰饮在两胁胀满，有旋覆花丸，用之尤多。

〔成无己曰〕硬则气坚，旋覆之咸，以软痞坚也。

〔震亨曰〕寇宗奭言其行痰水去头目风，亦走散之药。病人涉虚者，不宜多服，冷利大肠，宜戒之。

〔时珍曰〕旋覆乃手太阴肺、手阳明大肠药也。所治诸病，其功只在行水下气通血脉尔。

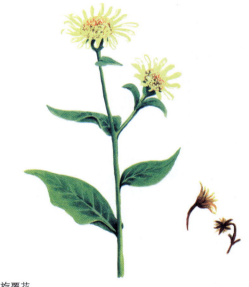

旋覆花

月蚀耳疮。旋覆花烧研，羊脂和涂之。（《集简方》）

【主治】敷金疮，止血。（《大明》）
治疔疮肿毒。（时珍）

【主治】风湿。（《别录》）

附方

中风壅滞。旋覆花，洗净焙研，炼蜜丸梧子大。夜卧以茶汤下五丸至七丸、十丸。（《经验方》）

鸡冠

宋《嘉祐》

释名 〔时珍曰〕以花状命名。

集解 〔时珍曰〕鸡冠处处有之。三月生苗，六、七月梢间开花，有红、白、黄三色。其穗圆长而尖者，俨如青葙之穗；扁卷而平者，俨如雄鸡之冠。

 苗

【气味】甘，凉，无毒。
【主治】疮痔及血病。（时珍）

 子

【气味】甘，凉，无毒。
【主治】止肠风泻血，赤白痢。（藏器）崩中带下，入药炒用。（《大明》）

 花

【气味】同上。
【主治】痔漏下血，赤白下痢，崩中赤白带下，分赤白用。（时珍）

附方

粪后下血。白鸡冠花并子炒，煎服。（《圣惠方》）

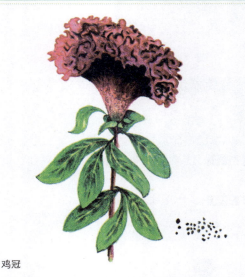

鸡冠

五痔肛肿（久不愈，变成瘘疮）。用鸡冠花、凤眼草各一两，水二碗，煎汤频洗。（《卫生宝鉴》）

经水不止。红鸡冠花一味，晒干为末。每服二钱，空心酒调下。忌鱼腥、猪肉。（孙氏《集效方》）

产后血痛。白鸡冠花，酒煎服之。（李楼《奇方》）

续断

《本经》上品

释名 属折、接骨、龙豆、南草。〔时珍曰〕续断、属折、接骨，皆以功命名也。

集解 〔《别录》曰〕续断生常山山谷，七月、八月采，阴干。
〔恭曰〕所在山谷皆有。今俗用者，叶似苎而茎方，根如大蓟，黄白色。陶说非也。
〔时珍曰〕续断之说不一。桐君言是蔓生，叶似荏。李当之、范汪并言是虎蓟。日华子言是大蓟，一名山牛蒡。苏恭、苏颂皆言叶似苎麻，根似大蓟，而《名医别录》复出大小蓟条，颇难依据。但自汉以来，皆以大蓟为续断，相承久矣。究其实，则二苏所云，似与桐君相符，当以为正。今人所用，以川中来，色赤而瘦，折之有烟尘起者为良焉。

 根

【修治】〔斅曰〕凡采得根，横切锉之，又去向里硬筋，以酒浸一伏时，焙干，入药用。
【气味】苦，微温，无毒。
【主治】伤寒，补不足，金疮痈疡折跌，续筋骨，妇人乳难。久服益气力。（《本经》）
妇人崩中漏血，金疮血内漏，止痛生肌肉，及踠伤

恶血腰痛，关节缓急。（《别录》）

去诸温毒，通宣血脉。（甄权）

助气，补五劳七伤，破癥结瘀血，消肿毒，肠风痔瘘，乳痈瘰疬，妇人产前后一切病，胎漏，子宫冷，面黄虚肿，缩小便，止泄精尿血。（《大明》）

【发明】〔时珍曰〕宋张叔潜秘书，知剑州时，其阁下病血痢。一医用平胃散一两，入川续断末二钱半，每服二钱，水煎服即愈。绍兴壬子，会稽时行痢疾。叔潜之子以方传人，往往有验。小儿痢服之皆效。

附方

妊娠胎动（两三月堕，预宜服此）。川续断（酒浸）、杜仲（姜汁炒，去丝）各二两，为末，枣肉煮烂杵和，丸梧子大。每服三十丸，米饮下。

产后诸疾（血运，心闷烦热，厌厌气欲绝，心头硬，乍寒乍热）。续断皮一握，水三升，煎二升，分三服。如人行一里，再服。无所忌。此药救产后垂死。（《子母秘录》）

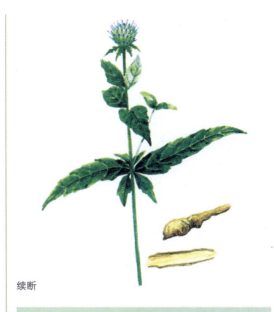

续断

打扑伤损（闪肭骨节）。用接骨草叶捣烂罨之，立效。（《卫生易简方》）

苎麻

《别录》下品

【释名】〔时珍曰〕苎麻作纻，可以绩纻，故谓之纻。凡麻丝之细者为绖，粗者为纻。陶弘景云：苎即今绩苎麻是也。麻字从广，从林（音派），象屋下林麻之形。

【集解】〔时珍曰〕苎，家苎也。又有山苎，野苎也。有紫苎，叶面紫；白苎，叶面青，其背皆白。可刮洗煮食救荒，味甘美。

根

【气味】甘，寒，无毒。

【主治】安胎，贴热丹毒。（《别录》）

治心膈热，漏胎下血，产前后心烦，天行热疾，大渴大狂，服金石药人心热，署毒箭蛇虫咬。（《大明》）

沤苎汁，止消渴。（《别录》）

【发明】〔震亨曰〕苎根大能补阴而行滞血，方药或恶其贱，似未曾用也。

〔藏器曰〕苎性破血，将苎麻与产妇枕之，止血运。产后腹痛，以苎安腹上即止也。又蚕咬人毒入肉，取苎汁饮之。今人以苎近蚕种，则蚕不生矣。

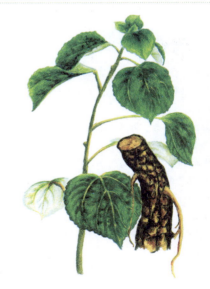

苎麻

附方

痰哮咳嗽。苎根煅存性，为末，生豆腐蘸三五钱，食即效。未全，可以肥猪肉二三片蘸食，甚妙。（《医学正传》）

小便不通。《圣惠方》：用麻根、蛤粉各半两，为末。每服二钱，空心新汲水下。《摘玄方》：用苎根洗研，摊绢上，贴少腹连阴际，须臾即通。

小便血淋。苎根煎汤频服，大妙。亦治诸淋。（《圣惠方》）

妊娠胎动。忽下黄汁如胶，或如小豆汁，腹痛不可忍者，苎根去黑皮切二升，银一斤，水九升，煎四升。每服以水一升，入酒半升，煎一升，分作二服。一方不用银。（《梅师方》）

叶

【气味】同根。

【主治】金疮伤折血出，瘀血。（时珍）

【发明】〔时珍曰〕苎麻叶甚散血，五月五日收取，和石灰捣作团，晒干收贮。遇有金疮折损者，研末敷之，即时血止，且易痂也。

附方

骤然水泻（日夜不止，欲死，不拘男妇）。用五月五日采麻叶，阴干为末。每服二钱，冷水调下。勿吃热物，令人闷倒。只吃冷物。小儿半钱。（杨子建《护命方》）

天名精

《本经》上品

释名 天蔓菁、地菘、埊松、虾蟆颐、活鹿草、皱面草。实名鹤虱，根名杜牛膝。

集解 〔保昇曰〕地菘也，小品方名天蔓菁，又名天芜菁。叶似山南菘菜，夏秋抽条，颇似薄荷，花紫白色，味辛而香。

〔别录曰〕天名精生平原川泽，五月采。

〔时珍曰〕天名精嫩苗绿色，似皱叶菘芥，微有狐气。淘净炸之，亦可食。长则起茎，开小黄花，如小野菊花。结实如同蒿，子亦相似，最粘人衣，狐气尤甚。

叶 根

【气味】甘，寒，无毒。

【主治】瘀血血瘕欲死，下血止血，利小便，久服轻身耐老。（《本经》）

除小虫，去痹，除胸中结热，止烦渴，逐水，大吐下。（《别录》）

破血生肌，止鼻衄，杀三虫，除诸毒肿，丁疮瘘痔，金疮内射，身痒瘾疹不止者，揩之立已。（《唐本》）

地菘：主金疮，止血，解恶虫蛇螫毒，捋以敷之。（《开宝》）

吐痰止疟，治牙痛口紧喉痹。（时珍）

【发明】〔时珍曰〕天名精，并根苗而言也。地菘、埊松，皆言其苗叶也。鹤虱，言其子也。其功

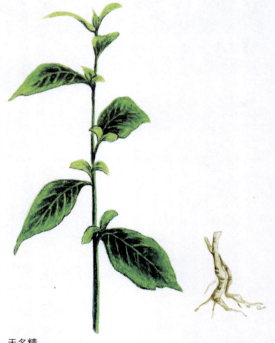

天名精

大抵只是吐痰止血杀虫解毒，故擂汁服之能止痰疟，漱之止牙疼，挼之敷蛇咬，亦治猪瘟病也。按孙天仁《集效方》云：凡男妇乳蛾喉咙肿痛，及小儿急慢惊风牙关紧急不省人事者。以鹤虱草（一名皱面草，一名母猪芥，一名杜牛膝），取根洗净捣烂，入好酒绞汁灌之，良久即苏。仍以渣敷项下，或醋调搽亦妙。朱端章《集验方》云：余被檄任淮西幕府时，牙疼大作。一刀镊人以草药一捻，汤泡少时，以手蘸汤挹痛处即定。因求其方，用之治人多效，乃皱面地菘草也，俗人讹为地葱。沈存中《笔谈》专辩地菘，其子名鹤虱，正此物也。钱季诚方：用鹤虱一枚，擢置齿中。高监方：以鹤虱煎米醋漱口，或用防风、鹤虱煎水噙漱，仍研草塞痛处，皆有效也。

附方

男女吐血。地菘，晒干为末。每服一二钱，以茅花泡汤调服，日二次。（《卫生易简》）

风毒瘰疬（赤肿）。地菘捣敷，干即易之。（《圣惠方》）

发背初起。地菘杵汁一升，日再服，瘥乃止。（《伤寒类要》）

芦根

《别录》下品

释名 苇（音伟）、葭（音加）。〔时珍曰〕按毛苌《诗疏》云：苇之初生曰葭，未秀曰芦，长成曰苇。苇者，伟大也。芦者，色卢黑也。葭者，嘉美也。

集解 〔恭曰〕芦根生下湿地。茎叶似竹，花若荻花，名蓬蕽。二月、八月采根，日干用。
〔时珍曰〕芦有数种：其长丈许中空皮薄色白者，葭也，芦也，苇也。短小于苇而中空皮厚色青苍者，菼也，薍也，荻也，萑也。其最短小而中实者蒹也，薕也。皆以初生、已成得名。其身皆如竹，其叶皆长如箬叶，其根入药，性味皆同。其未解叶者，古谓之紫萚。

【气味】甘，寒，无毒。

【主治】消渴客热，止小便利。（《别录》）

疗反胃呕逆不下食，胃中热，伤寒内热，弥良。（苏恭）

解大热，开胃，治噎哕不止。（甄权）

寒热时疾烦闷，泻痢人渴，孕妇心热。（《大明》）

【气味】小苦，冷，无毒。

【主治】膈间客热，止渴，利小便，解河豚及诸鱼蟹毒。（宁原）

【发明】〔时珍曰〕按雷公《炮炙论·笋序》云：益食加觔，须煎芦、朴。注云：用逆水芦根并厚朴二味等分，煎汤服。盖芦根甘能益胃，寒能降火故也。

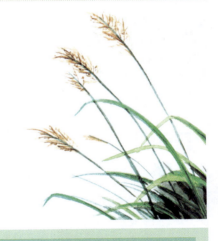

芦根

附方

骨蒸肺痿（不能食者）。苏游芦根饮主之。芦根、麦门冬、地骨皮、生姜各十两，橘皮、茯苓各五两，水二斗，煮八升，去滓，分五服，取汗乃瘥。（《外台秘要》）

反胃上气。芦根、茅根各二两，水四升，煮二升，分服。（《千金方》）

霍乱胀痛。芦根一升，生姜一升，橘皮五两，水八升，煎三升，分服。（《太平圣惠方》）

呕哕不止（厥逆者）。芦根三斤切，水煮浓汁，频饮二升。《必效》：若以童子小便煮服，不过三服愈。（《肘后方》）

粉少许，研匀，麦门冬汤服一二钱。三服可救一人。（《圣惠方》）

发背溃烂。陈芦叶为末，以葱椒汤洗净，敷之神效。（《乾坤秘韫》）

茎叶

【气味】甘，寒，无毒。

【主治】霍乱呕逆，肺痈烦热，痈疽。烧灰淋汁，煎膏，蚀恶肉，去黑子。（时珍）

江中采出芦：令夫妇和同，用之有法。（藏器）

附方

霍乱烦渴（腹胀）。芦叶一握，水煎服。又方：芦叶五钱，糯米二钱半，竹茹一钱，水煎，入姜汁、蜜各半合，煎两沸，时时呷之。（《圣惠方》）

吐血不止。芦荻外皮烧灰，勿令白，为末，入蚌

蓬莜

【气味】甘，寒，无毒。

【主治】霍乱。水煮浓汁服，大验。（苏恭）
烧灰吹鼻，止衄血。亦入崩中药。（时珍）

附方

干霍乱病，心腹胀痛。芦蓬茸一把，水煮浓汁，顿服二升。（《小品方》）

诸般血病。水芦花、红花、槐花、白鸡冠花、茅花等分，水二钟，煎一钟服。（万表《积善堂方》）

灯芯草

宋《开宝》

释名 虎须草、碧玉草。

集解 〔志曰〕灯芯草生江南泽地，丛生，茎圆细而长直，人将为席。

〔宗奭曰〕陕西亦有之。蒸熟待干，折取中心白穰燃灯者，是谓熟草。又有不蒸者，但生干剥取为生草。入药宜用生草。

〔时珍曰〕此即龙须之类，但龙须紧小而瓤实，此草稍粗而瓤虚白。吴人栽莳之，取瓤为灯炷，以草织席及蓑。他处野生者不多。外丹家以之伏硫、砂。雷公《炮炙论》序云：硇遇赤须，永留金鼎。注云：赤须亦呼虎须草，煮硇能住火。不知即此虎须否也？

茎及根

【气味】甘，寒，无毒。

【主治】五淋，生煮服之。败席煮服，更良。（《开宝》）
泻肺，治阴窍涩不利，行水，除水肿癃闭。（元素）
治急喉痹，烧灰吹之甚捷。烧灰涂乳上，饲小儿，止夜啼。（震亨）
降心火，止血通气，散肿止渴。烧灰入轻粉、麝香，治阴疳。（时珍）

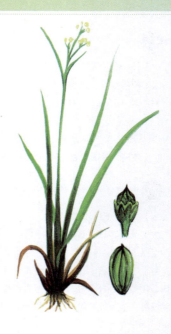

灯芯草

草　部

附方

破伤出血。灯芯草嚼烂敷之，立止。（《胜金方》）

衄血不止。灯芯一两，为末，入丹砂一钱，米饮，每服二钱。（《圣济总录》）

痘疮烦喘（小便不利者）。灯芯一把，鳖甲二两，水一升半，煎六合，分二服。（庞安常《伤寒论》）

夜不合眼（难睡）。灯草煎汤代茶饮，即得睡。（《集简方》）

湿热黄疸。灯草根四两，酒、水各半，入瓶内煮半日，露一夜，温服。（《集玄方》）

麻黄

《本经》中品

释名　龙沙、卑相、卑盐。〔时珍曰〕诸名殊不可解。或云其味麻，其色黄，未审然否？张揖《广雅》云：龙沙，麻黄也。狗骨，麻黄根也。不知何以分别如此？

集解　〔《别录》曰〕麻黄生晋地及河东，立秋采茎，阴干令青。

〔弘景曰〕今出青州、彭城、荥阳、中牟者为胜，色青而多沫。蜀中亦有，不好。

〔恭曰〕郑州鹿台及关中沙苑河旁沙洲上最多。同州沙苑既多，其青、徐者亦不复用。

〔时珍曰〕其根皮色黄赤，长者近尺。

 茎

【气味】苦，温，无毒。

【主治】中风伤寒头痛，温疟，发表出汗，去邪热气，止咳逆上气，除寒热，破症坚积聚。（《本经》）

五脏邪气缓急，风胁痛，字乳余疾，止好唾，通腠理，解肌，泄邪恶气，消赤黑斑毒。不可多服，令人虚。（《别录》）

治身上毒风疹痹，皮肉不仁，主壮热温疫，山岚瘴气。（甄权）

通九窍，调血脉，开毛孔皮肤。（《大明》）

去营中寒邪，泄卫中风热。（元素）

散赤目肿痛，水肿风肿，产后血滞。（时珍）

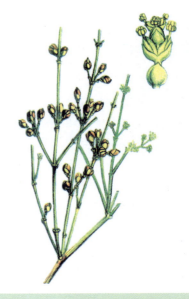

麻黄

附方

伤寒雪煎。麻黄十斤（去节），杏仁四升（去皮，熬），大黄一斤十三两。先以雪水五石四斗，渍麻黄于东向灶釜中。三宿后，纳大黄搅匀，桑薪煮至二石，去滓。纳杏仁同煮至六七斗，绞去滓，置铜器中。更以雪水三斗，合煎令得二斗四升，药成，丸如弹子大。有病者以沸白汤五合，研一丸服之，立汗出。不愈，再服一丸。封药勿令泄气。（《千金方》）

风痹冷痛。麻黄（去根）五两，桂心二两，为末，酒二升，慢火熬如饧。每服一匙，热酒调下，至汗出为度。避风。（《圣惠方》）

心下悸病。半夏麻黄丸：用半夏、麻黄等分，末之，炼蜜丸小豆大。每饮服三丸，日三服。（《金匮要略》）

中风诸病。麻黄一秤(去根)，以王相日、乙卯日，取东流水三石三斗，以净铛盛五七认，先煮五沸，掠去沫，逐旋添水，尽至三五斗，滤去麻黄，澄定，滤去滓，取清再熬至一斗，再澄再滤，取汁再熬，至升半为度，密封收之，一二年不妨。每服一二匙，热汤化下取汗。熬时要勤搅，勿令着底，恐焦了。仍忌鸡犬阴人见之。此刘守真秘方也。（《宣明方》）

暑、亡阳、柔痉诸证，皆可随证加而用之。当归六黄汤加麻黄根，治盗汗尤捷。盖其性能行周身肌表，故能引诸药外至卫分而固腠理也。本草但知扑之之法，而不知服饵之功尤良也。

【气味】甘，平，无毒。

【主治】止汗，夏月杂粉扑之。（弘景）

【发明】〔权曰〕麻黄根节止汗，以故竹扇杵末同扑之。又牡蛎粉、粟粉并麻黄根等分，为末，生绢袋盛贮。盗汗出，即扑，手摩之。

〔时珍曰〕麻黄发汗之气驶不能御，而根节止汗效如影响，物理之妙，不可测度如此。自汗有风湿、伤风、风温、气虚、血虚、脾虚、阴虚、胃热、痰饮、中

附方

盗汗不止。麻黄根、椒目等分，为末。每服一钱，无灰酒下。外以麻黄根、故蒲扇为末，扑之。（《奇效良方》）

小儿盗汗。麻黄根三分，故蒲扇灰一分，为末，以乳汁服三分，日三服。仍以干姜三分同为末，三分扑之。（《古今录验》）

虚汗无度。麻黄根、黄芪等分，为末，飞面糊作丸梧子大。每用浮麦汤下百丸，以止为度。（谈野翁《试验方》）

地黄

《本经》上品

【释名】芐（音户）、芑（音起）、地髓。〔《大明》曰〕生者以水浸验之。浮者名天黄，半浮半沉者名人黄，沉者名地黄。入药沉者为佳，半沉者次之，浮者不堪。〔时珍曰〕《尔雅》云：芐，地黄。郭璞云：江东呼为芐。罗愿云：芐以沉下者为贵，故字从下。

【集解】〔《别录》曰〕地黄生咸阳川泽黄土者佳，二月、八月采根阴干。

〔宗奭曰〕地黄叶如甘露子，花如脂麻花，但有细斑点。北人谓之牛奶子花，茎有微细短白毛。

〔时珍曰〕今人惟以怀庆地黄为上，亦各处随时兴废不同尔。其苗初生塌地，叶如山白菜而毛涩，叶面深青色，又似小芥叶而颇厚，不叉丫。叶中撺茎，上有细毛。茎梢开小筒子花，红黄色。结实如小麦粒。根长四五寸，细如手指，皮赤黄色，如羊蹄根及胡萝卜根，曝干乃黑，生食作土气。俗呼其苗为婆婆奶。古人种子，今惟种根。王旻《山居录》云：地黄嫩苗，摘其旁叶作菜，甚益人。本草以二月、八月采根，殊未穷物性。八月残叶犹在，叶中精气，未尽归根。二月新苗已生，根中精气已滋于叶。不如正月、九月采者殊好，又与蒸曝相宜。《礼记》云：羊苄豕薇，则自古已食之矣。

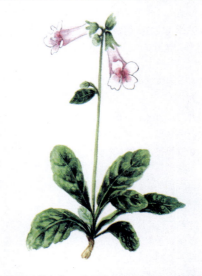

地黄

【气味】甘，寒，无毒。

【主治】伤中，逐血痹，填骨髓，长肌肉。作汤除寒热积聚，除痹，疗折跌绝筋。久服轻身不老，生者尤良。（《本经》）

主男子五劳七伤，女子伤中胞漏下血，破恶血，溺血，利大小肠，去胃中宿食，饱力断绝，补五脏内伤不足，通血脉，益气力，利耳目。（《别录》）

助心胆气，强筋骨长志，安魂定魄，治惊悸劳劣，心肺损，吐血鼻衄，妇人崩中血运。（《大明》）

产后腹痛。久服变白延年。（甄权）

凉血生血，补肾水真阴，除皮肤燥，去诸湿热。（元素）

主心病掌中热痛，脾气痿蹶嗜卧，足下热而痛。（好古）

【气味】大寒。

【主治】妇人崩中血不止，及产后血上薄心闷绝。伤身胎动下血，胎不落，堕坠踠折，瘀血留血，鼻衄吐血。皆捣饮之。（《别录》）

解诸热，通月水，利水道。捣贴心腹，能消瘀血。（甄权）

【发明】〔好古曰〕生地黄入手少阴，又为手太阳之剂，故钱仲阳泻丙火与木通同用以导赤也。诸经之血热，与他药相随，亦能治之。溺血、便血皆同。

〔权曰〕病人虚而多热者，宜加用之。

〔宗奭曰〕《本经》只言干、生二种，不言熟者。如血虚劳热，产后虚热，老人中虚燥热者，若与生干，当虑太寒，故后世改用蒸曝熟者。生熟之功殊别，不可不详。

〔时珍曰〕《本经》所谓干地黄者，乃阴干、日干、火干者，故又云生者尤良。《别录》复云生地黄者，乃新掘鲜者，故其性大寒。其熟地黄乃后人复蒸晒者。诸家本草皆指干地黄为熟地黄，虽主治证同，而凉血补血之功稍异，故今别出熟地黄一条于下。

【气味】甘、微苦、微温，无毒。

【主治】填骨髓，长肌肉，生精血，补五脏内伤不足，通血脉，利耳目，黑须发，男子五劳七伤，女子伤中胞漏，经候不调，胎产百病。（时珍）

补血气，滋肾水，益真阴，去脐腹急痛，病后胫股酸痛。（元素）

【发明】〔元素曰〕地黄生则大寒而凉血，血热者须用之；熟则微温而补肾，血衰者须用之。又脐下痛属肾经，非熟地黄不能除，乃通肾之药也。

〔时珍曰〕按王硕《易简方》云：男子多阴虚，宜用熟地黄；女子多血热，宜用生地黄。又云：生地黄能生精血，天门冬引入所生之处；熟地黄能补精血，用麦门冬引入所补之处。虞抟《医学正传》云：

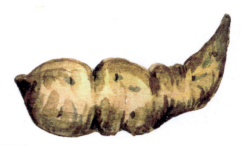

生地黄

生地黄生血，而胃气弱者服之，恐妨食；熟地黄补血，而痰饮多者服之，恐泥膈。或云：生地黄酒炒则不妨胃，熟地黄姜汁炒则不泥膈。此皆得用地黄之精微者也。

附方

服食法。地黄根净洗，捣绞汁，煎令稠，入白蜜更煎，令可丸，丸如梧子大。每晨温酒送下三十丸，日三服。亦可以青州枣和丸。或别以干地黄末入膏，丸服亦可，百日面如桃花，三年身轻不老。《抱朴子》云：楚文子服地黄八年，夜视有光。（《神仙方》）

地黄煎。补虚除热，治吐血唾血，取乳石，去痈疖等疾。生地黄不拘多少，三捣三压，取汁令尽，以瓦器盛之，密盖勿泄气。汤上煮减半，绞去滓，再煎如饧，丸弹子大。每温酒服一丸，日二服。（《千金方》）

男女虚损。或大病后，或积劳后，四体沉滞，骨肉酸痛，吸吸少气；或小腹拘急，腰背强痛，咽干唇燥；或饮食无味，多卧少起，久者积年，轻者百日，渐至瘦削。用生地黄二斤，面一斤，捣烂，炒干为末。每空心酒服方寸匕，日三服。忌如法。（《肘后方》）

虚劳困乏。地黄一石，取汁，酒三斗，搅匀煎收。日服。（《必效方》）

妊娠胎动。生地黄捣汁，煎沸，入鸡子白一枚，搅服。（《圣惠方》）

产后恶血（不止）。干地黄捣末，每食前热酒服一钱。连进三服。（《瑞竹堂方》）

产后烦闷（乃血气上冲）。生地黄汁、清酒各一升，相和煎沸，分二服。（《集验方》）

产后百病。地黄酒：用地黄汁渍麹二升，净秫米二斗，令发，如常酿之。至熟，封七日，取清，常服令相接。忌生冷酢滑、蒜鸡猪鱼肉一切毒物。未产先一月酿成。夏月不可造。（《千金方》）

小儿热病（壮热烦渴，头痛）。生地黄汁三合，蜜半合，和匀，时时与服。（《普济方》）

 叶

【主治】恶疮似癞，十年者，捣烂日涂，盐汤先洗。（《千金方》）

 实

【主治】四月采，阴干捣末，水服方寸匕，日三服，功与地黄等。（苏颂）

 花

【主治】为末服食，功同地黄。（苏颂）
肾虚腰脊痛，为末，酒服方寸匕，日三。（时珍）

附方

内障青盲（风赤生翳，及坠眼日久，瞳损失明）。地黄花（晒）、黑豆花（晒）、槐花（晒）各一两，为末。猪肝一具，同以水二斗，煮至上有凝脂，掠尽瓶收。每点少许，日三四次。（《圣惠方》）

紫菀

《本经》中品

释名 青菀、紫蒨、返魂草、夜牵牛。〔时珍曰〕其根色紫而柔宛，故名。许慎《说文》作茈菀，《斗门方》谓之返魂草。

集解〔《别录》曰〕紫菀生汉中、房陵山谷及真定、邯郸。二月、三月采根，阴干。
〔弘景曰〕近道处处有之。其生布地，花紫色，本有白毛，根甚柔细。有白者名白菀，不复用。
〔《大明》曰〕形似重台，根作节，紫色润软者佳。
〔颂曰〕今耀、成、泗、寿、台、孟，诸州、兴国军皆有之。三月内布地生苗，其叶三四相连，五月、六月内开黄白紫花，结黑子。余如陶说。
〔时珍曰〕按陈自明云：紫菀以牢山所出根如北细辛者为良，沂兖以东皆有之。今人多以车前、旋复根赤土染过伪之。紫菀肺病要药，肺本自亡津液，又服走津液药，为害滋甚，不可不慎。

 根

【气味】苦，温，无毒。
【主治】咳逆上气，胸中寒热结气，去蛊毒痿蹷，安五脏。（《本经》）
疗咳唾脓血，止喘悸，五劳体虚，补不足，小儿惊痫。（《别录》）
益肺气，主息贲。（好古）

附方

肺伤咳嗽。紫菀五钱，水一盏，煎七分，温服，日三次。（《卫生易简方》）

久嗽不瘥。紫菀、款冬花各一两，百部半两，捣罗为末。每服三钱，姜三片，乌梅一个，煎汤调下，日二，

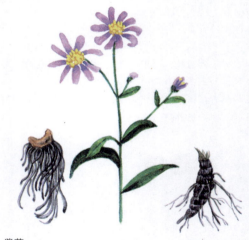

紫菀

甚佳。（《图经本草》）

小儿咳嗽（声不出者）。紫菀末、杏仁等分，入蜜同研，丸芡子大。每服一丸，五味子汤化下。（《全幼心鉴》）

吐血咳嗽（吐血后咳者）。紫菀、五味（炒）为末，蜜丸芡子大，每含化一丸。（《指南方》）

产后下血。紫菀末，水服五撮。（《圣惠方》）

妇人小便（卒不得出者）。紫菀为末，井华水服三撮，即通。小便血者，服五撮立止。（《千金方》）

草 部

麦门冬

《本经》上品

释名 爱韭、马韭、羊韭、禹韭、禹余粮、忍冬、忍凌、不死草、阶前草。〔时珍曰〕麦须曰虋，此草根似麦而有须，其叶如韭，凌冬不凋，故谓之麦虋冬，及有诸韭、忍冬诸名，俗作门冬，便于字也。可以服食断谷。故又有余粮、不死之称。吴普《本草》：一名仆垒，一名随脂。

集解 〔《别录》曰〕麦门冬叶如韭，冬夏长生。生函谷川谷及堤坂肥土石间久废处。二月、三月、八月、十月采根，阴干。

〔普曰〕生山谷肥地，丛生，叶如韭，实青黄。采无时。

〔弘景曰〕函谷即秦关。处处有之，冬月作实如青珠，以四月采根，肥大者为好。

〔时珍曰〕古人惟用野生者。后世所用多是种莳而成。其法：四月初采根，于黑壤肥沙地栽之。每年六月、九月、十一月三次上粪及耘灌，夏至前一日取根，洗晒收之。其子亦可种，但成迟尔。浙中来者甚良，其叶似韭而多纵文且坚韧为异。

【气味】 甘，平，无毒。

【主治】 心腹结气，伤中伤饱，胃络脉绝，羸瘦短气。久服轻身不老不饥。（《本经》）

疗身重目黄，心下支满，虚劳客热，口干燥渴，止呕吐，愈痿蹶，强阴益精，消谷调中保神，定肺气，安五脏，令人肥健，美颜色，有子。（《别录》）

去心热，止烦热，寒热体劳，下痰饮。（藏器）

治五劳七伤，安魂定魄，止嗽，治肺痿吐脓，时疾热狂头痛。（《大明》）

治热毒大水，面目肢节浮肿，下水，主泄精。（甄权）

治肺中伏火，补心气不足，主血妄行，及经水枯，乳汁不下。（元素）

久服轻身明目。和车前、地黄丸服，去湿痹，变白，夜视有光。（藏器）

断谷为要药。（弘景）

【发明】 〔宗奭曰〕麦门冬治肺热之功为多，其味苦，但专泄而不专收，寒多人禁服。治心肺虚热及虚劳。与地黄、阿胶、麻仁，同为润经益血、复脉通心之剂；与五味子、枸杞子，同为生脉之剂。

〔元素曰〕麦门冬治肺中伏火、脉气欲绝者，加五味子、人参三味为生脉散，补肺中元气不足。

〔时珍曰〕按赵继宗《儒医精要》云：麦门冬以地黄为使，服之令人头不白，补髓，通肾气，定喘促，令人肌体滑泽，除身上一切恶气不洁之疾，盖有君而有使

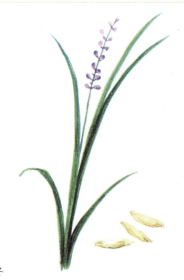

麦门冬

也。若有君无使，是独行无功矣。此方惟火盛气壮之人服之相宜。若气弱胃寒者，必不可饵也。

附方

麦门冬煎。补中益心，悦颜色，安神益气，令人肥健，其力甚快。取新麦门冬根去心，捣熟绞汁，和白蜜，银器中重汤煮，搅不停手，候如饴乃成。温酒日日化服之。（《图经本草》）

劳气欲绝。麦门冬一两，甘草（炙）二两，粳米半合，枣二枚，竹叶十五片，水二升，煎一升，分三服。（《南阳活人书》）

虚劳客热。麦门冬煎汤频饮。（《本草衍义》）

吐血衄血（诸方不效者）。麦门冬（去心）一斤，捣取自然汁，入蜜二合，分作二服。即止。（《活人心统》）

衄血不止。麦门冬（去心）、生地黄各五钱，水煎服，立止。（《保命集》）

齿缝出血。麦门冬煎汤漱之。（《兰室宝鉴》）

咽喉生疮。脾肺虚热上攻也。麦门冬一两，黄连

半两,为末。炼蜜丸梧子大。每服二十丸,麦门冬汤下。(《普济方》)

乳汁不下。麦门冬去心,焙为末。每用三钱,酒磨犀角约一钱许,温热调下,不过二服便下。(熊氏《补遗》)

下痢口渴(引饮无度)。麦门冬(去心)三两,乌梅肉二十个(细剉),以水一升,煮取七合,细细呷之。(《必效》)

男女血虚。麦门冬三斤(取汁熬成膏),生地黄三斤(取汁熬成膏),等分,一处滤过,入蜜四之一,再熬成,瓶收。每日白汤点服。忌铁器。(《医方摘要》)

龙葵

《唐本草》

释名 苦葵、苦菜、天茄子、水茄、天泡草、老鸦酸浆草、老鸦眼睛草。〔时珍曰〕龙葵,言其性滑如葵也。苦以菜味名,茄以叶形名,天泡、老鸦眼睛皆以子形名也。与酸浆相类,故加老鸦以别之。五爪龙亦名老鸦眼睛草,败酱、苦苣并名苦菜,名同物异也。

集解 〔弘景曰〕益州有苦菜,乃是苦荬。

〔颂曰〕龙葵近处亦稀,惟北方有之。北人谓之苦葵。叶圆似排风而无毛,花白色,子亦似排风子,生青熟黑,其赤者名赤珠,亦可入药。又曰:老鸦眼睛草,生江湖间。叶如茄子叶,故名天茄子。或云,即漆姑草也。漆姑即蜀羊泉,已见《本经》草部。人亦不能决识之。

〔时珍曰〕龙葵、龙珠,一类二种也,皆处处有之。四月生苗,嫩时可食,柔滑。渐高二三尺,茎大如筋,似灯笼草而无毛,叶似茄叶而小。五月以后,开小白花,五出黄蕊。结子正圆,大如五味子,上有小蒂,数颗同缀,其味酸。中有细子,亦如茄子之子。但生青熟黑者为龙葵,生青熟赤者为龙珠,功用亦相仿佛,不甚辽远。

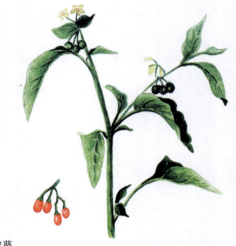

龙葵

苗

【气味】苦、微甘,滑,寒,无毒。

【主治】食之解劳少睡,去虚热肿。(《唐本》)

治风,补益男子元气,妇人败血。(苏颂)

消热散血,压丹石毒宜食之。(时珍)

根与木通、胡荽煎汤服,通利小便。(苏颂)

附方

去热少睡。龙葵菜同米,煮作羹粥食之。(《食医心镜》)

附方

从高坠下(欲死者)。取老鸦眼睛草茎叶捣汁服,以渣敷患处。(唐瑶《经验方》)

火焰丹肿。老鸦眼睛草叶,入醋细研敷,能消赤肿。(苏颂《图经本草》)

诸疮恶肿。老鸦眼睛草擂酒服,以渣敷之。(《普济方》)

丁肿毒疮。黑色焮肿者,乃服丹石毒也;赤色者,肉面毒也。用龙葵根一握(洗切),乳香末、黄连各三

茎 叶 根

【气味】同苗。

【主治】捣烂和土,敷丁肿火丹疮,良。(孟诜)

疗痈疽肿毒,跌扑伤损,消肿散血。(时珍)

两，杏仁六十枚，和捣作饼，厚如三钱，依疮大小敷之，觉痒即换去。痒不可忍，切勿摇动。候炊久，疮中似石榴子戢戢然，乃去药。时时以甘草汤温洗，洗后以蜡贴之。终身不得食羊血。如无龙葵，以蔓菁根代之。(《圣济总录》)

吐血不止。天茄子苗半两，人参二钱半，为末。每服二钱，新汲水下。(《圣济总录》)

多年恶疮。天茄叶贴之，或为末贴。(《救急良方》)

产后肠出（不收）。老鸦酸浆草一把，水煎，先熏后洗，收乃止。(《救急方》)

 子

【主治】丁肿。(《唐本》)

明目轻身，甚良。(甄权)

治风，益男子元气，妇人败血。(苏颂)

萱草

宋《嘉祐》

释名 忘忧、疗愁、丹棘、鹿葱、鹿剑、妓女、宜男。〔时珍曰〕萱本作谖。谖，忘也。《诗》云：焉得谖草？言树之背。谓忧思不能自遣，故欲树此草，玩味以忘忧也。吴人谓之疗愁。董子云：欲忘人之忧，则赠之丹棘，一名忘忧故也。其苗烹食，气味如葱，而鹿食九种解毒之草，萱乃其一，故又名鹿葱。周处《风土记》云：怀妊妇人佩其花，则生男，故名宜男。李九华《延寿书》云：嫩苗为蔬，食之动风，令人昏然如醉，因名忘忧。此亦一说也。

集解 〔颂曰〕萱草处处田野有之，俗名鹿葱。五月采花，八月采根。今人多采其嫩苗及花跗作菹食。

〔时珍曰〕萱宜下湿地，冬月丛生。叶如蒲、蒜辈而柔弱，新旧相代，四时青翠。五月抽茎开花，六出四垂，朝开暮蔫，至秋深乃尽，其花有红黄紫三色。结实三角，内有子大如梧子，黑而光泽。其根与麦门冬相似，最易繁衍。《南方草木状》言，广中一种水葱，状如鹿葱，其花或紫或黄，盖亦此类也。或言鹿葱花有斑文，与萱花不同时者，谬也。肥土所生，则花厚色深，有斑文，起重台，开有数月；瘠土所生，则花薄而色淡，开亦不久。嵇含《宜男花序》亦云，荆楚之士号为鹿葱，可以荐菹，尤可凭据。

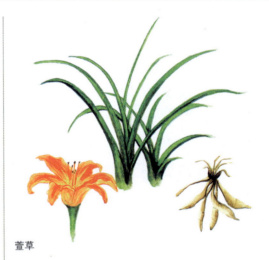

萱草

苗 花

【气味】甘，凉，无毒。

【主治】煮食，治小便赤涩，身体烦热，除酒疸。(《大明》)

消食，利湿热。(时珍)

作菹，利胸膈，安五脏，令人好欢乐，无忧，轻身明目。(苏颂)

吹乳、乳痈肿痛，擂酒服，以滓封之。(时珍)

【发明】〔震亨曰〕萱属木，性下走阴分，一名宜男，宁无微意存焉？

 根

【主治】沙淋，下水气，酒疸黄色遍身者，捣汁服。(藏器)

大热衄血，研汁一大盏，和生姜汁半盏，细呷之。(宗奭)

附方

小便不通。萱草根煎水频饮。(《杏林摘要》)

大便后血。萱草根和生姜，油炒，酒冲服。(《圣济总录》)

败酱

《本经》中品

【释名】 苦菜、苦蘵、泽败、鹿肠、鹿首、马草。〔弘景曰〕根作陈败豆酱气,故以为名。

【集解】 〔时珍曰〕处处原野有之。俗名苦菜,野人食之,江东人每采收储焉。春初生苗,深冬始凋。

根 苗

【气味】苦,平,无毒。

【主治】除痈肿浮肿结热,风痹不足,产后腹痛。(《别录》)

治血气心腹痛,破瘕结,催生落胞,血运鼻衄吐血,赤白带下。赤眼障膜努肉,聤耳,疮疖疥癣丹毒,排脓补瘘。(《大明》)

【发明】〔时珍曰〕败酱乃手足阳明、厥阴药也。善排脓破血,故仲景治痈及古方妇人科皆用之。乃易得之物,而后人不知用,盖未遇识者耳。

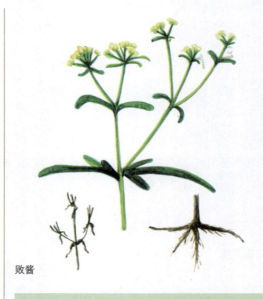

败酱

附方

产后腹痛(如锥刺者)。败酱草五两,水四升,煮二升,每服二合,日三服,良。(《卫生易简方》)

肠痈有脓。薏苡仁附子败酱散:用薏苡仁十分,

附子二分,败酱五分,捣为末。每以方寸匕,水二升,煎一升,顿服。小便当下。即愈。(张仲景《金匮玉函》)

迎春花

《纲目》

【集解】 〔时珍曰〕处处人家栽插之。丛生,高者二三尺,方茎厚叶。叶如初生小椒叶而无齿,面青背淡。对节生小枝,一枝三叶。正月初开小花,状如瑞香,花黄色,不结实。

叶

【气味】苦,涩,平,无毒。

【主治】肿毒恶疮,阴干研末,酒服二三钱,出汗便瘥。(《卫生易简方》)

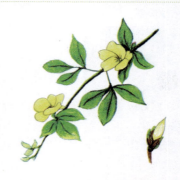

迎春花

款冬花

《本经》中品

释名 款冻、颗冻、氐冬。〔时珍曰〕按《述征记》云：洛水至岁末凝厉，则款冬茂悦曾冰之中。则颗冻之名以此而得，后人讹为款冬，即款冻尔。款者至也，至冬而花也。

集解 〔弘景曰〕第一出河北，其形如宿蔬未舒者佳，其腹里有丝。次出高丽百济，其花乃似大菊花。次亦也蜀北部宕昌，而并不如。其冬月在冰下生，十二月、正月旦取之。

【气味】 辛，温，无毒。

【主治】 咳逆上气善喘，喉痹，诸惊痫寒热邪气。（《本经》）

消渴，喘息呼吸。（《别录》）

疗肺气心促急，热乏劳咳，连连不绝，涕唾稠粘，肺痿肺痈，吐脓血。（甄权）

润心肺，益五脏，除烦消痰，洗肝明目，及中风等疾。（《大明》）

【发明】 〔颂曰〕《本经》主咳逆，古方用为温肺治嗽之最。

〔宗奭曰〕有人病嗽多日，或教然款冬花三两，于无风处以笔管吸其烟，满口则咽之，数日果效。

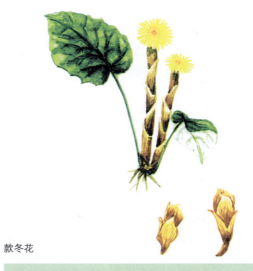
款冬花

附方

痰嗽带血。款冬花、百合（蒸焙）等分，为末。蜜丸龙眼大，每卧时嚼一丸，姜汤下。《济生方》

口中疳疮。款冬花、黄连等分，为细末，用唾津调成饼子。先以蛇床子煎汤漱口，乃以饼子敷之，少顷确住，其疮立消也。（杨诚《经验方》）

地肤

《本经》上品

释名 地葵、地麦。

集解 〔时珍曰〕地肤嫩苗，可作蔬茹，一科数十枝，攒簇团团直上，性最柔弱，故将老时可为帚，耐用。

子

【气味】 苦，寒，无毒。

【主治】 膀胱热，利小便，补中益精气。久服耳目聪明，轻身耐老。（《本经》）

去皮肤中热气，使人润泽，散恶疮疝瘕，强阴。（《别录》）

【发明】 〔藏器曰〕众病皆起于虚。虚而多热者，加地肤子、甘草。

附方

胁下疼痛。地肤子为末，酒服方寸匕。（《寿域神方》）

【气味】苦，寒，无毒。

【主治】捣汁服，主赤白痢，烧灰亦善。煎水洗目，去热暗雀盲涩痛。（《别录》）

主大肠泄泻，和气，涩肠胃，解恶疮毒。（苏颂）

煎水日服，治手足烦疼，利小便诸淋。（时珍）

【发明】〔时珍曰〕按虞抟《医学正传》云：抟兄年七十，秋间患淋，二十余日，百方不效。后得一方，取地肤草捣自然汁，服之遂通。至贱之物，有回生之功如此。

附方

物伤睛陷（弩肉突出）。地肤（洗去土）二两，捣绞汁，每点少许，冬月以干者煮浓汁。（《圣惠方》）

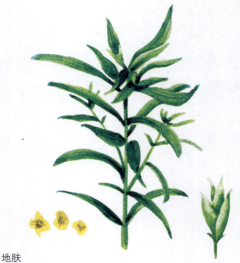

地肤

决明

《本经》上品

【释名】〔时珍曰〕此马蹄决名也，以明目之功而名。又名草决明、石决明，皆同功者。

【集解】〔时珍曰〕决明有二种：一种马蹄决明，茎高三四尺，叶大于苜蓿，而本小末参，昼开夜合，两两相贴。秋开淡黄花五出，结角如初生细豇豆，长五六寸。角中子数十粒，参差相连，状如马蹄，青绿色，入眼目药最良。一种茳芒决明，《救荒本草》所谓山扁豆是也。苗茎似马蹄决明，但叶之本小末尖，正似槐叶，夜亦不合。秋开深黄花五出，结角大如小指，长二寸许。角中子成数列，状如黄葵子而扁，其色褐，味甘滑。

【气味】咸，平，无毒。

【主治】青盲，目淫肤，赤白膜，眼赤痛泪出。久服益精光，轻身。（《本经》）

助肝气，益精。以水调末涂，消肿毒。又贴脑心，止鼻洪。作枕，治头风明目，胜于黑豆。（《日华》）

治肝热风眼赤泪，每旦取一匙挼净，空心吞之。百日后夜见物光。（甄权）

【发明】〔时珍曰〕《相感志》言：圃中种决明，蛇不敢入。丹溪朱氏言：决明解蛇毒，本于此也。王旻《山居录》言：春月种决明，叶生采食，其花阴干亦可食。切忌泡茶，多食无不患风。

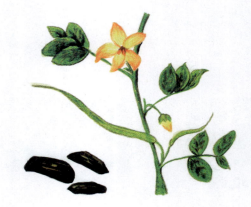

决明

附方

积年失明。决明子二升为末，每食后粥饮服方寸匕。（《外台秘要》）

青盲雀目。决明一升，地肤子五两，为末。米饮丸梧子大，每米饮下二三十丸。（《普济方》）

草部

瞿麦

《本经》中品

释名 蘧麦、巨句麦、南天竺草。〔时珍曰〕按：陆佃解《韩诗外传》云：生于两旁谓之瞿。此麦之穗旁生故也。

集解 〔时珍曰〕石竹叶似地肤叶而尖小，又似初生小竹叶而细窄，其茎纤细有节，高尺余，梢间开花。山野生者，花大如钱，红紫色。人家栽者，花稍小而妩媚，有红白粉红紫赤斑斓数色，俗呼为洛阳花。

穗

【气味】苦，寒，无毒。

【主治】关格诸癃结，小便不通，出刺，决痈肿，明目去翳，破胎堕子，下闭血。（《本经》）

养肾气，逐膀胱邪逆，止霍乱，长毛发。（《别录》）

主五淋。（甄权）

月经不通，破血块排脓。（《大明》）

叶

【主治】痔瘘并泻血，作汤粥食。又治小儿蛔虫，及丹石药发。并眼目肿痛及肿毒，捣敷。治浸淫疮并妇人阴疮。（《大明》）

【发明】〔杲曰〕瞿麦利小便为君主之用。

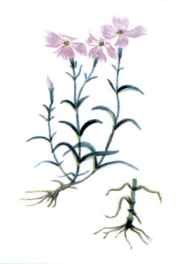

瞿麦

附方

小便石淋（宜破血）。瞿麦子捣为末，酒服方寸匕，日三服，三日当下石。（《外台秘要》）

车前

《本经》中品

释名 当道、芣苢、车轮菜。〔时珍曰〕按《尔雅》云：芣苢，马舄。马舄，车前。陆机《诗疏》云：此草好生道边及牛马迹中，故有车前、当道、马舄、牛遗之名。

集解 〔时珍曰〕王旻《山居录》：有种车前剪苗食法，则昔人常以为蔬矣。今野人犹采食之。

子

【气味】甘，寒，无毒。

【主治】气癃止痛，利水道小便，除湿痹。久服轻身耐老。（《本经》）

男子伤中，女子淋沥不欲食，养肺强阴益精，令人有子，明目疗赤痛。（《别录》）

去风毒，肝中风热，毒风冲眼，赤痛障翳，脑痛泪出，压丹石毒，去心胸烦热。（甄权）

养肝。（萧炳）

治妇人难产。（陆机）

【发明】〔时珍曰〕按《神仙服食经》云：车前一名地衣，雷之精也。服之形化，八月采之。今车前五月子已老，而云七八月者，地气有不同尔。唐张

177

籍诗云：开州午月车前子，作药人皆道有神。惭愧文君怜病眼，三千里外寄闲人。观此亦以五月采开州者为良，又可见其治目之功。大抵入服食，须佐他药，如六味地黄丸之用泽泻可也。若单用则泄太过，恐非久服之物。欧阳公常得暴下病，国医不能治。夫人买市人药一贴，进之而愈。力叩其方，则车前子一味为末，米饮服二钱匕。云此药利水道而不动气，水道利则清浊分，而谷藏自止矣。

附方

久患内障。车前子、干地黄、麦门冬等分，为末。蜜丸如梧子大，服之。累试有效。（《圣惠方》）

风热目暗（涩痛）。车前子、宣州黄连各一两，为末。食后温酒服一钱，日二服。（《圣惠方》）

【气味】甘，寒，无毒。

【主治】金疮止血，衄鼻，瘀血，血瘕，下血，小便赤，止烦下气，除小虫。（《别录》）

附方

目赤作痛。车前草自然汁，调朴硝末，卧时涂

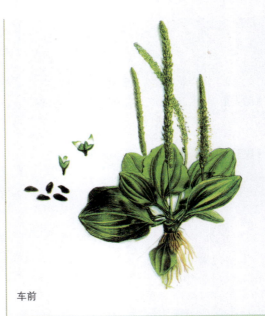

车前

眼胞上，次早洗去。（《圣济总录》）

小便不通。车前草一斤，水三升，煎取一升半，分三服。

小便尿血。车前（捣汁）五合，空心服。（《外台秘要》）

热痢不止。车前叶捣汁一盏，入蜜一合煎，温服。（《圣惠方》）

连翘

《本经》下品

释名 连、异翘、旱莲子、兰华、三廉。根名连轺、折根。〔恭曰〕实似莲作房，翘出众草，故名。

集解 〔恭曰〕此物有两种：大翘，小翘。大翘生下湿地，其小翘生冈原之上。

【气味】苦，平，无毒。

【主治】通利五淋，小便不通，除心家客热。（甄权）

通小肠，排脓，治疮疖，止痛，通月经。（《大明》）

泻心火，除脾胃湿热，治中部血证，以为使。（震亨）

发明 〔元素曰〕连翘之用有三：泻心经客热，一也；去上焦诸热，二也；为疮家圣药，三也。

〔好古曰〕手足少阳之药，治疮疡瘿瘤结核有神，与柴胡同功，但分气血之异尔。与鼠黏子同用治疮疡，别有神功。

〔时珍曰〕连翘状似人心，两片合成，其中有仁甚香，乃少阴心经、厥阴包络气分主药也。诸痛痒疮皆属心火，故为十二经疮家圣药，而兼治手足少阳手阳明三经气分之热也。

附方

项边马刀（属少阳经）。用连翘二斤，瞿麦一斤，大黄三两，甘草半两。每用一两，以水一碗

半，煎七分，食后热服。十余日后，灸临泣穴二七壮，六十日决效。（张洁古《活法机要》）

翘根

【气味】甘，寒、平，有小毒。

【主治】下热气，益阴精，令人面悦好，明目。久服轻身耐老。（《本经》）

治伤寒瘀热欲发黄。（时珍）

【发明】〔好古曰〕此即连翘根也，能下热气。故张仲景治伤寒瘀热在里，麻黄连翘赤小豆汤用之。注云：即连翘根也。

附方

痈疽肿毒。连翘草及根各一升，水一斗六升，煮汁三升服取汗。（《外台秘要》）

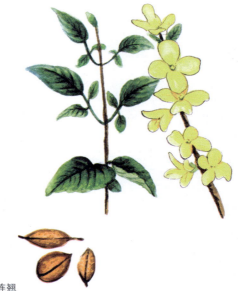
连翘

虎杖

《别录》中品

释名 苦杖、大虫杖、斑杖、酸杖。〔时珍曰〕杖言其茎，虎言其斑也。或云一名杜牛膝者，非也。一种斑杖似蒻头者，与此同名异物。

集解 〔弘景曰〕田野甚多，状如大马蓼，茎斑而叶圆。

〔保昇曰〕所在有之。生下湿地，作树高丈余，其茎赤根黄。二月、八月采根。日干。

〔颂曰〕今出汾州、越州、滁州，处处有之。三月生苗，茎如竹笋状，上有赤斑点，初生便分枝丫。叶似小杏叶，七月开花，九月结实。南中出者，无花。根皮黑色，破开即黄，似柳根。亦有高丈余者。《尔雅》云：蒤，虎杖。郭璞注云：似荭草而粗大，有细刺，可以染赤。是也。

〔宗奭曰〕此草药也。《蜀本》言作木，高丈余者，非矣。大率毕似寒菊，然花叶蕊差大为异。仍茎叶有淡黑斑。六七月旋旋开花，至九月中方已。花片四出，其色如桃花，差大而外微深。陕西山麓水次甚多。

〔时珍曰〕其茎似红蓼，其叶圆似杏，其枝黄似柳，其花状似菊，色似桃花。合而观之，未尝不同也。

根

【气味】微温。

【主治】通利月水，破留血癥结。（《别录》）

治产后血运，恶血不下，心腹胀满，排脓，主疮疖痈毒，扑损瘀血，破风毒结气。（《大明》）

烧灰，贴诸恶疮，焙研炼蜜为丸，陈米饮服，治肠痔下血。（苏颂）

研末酒服，治产后瘀血血痛，及坠扑昏闷有效。（时珍）

【发明】〔权曰〕暑月以根和甘草同煎为饮，色如琥珀可爱，甚甘美。瓶置井中，令冷澈如冰，时人呼为冷饮子，啜之且尊于茗，极解暑毒。其汁染米作糜糕益美。捣末浸酒常服，破女子经脉不通。有孕人勿服。

〔时珍曰〕孙真人《千金方》治女人月经不通，腹内积聚，虚胀雷鸣，四肢沉重，亦治丈夫积聚，有虎杖煎：取高地虎杖根，剉二斛，水二石五斗，煮取一斗半，去渣，入醇酒五升，煎如饧。每服一合，以知为度。又许学士《本事方》治男妇诸般淋疾用苦杖根洗净，剉一合，以水五盏，煎一盏，去渣，入乳香、麝香少许服之。鄞县尉耿梦得，内人患沙石淋，已十三年。

每溯痛楚不可忍，溺器中小便下沙石剥剥有声。百方不效，偶得此方服之，一夕而愈。乃予目击者。

附方

小便五淋。苦杖为末，每服二钱，用饭饮下。（《集验方》）

月水不利。虎杖三两，凌霄花、没药各一两，为末，热酒每服一钱。又方：治月经不通，腹大如瓮，气短欲死。虎杖一斤（去头暴干，切），土瓜根汁、牛膝汁二斗。水一斛，浸虎杖一宿，煎取二斗，入二汁，同煎如饧。每酒服一合，日再夜一，宿血当下。（《圣惠方》）

时疫流毒（攻手足，肿痛欲断）。用虎杖根剉，煮汁渍之。（《肘后方》）

气奔怪病。人忽遍身皮底混混如波浪声，痒不可忍，抓之血出不能解，为之气奔。以苦杖、人参、青盐、细辛各一两，作一服，水煎，细饮尽便愈。（夏子益《奇疾方》）

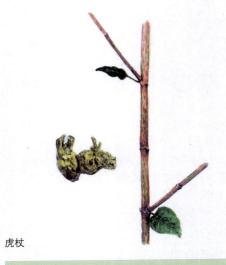

虎杖

蒺藜

《本经》上品

释名 茨、旁通、屈人、止行、升推。〔时珍曰〕蒺，疾也；藜，利也；茨，刺也。其刺伤人，甚疾而利也。屈人、止行，皆因其伤人也。

集解〔时珍曰〕蒺藜叶如初生皂荚叶，整齐可爱。刺蒺藜状如赤根菜子及细菱，三角四刺，实有仁。其白蒺藜结荚长寸许，内子大如脂麻，状如羊肾而带绿色，今人谓之沙苑蒺藜。以此分别。

〔《别录》曰〕蒺藜子生冯翊平泽或道旁，七月、八月采实，暴干。

〔宗奭曰〕蒺藜有二等：一等杜蒺藜，即今之道旁布地而生者，开小黄花，结芒刺。

一种白蒺藜，出同州沙苑牧马处。子如羊内肾，大如黍粒，补肾药，今人多用。风家惟用刺蒺藜也。

子

【气味】苦，温，无毒。

【主治】恶血，破症瘕积聚，喉痹乳难。久服长肌肉，明目轻身。《本经》

治诸风痹疡，疗吐脓，去燥热。（甄权）

治奔豚肾气，肺气胸膈满，催生堕胎，益精，疗水藏冷，小便多，止遗沥泄精溺血肿痛。（《大明》）

痔漏阴汗，妇人发乳带下。（苏颂）

白蒺藜

【气味】甘，温，无毒。

【主治】补肾，治腰痛泄精，虚损劳乏。（时珍）

【发明】〔时珍曰〕古方补肾治风，皆用刺蒺藜。后世补肾多用沙苑蒺藜，或以熬膏和药，恐其功亦不甚相远也。刺蒺藜炒黄去刺，磨面作饼，或蒸食，可以救荒。

附方

腰脊引痛。蒺藜子捣末，蜜和丸胡豆大。酒服二丸，日三服。（《外台秘要》）

大便风秘。蒺藜子（炒）一两，猪牙皂荚（去皮，酥炙）五钱，为末。每服一钱，盐茶汤下。（《普济方》）

月经不通。杜蒺藜、当归等分，为末，米饮每服三钱。（《儒门事亲》）

面上瘢痕。蒺藜子、山栀子各一合,为末,醋和,夜涂旦洗。(《救急方》)

白癜风疾。白蒺藜子六两,生捣为末。每汤服二钱,日二服。一月绝根,服至半月,白处见红点,神效。(孙真人《食忌》)

【主治】阴干为末,每温酒服二三钱,治白癜风。(宗奭)

【主治】煮汤,洗疥癣风疮作痒。(时珍)

附方

鼻流清涕。蒺藜苗二握,黄连二两,水二升,煎一升,少少灌鼻中取嚏,不过再灌。(《圣惠方》)

诸疮肿毒。蒺藜蔓洗,三寸截之,取得一斗,

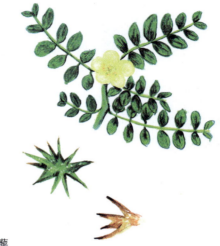

蒺藜

以水五升,煮取二升,去滓,纳铜器中,又煮取一升,纳小器中,煮如饴状,以涂肿处。(《千金方》)

蠼螋尿疮(绕身匝即死)。以蒺藜叶捣敷之。无叶用子。(《备急方》)

谷精草

宋《开宝》

释名 戴星草、文星草、流星草。〔时珍曰〕谷田余气所生,故曰谷精。〔志曰〕白花似星,故有戴星诸名。

集解 〔时珍曰〕此草收谷后,荒田中生之,江湖南北多有。一科丛生,叶似嫩谷秧。抽细茎,高四五寸。茎头有小白花,点点如乱星。九月采花,阴干。

【气味】辛,温,无毒。

【主治】喉痹,齿风痛,诸疮疥。(《开宝》)
头风痛,目盲翳膜,痘后生翳,止血。(时珍)

【发明】〔时珍曰〕谷精体轻性浮,能上行阳明分野。凡治目中诸病,加而用之,甚良。明目退翳之功,似在菊花之上也。

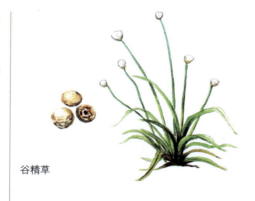

谷精草

附方

小儿雀盲(至晚忽不见物)。用羯羊肝一具(不

用水洗,竹刀剖开),入谷精草一撮,瓦罐煮熟,日食之,屡效。忌铁器。如不肯食,炙熟,捣作丸绿豆大。每服三十丸,茶下。(《卫生家宝方》)

大黄

《本经》下品

释名 黄良、将军、火参、肤如。〔弘景曰〕大黄,其色也。将军之号,当取其骏快也。〔杲曰〕推陈致新。如戡定祸乱,以致太平,所以有将军之号。

集解〔《别录》曰〕大黄生河西山谷及陇西。二月、八月采根,火干。

〔普曰〕生蜀郡北部或陇西。二月卷生黄赤,其叶四四相当,茎高三尺许。三月花黄,五月实黑,八月采根。根有黄汁,切片阴干。

〔弘景曰〕今采益州北部汶山及西山者,虽非河西、陇西,好者犹作紫地锦色,味甚苦涩,色至浓黑。西川阴干者胜。北部日干,亦有火干者,皮小焦不如,而耐蛀堪久。此药至劲利,粗者便不中服。

〔时珍曰〕宋祁《益州方物图》言,蜀大山中多有之,赤茎大叶,根巨若碗,药市以大者为枕,紫地锦文也。今人以庄浪出者为最,庄浪即古泾原陇西地,与《别录》相合。

【气味】苦,寒,无毒。

【主治】下瘀血血闭,寒热,破症瘕积聚,留饮宿食,荡涤肠胃,推陈致新,通利水谷,调中化食,安和五脏。(《本经》)

平胃下气,除痰实,肠间结热,心腹胀满,女子寒血闭胀,小腹痛,诸老血留结。(《别录》)

通女子经候,利水肿,利大小肠,贴热肿毒,小儿寒热时疾,烦热蚀脓。(甄权)

通宣一切气,调血脉,利关节,泄壅滞水气,温瘴热疟。(《大明》)

泻诸实热不通,除下焦湿热,消宿食,泻心下痞满。(元素)

下痢赤白,里急腹痛,小便淋沥,实热燥结,潮热谵语,黄疸诸火疮。(时珍)

【发明】〔之才曰〕得芍药、黄芩、牡蛎、细辛、茯苓,疗惊恚怒,心下悸气。得消石、紫石英、桃仁,疗女子血闭。

〔宗奭曰〕张仲景治心气不足,吐血衄血,泻心汤,用大黄、黄芩、黄连。或曰心气既不足,而不用补心汤,更用泻心何也?答曰:若心气独不足,则当不吐衄也。此乃邪热因不足而客之,故令吐衄。以苦泄其热,以苦补其心,盖一举而两得之。有是证者,用之无不效。惟在量其虚实而已。

〔时珍曰〕大黄乃足太阴、手足阳明、手足厥阴五经血分之药。凡病在五经血分者,宜用之。若在

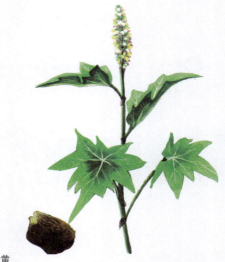

大黄

气分用之,是谓诛伐无过矣。泻心汤治心气不足吐血衄血者,乃真心之气不足,而手厥阴心包络、足厥阴肝、足太阴脾、足阳明胃之邪火有余也。虽曰泻心,实泻四经血中之伏火也。又仲景治心下痞满、按之软者,用大黄黄连泻心汤主之。此亦泻脾胃之湿热,非泻心也。病发于阴而反下之,则作痞满,乃寒伤营血,邪气乘虚结于上焦。胃之上脘在于心,故曰泻心,实泻脾也。

附方

吐血衄血。治心气不足,吐血衄血者,泻心汤主之。大黄二两,黄连、黄芩各一两,水三升,煮一升,热服取利。(张仲景《金匮玉函》)

吐血刺痛。川大黄一两,为散。每服一钱,以生地黄汁一合,水半盏,煎三五沸,无时服。(《简要济众方》)

伤寒痞满。病发于阴,而反下之,心下满而不痛,按之濡,此为痞也。大黄黄连泻心汤主之。大黄二两,黄连一两,以麻沸汤二升渍之,须臾绞

汁，分作二次温服。（仲景《伤寒论》）

伤寒发黄。方同上。气壮者，大黄一两，水二升，渍一宿，平旦煎汁一升，入芒硝一两，缓服，须臾当利下。（《伤寒类要》）

腰脚风气（作痛）。大黄二两，切如棋子，和少酥炒干，勿令焦，捣筛。每用二钱，空心以水三大合，入姜三片，煎十余沸，取汤调服，当下冷脓恶物，即痛止。（崔元亮《海上方》）

小儿诸热。大黄（煨熟）、黄芩各一两，为末，炼蜜丸麻子大。每服五丸至十丸，蜜汤下。加黄连，名三黄丸。（钱氏《小儿方》）

诸痢初起。大黄（煨熟）、当归各二三钱（壮人各一两），水煎服，取利。或加槟榔。（《集简方》）

热痢里急。大黄一两，浸酒半日，煎服取利。（《集简方》）

食已即吐（胸中有火也）。大黄一两，甘草二钱半，水一升，煮半升，温服。（仲景《金匮玉函方》）

产后血块。大黄末一两，头醋半升，熬膏，丸梧子大。每服五丸，温醋化下，良久当下。（《千金方》）

口疮糜烂。大黄、枯矾等分，为末，擦之吐涎。（《圣惠方》）

打扑伤痕（瘀血滚注，或作潮热者）。大黄末，姜汁调涂。一夜，黑者紫；二夜，紫者白也。（《濒湖集简方》）

金疮烦痛（大便不利）。大黄、黄芩等分，为末，蜜丸。先食水下十丸，日三服。（《千金方》）

冻疮破烂。大黄末，水调涂之。（《卫生宝鉴》）

汤火伤灼。庄浪大黄生研，蜜调涂之。不惟止痛，又且灭瘢。此乃金山寺神人所传方。（洪迈《夷坚志》）

叶

【气味】酸，寒，无毒。

【主治】置荐下，辟虱虫。（《相感志》）

大戟

《本经》下品

释名 邛钜、下马仙。〔时珍曰〕其根辛苦，戟人咽喉，故名。今俚人呼为下马仙，言利人甚速也。郭璞注《尔雅》云：荞，邛巨，即大戟也。

集解〔《别录》曰〕大戟生常山。十二月采根，阴干。

〔保昇曰〕苗似甘遂而高大，叶有白汁，花黄。根似细苦参，皮黄黑，肉黄白。五月采苗，二月、八月采根用。

〔颂曰〕近道多有之。春生红芽，渐长丛高一尺以来，叶似初生杨柳，小团，三月、四月开黄紫花，团圆似杏花，又似芫荾。根似细苦参，秋冬采根阴干。淮甸出者茎圆，高三四尺，花黄，叶至心亦如百合苗。江南生者叶似芍药。

〔时珍曰〕大戟生平泽甚多。直茎高二三尺，中空，折之有白浆。叶长狭如柳叶而不团，其梢叶密攒而上。杭州紫大戟为上，江南土大戟次之。北方绵大戟色白，其根皮柔韧如绵，甚峻利，能伤人。弱者服之，或至吐血，不可不知。

根

【气味】苦，寒，有小毒。

【主治】蛊毒。十二水，腹满急痛积聚，中风皮肤疼痛，吐逆。（《本经》）

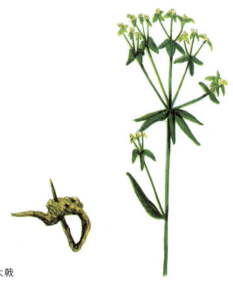

大戟

泻毒药，泄天行黄病温疟，破癥结。（《大明》）

下恶血癖块，腹内雷鸣，通月水，堕胎孕。（甄权）

治隐疹风，及风毒脚肿，并煮水，日日热淋，取愈。（苏颂）

附方

水肿喘急（水便涩及水蛊）。大戟（炒）二两，干姜（炮）半两，为散。每服三钱，姜汤下。大小便利为度。（《圣济总录》）

水病肿满（不问年月浅深）。大戟、当归、橘皮各一两（切），以水二升，煮取七合，顿服。利下水二三斗，勿怪。至重者，不过再服便瘥。禁毒食一年，永不复作。此方出张尚客。（李绛《兵部手集》）

水肿腹大（如鼓，或遍身浮肿）。用枣一斗，入锅内以水浸过，用大戟根苗盖之，瓦盆合定，煮熟，取枣无时食之，枣尽决愈。又大戟散：用大戟、白牵牛、木香等分，为末。每服一钱，以猪腰子一对，批开掺末在内，湿纸煨熟，空心食之。左则塌左，右则塌右。（张洁古《活法机要》）

牙齿摇痛。大戟咬于痛处，良。（《生生编》）

中风发热。大戟、苦参四两，白酢浆一斗，煮熟洗之，寒乃止。（《千金方》）

甘遂

《本经》下品

释名 甘藁、陵藁、陵泽、甘泽、重泽、苦泽、白泽、主田、鬼丑。〔时珍曰〕诸名义多未详。

集解 〔恭曰〕甘遂苗似泽漆，其根皮赤肉白，作连珠实重者良。草甘遂乃是蚤休，疗体全别，苗亦不同，俗名重台，叶似鬼臼、蓖麻，根皮白色。

【气味】苦，寒，有毒。

【主治】大腹疝瘕，腹满，面目浮肿，留饮宿食，破癥坚积聚，利水谷道。（《本经》）

下五水，散膀胱留热，皮中痞，热气肿满。（《别录》）

能泻十二种水疾，去痰水。（甄权）

泻肾经及隧道水湿，脚气，阴囊肿坠，痰迷癫痫，噎膈痞塞。（时珍）

【发明】〔宗奭曰〕此药专于行水，攻决为用。

〔时珍曰〕肾主水，凝则为痰饮，溢则为肿胀。甘遂能泄肾经湿气，治痰之本也。不可过服，但中病则止可也。张仲景治心下留饮，与甘草同用，取其相反而立功也。刘河间《保命集》云：凡水肿服药未全消者，以甘遂末涂腹，绕脐令满，内服甘草水，其肿便去。又王璆《百一选方》云：脚气上攻，结成肿核，及一切肿毒。用甘遂末，水调敷肿处，即浓煎甘草汁服，其肿即散。二物相反，而感应如此。清流韩咏病脚疾用此，一服病去七八，再服而愈也。

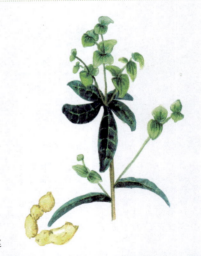

甘遂

附方

水肿腹满。甘遂（炒）二钱二分，黑牵牛一两半，为末，水煎，时时呷之。（《普济方》）

脚气肿痛（肾脏风气，攻注下部疮痒）。甘遂半两，木鳖子仁四个，为末。猪腰子一个，去皮膜，切片，用药四钱掺在内，湿纸包煨熟，空心食

之，米饮下。服后便伸两足。大便行后，吃白粥二三日为妙。（《本事方》）

痞证发热盗汗，胸背疼痛。甘遂面包，浆水煮十沸，去面，以细糠火炒黄为末。大人三钱，小儿一钱，冷蜜水卧时服。忌油腻鱼肉。（《普济方》）

麻木疼痛。万灵膏：用甘遂二两，蓖麻子仁四两，樟脑一两，捣作饼贴之。内饮甘草汤。（《摘玄方》）

耳卒聋闭。甘遂半寸，绵裹插入两耳内，口中嚼少甘草，耳卒自然通也。（《永类方》）

蓖麻

《唐本草》

释名 〔时珍曰〕蓖亦作蜱。蜱，牛虱也。其子有麻点，故名蓖麻。

集解 〔时珍曰〕其茎有赤有白，中空。其叶大如瓠叶，每叶凡五尖。夏秋间桠里抽出花穗，累累黄色。每枝结实数十颗，上有刺，攒簇如猬毛而软。凡三四子合成一颗，枯时劈开，状如巴豆，壳内有子大如豆。壳有斑点，状如牛蜱。再去斑壳，中有仁，娇白如续随子仁，有油可作印色及油纸。子无刺者良，子有刺者毒。

【气味】甘、辛，平，有小毒。

【主治】水症。以水研二十枚服之，吐恶沫，加至三十枚，三日一服，瘥则止。又主风虚寒热，身体疮痒浮肿，尸疰恶气，榨取油涂之。（《唐本》）

治瘰疬。取子炒熟去皮，每卧时嚼服二三枚，渐加至十数枚，有效。（宗奭）

【发明】〔震亨曰〕蓖麻属阴，其性善收，能追脓取毒，亦外科要药。能出有形之滞物，故取胎产胞衣、剩骨胶血者用之。

〔时珍曰〕蓖麻仁甘辛有毒热，气味颇近巴豆，亦能利人，故下水气。其性善走，能开通诸窍经络，故能治偏风、失音口噤、口目㖞斜、头风七窍诸病，不止于出有形之物而已。

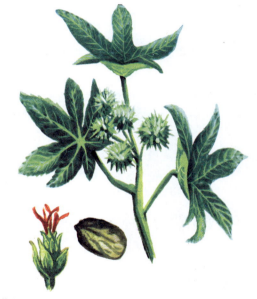

蓖麻

附方

鼻窒不通。蓖麻子仁（去皮）三百粒，大枣（去皮核）十五枚，捣匀绵裹塞之。一日一易，三十余日闻香臭也。（《普济方》）

舌上出血。蓖麻子油纸捻，烧烟熏鼻中，自止。（《摘玄方》）

脚气作痛。蓖麻子七粒，去壳研烂，同苏合香丸贴足心，痛即止也。（《外台秘要》）

小便不通。蓖麻仁三粒，研细，入纸捻内，插入茎中即通。（《摘玄方》）

一切毒肿（痛不可忍）。蓖麻子仁捣敷，即止也。（《肘后方》）

面上雀斑。蓖麻子仁、蜜陀僧、硫黄各一钱，为末。用羊髓和匀，夜夜敷之。（《摘玄方》）

发黄不黑。蓖麻子仁，香油煎焦，去滓，三日后频刷之。（《摘玄方》）

【气味】有毒。

【主治】脚气风肿不仁，蒸捣裹之，日二三易即消。又油涂炙热，熨囟上，止鼻衄，大验。（苏恭）

治痰喘咳嗽。（时珍）

附方

齁喘痰嗽。用九尖蓖麻叶三钱，入飞过白矾二钱，以猪肉四两薄批，掺药在内，荷叶裹之，文武火煨熟。细嚼，以白汤送下。名九仙散。（《儒门事亲》方）

常山、蜀漆

《本经》下品

【释名】恒山、互草、鸡屎草、鸭屎草。〔时珍曰〕恒亦常也。恒山乃北岳名，在今定州。常山乃郡名，亦今真定。岂此药始产于此得名欤？蜀漆乃常山苗，功用相同，今并为一。

【集解】〔《别录》曰〕常山生益州川谷及汉中。二月、八月采根，阴干。又曰，蜀漆生江林山川谷及蜀汉中，常山苗也。五月采叶，阴干。

【气味】苦，寒，有毒。

【主治】伤寒寒热，热发温疟鬼毒，胸中痰结吐逆。（《本经》）

疗鬼蛊往来，水胀，洒洒恶寒，鼠瘘。（《别录》）

治诸疟，吐痰涎，治项下瘤瘿。（甄权）

【气味】辛，平，有毒。

【主治】疟及咳逆寒热，腹中症坚痞结，积聚邪气，蛊毒鬼疰。（《本经》）

治瘴、鬼疟多时不瘥，温疟寒热，下肥气。（甄权）

破血，洗去腥，与苦酸同用，导胆邪。（元素）

【发明】〔颂曰〕常山、蜀漆为治疟之最要。不可多进，令人吐逆。

〔时珍曰〕常山、蜀漆有劫痰截疟之功，须在发散表邪及提出阳分之后。用之得宜，神效立见；用失其法，真气必伤。夫疟有六经疟、五脏疟、痰湿食积瘴疫鬼邪诸疟，须分阴阳虚实，不可一概论也。常山、蜀漆生用则上行必吐，酒蒸炒熟用则气稍缓，少用亦不致吐也。得甘草则吐，得大黄则利，得乌梅、鲮鲤甲则入肝，得小麦、竹叶则入心，得秫米、麻黄则入肺，得龙骨、附子则入肾，得草果、槟榔则入脾。

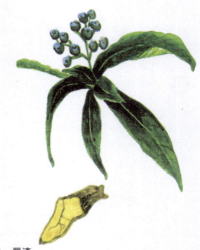

常山、蜀漆

附方

截疟诸汤。《外合秘要》：用常山三两，浆水三升，浸一宿，煎取一升，欲发前顿服，取吐。

牝疟独寒（不热者）。蜀漆散：用蜀漆、云母（煅三日夜）、龙骨各二钱，为末。每服半钱，临发日旦一服，发前一服，酢浆水调下。温疟又加蜀漆一钱。（张仲景《金匮要略》）

牡疟独热（不冷者）。蜀漆一钱半，甘草一钱，麻黄二钱，牡蛎粉二钱，水二钟，先煎麻黄、蜀漆，去沫，入药再煎至一钟，未发前温服，得吐则止。（王焘《外台秘要》）

附子

《本经》下品

释名 其母名乌头。〔时珍曰〕初种为乌头,象乌之头也。附乌头而生者为附子,如子附母也。乌头如芋魁,附子如芋子,盖一物也。

集解 〔《别录》曰〕附子生犍为山谷及广汉。冬月采为附子,春月采为乌头。

〔恭曰〕天雄、附子、乌头,并以蜀道绵州、龙州者佳,俱以八月采造。余处虽有造得者,力弱,都不相似。江南来者,全不堪用。

〔保昇曰〕正者为乌头,两歧者为乌喙,细长三四寸者为天雄,根旁如芋散生者为附子,旁连生者为侧子,五物同出而异名。苗高二尺许,叶似石龙芮及艾。

【气味】辛,温,有大毒。

【主治】风寒咳逆邪气,温中,寒湿踒躄,拘挛膝痛,不能行步,破癥坚积聚血瘕,金疮。(《本经》)

腰脊风寒,脚气冷弱,心腹冷痛,霍乱转筋,下痢赤白,强阴,坚肌骨,又堕胎,为百药长。(《别录》)

温暖脾胃,除脾湿肾寒,补下焦之阳虚。(元素)

除脏腑沉寒,三阳厥逆,湿淫腹痛,胃寒蛔动,治经闭,补虚散壅。(李杲)

督脉为病,脊强而厥。(好古)

治三阴伤寒,阴毒寒疝,中寒中风,痰厥气厥,柔痓癫痫,小儿慢惊,风湿麻痹,肿满脚气,头风,肾厥头痛,暴泻脱阳,久痢脾泄,寒疟瘴气,久病呕哕,反胃噎膈,痈疽不敛,久漏冷疮。合葱涕,塞耳治聋。(时珍)

即附子母。

【主治】诸风,风痹血痹,半身不遂,除寒冷,温养脏腑,去心下坚痞,感寒腹痛。(元素)

除寒湿,行经,散风邪,破诸积冷毒。(李杲)

补命门不足,肝风虚。(好古)

助阳退阴,功同附子而稍缓。(时珍)

【发明】〔宗奭曰〕补虚寒须用附子,风家即多用天雄,大略如此。其乌头、乌喙、附子,则量其材而用之。

〔时珍曰〕按张松《究原方》云:附子性重滞,温脾逐寒。川乌头性轻疏,温脾去风。若是寒疾即用附子,风疾即用川乌头。一云:凡人中风,不可先用风药及乌附。若先用气药,后用乌附乃宜也。又凡用乌附药,并宜冷服者,热因寒用也。盖阴寒在下,虚阳上

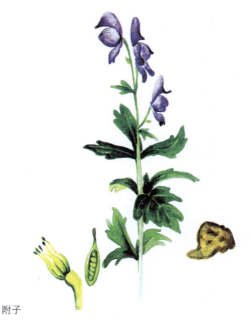

附子

浮。治之以寒,则阴气益甚而病增;治之以热,则拒格而不纳。热药冷饮,下嗌之后,冷体既消,热性便发,而病气随愈。不违其情而致大益,此反治之妙也。昔张仲景治寒疝内结,用蜜煎乌头。

附方

少阴伤寒。初得二三日,脉微细,但欲寐,小便色白者,麻黄附子甘草汤微发其汗。麻黄(去节)二两,甘草(炙)二两,附子(炮去皮)一枚,水七升,先煮麻黄去沫,纳二味,煮取三升,分作三服,取微汗。(张仲景《伤寒论》)

少阴发热。少阴病始得,反发热脉沉者,麻黄附子细辛汤发其汗。麻黄(去节)二两,附子(炮去皮)一枚,细辛二两,水一斗,先煮麻黄去沫,乃纳二味,同煮三升,分三服。(张仲景《伤寒论》)

伤寒发躁。伤寒下后,又发其汗,昼日烦躁不得眠,夜而安静,不呕不渴,无表证,脉沉微,身无大热者,

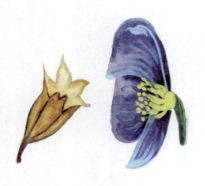

乌头

干姜附子汤温之。干姜一两,生附子一枚(去皮,破作八片),水三升,煮取一升,顿服。(《伤寒论》)

中风痰厥(昏不知人,口眼㖞斜,并体虚之人患疟疾寒多者)。三生饮:用生川乌头、生附子(并去皮、脐)各半两,生南星一两,生木香二钱五分。每服五钱,生姜十片,水二盏,煎一盏,温服。(《和剂局方》)

麻痹疼痛。仙桃丸:治手足麻痹,或瘫痪疼痛,腰膝痹痛,或打扑伤损内肭,痛不可忍。生川乌(不去皮)、五灵脂各四两,威灵仙五两,洗焙为末,酒糊丸梧子大。每服七丸至十丸,盐汤下,忌茶。此药常服,其效如神。(《普济方》)

风痹肢痛(营卫不行)。川乌头二两(炮去皮),以大豆同炒,至豆汁出为度,去豆焙干,全蝎半两(焙),为末,酽醋熬稠,丸绿豆大。每温酒下七丸,日一服。(《圣惠方》)

腰脚冷痹(疼痛,有风)。川乌头三个(生),去皮脐,为散,醋调涂帛上,贴之。须臾痛止。(《圣惠方》)

头风头痛。腊月乌头一升,炒匀黄,末之,以绢袋盛,浸三斗酒中,逐日温服。(《外台秘要》)

耳鸣不止(无昼夜者)。乌头(烧作灰)、菖蒲等分,为末,绵裹塞之,日再用,取效。(杨氏《产乳》)

水泄久痢。川乌头二枚,一生用,一以黑豆半合同煮熟,研丸绿豆大。每服五丸,黄连汤下。(《普济方》)

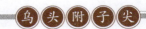

乌头附子尖

【主治】为末,茶服半钱,吐风痰癫痫。(时珍)

【发明】〔时珍曰〕乌附用尖,亦取其锐气直达病所尔,无他义也。《保幼大全》云:小儿慢脾惊风,四肢厥逆。用附子尖一个,硫黄(枣大)一个,蝎梢七个,为末,姜汁面糊丸黄米大。每服十丸,米饮下。亦治久泻尪羸。凡用乌附,不可执为性热。审其手足冷者,轻则用汤,甚则用丸,重则用膏,候手足暖,阳气回,即为佳也。按:此方乃《和剂局方》碧霞丹变法也,非真慢脾风不可辄用,故初虞世有金虎碧霞之戒。

附方

风厥癫痫。凡中风痰厥,癫痫惊风,痰涎上壅,牙关紧急,上视搐搦,并宜碧霞丹主之。乌头尖、附子尖、蝎梢各七十个,石绿(研九度,飞过)十两,为末,面糊丸芡子大。每用一丸,薄荷汁半盏化下,更服温酒半合,须臾吐出痰涎为妙。小儿惊痫,加白僵蚕等分。(《和剂局方》)

木舌肿胀。川乌头、巴豆研细,醋调涂刷。(《集简方》)

牙痛难忍。附子尖、天雄尖、全蝎各七个,生研为末,点之。(《永类方》)

割甲成疮(连年不愈)。川乌头尖、黄檗等分,为末。洗了贴之,以愈为度。(《古今录验》)

半夏

《本经》下品

释名 守田、水玉、地文、和姑。〔时珍曰〕《礼记·月令》:五月半夏生。盖当夏之半也,故名。守田会意,水玉因形。

集解 〔颂曰〕在处有之,以齐州者为佳。二月生苗一茎,茎端三叶,浅绿色,颇似竹叶,而生江南者似芍药叶。根下相重,上大下小,皮黄肉白。五月、八月采根,以灰裹二日,汤洗暴干。《蜀图经》云:五月采则虚小,八月采乃实大。其平泽生者甚小,名羊眼半夏。由跋绝类半夏,而苗不同。

【气味】辛,平,有毒。

【主治】伤寒寒热,心下坚,胸胀咳逆,头眩,咽喉肿痛,肠鸣,下气止汗。(《本经》)

消心腹胸膈痰热满结,咳嗽上气,心下急痛坚痞,时气呕逆,消痈肿,疗痿黄,悦泽面目,堕胎。(《别录》)

治吐食反胃,霍乱转筋,肠腹冷,痰疟。(《大明》)

治寒痰,及形寒饮冷伤肺而咳,消胸中痞、膈上痰,除胸寒,和胃气,燥脾湿,治痰厥头痛,消肿散结。(元素)

除腹胀,目不得瞑,白浊梦遗带下。(时珍)

附方

呕吐反胃。大半夏汤:半夏三升,人参三两,白蜜一升,水一斗二升和,扬之一百二十遍。煮取三升半,温服一升,日再服。亦治膈间支饮。(《金匮要略》)

小儿吐泻(脾胃虚寒)。齐州半夏(泡七次)、陈粟米各一钱半,姜十片,水盏半,煎八分,温服。(钱乙《小儿》)

小儿腹胀。半夏末少许,酒和丸粟米大。每服二丸,姜汤下。不瘥,加之。或以火炮研末,姜汁调贴脐,亦佳。(《子母秘录》)

伏暑引饮(脾胃不利)。消暑丸:用半夏醋煮一斤,茯苓半斤,生甘草半斤,为末,姜汁面糊丸梧子大。每服五十丸,热汤下。(《和剂局方》)

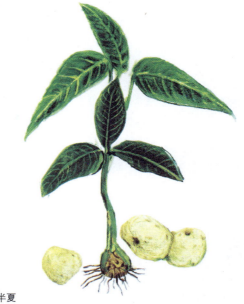

半夏

白浊梦遗。半夏一两,洗十次,切破,以木猪苓二两,同炒黄,出火毒,去猪苓,入煅过牡蛎一两,以山药糊丸梧子大。每服三十丸,茯苓汤送下。肾气闭而一身精气无所管摄,妄行而遗者,宜用此方。盖半夏有利性,猪苓导水,使肾气通也。与下元虚惫者不同。(许学士《本事方》)

面上黑气。半夏焙研,米醋调敷。不可见风,不计遍数,从早至晚,如此三日,皂角汤洗下,面莹如玉也。(《摘玄方》)

曼陀罗花

《纲目》

【释名】风茄儿、山茄子。〔时珍曰〕《法华经》言:佛说法时,天雨曼陀罗花。又道家北斗有陀罗星使者,手执此花,故后人因以名花。

【集解】〔时珍曰〕曼陀罗生北土,人家亦栽之。春生夏长,独茎直上,高四五尺,生不旁引,绿茎碧叶,叶如茄叶。

【气味】辛,温,有毒。

【主治】诸风及寒湿脚气,煎汤洗之。又主惊痫及脱肛,并入麻药。(时珍)

【发明】〔时珍曰〕相传此花笑采酿酒饮,令人笑;舞采酿酒饮,令人舞。予尝试之,饮须半酣,更令一人或笑或舞引之,乃验也。八月采此花,七月采火麻子花,阴干,等分为末。热酒调服三钱,少顷昏昏如醉。割疮灸火,宜先服此,则不觉苦也。

附方

面上生疮。曼陀罗花，晒干研末，少许贴之。（《卫生易简方》）

大肠脱肛。曼陀罗子（连壳）一对，橡斗十六个，同剉，水煎三五沸，入朴硝少许，洗之。（《儒门事亲》）

小儿慢惊。曼陀罗花七朵（重一字），天麻二钱半，全蝎（炒）十枚，天南星（炮）、丹砂、乳香各二钱半，为末。每服半钱，薄荷汤调下。（《御药院方》）

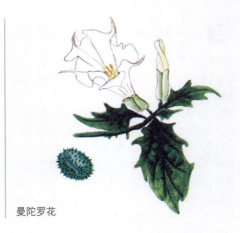

曼陀罗花

羊踯躅

《本经》下品

释名 黄踯躅、黄杜鹃、羊不食草、闹羊花、惊羊花、老虎花、玉枝。〔弘景曰〕羊食其叶，踯躅而死，故名。闹当作恼。恼，乱也。

集解 〔《别录》曰〕羊踯躅生太行山川谷及淮南山。三月采花，阴干。

〔弘景曰〕近道诸山皆有之。花苗似鹿葱，不可近眼。

〔恭曰〕花亦不似鹿葱，正似旋花色黄者也。

〔颂曰〕所在有之。春生苗似鹿葱，叶似红花，茎高三四尺。夏开花似凌霄花、山石榴辈，正黄色，羊食之则死，今岭南、蜀道山谷遍生，皆深红色如锦绣。然或云此种不入药。

〔时珍曰〕韩保昇所说似桃叶者最的。其花五出，蕊瓣皆黄，气味皆恶。苏颂所谓深红色者，即山石榴名红踯躅者，无毒，与此别类。张揖《广雅》谓踯躅一名决光者，误矣。决光，决明也。按唐《李绅文集》言：骆谷多山枇杷，毒能杀人，其花明艳，与杜鹃花相似，樵者识之。其说似羊踯躅，未知是否？要亦其类耳。

 花

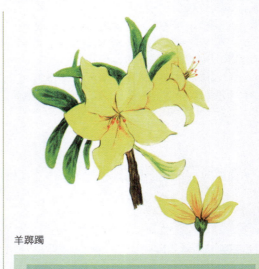

羊踯躅

【气味】辛，温，有大毒。

【主治】贼风在皮肤中淫淫痛，温疟恶毒诸痹。（《本经》）

【发明】〔颂曰〕古之大方多用踯躅。如胡洽治时行赤散，及治五嗽四满丸之类，并治风诸酒方皆杂用之。又治百病风湿，鲁王酒中亦用踯躅花。今医方捋脚汤中多用之。南方治蛊毒下血，有踯躅花散，云甚胜。

〔时珍曰〕此物有大毒，曾有人以其根入酒饮，遂至于毙也。

附方

风湿痹痛（手足身体收摄不遂，肢节疼痛，言语謇涩）。踯躅花酒拌蒸一炊久，晒干为末。每以牛乳一合，酒二合，调服五分。（《圣惠方》）

风虫牙痛。踯躅一钱，草乌头二钱半，为末，化腊丸豆大。绵包一丸，咬之，追涎。（《海上仙方》）

草 部

海芋

《纲目》

释名 观音莲、羞天草、天荷、隔河仙。

集解〔时珍曰〕海芋生蜀中，今亦处处有之。春生苗，高四五尺。大叶如芋叶而有干。夏秋间，抽茎开花，如一瓣莲花，碧色。花中有蕊，长作穗，如观音像在圆光之状，故俗呼为观音莲。方士号为隔河仙，云可变金。其根似芋魁，大者如升碗，长六七寸，盖野芋之类也。《庚辛玉册》云：羞天草，阴草也。生江广深谷涧边。其叶极大，可以御雨，叶背紫色。花如莲花。根叶皆有大毒。可煅粉霜、朱砂。小者名野芋。

【气味】辛，有大毒。
【主治】疟瘴毒肿风癞。伏硇砂。（时珍）
【附录】透山根。

〔时珍曰〕按《峋嵝神书》云：透山根生蜀中山谷。草类蘼芜，可以点铁成金。昔有人采药，误斫此草，刀忽黄软成金也。又《庚辛玉册》云：透山根出武都。取汁点铁，立成黄金。有大毒，人误食之，化为紫水。又有金英草，亦生蜀中。状如马齿苋而色红，模铁成金。亦有大毒，入口杀人，须臾为紫水也。

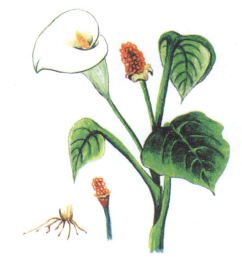

海芋

芫花

《本经》下品

释名 杜芫、赤芫、去水、毒鱼、头痛花、儿草、败华。根名黄大戟、蜀桑。〔时珍曰〕芫或作杬，其义未详。去水言其功，毒鱼言其性，大戟言其似也。俗人因其气恶，呼为头痛花。《山海经》云"首山其草多芫"，是也。

集解〔《别录》曰〕芫花生淮源川谷。三月三日采花，阴干。

〔颂曰〕在处有之。宿根旧枝茎紫，长一二尺。根入土深三五寸，白色，似榆根。春生苗叶，小而尖，似杨柳枝叶。二月开紫花，颇似紫荆而作穗，又似藤花而细。今绛州出者花黄，谓之黄芫花。

〔时珍曰〕顾野王《玉篇》云：杬木出豫章，煎汁藏果及卵不坏。洪迈《容斋随笔》云：今饶州处处有之。茎干不纯是木。小人争斗者，取叶按擦皮肤，辄作赤肿如被伤，以诬人。至和盐擦卵，则又染其外若赭色也。

【气味】辛，温，有小毒。
【主治】咳逆上气，喉鸣喘，咽肿短气，蛊毒鬼疟，疝瘕痈肿。杀虫鱼。（《本经》）

消胸中痰水，喜睡，水肿，五水在五脏皮肤及腰痛，下寒毒肉毒。根：疗疥疮。可用毒鱼。（《别录》）

治心腹胀满，去水气寒痰，涕唾如胶，通利血脉，治恶疮风痹湿，一切毒风，四肢挛急，不能行步。（甄权）

【发明】〔时珍曰〕张仲景治伤寒太阳证，表不解，心下有水气，干呕发热而咳，或喘或利者，小青龙汤主之。若表已解，有时头痛出汗，不恶寒，心下有水气，干呕，痛引两胁，或喘或咳者，十枣汤主之。芫花、大戟、甘遂之性，逐水泄湿，能直达水饮

191

窠囊隐僻之处。但可徐徐用之，取效甚捷。不可过剂，泄人真元也。

〔好古曰〕水者，肺、肾、脾三经所主，有五脏六腑十二经之部分。上而头，中而四肢，下而腰脚；外而皮毛，中而肌肉，内而筋骨。脉有尺寸之殊，浮沉之别。不可轻泻。当知病在何经何脏，方可用之。若误投之，则害深矣。芫花与甘草相反，而胡洽居士方，治痰癖饮癖，以甘遂、大戟、芫花、大黄、甘草同用。盖欲其大吐以泄湿，相反而相激也。

附方

暴伤寒冷（喘嗽失音）。取芫花连根一虎口，切暴干，令病人以荐自裹。春令灰飞扬，入其七孔中。当眼泪出，口鼻皆辣，待芫根尽乃止。病即愈。（《古今录验》）

干呕胁痛。伤寒有时头痛，心下痞满，痛引两胁，干呕短气，汗出不恶寒者，表解里未和也，

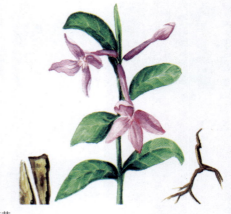
芫花

十枣汤主之。芫花（熬）、甘遂、大戟各等分，为散。以大枣十枚，水一升半，煮取八合，去滓纳药。强人服一钱，羸人半钱，平旦服之，当下利病除。如不除，明旦更服。（仲景《伤寒论》）

菟丝子

《本经》上品

释名 菟缕、菟藘、菟芦、火焰草、野狐丝、金线草。〔时珍曰〕毛诗注：女萝即菟丝。吴普《本草》：菟丝一名松萝。陆佃言：在木为女萝，在草为菟丝，二物殊别，皆由《尔雅》释《诗》误以为一物故也。

集解〔《别录》曰〕菟丝子生朝鲜川泽田野，蔓延草木之上。九月采实，暴干。色黄而细者为赤网，色浅而大者为菟藘。功用并同。

〔弘景曰〕田野墟落中甚多，皆浮生蓝、纻、麻、蒿上。其实仙经、俗方并以为补药，须酒浸一宿用，宜丸不宜煮。

〔《大明》曰〕苗茎似黄丝，无根株，多附田中，草被缠死，或生一丛如席阔。开花结子不分明，子如碎黍米粒，八月、九月以前采之。

〔时珍曰〕按宁献王《庚辛玉册》云：火焰草即菟丝子，阳草也。多生荒园古道。其子入地，初生有根，及长延草物，其根自断。无叶有花，白色微红，香亦袭人。结实如秕豆而细，色黄，生于梗上尤佳，惟怀孟林中多有之，入药更良。

子

【气味】辛、甘，平，无毒。

【主治】续绝伤，补不足，益气力，肥健人。（《本经》）

养肌强阴，坚筋骨，主茎中寒，精自出，溺有余沥，口苦燥渴，寒血为积。久服明目轻身延年。（《别录》）

补五劳七伤，治鬼交泄精，尿血，润心肺。（《大明》）

【发明】〔敩曰〕菟丝子禀中和凝正阳之气，一茎从树感枝而成，从中春上阳结实，故偏补人卫气，助人筋脉。

〔颂曰〕《抱朴子》仙方单服法：取实一斗，酒一斗浸，曝干再浸又曝，令酒尽乃止，捣筛。每酒服二钱，日二服。此药治腰膝去风，兼能明目。久服令人光泽，老变为少。

附方

消渴不止。菟丝子煎汁，任意饮之，以止为度。（《事林广记》）

阳气虚损。用菟丝子、熟地黄等分，为末，酒糊丸梧子大。每服五十丸。气虚，人参汤下；气

逆，沉香汤下。（《简便方》）

白浊遗精。菟丝子五两，白茯苓三两，石莲肉二两，为末，酒糊丸梧子大。每服三五十丸，空心盐汤下。（《和剂局方》）

小便淋沥。菟丝子煮汁饮。（《范汪方》）

腰膝疼痛或顽麻无力。菟丝子洗一两，牛膝一两，同入银器内，酒浸过一寸，五日，暴干为末，将原酒煮糊丸梧子大。每空心酒服三二十丸。（《经验后方》）

肝伤目暗。菟丝子三两，酒浸三日，暴干为末，鸡子白和丸梧子大。空心温酒下二十丸。（《圣惠方》）

谷道赤痛。菟丝子熬黄黑，为末，鸡子白和涂之。（《肘后方》）

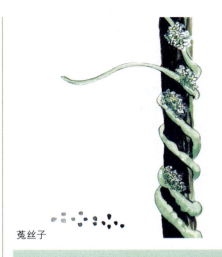
菟丝子

【气味】甘，平，无毒。

【主治】挪碎煎汤，浴小儿，疗热痱。（弘景）

附方

面疮粉刺。菟丝子苗，绞汁涂之，不过三上。（《肘后方》）

小儿头疮。菟丝苗，煮汤频洗之。（《子母秘录》）

五味子

《本经》上品

【释名】玄及、会及。〔恭曰〕五味，皮肉甘、酸，核中辛、苦，都有咸味，此则五味具也。

【集解】〔《别录》曰〕五味子生齐山山谷及代郡。八月采实，阴干。

〔颂曰〕今河东、陕西州郡尤多，杭越间亦有之。春初生苗，引赤蔓于高木，其长六七尺。叶尖圆似杏叶。三、四月开黄白花，类莲花状。七月成实，丛生茎端，如豌豆许大，生青熟红紫，入药生曝不去子。今有数种，大抵相近。雷斅言小颗皮皱泡者，有白扑盐霜一重，其味酸咸苦辛甘皆全者为真也。

〔时珍曰〕五味今有南北之分，南产者色红，北产者色黑，入滋补药必用北产者乃良。亦可取根种之，当年就旺；若二月种子，次年乃旺，须以架引之。

【气味】酸，温，无毒。

【主治】益气，咳逆上气，劳伤羸瘦，补不足，强阴，益男子精。（《本经》）

养五脏，除热，生阴中肌。（《别录》）

治中下气，止呕逆，补虚劳，令人体悦泽。（甄权）

明目，暖水脏，壮筋骨，治风消食，反胃霍乱转筋，痃癖奔豚冷气，消水肿心腹气胀，止渴，除烦热，解酒毒。（《大明》）

生津止渴，治泻痢，补元气不足，收耗散之气，瞳子散大。（李杲）

治喘咳燥嗽，壮水镇阳。（好古）

【发明】〔成无己曰〕肺欲收，急食酸以收之，以酸补之。芍药、五味之酸，以收逆气而安肺。

〔杲曰〕收肺气，补气不足，升也。酸以收逆气，肺寒气逆，则宜此与干姜同治之。又五味子收肺气，乃火热必用之药，故治嗽以之为君。但有外邪者不可骤用，恐闭其邪气，必先发散而后用之乃良。有痰者，以半夏为佐；喘者，阿胶为佐，但分两少不同耳。

〔宗奭曰〕今华州以西至秦多产之。方红熟时，彼人采得，蒸烂，研滤汁，熬成稀膏，量酸甘入蜜炼匀，待冷收器中。肺虚寒人，作汤时时饮之。作果可以寄远。《本经》言其性温，今食之多致虚热，小儿益甚。

《药性论》谓其除热气，《日华子》谓其暖水脏，除烦热，后学至此多惑。今既用治肺虚寒，则更不取其除热之说。

〔元素曰〕孙真人《千金月令》言：五月常服五味，以补五脏之气。遇夏月季夏之间，困乏无力，无气以动。与黄芪、人参、麦门冬，少加生黄檗，煎汤服之。使人精神顿加，两足筋力涌出也。盖五味子之酸，辅人参，能泻丙火而补庚金，收敛耗散之气。

〔好古曰〕张仲景八味丸，用此补肾，亦兼述类象形也。

附方

久咳不止。《丹溪方》：用五味子五钱，甘草一钱半，五倍子、风化消各二钱，为末，干噙。

《摄生方》：用五味子一两，真茶四钱，晒研为末。以甘草五钱煎膏，丸绿豆大。每服三十丸，沸汤下，数日即愈也。

痰嗽并喘。五味子、白矾等分，为末。每服三钱，以生猪肺炙熟，蘸末细嚼，白汤下。汉阳库兵黄六

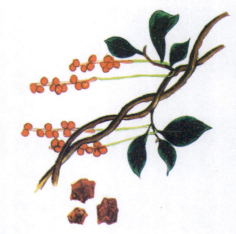

五味子

病此，百药不效。于岳阳遇一道人传此，两服，病遂不发。（《普济方》）

久咳肺胀。五味二两，粟壳（白饧炒过）半两，为末，白饧丸弹子大。每服一丸，水煎服。（《卫生家宝方》）

覆盆子

《别录》上品

释名 西国草、毕楞伽、大麦莓。

集解 〔时珍曰〕蓬蘽子以八、九月熟，故谓之割田藨。覆盆以四、五月熟，故谓之插田藨，正与《别录》五月采相合。二藨熟时色皆乌赤，故能补肾。其四五月熟而色红者，乃藕田藨也，不入药用。陈氏所谓以茅莓当覆盆者，盖指此也。

【气味】甘，平，无毒。

【主治】益气轻身，令发不白。（《别录》）

补虚续绝，强阴健阳，悦泽肌肤，安和五脏，温中益力，疗痨损风虚，补肝明目。并宜捣筛，每旦水服三钱。（马志）

男子肾精虚竭，阴痿能令坚长。女子食之有子。（权）

食之令人好颜色。榨汁涂发不白。（藏器）

益肾脏，缩小便，取汁同少蜜煎为稀膏，点服，治肺气虚寒。（宗奭）

【发明】〔时珍曰〕覆盆、蓬蘽，功用大抵相近，虽是二物，其实一类而二种也。一早熟，一晚

附方

阳事不起。覆盆子，酒浸焙研为末，每旦酒服三钱。（《集简方》）

【气味】微酸、咸，平，无毒。

【主治】挼绞取汁，滴目中，去肤赤，出虫如丝线。（藏器）

【发明】〔颂曰〕按崔元亮《海上集验方》：治目暗不见物，冷泪浸淫不止，及青盲、天行目暗等疾

取西国草，一名华楞伽，一名覆盆子，日曝干，捣极细，以薄绵裹之，用饮男乳汁浸，如人行八九里久。用点目中，即仰卧。不过三四日，视物如少年。禁酒、面、油物。

〔时珍曰〕按洪迈《夷坚志》云：潭州赵太尉家乳母病烂弦痹眼二十年。有老妪云：此中有虫，吾当除之。入山取草蔓叶，咀嚼，留汁于筒中。还以皂纱蒙眼，滴汁渍下弦。转盼间虫从纱上出，数日下弦干。复如法滴上弦，又得虫数十而愈。后以治人多验，乃覆盆子叶也，盖治眼妙品。

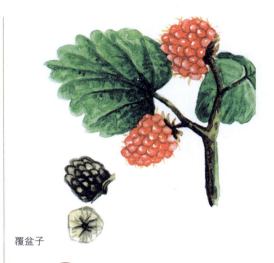

覆盆子

根

【主治】痘后目翳，取根洗捣，澄粉日干，蜜和少许，点于翳丁上，日二三次自散。百日内治之，久即难疗。（时珍）

附方

牙痛点眼。用覆盆子嫩叶捣汁，点目眦三四次，有虫随眵泪出成块也。无新叶，干者煎浓汁亦可。即大麦莓也。（《摘玄方》）

臁疮溃烂。覆盆叶为末。用酸浆水洗后掺之，日一次，以愈为度。（《直指方》）

牵牛子

《别录》下品

释名 黑丑、草金铃、盆甑草、狗耳草。〔时珍曰〕近人隐其名为黑丑，白者为白丑，盖以丑属牛也。金铃象子形，盆甑、狗耳象叶形。

集解 〔时珍曰〕牵牛有黑白二种：黑者处处野生尤多。其蔓有白毛，断之有白汁。叶有三尖，如枫叶。花不作瓣，如旋花而大。其实有蒂裹之，生青枯白。白者人多种之。其蔓微红，无毛有柔刺，断之有浓汁。叶团有斜尖，并如山药茎叶。其花小于黑牵牛花，浅碧带红色。其实蒂长寸许，生青枯白。

子

【气味】苦，寒，有毒。

【主治】下气，疗脚满水肿，除风毒，利小便。（《别录》）

治痃癖气块，利大小便，除虚肿，落胎。（甄权）

取腰痛，下冷脓，泻蛊毒药，并一切气壅滞。（《大明》）

和山茱萸服，去水病。（孟诜）

除气分湿热，三焦壅结。（李杲）

逐痰消饮，通大肠气秘风秘，杀虫，达命门。（时珍）

【发明】〔杲曰〕牵牛非《神农》药也。《名医注续》云：味苦寒，能除湿气，利小便，治下注脚气。此说气味主治俱误矣。何也？凡用牵牛，少则动大便，多则泻下如水，乃泻气之药。其味辛辣，久嚼猛烈雄壮，所谓苦寒安在哉？夫湿者水之别称，有形者也。若肺先受湿，湿气不得施化，致大小便不通，则宜用之。盖牵牛感南方热火之化所生，火能平金而泻肺，湿去则气得周流。所谓五脏有邪，更相平也。今不问有湿无湿，但伤食或有热证，俱用牵牛克化之药，岂不误哉？况牵牛止能泄气中之湿热，不能除血中之湿热。湿从下受之，下焦主血，血中之湿，宜苦寒之味，反以辛药泄之，伤人元气。

附方

一切积气（宿食不消）。黑牵牛（头为末）四两，

用萝卜剜空，安末盖定，纸封蒸熟取出，入白豆蔻末一钱，捣丸梧子大。每服一二十丸，白汤下。名顺气丸。（《普济方》）

大便不通。《简要方》：用牵牛子（半生半熟），为末。每服二钱，姜汤下。未通，再以茶服。一方：加大黄等分。一方：加生槟榔等分。

小儿腹胀（水气流肿，膀胱实热，小便赤涩）。牵牛生研一钱，青皮汤空心下。一加木香减半，丸服。（郑氏《小儿方》）

面上粉刺。黑牵牛末对入面脂药中，日日洗之。（《圣惠方》）

面上雀斑。黑牵牛末，鸡子清调，夜敷旦洗。（《摘玄方》）

小儿夜啼。黑牵牛末一钱，水调，敷脐上，即止。（《生生编》）

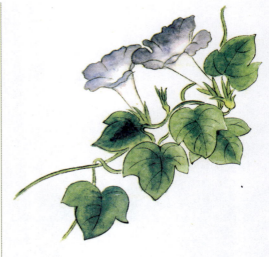

牵牛子

营实、墙蘼

《本经》上品

释名 山棘、牛棘、牛勒、刺花。〔时珍曰〕此草蔓柔蘼，依墙援而生，故名墙蘼。其茎多棘刺勒人，牛喜食之，故有山刺、牛勒诸名。其子成簇而生，如营星然，故谓之营实。

集解 〔弘景曰〕营实即墙薇子也，以白花者为良。茎叶可煮作饮，其根亦可煮酿酒。

〔时珍曰〕蔷薇野生林堑间。春抽嫩藬，小儿掐去皮刺食之。既长则成丛似蔓，而茎硬多刺。小叶尖薄有细齿。四、五月开花，四出，黄心，有白色、粉红二者。结子成簇，生青熟红。其核有白毛，如金樱子核，八月采之。根采无时。人家栽玩者，茎粗叶大，延长数丈。花亦厚大，有白、黄、红、紫数色。花最大者名佛见笑，小者名木香，皆香艳可人，不入药用。

【气味】酸，温，无毒。

【主治】痈疽恶疮，结肉跌筋，败疮热气，阴蚀不瘳，利关节。（《本经》）

治上焦有热，好瞑。（时珍）

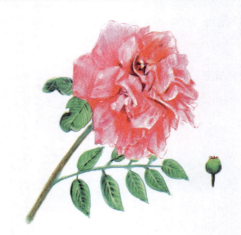

墙蘼（营实）

附方

眼热昏暗。营实、枸杞子、地肤子各二两，为末。每服三钱，温酒下。（《圣惠方》）

【气味】苦，涩，冷，无毒。

【主治】止泄痢腹痛，五脏客热，除邪逆气，疽癞诸恶疮，金疮伤挞，生肉复肌。（《别录》）

治热毒风，除邪气，止赤白痢，肠风泻血，通结血，治牙齿痛，小儿疳虫肚痛，痈疽疥癣。（《大明》）

头疮白秃。（甄权）

除风热湿热，缩小便，止消渴。（时珍）

【发明】〔时珍曰〕营实、蔷薇根，能入阳明经，除风热湿热，生肌杀虫，故痈疽疮癣古方常用，而泄痢、消渴、遗尿、好瞑，亦皆阳明病也。

附方

消渴尿多。蔷薇根一把，水煎，日服之。（《千金方》）

小便失禁。蔷薇根煮汁饮，或为末酒服。野生白花者更良。（《圣惠方》）

口舌糜烂。蔷薇根，避风打去土，煮浓汁，温含冷吐。冬用根皮，夏用枝叶。口疮日久，延及胸中生疮，三年以上不瘥者，皆效。（《千金方》）

箭刺入肉。脓囊不出。以蔷薇根末掺之服。鼠扑十日即穿皮出也。（《外台秘要》）

骨哽不出。蔷薇根末。水服方寸匕，日三。（《外台秘要》）

叶

【主治】下疳疮。焙研，洗敷之。黄花者更良。（《摄生方》）

栝楼

《本经》中品

释名 果蓏、瓜蒌、天瓜、黄瓜、地楼、泽姑。根名白药、天花粉、瑞雪。〔时珍曰〕蓏与蓏同。许慎云：木上曰果，地下曰蓏。此物蔓生附木，故得兼名。

集解 〔时珍曰〕其根直下生，年久者长数尺。秋后掘者结实有粉。夏月掘者有筋无粉，不堪用。

实

【气味】苦，寒，无毒。

【主治】胸痹，悦泽人面。（《别录》）

润肺燥，降火，治咳嗽，涤痰结，利咽喉，止消渴，利大肠，消痈肿疮毒。（时珍）

【发明】〔时珍曰〕张仲景治胸痹痛引心背，咳唾喘息，及结胸满痛，皆用栝楼实。乃取其甘寒不犯胃气，能降上焦之火，使痰气下降也。成无已不知此意，乃云苦寒以泻热。盖不尝其味原不苦，而随文附会尔。

附方

小儿黄疸（眼黄脾热）。用青栝楼焙研。每服一钱，水半盏，煎七分，卧时服。五更泻下黄物，立可。名逐黄散。（《普济方》）

小便不通（腹胀）。用栝楼焙研。每服二钱，热酒下。频服，以通为度。绍兴刘驻云：魏明州病此，

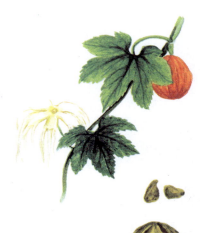

栝楼

御医用此方治之，得效。（《圣惠方》）

风疮疥癞。生栝楼一二个打碎，酒浸一日夜。热饮。（曜仙《乾坤秘韫》）

根

【气味】苦，寒，无毒。

【主治】消渴身热，烦满大热，补虚安中，续绝伤。（《本经》）

除肠胃中痼热，八疸身面黄，唇干口燥短气，止小便利，通月水。（《别录》）

治热狂时疾，通小肠，消肿毒，乳痈发背，痔瘘疮疖，排脓生肌长肉，消扑损瘀血。（《大明》）

【发明】〔时珍曰〕栝楼根味甘（微苦酸）。其茎叶味酸。酸能生津，感召之理，故能止渴润枯。微苦降火，甘不伤胃。昔人只言其苦寒，似未深察。

附方

小儿发黄（皮肉面目皆黄）。用生栝楼根捣取汁二合，蜜二大匙和匀。暖服，日一服。（《广利方》）

虚热咳嗽。天花粉一两，人参三钱，为末。每服一钱，米汤下。（《集简方》）

耳聋未久。栝楼根三十斤细切，以水煮汁，如常酿酒，久服甚良。（《肘后方》）

茎叶

【气味】酸，寒，无毒。

【主治】中热伤暑。（《别录》）

葛

《本经》中品

【释名】鸡齐、鹿藿、黄斤。〔时珍曰〕葛从曷，谐声也。鹿食九草，此其一种，故曰鹿藿。黄斤未详。

【集解】〔《别录》曰〕葛根生汶山川谷，五月采根，曝干。

〔弘景曰〕即今之葛根，人皆蒸食之。当取入土深大者，破而日干之。南康、庐陵间最胜，多肉而少筋，甘美，但为药不及耳。

〔恭曰〕葛虽除毒，其根入土五六寸已上者，名葛脰，脰者颈也。服之令人吐，以有微毒也。《本经》葛谷，即是其实也。

〔时珍曰〕葛有野生，有家种。其蔓延长，取治可作絺绤。其根外紫内白，长者七八尺。其叶有三尖，如枫叶而长，面青背淡。其花成穗，累累相缀，红紫色。其荚如小黄豆荚，亦有毛。其子绿色，扁扁如盐梅子核，生嚼腥气，八、九月采之。《本经》所谓葛谷是也。唐苏恭亦言葛谷是实，而宋苏颂谓葛花不结实，误矣。其花晒干亦可炸食。

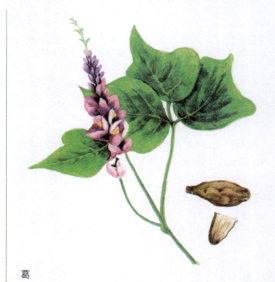

葛

葛根

【气味】甘、辛，平，无毒。

【主治】消渴，身大热，呕吐，诸痹，起阴气，解诸毒。（《本经》）

疗伤寒中风头痛，解肌发表出汗，开腠理，疗金疮，止胁风痛。（《别录》）

治天行上气呕逆，开胃下食，解酒毒。（甄权）

治胸膈烦热发狂，止血痢，通小肠，排脓破血。敷蛇虫啮，署毒箭伤。（《大明》）

作粉：止渴，利大小便，解酒，去烦热，压丹石。

敷小儿热疮。捣汁饮：治小儿热痞。（《开宝》）

散郁火。（时珍）

【发明】〔时珍曰〕《本草十剂》云：轻可去实，麻黄、葛根之属。盖麻黄乃太阳经药，兼入肺经，肺主皮毛；葛根乃阳明经药，兼入脾经，脾主肌肉。所以二味药皆轻扬发散，而所入迥然不同也。

附方

数种伤寒。庸人不能分别，今取一药兼治。葛根四两，水二升，入豉一升，煮取半升服。捣生根汁尤佳。(《伤寒类要》)

时气头痛（壮热）。生葛根洗净，捣汁一大盏，豉一合，煎六分，去滓分服，汗出即瘥。未汗再服。若心热，加栀子仁十枚。(《圣惠方》)

伤寒头痛（二三日发热者）。葛根五两，香豉一升，以童子小便八升，煎取二升，分三服。食葱豉粥取汗。(《梅师方》)

 葛谷

【气味】甘，平，无毒。
【主治】下痢十岁已上。(《本经》)
解酒毒。(时珍)

 葛花

【气味】同谷。
【主治】消酒。(《别录》)
肠风下血。(时珍)

 叶

【主治】金疮止血，挼敷之。(《别录》)

 蔓

【主治】卒喉痹。烧研，水服方寸匕。(苏恭)
消痈肿。(时珍)

附方

疖子初起。葛蔓烧灰，水调敷之，即消。(《千金方》)

天门冬

《本经》上品

释名 颠棘、天棘、万岁藤。〔时珍曰〕草之茂者为薲，俗作门。此草蔓茂，而功同麦门冬，故曰天门冬，或曰天棘。

集解 〔时珍曰〕生苗时，亦可以沃地栽种。子亦堪种，但晚成。

 根

【气味】苦，平，无毒。
【主治】诸暴风湿偏痹，强骨髓，杀三虫，去伏尸。久服轻身益气延年，不饥。(《本经》)

保定肺气，去寒热，养肌肤，利小便，冷而能补。(《别录》)

肺气咳逆，喘息促急，肺痿生痈吐脓，除热，通肾气，止消渴，去热中风，治湿疥，宜久服。煮食之，令人肌体滑泽白净，除身上一切恶气不洁之疾。(甄权)

镇心，润五脏，补五劳七伤，吐血，治嗽消痰，去风热烦闷。(《大明》)

主心病，嗌干心痛，渴而欲饮，痿蹶嗜卧，足下热而痛。(好古)

润燥滋阴，清金降火。(时珍)

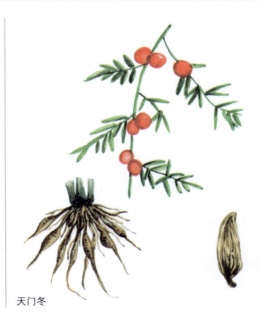

天门冬

阳事不起，宜常服之。(思邈)

【发明】〔元素曰〕苦以泄滞血，甘以助元气，及治血妄行，此天门冬之功也。保定肺气，治血热侵肺，上气喘促，宜加人参、黄芪为主，用之神效。

〔嘉谟曰〕天、麦门冬并入手太阴，驱烦解渴，止咳消痰。而麦门冬兼行手少阴，清心降火，使肺不犯邪，故止咳立效。天门冬复走足少阴，滋肾助元，全其母气，故清痰殊功。盖肾主津液，燥则凝而为痰，得润剂则化，所谓治痰之本也。

〔好古曰〕入手太阴、足少阴经。营卫枯涸，宜以湿剂润之。二门冬、人参、五味、枸杞子同为生脉之剂，此上焦独取寸口之意。

〔赵继宗曰〕五药虽为生脉之剂，然生地黄、贝母为天门冬之使，地黄、车前为麦门冬之使，茯苓为人参之使。若有君无使，是独行无功也。故张三丰与胡潆尚书长生不老方，用天门冬三斤，地黄一斤，乃有君而有使也。

〔时珍曰〕天门冬清金降火，益水之上源，故能下通肾气，入滋补方合群药用之有效。若脾胃虚寒人，单饵既久，必病肠滑，反成痼疾。此物性寒而润，能利大肠故也。

附方

风癫发作（则吐，耳如蝉鸣，引胁牵痛）。天门冬去心皮，曝捣为末。酒服方寸匕，日三服，久服食。(《外台秘要》)

面黑令白。天门冬曝干，同蜜捣作丸，日用洗面。(《圣济总录》)

百部

《别录》下品

■释名 婆妇草、野天门冬。〔时珍曰〕其根多者百十连属，如部伍然，故以名之。

■集解 〔时珍曰〕百部亦有细叶如茴香者，其茎青，肥嫩时亦可煮食。其根长者近尺，新时亦肥实，但干则虚瘦无脂润尔。生时擘开去心曝之。

根

【气味】甘，微温，无毒。

【主治】咳嗽上气。火炙酒渍饮之。(《别录》)
治肺热，润肺。(甄权)
火炙酒浸空腹饮，治疥癣，去虫蚕蛟毒。(藏器)

【发明】〔时珍曰〕百部亦天门冬之类，故皆治肺病杀虫。但百部气温而不寒，寒嗽宜之；天门冬性寒而不热，热嗽宜之，此为异耳。

附方

暴咳嗽。张文仲方：用百部根渍酒。每温服一升，日三服。葛洪方：用百部、生姜各捣汁等分，煎服二合。《续十全方》：用百部藤根捣自然汁，和蜜等分，沸汤煎膏噙咽。

小儿寒嗽。百部丸：用百部（炒）、麻黄（去节）各七钱半，为末。杏仁去皮尖炒，仍以水略煮三五沸，研泥。入熟蜜和丸皂子大。每服二三丸，温水下。(钱乙《小儿方》)

三十年嗽。百部根二十斤，捣取汁，煎如饴。服方寸匕，日三服。《深师》加蜜二斤。《外台》加饴一斤。(《千金方》)

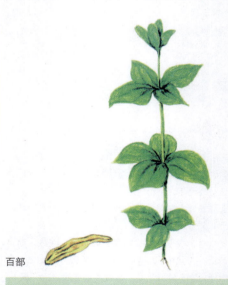

百部

女萎

《李当之本草》

集解 〔恭曰〕女萎叶似白敛，蔓生，花白子细。荆襄之间名为女萎，亦名蔓楚。用苗不用根。与萎蕤全别。今太常谬以为白头翁者是也。
〔时珍曰〕诸家误以女萎解葳蕤，正误见葳蕤下。

根

【气味】辛，温，无毒。

【主治】止下痢，消食。当之。风寒洒洒，霍乱泄痢肠鸣，游气上下无常，惊痫寒热百病，出汗。（《唐本》）

附方

久痢脱肛。女萎切一升，烧熏之。（杨氏《产乳方》）

蛊下不止。女萎、云实各一两，川乌头二两，桂心五钱，为末，蜜丸梧子大。每服五丸，水下，一日三服。（《肘后方》）

身体疬疡（斑驳）。女葳膏：用鲁国女葳、白芷各一分，附子一枚，鸡舌香、木香各二分，为末，腊猪脂七合，和煎，入麝香一钱。以浮石磨破，日擦之。（《古今录验》）

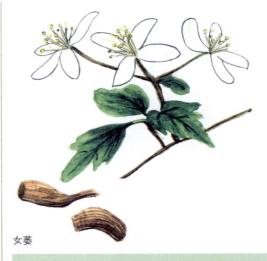

女萎

何首乌

宋《开宝》

释名 交藤、夜合、地精、陈知白、马肝石、桃柳藤、九真藤、赤葛、疮帚、红内消。〔《大明》曰〕其药《本草》无名，因何首乌见藤夜交，便即采食有功，因以采人为名尔。〔时珍曰〕汉武时，有马肝石能乌人发，故后人隐此名，亦曰马肝石。

集解 〔颂曰〕何首乌本出顺州南河县，今在处有之，以西洛、嵩山及河南柘城县者为胜。春生苗，蔓延竹木墙壁间，茎紫色。叶叶相对如薯蓣，而不光泽。夏秋开黄白花，如葛勒花。结子有棱，似荞麦而杂小，才如粟大。秋冬取根，大者如拳，各有五棱瓣，似小甜瓜。有赤白二种：赤者雄，白者雌。

根

【气味】苦、涩，微温，无毒。

【主治】瘰疬，消痈肿，疗头面风疮，治五痔，止心痛，益血气，黑髭发，悦颜色。久服长筋骨，益精髓，延年不老。亦治妇人产后及带下诸疾。（《开宝》）

久服令人有子，治腹脏一切宿疾，冷气肠风。（《大明》）

【发明】〔时珍曰〕何首乌，足厥阴、少阴药也。白者入气分，赤者入血分。肾主闭藏，肝主疏泄。此物气温，味苦涩。苦补肾，温补肝，涩能收敛精气。所以能养血益肝，固精益肾，健筋骨，乌髭发，为滋补良药。不寒不燥，功在地黄、天门冬诸药之上。气血太和，则风虚痈肿瘰疬诸疾可知矣。此药流传虽久，服者尚寡。嘉靖初，邵应节真人，以七宝美髯丹方上进。世宗肃皇帝服饵有效，连生皇嗣。于是何首乌之方，天下大行矣。

附方

皮里作痛（不问何处）。用何首乌末，姜汁调成膏涂之，以帛裹住，火炙鞋底熨之。（《经验方》）

瘰疬结核。或破或不破，下至胸前者，皆治之。用九真藤，一名赤葛，即何首乌。其叶如杏，其根如鸡卵，亦类疬子。取根洗净，日日生嚼，并取叶捣涂之，数服即止。其药久服，延年黑发，用之神效。（《斗门方》）

茎叶

【主治】风疮疥癣作痒，煎汤洗浴，甚效。（时珍）

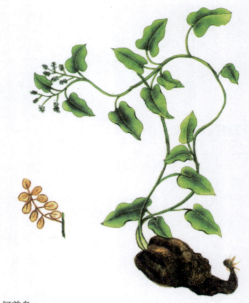
何首乌

白敛

《本经》下品

【释名】白草、白根、兔核、猫儿卵、昆仑。〔宗奭曰〕白敛，服饵方少用，惟敛疮方多用之，故名白敛。〔时珍曰〕兔核、猫儿卵，皆象形也。昆仑，言其皮黑也。

【集解】〔《别录》曰〕白敛生衡山山谷。二月、八月采根，曝干。

〔弘景曰〕近道处处有之。作藤生，根如白芷，破片竹穿，日干。

〔颂曰〕今江淮及荆、襄、怀、孟、商、齐诸州皆有之。二月生苗，多在林中作蔓，赤茎，叶如小桑。五月开花，七月结实。根如鸡鸭卵而长，三五枚同一窠，皮黑肉白。一种赤敛，花实功用皆同，但表里俱赤尔。

根

【气味】苦，平，无毒。

【主治】痈肿疽疮，散结气，止痛除热，目中赤，小儿惊痫温疟，女子阴中肿痛，带下赤白。（《本经》）

杀火毒。（《别录》）

治发背瘰疬，面上疱疮，肠风痔漏，血痢，刀箭疮，扑损，生肌止痛。（《大明》）

解狼毒毒。（时珍）

【发明】〔弘景曰〕生取根捣，敷痈肿，有效。

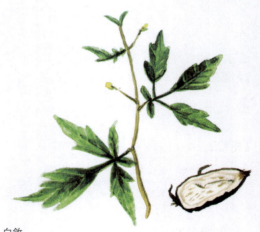
白敛

〔颂曰〕今医治风及金疮、面药方多用之。往往与白及相须而用。

附方

发背初起。水调白蔹末，涂之。（《肘后方》）

疗疮初起。方同上。（《圣惠方》）

面生粉刺。白蔹二分，杏仁半分，鸡屎白一分，为末，蜜和杂水拭面。（《肘后方》）

冻耳成疮。白蔹、黄檗等分，为末，生油调搽。（谈野翁方）

汤火灼伤。白蔹末敷之。（《外台方》）

诸物哽咽。白蔹、白芷等分，为末。水服二钱。（《圣惠方》）

铁刺诸哽（及竹木哽在咽中）。白蔹、半夏泡等分，为末。酒服半钱，日二服。（《圣惠方》）

胎孕不下。白蔹、生半夏等分，为末，滴水丸梧子大。每榆皮汤下五十丸。（《保命集》）

风痹筋急（肿痛，展转易常处）。白蔹二分，熟附子一分，为末。每酒服半刀圭，日二服。以身中热行为候，十日便觉。忌猪肉、冷水。（《千金》）

诸疮不敛。白蔹、赤蔹、黄檗各三钱炒研，轻粉一钱，先用葱白浆水洗净，敷之。（《瑞竹堂方》）

一切痈肿。白蔹、赤小豆、莽草为末，鸡子白调，涂之。（甄权）

白英

《本经》上品

释名 榖菜、白草、白幕、排风。子名鬼目。〔时珍曰〕白英谓其花色，榖菜象其叶文，排风言其功用，鬼目象其子形。《别录》有名未用，复出鬼目，虽苗子不同，实一物也。故并之。

集解〔《别录》曰〕白英生益州山谷。春采叶，夏采茎，秋采花，冬采根。

〔弘景曰〕鬼目俗人呼为白草子，是矣。又曰：白英方药不复用。此有斛菜，生水中，可蒸食，非是此类。有白草，作羹饮，甚疗劳，而不用根花。益州乃有苦菜，土人专食之，充健无病，疑或是此。

〔恭曰〕白英，鬼目草也。蔓生，叶似王瓜，小长而五桠，实圆，若龙葵子，生青，熟紫黑。东人谓之白草。陶云白草，似识之，而不的辨。

〔藏器曰〕白英，鬼目菜也。蔓生，三月延长。《尔雅》名苻。郭璞云：似葛，叶有毛，子赤色如耳珰珠。若云子熟黑，误矣。江东夏月取其茎叶，煮粥食，极解热毒。

〔时珍曰〕此俗名排风子是也。正月生苗，白色，可食。秋开小白花。子如龙葵子，熟时紫赤色。《吴志》云：孙晧时有鬼目菜，缘枣树，长丈余，叶广四寸，厚三分，人皆异之。即此物也。又羊蹄草一名鬼目。岭南有木果亦名鬼目，叶似楮，子大如鸭子，七、八月熟，黄色，味酸，可食。皆与此同名异物也。

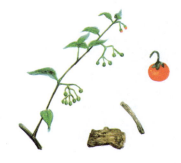

白英

烦热，风疹丹毒，瘴疟寒热，小儿结热，煮汁饮之。（藏器）

 根 苗

【气味】甘，寒，无毒。

【主治】寒热八疸，消渴，补中益气。久服轻身延年。（《本经》）

 叶

作羹饮，甚疗劳。（弘景）

 鬼 目

【气味】酸，平，无毒。

【主治】明目。（《别录》）

附方

目赤头旋（眼花面肿，风热上攻）。用排风子（焙）、甘草（炙）、菊花（焙）各一两，为末。每服二钱，卧时温水下。（《圣济录》）

防己

《本经》中品

释名 解离、石解。〔时珍曰〕按东垣李杲云：防己如险健之人，幸灾乐祸，能首为乱阶；若善用之，亦可御敌。其名或取此义。解离，因其纹解也。

集解 〔当之曰〕其茎如葛蔓延。其根外白内黄，如桔梗，内有黑纹如车辐解者，良。

【气味】辛，平，无毒。

【主治】风寒温疟，热气诸痫，除邪，利大小便。（《本经》）

治湿风，口面㖞斜，手足拘痛，散留痰，肺气喘嗽。（甄权）

附方

风湿相搏（关节沉痛，微肿恶风）。防己一两，黄芪一两二钱半，白术七钱半，炙甘草半两，剉散。每服五钱，生姜四片，枣一枚，水一盏半，煎八分，温服。良久再服。腹痛加芍药。（仲景方）

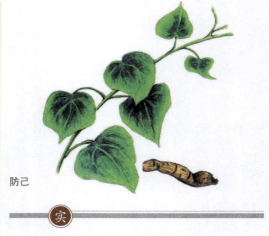

防己

实

【主治】脱肛。焙研。煎饮代茶。（《肘后》）

月季花

《纲目》

释名 月月红、胜春、瘦客、斗雪红。

集解 〔时珍曰〕处处人家多栽插之，亦蔷薇类也。青茎长蔓硬刺，叶小于蔷薇，而花深红，千叶厚瓣，逐月开放，不结子也。

【气味】甘，温，无毒。

【主治】活血，消肿，敷毒。（时珍）

附方

瘰疬未破。用月季花头二钱，沉香五钱，芫花（炒）三钱，碎剉，入大鲫鱼腹中，就以鱼肠封固，酒、水各一盏，煮熟食之，即愈。鱼须安粪水内游死者方效。此是家传方，活人多矣。（谈野翁《试验方》）

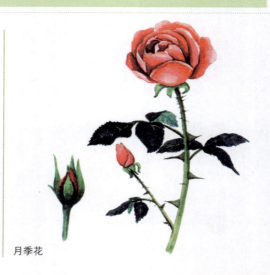

月季花

羊桃

《本经》下品

释名 鬼桃、羊肠、苌楚、铫芅、御弋。

集解 〔《别录》曰〕羊桃生山林川谷及田野。二月采，阴干。

〔保昇曰〕生平泽中，处处有之。苗长而弱，不能为树。叶花皆似桃，子细如枣核，今人呼为细子，其根似牡丹。郭璞云：羊桃叶似桃，其花白色，子如小麦，亦似桃形。陆机《诗疏》云：叶长而狭，花紫赤色。其枝茎弱，过一尺引蔓于草上。今人以为汲灌，重而善没，不如杨柳也。近下根，刀切其皮，着热灰中脫之，可韬笔管也。

〔时珍曰〕羊桃茎大如指，似树而弱如蔓，春长嫩条柔软。叶大如掌，上绿下白，有毛，状似苎麻而圆。其条浸水有涎滑。

 茎 根

【气味】苦，寒，有毒。

【主治】燻热，身暴赤色，除小儿热，风水积聚，恶疡。（《本经》）

去五脏五水，大腹，利小便，益气，可作浴汤。（《别录》）

附方

伤寒变䘌（四肢烦疼，不食多睡）。羊桃十斤捣

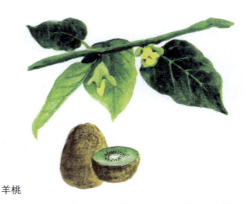

羊桃

熟，浸热汤三斗。日正午时，入坐一炊久。不过三次愈。（《千金》）

水气鼓胀（大小便涩）。羊桃根、桑白皮、木通、大戟（炒）各半斤（剉），水一斗，煮五升，熬如稀饧。每空心茶服一匙。二便利，食粥补之。（《圣惠方》）

蜘蛛咬毒。羊桃叶捣，敷之，立愈。（《备急方》）

木莲

《拾遗》

释名 薜荔、木馒头、鬼馒头。〔时珍曰〕木莲、馒头，象其实形也。薜荔（音壁利），未详。

集解 〔时珍曰〕木莲延树木垣墙而生，四时不凋，厚叶坚强，大于络石。不花而实，实大如杯，微似莲蓬而稍长，正如无花果之生者。六、七月，实内空而红。八月后，则满腹细子，大如稗子，一子一须。其味微涩，其壳虚轻，乌鸟、童儿皆食之。

 叶

【气味】酸，平，无毒。

【主治】背痈，干末服之，下利即愈。（颂）

主风血，暖腰脚，变白不衰。（藏器）

治血淋痛涩。藤叶一握，甘草炙一分，日煎服之。（时珍）

【发明】〔艾晟曰〕《图经》言薜荔治背疽。近见宜兴县一老举人，年七十余，患发背。村中无医药。急取薜荔叶烂研绞汁，和蜜饮数升，以滓敷之，后用他药敷贴遂愈。其功实在薜荔，乃知《图经》之言不妄。

【主治】白癜风,疬疡风,恶疮疥癣,涂之。(《大明》)

【气味】甘,平,涩,无毒。

【主治】壮阳道,尤胜。(颂)

固精消肿,散毒止血,下乳,治久痢肠痔,心痛阴癩。(时珍)

附方

惊悸遗精。木馒头(炒)、白牵牛等分,为末。每服二钱,用米饮调下。(《乾坤秘韫》)

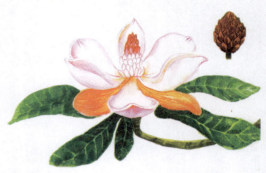

木莲

乳汁不通。木莲二个,猪前蹄一个,烂煮食之,并饮汁尽,一日即通。无子妇人食之,亦有乳也。(《集简方》)

泽泻

《本经》上品

释名 水泻、及泻、禹孙。〔时珍曰〕去水曰泻,如泽水之泻也。禹能治水,故曰禹孙。余未详。

集解 〔《别录》曰〕泽泻生汝南池泽。五月采叶,八月采根,九月采实,阴干。

【气味】甘,寒,无毒。

【主治】补虚损五劳,除五脏痞满,起阴气,止泄精消渴淋沥,逐膀胱三焦停水。(《别录》)

主肾虚精自出,治五淋,利膀胱热,宣通水道。(甄权)

主头旋耳虚鸣,筋骨挛缩,通小肠,止尿血,主难产,补女人血海,令人有子。(《大明》)

入肾经,去旧水,养新水,利小便,消肿胀,渗泄止渴。(元素)

渗湿热,行痰饮,止呕吐泻痢,疝痛脚气。(时珍)

【发明】〔宗奭曰〕泽泻之功,长于行水。张仲景治水蓄渴烦,小便不利,或吐或泻,五苓散主之,方用泽泻,故知其长于行水。《本草》引扁鹊云:多服病人眼。诚为行去其水也。凡服泽泻散人,未有不小便多者。小便既多,肾气焉得复实?今人止泄精,多不敢用之。仲景八味丸用之者,亦不过引接桂、附等,归就肾

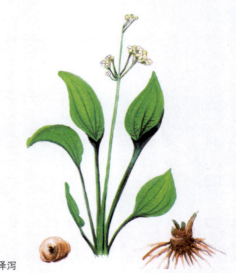

泽泻

经,别无他意。

〔好古曰〕《本经》云久服明目,扁鹊云多服昏目,何也?易老云去脬中留垢,以其味咸能泻伏水故也。泻伏水,去留垢,故明目;小便利,肾气虚,故昏目。

〔时珍曰〕泽泻气平，味甘而淡。淡能渗泄，气味俱薄，所以利水而泄下。脾胃有湿热，则头重而目昏耳鸣。泽泻渗去其湿，则热亦随去，而土气得令，清气上行，天气亦爽，故泽泻有养五脏、益气力、治头旋、聪明耳目之功。若久服，则降令太过，清气不升，真阴潜耗，安得不目昏耶？仲景地黄丸用茯苓、泽泻者，乃取其泻膀胱之邪气，非引接也。古人用补药必兼泻邪，邪去则补药得力，一辟一阖，此乃玄妙。

附方

水湿肿胀。白术、泽泻各一两，为末，或为丸。每服三钱，茯苓汤下。（《保命集》）

冒暑霍乱（小便不利，头运引饮）。三白散：用泽泻、白术、白茯苓各三钱，水一盏，姜五片，灯芯十茎，煎八分，温服。（《局方》）

叶

【气味】咸，平，无毒。

【主治】大风，乳汁不出，产难，强阴气。久服轻身。（《别录》）

实

【气味】甘，平，无毒。

【主治】风痹消渴，益肾气，强阴，补不足，除邪湿。久服面生光，令人无子。（《别录》）

【发明】〔时珍曰〕《别录》言泽泻叶及实，强阴气，久服令人无子；而《日华子》言泽泻催生，补女人血海，令人有子，似有不同。既云强阴，何以令人无子？既能催生，何以令人有子？盖泽泻同补药，能逐下焦湿热邪垢，邪气既去，阴强海净，谓之有子可也；若久服则肾气大泄，血海反寒，谓之无子可也。所以读书不可执一。

羊蹄

《本经》下品

释名 蓄、秃菜、败毒菜、牛舌菜、鬼目。〔时珍曰〕羊蹄以根名，牛舌以叶形，名秃菜以治秃疮名也。

集解 〔时珍曰〕近水及湿地极多。叶长尺余，似牛舌之形，不似菠薐。入夏起薹，开花结子，花叶一色。夏至即枯，秋深即生，凌冬不死。根长近尺，赤黄色，如大黄、胡萝卜形。

根

【气味】苦，寒，无毒。

【主治】头秃疥瘙，除热，女子阴蚀。（《本经》）治癣，杀一切虫。醋磨，贴肿毒。（《大明》）

【发明】〔震亨曰〕羊蹄根属水，走血分。

〔颂曰〕新采者，磨醋涂癣速效。亦煎作丸服。采根不限多少，捣绞汁一大升，白蜜半升，同熬如稠饧，更用防风末六两，搜和令可丸，丸如梧子大。用栝楼、甘草煎酒下三二十丸，日二三服。

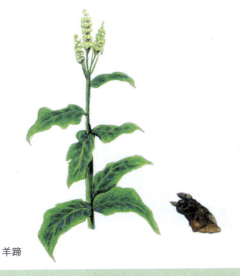

羊蹄

附方

大便卒结。羊蹄根一两，水一大盏，煎六分，温服。（《圣惠方》）

头风白屑。羊蹄草根曝干杵末，同羊胆汁涂之，永除。（《圣惠方》）

癣久不瘥。《简要济众方》：用羊蹄根杵

绞汁，入轻粉少许，和如膏，涂之。三五次即愈。《千金方》：治细癣。用羊蹄根五升，桑柴灰汁煮四五沸，取汁洗之。仍以羊蹄汁和矾末涂之。

附方

悬壅舌肿（咽生瘜肉）。羊蹄草煮汁，热含，冷即吐之。（《圣惠》）

 叶

【气味】甘，滑，寒，无毒。
【主治】小儿疳虫，杀胡夷鱼、鲑鱼、檀胡鱼毒，作菜。多食，滑大腑。（《大明》）

 实

【气味】苦，涩，平，无毒。
【主治】赤白杂痢。（恭）
妇人血气。（时珍）

忍冬

《别录》上品

释名 金银藤、鸳鸯藤、鹭鸶藤、老翁须、左缠藤、金钗股、通灵草、蜜桶藤。〔弘景曰〕藤生，凌冬不凋，故名忍冬。

集解〔时珍曰〕忍冬在处有之。附树延蔓，茎微紫色，对节生叶。叶似薜荔而青，有涩毛。

【气味】甘，温，无毒。
【主治】寒热身肿。久服轻身长年益寿。（《别录》）
治一切风湿气，及诸肿毒，痈疽疥癣，杨梅诸恶疮，散热解毒。（时珍）

附方

疮久成漏。忍冬草浸酒，日日常饮之。（戴原礼《要诀》）

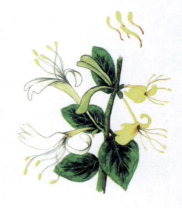

忍冬

龙舌草

《纲目》

集解〔时珍曰〕龙舌，生南方池泽湖泊中。叶如大叶菘菜及茳芏状。根生水底，抽茎出水，开白花。

【气味】甘，咸，寒，无毒。
【主治】痈疽，汤火灼伤，捣涂之。（时珍）

附方

乳痈肿毒。龙舌草、忍冬藤研烂，蜜和敷之。（《多能鄙事》）

草　部

莼

《别录》下品

【释名】　水葵、露葵、马蹄草。〔时珍曰〕蓴字本作莼，从纯。纯乃丝名，其茎似之故也。《齐民要术》云：莼性纯而易生。种以浅深为候，水深则茎肥而叶少，水浅则茎瘦而叶多。

【集解】〔时珍曰〕莼生南方湖泽中，惟吴越人善食之。叶如荇菜而差圆，形似马蹄。其茎紫色，大如箸，柔滑可羹。夏月开黄花。结实青紫色，大如棠梨，中有细子。春夏嫩茎未叶者名稚莼，稚者小也。叶稍舒长者名丝莼，其茎如丝也。至秋老则名葵莼，或作猪莼，言可饲猪也。又讹为瑰莼、龟莼焉。

【气味】　甘，寒，无毒。

【主治】　消渴热痹。（《别录》）

【发明】〔弘景曰〕莼性冷而补，下气。杂鳢鱼作羹食，亦逐水。而性滑，服食家不可多用。

〔藏器曰〕莼体滑，常食发气，令关节急，嗜睡。《脚气论》中令人食之，此误极深也。温病后脾弱不能磨化，食者多死。

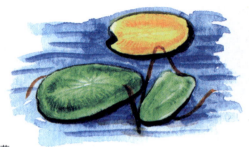
莼

附方

头上恶疮。以黄泥包豆豉煨熟，取出为末，以莼菜汁调敷之。（《保幼大全》）

数种疔疮。马蹄草（又名缺盆草）、大青叶、臭紫草各等分，擂烂，以酒一碗浸之，去滓温服，三服立愈。（《经验良方》）

蘋

《吴普本草》

【释名】　芣菜、四叶菜、田字草。

【集解】〔弘景曰〕水中大萍，五月有花白色，非沟渠所生之萍。楚王渡江所得，即斯实也。

〔恭曰〕萍有三种：大者名蘋；中者名荇，叶皆相似而圆；其小者，即水上浮萍也。

〔时珍曰〕蘋乃四叶菜也。叶浮水面，根连水底。其茎细于莼、荇。其叶大如指顶，面青背紫，有细纹，颇似马蹄决明之叶，四叶合成，中折十字。夏秋开小白花，故称白蘋。其叶攒簇如萍，故《尔雅》谓大者为蘋也。

【气味】　甘，寒，滑，无毒。

【主治】　暴热，下水气，利小便。（吴普）

捣涂热疮。捣汁饮，治蛇伤毒入腹内。曝干，栝楼等分为末，人乳和丸服，止消渴。（藏器）

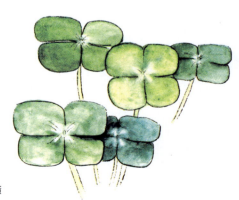
蘋

菖蒲

《本经》上品

释名 昌阳、尧韭、水剑草。〔时珍曰〕菖蒲,乃蒲类之昌盛者,故曰菖蒲。

集解〔时珍曰〕菖蒲凡五种:生于池泽,蒲叶肥,根高二三尺者,泥菖蒲,白菖也;生于溪涧,蒲叶瘦,根高二三尺者,水菖蒲,溪荪也;生于水石之间,叶有剑脊,瘦根密节,高尺余者,石菖蒲也;人家以砂栽之一年,至春剪洗,愈剪愈细,高四五寸,叶如韭,根如匙柄粗者,亦石菖蒲也;甚则根长二三分,叶长寸许,谓之钱蒲是矣。服食入药须用二种石菖蒲,余皆不堪。

【气味】辛,温,无毒。

【主治】风寒湿痹,咳逆上气,开心孔,补五脏,通九窍,明耳目,出音声。主耳聋痈疮,温肠胃,止小便利。久服轻身,不忘不迷惑,延年。(《本经》)

除风下气,丈夫水脏,女人血海冷败,多忘,除烦闷,止心腹痛,霍乱转筋,及耳痛者,作末炒,乘热裹罯甚验。(《大明》)

附方

产后崩中(下血不止)。菖蒲一两半,酒二盏,煎取一盏,去滓分三服,食前温服。(《千金方》)

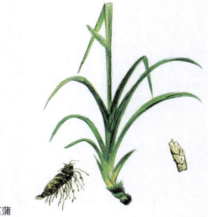

菖蒲

耳卒聋闭。菖蒲根一寸,巴豆一粒(去心),同捣作七丸。绵裹一丸,塞耳,日一换。(《肘后方》)

【主治】洗疥、大风疮。(时珍)

海带

宋《嘉祐》

集解〔禹锡曰〕海带,出东海水中石上,似海藻而粗,柔韧而长。今登州人干之以束器物。医家用以下水,胜于海藻、昆布。

【气味】咸,寒,无毒。

【主治】催生,治妇人病,及疗风下水。(《嘉祐》)治水病瘿瘤,功同海藻。(时珍)

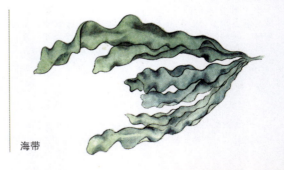

海带

石斛

《别录》上品

释名 石蓫、金钗、禁生、林兰、杜兰。〔时珍曰〕石斛名义未详。其茎状如金钗之股，故古有金钗石斛之称。今蜀人栽之，呼为金钗花。盛弘之《荆州记》云，耒阳龙石山多石斛，精好如金钗，是矣。林兰、杜兰，与木部木兰同名，恐误。

集解 〔《别录》曰〕石斛生六安山谷水旁石上。七月、八月采茎，阴干。

〔弘景曰〕今用石斛，出始兴。生石上，细实，以桑灰汤沃之，色如金，形如蚱蜢髀者佳。近道亦有，次于宣城者。其生栎木上者，名木斛。其茎至虚，长大而色浅。不入丸散，惟可为酒渍煮之用。俗方最以补虚，疗脚膝。

〔时珍曰〕石斛丛生石上。其根纠结甚繁，干则白软。其茎叶生皆青色，干则黄色。开红花。节上自生根须。人亦折下，以砂石栽之，或以物盛挂屋下，频浇以水，经年不死，俗称为千年润。石斛短而中实，木斛长而中虚，甚易分别。处处有之，以蜀中者为胜。

气味 甘，平，无毒。

主治 伤中，除痹下气，补五脏虚劳羸瘦，强阴益精。久服，厚肠胃。（《本经》）

补内绝不足，平胃气，长肌肉，逐皮肤邪热痱气，脚膝疼冷痹弱，定志除惊。轻身延年。（《别录》）

益气除热，治男子腰脚软弱，健阳，逐皮肌风痹，骨中久冷，补肾益力。（权）

壮筋骨，暖水脏，益智清气。（《日华》）

治发热自汗，痈疽排脓内塞。（时珍）

发明 〔时珍曰〕石斛气平，味甘、淡、微咸，阴中之阳，降也。乃足太阴脾、足少阴右肾之药。深师云：囊湿精少，小便余沥者，宜加之。一法：每以二钱入生姜一片，水煎代茶饮，甚清肺补脾也。

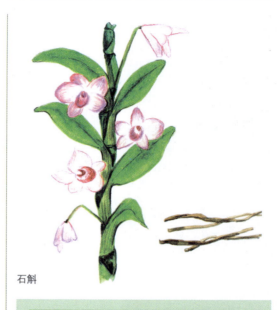

石斛

附方

飞虫入耳。石斛数条，去根如筒子，一边纴入耳中，四畔以蜡封闭，用火烧石斛，尽则止。熏右耳，则虫从左出。未出更作。（《圣济》）

骨碎补

宋《开宝》

释名 猴姜、胡孙姜、石毛姜、石庵䕡。〔藏器曰〕骨碎补本名猴姜。开元皇帝以其主伤折，补骨碎，故命此名。

集解 〔志曰〕骨碎补生江南。根寄树石上，有毛。叶如庵䕡。

〔藏器曰〕岭南虔、吉州亦有之。叶似石韦而一根，余叶生于木。

〔《大明》曰〕是树上寄生草，根似姜而细长。

〔时珍曰〕其根扁长，略似姜形。其叶有桠缺，颇似贯众叶，谓叶如筒者，殊谬；如石韦者，亦差。

气味 苦，温，无毒。

【主治】破血止血，补伤折。（《开宝》）

主骨中毒气，风血疼痛，五劳六极，足手不收，上热下冷。（权）

恶疮，蚀烂肉，杀虫。（《大明》）

研末，猪肾夹煨，空心食，治耳鸣，及肾虚久泄，牙疼。（时珍）

【发明】〔颂曰〕骨碎补，入妇人血气药。蜀人治闪折筋骨伤损，取根捣筛，煮黄米粥，和裹伤处有效。

〔时珍曰〕骨碎补，足少阴药也。故能入骨，治牙，及久泄痢。昔有魏刺史子久泄，诸医不效，垂殆。予用此药末入猪肾中煨熟与食，顿住。盖肾主大小便，久泄属肾虚，不可专从脾胃也。雷公《炮炙论》用此方治耳鸣，耳亦肾之窍也。

附方

虚气攻牙齿（痛血出，或痒痛）。骨碎补二两，铜刀细剉，瓦锅慢火炒黑，为末。如常揩齿，良久吐之，咽下亦可。（《灵苑方》）

风虫牙痛。骨碎补、乳香等分，为末糊丸，塞孔中。名金针丸。（《圣济总录》）

耳鸣耳闭。骨碎补削作细条，火炮，乘热塞之。（苏氏《图经》）

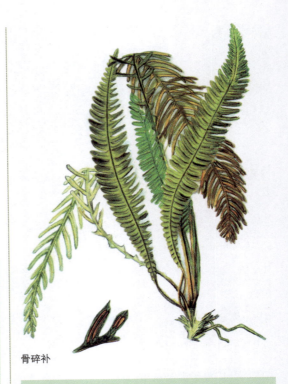

骨碎补

肠风失血。胡孙姜（烧存性）五钱，酒或米饮服。（《仁存方》）

石胡荽

《四声本草》

释名 天胡荽、野园荽、鹅不食草、鸡肠草。

集解 〔时珍曰〕石胡荽，生石缝及阴湿处小草也。高二三寸，冬月生苗，细茎小叶，形状宛如嫩胡荽。其气辛熏不堪食，鹅亦不食之。夏开细花，黄色，结细子。极易繁衍，僻地则铺满也。案孙思邈《千金方》云：一种小草，生近水渠中湿处，状类胡荽，名天胡荽，亦名鸡肠草。即此草也。与蘩蒌之鸡肠，名同物异。

【气味】辛，寒，无毒。

【主治】通鼻气，利九窍，吐风痰。（炳）

去目翳，挼塞鼻中，翳膜自落。（藏器）

解毒，明目，散目赤肿云翳，耳聋头痛脑酸，治痰疟齁䶎，鼻窒不通，塞鼻瘜自落，又散疮肿。（时珍）

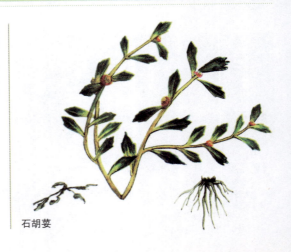

石胡荽

【发明】〔时珍曰〕鹅不食草,气温而升,味辛而散,阳也,能通于天。头与肺皆天也,故能上达头脑,而治顶痛目病,通鼻气而落瘜肉;内达肺经,而治痰齁鲐痰疟,散疮肿。其除翳之功,尤显神妙。人谓陈藏器《本草》惟务广博,鄙俚之言也。若此药之类,表出殊功,可谓务博已乎?案倪维德《原机启微集》云:治目翳嚏鼻(碧云散)用鹅不食草解毒(为君),青黛去热(为佐),川芎大辛破留除邪(为使),升透之药也。

附方

贴目取翳。鹅不食草(捣汁熬膏)一两,炉甘石(火煅,童便淬三次)三钱,上等瓷器末一钱半,熊胆二钱,硇砂少许,为极细末,和作膏。贴在翳上,一夜取下。用黄连、黄檗煎汤洗净,看如有,再贴。(孙天仁《集效方》)

脾寒疟疾。石胡荽一把,杵汁半碗,入酒半碗和服,甚效。(《集简方》)

牛膝

《本经》上品

【释名】牛茎、百倍、山苋菜、对节菜。〔弘景曰〕其茎有节,似牛膝,故以为名。〔时珍曰〕《本经》又名百倍,隐语也。言其滋补之功,如牛之多力也。其叶似苋,其节对生,故俗有山苋、对节之称。

【集解】〔《别录》曰〕牛膝生河内川谷及临朐,二月、八月、十月采根,阴干。

〔普曰〕叶如夏蓝,茎本赤。

〔弘景曰〕今出近道蔡州者,最长大柔润。其茎有节,茎紫节大者为雄,青细者为雌,以雄为胜。

〔《大明》曰〕怀州者长白,苏州者色紫。

〔时珍曰〕牛膝处处有之,谓之土牛膝,不堪服食。惟北土及川中人家栽莳者为良。秋间收子,至春种之。其苗方茎暴节,叶皆对生,颇似苋叶而长且尖艄。秋月开花,作穗结子,状如小鼠负虫,有涩毛,皆贴茎倒生。九月采取根,水中浸两宿,接去皮,裹扎暴干,虽白直可贵,而接去白汁入药,不如留皮者力大也。嫩苗可作菜茹。

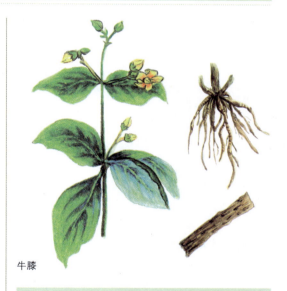

牛膝

【气味】苦、酸,平,无毒。

【主治】寒湿痿痹,四肢拘挛,膝痛不可屈伸,逐血气,伤热火烂,堕胎。久服轻身耐老。(《本经》)

疗伤中少气,男子阴消,老人失溺,补中续绝,益精利阴气,填骨髓,止发白,除脑中痛及腰脊痛,妇人月水不通,血结。(《别录》)

治阴痿,补肾,助十二经脉,逐恶血。(甄权)

治腰膝软怯冷弱,破癥结,排脓止痛,产后心腹痛并血运,落死胎。(《大明》)

强筋,补肝脏风虚。(好古)

同苁蓉浸酒服,益肾。竹木刺入肉,嚼烂罨之。即出。(宗奭)

治久疟寒热,五淋尿血,茎中痛,下痢,喉痹口疮齿痛,痈肿恶疮伤折。(时珍)

附方

劳疟积久(不止者)。长大牛膝一握,生切,以水六升,煮二升,分三服。清早一服,未发前一服,临发时一服。(《外台秘要》)

消渴不止(下元虚损)。牛膝五两(为末),生地黄汁五升浸之,日曝夜浸,汁尽为度,蜜丸梧子大,每空心温酒下三十丸。久服壮筋骨,驻颜色,黑发,津液自生。(《经验后方》)

茎叶

【气味】缺。

【主治】寒湿痿痹，老疟淋秘，诸疮。功同根，春夏宜用之。（时珍）

附方

气湿痹痛（腰膝痛）。用牛膝叶一斤（切），以米三合，于豉汁中煮粥。和盐酱空腹食之。（《圣惠方》）

老疟不断。牛膝茎叶一把（切），以酒三升渍服，令微有酒气。不即断，更作，不过三剂止。（《肘后方》）

溪毒寒热。东间有溪毒中人，似射工，但无物。初病恶寒发热烦懊，骨节强痛。不急治，生虫食脏杀人。用雄牛膝（茎紫色、节大者）一把，以酒、水各一杯同捣，绞汁温饮，日三服。（《肘后方》）

青黛

《本经》上品

【释名】靛花、青蛤粉。〔时珍曰〕黛，眉色也。刘熙《释名》云：灭去眉毛，以此代之，故谓之黛。

【集解】〔志曰〕青黛从波斯国来。今以太原并庐陵、南康等处，染淀瓮上沫紫碧色者用之，与青黛同功。

〔时珍曰〕波斯青黛，亦是外国蓝靛花，既不可得，则中国靛花亦可用。或不得已，用青布浸汁代之。货者复以干淀充之，然有石灰，入服饵药中当详之。

【气味】咸，寒，无毒。

【主治】解诸药毒，小儿诸热，惊痫发热，天行头痛寒热，并水研服。亦磨敷热疮恶肿，金疮下血，蛇犬等毒。（《开宝》）

解小儿疳热，杀虫。（甄权）

小儿丹热，和水服之。同鸡子白、大黄末，敷疮痈蛇虺螫毒。（藏器）

泻肝，散五脏郁火，解热，消食积。（震亨）

去热烦，吐血咯血，斑疮阴疮，杀恶虫。（时珍）

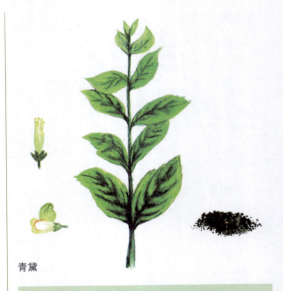

青黛

附方

心口热痛。姜汁调青黛一钱服之。（《医学正传》）

内热吐血。青黛二钱，新汲水下。（《圣惠方》）

肺热咯血。青饼子：用青黛一两，杏仁（以牡蛎粉炒过）一两，研匀，黄蜡化和，作三十饼子。每服一饼，以干柿半个夹定。湿纸裹，煨香嚼食，粥饮送下，日三服。（华佗《中藏经》）

烂弦风眼。青黛、黄连泡汤，日洗。（《明目方》）

伤寒赤斑。青黛二钱，水研服。（《活人书》）

豌豆疮毒（未成脓者）。波斯青黛一枣许，水研服。（《梅师方》）

瘰疬未穿。靛花、马齿苋同捣，日日涂敷，取效。（《简便方》）

诸毒虫伤。青黛、雄黄等分，研末，新汲水服二钱。（《古今录验》）

石蕊

《拾遗》

释名 石濡、石芥、云茶、蒙顶茶。〔时珍曰〕其状如花蕊，其味如茶，故名。石芥乃茶字之误。

集解〔藏器曰〕石蕊生太山石上，如花蕊，为丸散服之。今时无复有此也。王隐《晋书》：庾衮入林虑山，食木实，饵石蕊，遂得长年。即此也。又曰：石濡生石之阴，如屋游、垣衣之粗，得雨即展，故名石濡。早春青翠，端开四叶。山人名石芥。

〔时珍曰〕《别录》石濡，具其功用，不言形状。陈藏器言是屋游之类，复出石蕊一条，功同石濡。盖不知其即一物也。此物惟诸高山石上者为良。今人谓之蒙顶茶，生兖州蒙山石上，乃烟雾熏染，日久结成，盖苔衣类也。彼人春初刮取曝干馈人，谓之云茶。其状白色轻薄如花蕊，其气香如草，其味甘涩如茗。不可煎饮，止宜咀嚼及浸汤啜，清凉有味。庾衮入山饵此，以代茗而已。长年之道，未必尽缘此物也。

【气味】甘，温，无毒。

【主治】石濡：明目益精气。令人不饥渴，轻身延年。（《别录》）

石蕊：主长年不饥。（藏器）

生津润咽，解热化痰。（时珍）

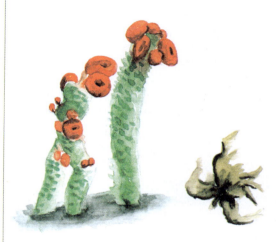

石蕊

贯众

《本经》下品

释名 贯节、贯渠、百头、草鸱头、黑狗脊、凤尾草。〔时珍曰〕此草叶茎如凤尾，其根一本而众枝贯之，故草名凤尾，根名贯众、贯节、贯渠。渠者，魁也。《吴普本草》作贯中，俗作贯仲、管仲者，皆谬称也。《尔雅》云：泺（音灼），贯众，即此也。《别录》一名伯萍，一名药藻，皆字讹也。金星草一名凤尾草，与此同名，宜互考之。〔弘景曰〕近道皆有之。叶如大蕨。其根形色毛芒，全似老鸱头，故呼为草鸱头。

集解〔《别录》曰〕贯众生玄山山谷及冤句少室山。二月、八月采根，阴干。

〔时珍曰〕多生山阴近水处。数根丛生，一根数茎，茎大如箸，其延滑。其叶两两对生，如狗脊之叶而无锯齿，青黄色，面深背浅。其根曲而有尖嘴，黑须丛簇，亦似狗脊根而大，状如伏鸱。

〔普曰〕叶青黄色，两两相对，茎有黑毛，丛生，冬夏不死。四月花白，七月实黑，聚相连卷旁生。三月、八月采根，五月采叶。

根

【气味】苦，微寒，有毒。

【主治】腹中邪热气，诸毒，杀三虫。（《本经》）

去寸白，破症瘕，除头风，止金疮。（《别录》）

治下血崩中带下，产后血气胀痛，斑疹毒，漆毒，骨哽。解猪病。（时珍）

【发明】〔时珍曰〕贯众大治妇人血气，根汁能制三黄、化五金、伏钟乳、结砂制汞，且能解毒软坚。王海藏治夏月痘出不快，快斑散用之。云贯众有毒，而能解腹中邪热之毒。病因内感而发之于外者多效，非古法之分经也。又黄山谷《煮豆帖》言，荒年以黑豆一升拣净，入贯众一斤，判如骰子大，同以水煮，文火慢酌至豆熟，取出日干，覆令展尽余汁，簸去贯众。每日空心啖豆五七粒，能食百草木枝叶有味可饱。

附方

鼻衄不止。贯众根末，水服一钱。(《普济方》)

诸般下血（肠风酒痢，血痔鼠痔下血）。黑狗脊（黄者不用，须内肉赤色者，即本草贯众也）去皮毛，剉焙为末。每服二钱，空心米饮下。或醋糊丸梧子大，每米饮下三四十丸。或烧存性，出火毒为末，入麝香少许，米饮服二钱。(《普济方》)

女人血崩。贯众半两，煎酒服之，立止。(《集简方》)

痘疮不快。快斑散：用贯众、赤芍药各一钱，升麻、缩砂、甘草各五分，入淡竹叶三片，水一盏半，煎七分，温服。(王海藏方)

头疮白秃。贯众、白芷为末油调涂之。又方：贯众烧末，油调涂。(《圣惠方》)

漆疮作痒。油调贯众末涂之。(《千金方》)

鸡鱼骨哽。贯众、缩砂、甘草等分，为粗末，绵包少许，含之咽汁，久则随痰自出。(《普济方》)

解轻粉毒。齿缝出血，臭肿。贯众、黄连各半两。煎

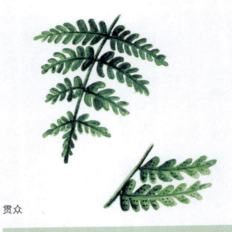

贯众

水，入冰片少许，时时漱之。(陆氏《积德堂方》)

血痢不止。凤尾草根（即贯众）五钱，煎酒服。陈解元吉言所传。(《集简方》)

【主治】恶疮，令人泄。(《别录》)

肉豆蔻

宋《开宝》

释名 肉果、迦拘勒。〔宗奭曰〕肉豆蔻对草豆蔻为名，去壳只用肉。肉油色者佳，枯白瘦虚者劣。〔时珍曰〕花实皆似豆蔻而无核，故名。

集解 〔藏器曰〕肉豆蔻生胡国，胡名迦拘勒。大舶来即有，中国无之。其形圆小，皮紫紧薄，中肉辛辣。

〔颂曰〕今岭南人家亦种之。春生苗，夏抽茎开花，结实似豆蔻，六月、七月采。

〔时珍曰〕肉豆蔻花及实状虽似草豆蔻，而皮肉之颗则不同。颗外有皱纹，而内有斑缬纹，如槟榔纹。最易生蛀，惟烘干密封，则稍可留。

〔宗奭曰〕亦善下气，多服则泄气，得中则和其气。

〔震亨曰〕属金与土，为丸温中补脾。《日华子》称其下气，以脾得补而善运化，气自下也。非若陈皮、香附之驶泄。寇氏不详其实，遂以为不可服也。

〔时珍曰〕土爱暖而喜芳香，故肉豆蔻之辛温，理脾胃而治吐利。

【气味】辛，温，无毒。

【主治】温中，消食止泄，治积冷心腹胀痛，霍乱中恶，鬼气冷疰，呕沫冷气，小儿乳霍。(《开宝》)

调中下气，开胃，解酒毒，消皮外络下气。(《大明》)

【发明】〔《大明》曰〕肉豆蔻调中下气，消皮外络下气，味珍，力更殊。

附方

暖胃除痰（进食消食）。肉豆蔻二个，半夏（姜汁炒）五钱，木香二钱半，为末，蒸饼丸芥子大，每食后津液下五丸、十丸。(《普济》)

霍乱吐利。肉豆蔻为末，姜汤服一钱。(《普

济方》）

久泻不止。肉豆蔻（煨）一两，木香二钱半，为末，枣肉和丸，米饮服四五十丸。又方：肉豆蔻（煨）一两，熟附子七钱。为末糊丸。米饮服四五十丸。又方：肉豆蔻（煨）、粟壳（炙）等分，为末，醋糊丸，米饮服四五十丸。（并《百一选方》）

老人虚泻。肉豆蔻三钱（面裹煨熟，去面研），乳香一两，为末，陈米粉糊丸梧子大。每服五七十丸，米饮下。此乃常州侯教授所传方。（《瑞竹堂方》）

小儿泄泻。肉豆蔻五钱，乳香二钱半，生姜五片。同炒黑色，去姜，研为膏收，旋丸绿豆大。每量大小，米饮下。（《全幼心鉴》）

脾泄气痢。豆蔻一颗（米醋调面裹，煨令焦黄，和面研末），更以橡子（炒研末）一两相和。又以陈廪米炒焦，为末和匀。每以二钱煎作饮，调前二味三钱，旦暮各一服，便瘥。（《续传信方》）

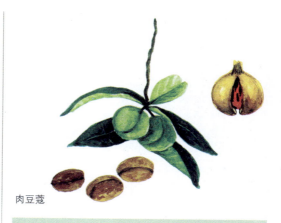
肉豆蔻

苏

《别录》中品

释名 紫苏、赤苏、桂荏。〔时珍曰〕苏从酥，音酥，舒畅也。苏性舒畅，行气和血，故谓之苏。曰紫苏者，以别白苏也。苏乃荏类，而味更辛如桂，故《尔雅》谓之桂荏。

集解 〔弘景曰〕苏叶下紫色而气甚香。其无紫色不香似荏者，名野苏，不堪用。

〔颂曰〕苏，紫苏也。处处有之，以背面皆紫者佳。夏采茎叶，秋采子。有数种，水苏、鱼苏、山鱼苏皆是荏类，各有别条。

〔时珍曰〕紫苏、白苏，皆以二、三月下种，或宿子在地自生。其茎方，其叶团而尖，四围有锯齿，肥地者面背皆紫，瘠地者面青背紫，其面背皆白者即白苏，乃荏也。紫苏嫩时采叶，和蔬茹之，或盐及梅卤作菹食甚香，夏月作熟汤饮之。五、六月连根采收，以火煨其根，阴干则经久叶不落。八月开细紫花，成穗作房，如荆芥穗。九月半枯时收子，子细如芥子而色黄赤，亦可取油如荏油。

茎 叶

气味 辛，温，无毒。

主治 下气，除寒中，其子尤良。（《别录》）

除寒热，治一切冷气。（孟诜）

补中益气，治心腹胀满，止霍乱转筋，开胃下食，止脚气，通大小肠。（《日华》）

通心经，益脾胃，煮饮尤胜，与橘皮相宜。（苏颂）

解肌发表，散风寒，行气宽中，消痰利肺，和血温中止痛，定喘安胎，解鱼蟹毒，治蛇犬伤。（时珍）

以叶生食作羹，杀一切鱼肉毒。（甄权）

发明 〔颂曰〕若宣通风毒，则单用茎，去节尤良。

〔时珍曰〕紫苏，近世要药也。其味辛，入气分；其色紫，入血分。故同橘皮、砂仁，则行气安胎；同藿香、乌药，则温中止痛；同香附、麻黄，则发汗解肌；同芎䓖、当归则和血散血；同木瓜、厚朴，则散湿解暑，治霍乱、脚气；同桔梗、枳壳，则利膈宽肠；同杏仁、莱菔子，则消痰定喘也。〔机曰〕宋仁宗命翰林院定汤饮。奏曰：紫苏熟水第一。以其能下胸膈浮气也。盖不知其久则泄人真气焉。

〔宗奭曰〕紫苏其气香，其味微辛甘能散。今人朝暮饮紫苏汤，甚无益。医家谓芳草致豪贵之疾者，此有一焉。若脾胃寒人，多致滑泄，往往不觉。

附方

感寒上气。苏叶三两，橘皮四两，酒四升，煮一升半，分再服。（《肘后方》）

伤寒气喘（不止）。用赤苏一把，水三升，煮一升，

稍稍饮之。(《肘后》)

劳复食复(欲死者)。苏叶煮汁二升，饮之。亦可入生姜、豆豉同煮饮。(《肘后》)

霍乱胀满(未得吐下)。用生苏捣汁饮之，佳。干苏煮汁亦可。(《肘后方》)

诸失血病。紫苏不限多少，入大锅内，水煎令干，去滓熬膏，以炒熟赤豆为末，和丸梧子大。每酒下三五十丸，常服之。(《斗门方》)

金疮出血(不止)。以嫩紫苏叶、桑叶同捣贴之。(《永类钤方》)

颠扑伤损。紫苏捣敷之，疮口自合。(谈野翁《试验方》)

蛇虺伤人。紫苏叶捣饮之。(《千金方》)

咳逆短气。紫苏茎叶二钱，人参一钱，水一钟，煎服。(《普济》)

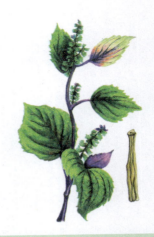

苏

子

【气味】辛，温，无毒。

【主治】下气，除寒温中。(《别录》)

治上气咳逆，冷气及腰脚中湿风结气。研汁煮粥长食，令人肥白身香。(甄权)

调中，益五脏，止霍乱呕吐反胃，补虚劳，肥健人，利大小便，破癥结，消五膈，消痰止嗽，润心肺。(《日华》)

治肺气喘急。(宗奭)

治风顺气，利膈宽肠，解鱼蟹毒。(时珍)

【发明】〔弘景曰〕苏子下气，与橘皮相宜。

〔时珍曰〕苏子与叶同功。发散风气宜用叶，清利上下则宜用子也。

附方

顺气利肠。紫苏子、麻子仁等分，研烂，水滤取汁，同米煮粥食之。(《济生方》)

治风顺气(利肠宽中)。用紫苏子一升，微炒杵，以生绢袋盛，于三斗清酒中浸三宿，少少饮之。(《圣惠》)

一切冷气。紫苏子、高良姜、橘皮等分，蜜丸梧子大。每服十丸，空心酒下。(《药性论》)

风寒湿痹(四肢挛急，脚肿不可践地)。用紫苏子二两，杵碎，以水三升，研取汁，煮粳米二合，作粥，和葱、椒、姜、豉食之。(《圣惠方》)

消渴变水。服此令水从小便出。用紫苏子(炒)三两，萝卜子(炒)三两，为末。每服二钱，桑根白皮煎汤服，日三次。(《圣济总录》)

梦中失精。苏子一升。熬杵研末，酒服方寸匕，日再服。(《外台秘要》)

蓬莪术

宋《开宝》

释名 蒁药。

集解 〔志曰〕蓬莪术生西戎及广南诸州。叶似薄荷，子似干椹，莪在根下并生，一好一恶，恶者有毒。西戎人取之，先放羊食，羊不食者弃之。

〔《大明》曰〕即南中姜黄根也。海南生者名蓬莪术。

〔藏器曰〕一名蓬莪，黑色；二名蒁，黄色；三名波杀，味甘有大毒。

〔颂曰〕今江浙或有之。三月生苗。在田野中。其茎如钱大，高二三尺。叶青白色，长一二尺，大五寸以来，颇类薄荷。五月有花作穗，黄色，头微紫。根如生姜，而莪在根下，似鸡鸭卵，大小不常。九月采，削去粗皮，蒸熟暴干用。

【气味】苦、辛，温，无毒。

【主治】心腹痛，中恶痓忤鬼气，霍乱冷气，吐酸水，解毒，食饮不消，酒研服之。又疗妇人血气结积，丈夫奔豚。（《开宝》）

破痃癖冷气，以酒醋磨服。（甄权）

治一切气，开胃消食，通月经，消瘀血，止扑损痛下血，及内损恶血。（《大明》）

通肝经聚血。（好古）

【发明】〔颂曰〕蓬莪术，古方不见用者。今医家治积聚诸气，为最要之药。与荆三棱同用之良，妇人药中亦多使。

〔好古曰〕蓬莪色黑，破气中之血，入气药发诸香。虽为泄剂，亦能益气，故孙尚药用治气短不能接续，及大小七香丸、集香丸、诸汤散多用此也。又为肝经血分药。

〔时珍曰〕郁金入心，专治血分之病；姜黄入脾，兼治血中之气；莪入肝，治气中之血，稍不不同。按王执中《资生经》云：执中久患心脾疼，服醒脾药反胀。用耆域所载蓬莪术面裹炮熟研末，以水与酒醋煎服，立愈。盖此药能破气中之血也。

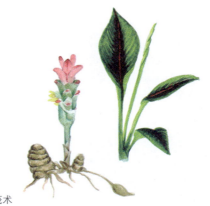

蓬莪术

附方

妇人血气（游走作痛，及腰痛）。蓬莪术、干漆二两，为末，酒服二钱。腰痛，核桃酒下。（《普济方》）

上气喘急。蓬莪术五钱，酒一盏半，煎八分服。（《保生方》）

气短不接。正元散：治气不接续，兼治滑泄，及小便数。王丞相服之有验。用蓬莪术一两，金铃子（去核）一两，为末，入蓬砂一钱，炼过研细。每服二钱，温酒或盐汤空心服。（孙用和《秘宝方》）

水苏

《本经》中品

释名 鸡苏、香苏、龙脑薄荷、芥蒩。〔时珍曰〕此草似苏而好生水旁，故名水苏。其叶辛香，可以煮鸡，故有龙脑、香苏、鸡苏诸名。芥蒩、芥苴当作芥苏，乃是一名而误录尔，亦因味辛如芥，故名。宋《惠民和剂局方》，有龙脑薄荷丸，专治血病。元吴瑞《日用本草》，谓即水苏，必有所据也。周定王《救荒本草》，言薄荷即鸡苏，以生东平龙脑冈者为良，故名；陈嘉谟《本草蒙筌》，以薄荷种于苏州府学地名龙脑者，得名俱不同，何哉？

集解 〔《别录》曰〕水苏生九真池泽。七月采。

〔颂曰〕水苏处处有之，多生水岸旁。南人多以作菜。江北甚多，而人不取食。又江左人谓鸡苏、水苏是两种。陈藏器谓荠苧自是一物，非水苏。水苏叶有雁齿，气香而辛，荠苧叶上有毛，稍长，气臭也。又茵陈注云：江南所用茵陈，茎叶都似家茵陈而大，高三四尺，气极芬香，味甘辛，俗名龙脑薄荷。

〔时珍曰〕水苏、荠苧一类二种尔。水苏气香，荠苧气臭为异。水苏三月生苗，方茎中虚，叶似苏叶而微长。密齿，面皱色青，对节生，气甚辛烈，六、七月开花成穗，如苏穗，水红色。穗中有细子，状如荆芥子，可种易生，宿根亦自生。沃地者苗高四五尺。

【气味】辛，微温，无毒。

【主治】下气杀谷，除饮食。辟口臭，去邪毒，辟恶气。久服通神明，轻身耐老。（《本经》）

主吐血衄血血崩。（《别录》）

治肺痿血痢，崩中带下。（《日华》）

主诸气疾及脚肿。（苏颂）

酿酒渍酒及酒煮汁常服，治头昏目眩，及产后中风。恶血不止，服之弥妙。（孟诜）

作生菜食，除胃间酸水。（藏器）

【发明】〔时珍曰〕鸡苏之功，专于理血下气，清肺辟恶消谷，故《太平和剂局方》治吐血衄血、唾血咳血、下血血淋、口臭口苦、口甜喉腥、邪热诸病，有龙脑薄荷丸方，药多不录。用治血病，果有殊效也。

附方

漏血欲死。鸡苏煮汁一升，服之。（《梅师方》）

吐血下血。鸡苏茎叶煎汁饮之。（《梅师方》）

吐血咳嗽。龙脑薄荷焙研末。米饮服一钱，取效。

风热头痛。热结上焦，致生风气，痰厥头痛。用水苏叶五两，皂荚（炙去皮子）三两，芫花（醋炒焦）一两，为末，炼蜜丸梧子大。每服二十丸，食后荆芥汤下。（《圣惠方》）

头生白屑。方同上。

暑月目昏（多眵泪生）。龙脑薄荷叶捣烂，生绢绞汁，点之。（《圣济总录》）

蛇虺螫伤。龙脑薄荷叶研末，酒服，并涂之。（《易简方》）

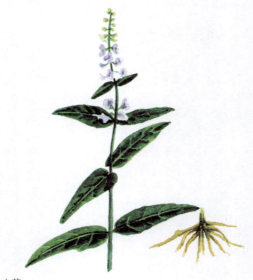

水苏

沐发令香。鸡苏煮汁，或烧灰淋汁，沐之。（《食疗》）

积雪草

《本经》中品

释名 胡薄荷、地钱草、连钱草、海苏。〔弘景曰〕积雪草方药不用，想此草以寒凉得名耳。〔恭曰〕此草叶圆如钱，荆楚人谓为地钱草，徐议《药草图》名连钱草，余见下。

集解 〔恭曰〕此草叶圆大如钱，茎细而劲，蔓生溪涧侧，生处亦稀。

〔颂曰〕今处处有之，八、九月采苗叶，阴干用。段成式《酉阳杂俎》云：地钱叶圆茎细，有蔓延地，一曰积雪草，一曰连钱草。谨按《天宝单行方》云：连钱草生咸阳下湿地，亦生临淄郡、济阳郡池泽中，甚香。俗间或云圆叶似薄荷，江东吴越丹阳郡极多，彼人常充生菜食之。河北柳城郡尽呼为海苏，好近水生，经冬不死，咸阳、洛阳亦有之，或名胡薄荷，所在皆有。单服疗女子小腹痛。

〔时珍曰〕按苏恭注薄荷云：一种蔓生，功用相似。苏颂《图经》云：胡薄荷与薄荷相类，但味少甘，生江浙间，彼人多以作茶饮，俗呼为新罗薄荷，《天宝方》所用连钱草是也。据二说，则积雪草即胡薄荷，乃薄荷之蔓生者尔。又《臞仙庚辛玉册》云：地钱，阴草也。生荆、楚、江、淮、闽、浙间，多在宫院寺庙砖砌间，叶圆似钱，引蔓铺地，香如细辛，不见开花也。

【气味】 苦，寒，无毒。

【主治】 大热，恶疮痈疽，浸淫赤熛，皮肤赤，身热。（《本经》）

捣敷热肿丹毒。（苏恭）

主暴热，小儿寒热，腹内热结，捣汁服之。（藏器）

单用治瘰疬鼠漏，寒热时节来往。（甄权）

以盐按贴肿毒，并风疹疥癣。（《日华》）

胡荽萏：主风气壅并攻胸膈，作汤饮之立效。（士良）

研汁点暴赤眼，良。（时珍）

草 部

附方

热毒痈肿。秋后收连钱草阴干为末，水调敷之。生捣亦可。（寇氏《衍义》）

女子少腹痛。《天宝单行方》云：女子忽得小腹中痛，月经初来，便觉腰中切痛连脊间，如刀锥所刺，不可忍者。众医不别，谓是鬼疰，妄服诸药，终无所益。其疾转增。审察前状相当，即用此药。其药夏五月正放花时，即采曝干，捣筛为糁。每服二方寸匕，和好醋二小合，搅匀，平旦空腹顿服之。每旦一服，以知为度。如女子先冷者，即取前药五两，加桃仁二百枚。去皮尖，熬捣为散，以蜜为丸如梧子大。每旦空腹以饮及酒下三十丸，日再服，以愈为度。忌麻子、荞麦。（《图经本草》方）

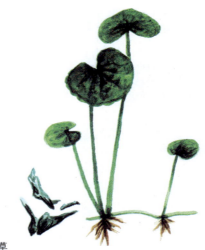

积雪草

漏卢

《本经》上品

释名 野兰、荚蒿。〔时珍曰〕屋之西北黑处谓之漏。凡物黑色谓之芦。此草秋后即黑，异于众草，故有漏卢之称。

集解 〔《别录》曰〕漏卢生乔山山谷。八月采根，阴干。

〔恭曰〕此药俗名荚蒿，茎叶似白蒿，花黄，生荚，长似细麻之荚，大如筯许，有四五瓣，七、八月后皆黑，异于众草，蒿之类也。常用其茎叶及子，未见用根。其鹿骊，山南谓之木黎芦，有毒，非漏卢也。今人以马蓟似苦芙者为漏卢，亦非也。

〔时珍曰〕按沈存中《笔谈》云：今方家所用漏卢乃飞廉也。飞廉一名漏卢，苗似苦芙，根如牛蒡绵头者是也。采时用根。今闽中所谓漏卢，茎如油麻，高六七寸，秋深枯黑如漆，采时用苗，乃真漏卢也。

见用之。近道出者，惟疗瘰疬耳，市人皆取苗用。

〔时珍曰〕漏卢下乳汁，消热毒，排脓止血，生肌杀虫。故东垣以为手足阳明药，而古方治痈疽发背，以漏卢汤为首称也。庞安常《伤寒论》治痈疽及预解时行痘疹热，用漏卢叶，云无则以山栀子代之。亦取其寒能解热，盖不知其能入阳明之故也。

气味 苦、咸，寒，无毒。

主治 皮肤热毒，恶疮疽痔，湿痹，下乳汁。久服轻身益气，耳目聪明，不老延年。（《本经》）

止遗溺，热气疮痒如麻豆，可作浴汤。（《别录》）

通小肠，泄精尿血，肠风，风赤眼，小儿壮热，扑损，续筋骨，乳痈瘰疬金疮，止血排脓，补血长肉，通经脉。（《大明》）

发明 〔弘景曰〕此药久服甚益人，而服食方罕

附方

腹中蛔虫。漏卢为末，以饼臛和方寸匕，服之。（《外台秘要》）

小而无辜。疳病肚胀，或时泄痢，冷热不调。以漏卢一两，杵为散。每服一钱，以猪肝一两，入盐少许，以水同煮熟，空心顿食之。（《圣惠方》）

乳汁不下。乃气脉壅塞也，又治经络凝滞，乳内胀痛，邪蓄成痈，服之自然内消。漏二两半，蛇退十条（炙焦），栝楼十个（烧存性）。为末。每服二钱，温酒调下，良久以热羹汤投之，以通为度。（《和剂方》）

历节风痛（筋脉拘挛）。古圣散：用漏卢（麸炒）半两，地龙（去土炒）半两，为末，生姜二两取汁，入蜜三两，同煎三五沸，入好酒五合，盛之。每以三杯，调末一钱，温服。（《圣济总录》）

一切痈疽（发背）。初发二日，但有热证，便宜服漏卢汤，退毒下脓，乃是宣热拔毒之剂，热退即住服。漏卢（用有白茸者）、连翘、生黄芪、沉香各一两，生粉草半两，大黄（微炒）一两，为细末。每服二钱，姜枣汤调下。（李迅《痈疽集验方》）

白秃头疮。五月收漏卢草，烧灰，猪膏和涂之。（《圣济总录》）

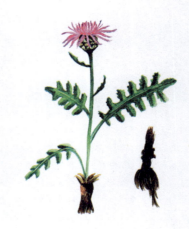

漏卢

马兰

《日华》

■ **释名** 紫菊。〔时珍曰〕其叶似兰而大，其花似菊而紫，故名。俗称物之大者为马也。

■ **集解** 〔藏器曰〕马兰生泽旁，如泽兰而气臭，《楚辞》以恶草喻恶人，北人见其花呼为紫菊，以其似单瓣菊花而紫也。又有山兰，生山侧，似刘寄奴，叶无柄，不对生，花心微黄赤。赤大破血，皆可用。

〔时珍曰〕马兰，湖泽卑湿处甚多。二月生苗，赤茎白根，长叶有刻齿，状似泽兰，但不香尔。南人多采汋晒干为蔬及馒馅。入夏高二三尺，开紫花，花罢有细子。《楚辞》无马兰之名，陈氏指为恶草，何据？

【气味】辛，平，无毒。

【主治】破宿血，养新血，止鼻衄吐血，合金疮，断血痢，解酒疸及诸菌毒、蛊毒。生捣，涂蛇咬。（《大明》）

【发明】〔时珍曰〕马兰辛平，能入阳明血分，故治血与泽兰同功。近人用治痔漏云有效，春夏取生，秋冬取干者，不用盐醋，白水煮食，并饮其汁。或以酒煮焙研，糊丸，米饮日日服之。仍用煎水入盐少许，日日熏洗之。《医学集成》云：治痔用马兰根，捣敷片时，看肉平即去之。稍迟，恐肉反出也。

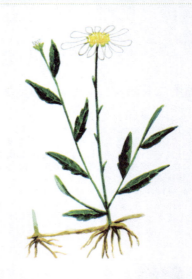

马兰

诸疟寒热。赤脚马兰捣汁，入水少许，发日早服，或入少糖亦可。（《圣济总录》）

绞肠痧痛。马兰根叶，细嚼咽汁，立安。（《寿域神方》）

打伤出血。竹节草即马兰，同旱莲草、松香、皂子叶（即栀子叶，冬用皮），为末，搽入刀口。（《摘玄方》）

水肿尿涩。马兰菜一虎口，黑豆、小麦各一撮，酒、水各一钟，煎一钟，食前温服以利小水，四五日愈。（杨起《简便方》）

青葙

《本经》下品

释名 草蒿、萋蒿、昆仑草、野鸡冠、鸡冠苋。子名草决明。〔时珍曰〕青葙名义未详。胡麻叶亦名青蘘，此草又多生于胡麻地中，与之同名，岂以其相似而然耶？青蒿亦名草蒿，其功相似，而名亦相同，何哉？其子明目，与决明子同功，故有草决明之名。其花叶似鸡冠，嫩苗似苋，故谓之鸡冠苋。郑樵《通志》言俗名牛尾蒿者，误矣。

集解 〔《别录》曰〕青葙生平谷道旁。三月采茎叶，阴干。五月、六月采子。

〔时珍曰〕青葙生田野间，嫩苗似苋可食，长则高三四尺。苗叶花实与鸡冠花一样无别。但鸡冠花穗或有大而扁或团者。此则梢间出花穗，尖长四五寸，状如兔尾，水红色，亦有黄白色者，子在穗中，与鸡冠子及苋子一样难辨。苏恭言其结角，误矣。萧炳言黄花者名陶朱术，与陈藏器所说不同。

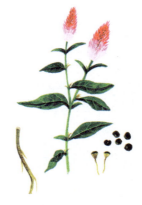

青葙

 茎 叶

【气味】苦，微寒，无毒。

【主治】邪气，皮肤中热，风瘙身痒，杀三虫。（《本经》）

捣汁服，大疗温疠。（苏恭）

止金疮血。（《大明》）

 子

【气味】苦，微寒，无毒。

【主治】唇口青。（《本经》）

治五脏邪气，益脑髓，镇肝，明耳目，坚筋骨，去风寒湿痹。（《大明》）

【发明】〔宗奭曰〕青葙子，《经》中不言治眼，惟《药性论》《日华子》始言治肝明目。今人多用治眼，殊与《经》意不相当。

〔时珍曰〕青葙子治眼，与决明子、苋实同功。《本经》虽不言治眼，而云一名草决明，主唇口青，则其明目之功可知矣。目者肝之窍，唇口青者足厥阴经之证，古方除热亦多用之，青葙子之为厥阴药，又可知矣。况用之治目，往往有验，尤可征。据《魏略》云：初平中有青牛先生，常服青葙子丸，年百余岁，如五六十者。

附方

鼻衄不止（眩冒欲死）。青葙子汁三合，灌入鼻中。（《贞元广利方》）

葫芦巴

宋《嘉祐》

释名 苦豆。

集解 〔禹锡曰〕葫芦巴出广州并黔州。春生苗，夏结子，子作细荚，至秋采。今人多用岭南者。或云是番萝卜子，未审的否？

〔颂曰〕今出广州。或云种出海南诸番，盖其国芦菔子也。舶客将种莳于岭外亦生，然不及番中来者真好。今医家治元脏虚冷为要药，而唐之前方不见用，本草不著，盖是近出。

【气味】苦，大温，无毒。

【主治】元脏虚冷气。得附子、硫黄，治肾虚冷，腹胁胀满，面色青黑。得茴香子、桃仁，治膀胱气甚效。（《嘉祐》）

治冷气疝瘕，寒湿脚气，益右肾，暖丹田。（时珍）

【发明】〔宗奭曰〕膀胱气，用此合桃仁（麸炒）等分，为末，半为散，半以酒糊和丸梧子大。每服五七十丸，空心盐酒下。其散以热米饮下，与丸子相间，空心服，日各一二服。

〔时珍曰〕葫芦巴，右肾命门药也。元阳不足，冷气潜伏，不能归元者，宜之。宋《惠民和剂局方》，有胡芦巴丸，治大人、小儿小肠奔豚偏坠，及小腹有形如卵，上下走痛，不可忍者。用葫芦巴八钱，茴香六钱，巴戟（去心）、川乌头（炮去皮）各二钱，楝实（去核）四钱，吴茱萸五钱。并炒为末，酒糊丸梧子大。每服十五丸，小儿五丸，盐酒下。

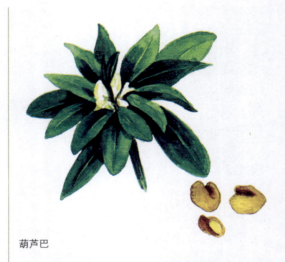

葫芦巴

附方

肾脏虚冷（腹胁胀满）。葫芦巴（炒）二两，熟附子、硫黄各七钱五分，为末，酒煮麹糊丸梧桐子大，每盐汤下三四十丸。（《圣济总录》）

冷气疝瘕。葫芦巴（酒浸晒干）、荞麦（炒，研面）各四两，小茴香一两，为末，酒糊丸梧子大。每服五十丸，空心盐汤或盐酒下。服至两月，大便出白脓，则除根。（方广《心法附余》）

阴癞肿痛（偏坠，或小肠疝气，下元虚冷，久不愈者）。沉香内消丸主之。沉香、木香各半两，葫芦巴（酒浸炒）、小茴香（炒）各二两，为末，酒糊丸梧子大。每服五七十丸，盐酒下。

气攻头痛。葫芦巴（炒）、三棱（酒浸焙）各半两，干姜（炮）二钱半，为末，姜汤或温酒每服二钱。（《济生方》）

寒湿脚气（腿膝疼痛，行步无力）。葫芦巴（酒浸一宿，焙）、破故纸（炒香）各四两，为末。以木瓜切顶去瓤，安药在内令满，用顶合住签定，烂蒸，捣丸梧子大。每服七十丸，空心温酒下。（杨氏《家藏方》）

蠡实

《本经》中品

释名 荔实、马蔺子、马帚、铁扫帚、剧草。〔恭曰〕此即马蔺子也。《月令》：仲冬荔挺出。郑玄注云：荔，马薤也。《通俗文》云：一名马蔺。《本草》谓之荔实。〔颂曰〕马蔺子，北人讹为马楝子。《广雅》云：马薤，荔也。高诱云：荔挺出，荔草挺出也。讲礼者不识，呼为荔挺，又作马苋，并误矣。马苋亦名豚耳，即马齿也。〔时珍曰〕《尔雅》云：荓（音瓶），马帚也。此即荔草，谓其可为马刷，故名。今河南北人呼为铁扫帚，是矣。

集解 〔《别录》曰〕蠡实生河东川谷，五月采实，阴干。

〔时珍曰〕蠡草生荒野中，就地丛生，一本二三十茎，苗高三四尺，叶中抽茎，开花结实。

【气味】甘，平，无毒。

【主治】皮肤寒热，胃中热气，风寒湿痹，坚筋骨，令人嗜食。久服轻身。（《本经》）

止心烦满，利大小便，长肌肤肥大。（《别录》）

疗金疮血内流，痈肿，有效。（苏恭）

妇人血气烦闷，产后血晕，并经脉不止，崩中带下，消一切疮疖，止鼻衄吐血，通小肠，消酒毒，治黄

病，杀蛊毒，敷蛇虫咬。（《大明》）

治小腹疝痛，腹内冷积，水痢诸病。（时珍）

附方

肠风下血（有疙瘩疮，破者不治）。马蔺子一斤（研破酒浸，夏三、冬七日，晒干），何首乌半斤，雄黄、雌黄各四两，为末，以浸药酒打糊丸梧子大。每服三十丸，温酒下，日三服，见效。（《普济方》）

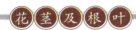 花茎及根叶

【主治】去白虫（《本经》）

疗喉痹，多服令人溏泄。（《别录》）

主痈疽恶疮。（时珍）

【发明】〔颂曰〕蠡草花实皆入药。《列仙传》云。寇先生宋人，好种荔，食其葩实，是矣。

〔时珍曰〕按叶盛《水东日记》云：北方田野人患胸腹饱胀者，取马棟花揉凉水服，即泄数行而愈。据此则多服令人泄之说有验，而蠡实之为马蔺更无疑矣。

附方

睡死不寤。蠡实根一握，杵烂，以水绞汁，稍稍灌之。（《外台秘要》）

喉痹肿痛（喘息欲死者）。《外台秘要》：用马蔺根叶二两，水一升半，煮一盏，细饮之，立瘥。

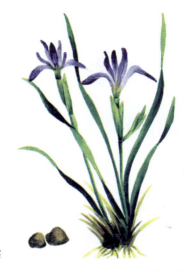

蠡实

《圣惠方》：用根捣汁三合，蜜一合，慢火熬成，徐徐点之，日五七度。一方：单汁饮之，口噤者灌下。无生者，以刷煎汁。

沙石热淋。马蔺花七枚（烧），故笔头二七枚（烧），粟米一合（炒），为末。每服三钱，酒下，日二服。名通神散。

小便不通。马蔺花（炒）、茴香（炒）、葶苈（炒），为末，每酒服二钱。（《十便良方》）

一切痈疽（发背恶疮）。用铁扫帚，同松毛、牛膝，以水煎服。（《乾坤生意》）

面上瘢黡。取铁扫帚，地上自落叶，并子，煎汤频洗，数次自消。（《寿域神方》）

酸浆

《本经》中品

释名 醋浆、苦葴（音针）、苦耽、灯笼草、天泡草、王母珠、洛神珠。〔时珍曰〕酸浆，以子之味名也。苦葴、苦耽，以苗之味名也。灯笼、皮弁，以角之形名也。王母、洛神珠，以子之形名也。按杨慎《卮言》云：《本草》灯笼草、苦耽、酸浆，皆一物也。修《本草》者非一时一人，故重复耳。燕京野果名红姑娘，处垂绛囊，中含赤子如珠，酸甘可食，盈盈绕砌，与翠草同芳，亦自可爱。盖姑娘乃瓜囊之讹，古者瓜姑同音，娘囊之音亦相近耳。此说得之，故今以《本经》酸浆、《唐本草》灯笼草、宋《嘉祐本草》苦耽，俱并为一焉。

集解 〔《别录》曰〕酸浆生荆楚川泽及人家田园中，五月采，阴干。

〔弘景曰〕酸浆处处多有，苗似水茄而小，叶亦可食。子作房，房中有子如梅李大，皆黄赤色，小儿食之。

〔时珍曰〕龙葵、酸浆，一类二种也。酸浆、苦葴，一种二物也。但大者为酸浆，小者为苦葴，以此为别。败酱亦名苦葴，与此不同。其龙葵、酸浆苗叶一样。但龙葵茎无毛，五月入秋开小白花，五出黄蕊，结子无壳，累累数颗同枝，子有蒂盖，生

225

青熟紫黑。其酸浆同时开小花黄白色，紫心白蕊，其花如杯状，无瓣，但有五尖，结一铃壳，凡五棱，一枝一颗，下悬如灯笼之状，壳中一子，状如龙葵子，生青熟赤。以此分别，便自明白。按《庚辛玉册》云：灯笼草四方皆有，惟川陕者最大。叶似龙葵，嫩时可食。四、五月开花结实，有四叶盛之如灯笼。三叶酸草附于酸浆之后，盖不知其名同物异也。

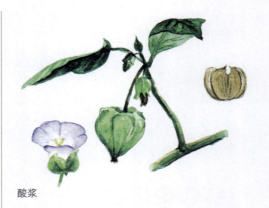

酸浆

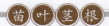 苗叶茎根

【气味】苦，寒，无毒。

【主治】酸浆：治热烦满，定志益气，利水道。（《本经》）

捣汁服，治黄病，多效。（弘景）

灯笼草：治上气咳嗽风热，明目，根茎花实并宜。（《唐本》）

【发明】〔震亨曰〕灯笼草，苦能除湿热，轻能治上焦，故主热咳咽痛。此草治热痰咳嗽，佛耳草治寒痰咳嗽也。与片芩清金丸同用，更效。

〔时珍曰〕酸浆利湿除热。除热故清肺治咳；利湿故能化痰治疸。一人病虚乏咳嗽有痰，愚以此加入汤中用之，有效。

 子

【气味】酸，平，无毒。

【主治】热烦满，定志益气，利水道，产难吞之立产。（《本经》）

食之，除热，治黄病，尤益小儿。（苏颂）

治骨蒸劳热，尸疰痁瘦，痰癖热结，与苗茎同功。（《嘉祐》）

附方

热咳咽痛。灯笼草为末，白汤服，名清心丸。仍以醋调敷喉外。（《丹溪纂要》）

喉疮作痛。灯笼草，炒焦研末，酒调呷之。（《医学正传》）

灸疮不发。酸浆叶贴之。

附方

酸浆实丸。治三焦肠胃伏热，妇人胎热难产。用酸浆实五两，苋实三两，马蔺子（炒）、大盐（另研）、榆白皮（炒）二两，柴胡、黄芩、栝楼根、闾茹各一两，为末，炼蜜丸梧子大。每服三十丸，木香汤下。（《普济方》）

天泡湿疮。天泡草铃儿生捣敷之。亦可为末，油调敷。（邓才《杂兴方》）

王不留行

《本经》上品

释名 禁宫花、剪金花、金盏银台。〔时珍曰〕此物性走而不住，虽有王命不能留其行，故名。吴普《本草》作一名王不流行，盖误也。

集解 〔《别录》曰〕王不留行生太山山谷。二月、八月采。

〔弘景曰〕今处处有之。叶似酸浆，子似菘子。人言是蓼子，不尔。多入痈瘘方用。

〔时珍曰〕多生麦地中。苗高者一二尺。三、四月开小花，如铎铃状，红白色。结实如灯笼草子，壳有五棱，壳内包一实，大如豆。实内细子，大如菘子，生白熟黑，正圆如细珠可爱。陶氏言叶似酸浆，苏氏言花如菥子状者，皆欠详审，以子为花叶状也。灯笼草（即酸浆也），苗、子皆入药。

苗 子

【气味】苦，平，无毒。

【主治】金疮止血，逐痛出刺，除风痹内寒。久服

草 部

轻身耐老增寿。(《本经》)

止心烦鼻衄,痈疽恶疮瘘乳,妇人难产。(《别录》)

治风毒,通血脉。(甄权)

游风风疹,妇人血经不匀,发背。(《日华》)

下乳汁。(元素)

利小便,出竹木刺。(时珍)

【发明】〔元素曰〕王不留行,下乳引导用之,取其利血脉也。

〔时珍曰〕王不留行能走血分,乃阳明冲任之药。俗有"穿山甲、王不留,妇人服了乳长流"之语,可见其性行而不住也。

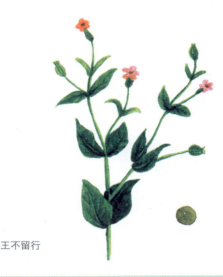

王不留行

附方

鼻衄不止。剪金花连茎叶阴干,浓煎汁温服,立效。(《指南方》)

粪后下血。王不留行末,水服一钱。(《圣济总录》)

金疮亡血。王不留行散:治身被刀斧伤,亡血。用王不留行十分(八月八日采之),蒴藋细叶十分(七月七日采之),桑东南根白皮十分(三月三日采之),川椒三分,甘草十分,黄芩、干姜、芍药、厚朴各二分。以前三味烧存性,后六味为散,合之。每大疮饮服方寸匕,小疮但粉之。产后亦可服。(张仲景《金匮要略》)

头风白屑。王不留行、香白芷等分,为末。干掺,一夜篦去。(《圣惠方》)

痈疽诸疮。王不留行汤:治痈疽妒乳,月蚀白秃,及面上久疮,去虫止痛。用王不留行、东南桃枝、东引茱萸根皮各五两,蛇床子、牡荆子、苦竹叶、疾藜子各三升,大麻子一升。

以水二斗半,煮取一斗,频频洗之。(《千金方》)

误吞铁石(骨刺不下,危急者)。王不留行、黄檗等分,为末,汤浸蒸饼,丸弹子大,青黛为衣,线穿挂风处。用一丸,冷水化灌之。(《百一选方》)

妇人乳少(因气郁者)。涌泉散:王不留行、穿山甲(炮)、龙骨、瞿麦穗、麦门冬等分,为末。每服一钱,热酒调下,后食猪蹄羹,仍以木梳梳乳,一日三次。(《卫生宝鉴》方)

箬

《纲目》

释名 篛(与箬同)、辽叶。〔时珍曰〕箬若竹而弱,故名。其生疏辽,故又谓之辽。

集解 〔时珍曰〕箬生南方平泽。其根与茎皆似小竹,其节箨与叶皆似芦荻,而叶之面青背淡,柔而韧,新旧相代,四时常青。南人取叶作笠,及裹茶盐,包米粽,女人以衬鞋底。

 叶

【气味】甘,寒,无毒。

【主治】男女吐血、衄血、呕血、咯血、下血。并烧存性,温汤服一钱匕。又通小便,利肺气喉痹,消痈肿。(时珍)

附方

肺壅鼻衄。箬叶(烧灰)、白面三钱。研匀,井花水服二钱。(《圣济总录》)

经血不止。箬叶灰、蚕纸灰等分,为末。每服二钱,米饮下。(《圣济总录》)

肠风便血。茶篓内箬叶,烧存性。每服三匙,空

227

心糯米汤下。或入麝香少许。（王璆《百一选方》）

男妇血淋（亦治五淋）。多年煮酒瓶头箬叶（三五年至十年者尤佳），每用七个，烧存性，入麝香少许，陈米饮下，日三服。有人患此，二服愈。福建煮过夏月酒多有之。（《百一选方》）

小便涩滞（不通）。干箬叶一两（烧灰），滑石半两，为末，每米饮服三钱。（《普济方》）

男妇转脬。方同上。

吹奶乳痈。五月五日粽箬烧灰，酒服二钱，即散，累效。（《济急仙方》）

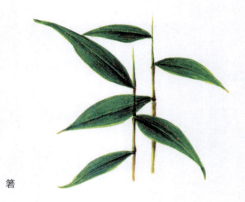

箬

甘蔗

《别录》下品

【释名】芭蕉、天苴、芭苴。〔时珍曰〕按陆佃《埤雅》云：蕉不落叶，一叶舒则一叶焦，故谓之焦。俗谓干物为巴，巴亦蕉意也。《稽圣赋》云：竹布实而根苦，蕉舒花而株槁。芭苴乃蕉之音转也。蜀人谓之天苴。曹叔雅《异物志》云：芭蕉结实，其皮赤如火，其肉甜如蜜，四五枚可饱人，而滋味常在牙齿间，故名甘蔗。

【集解】〔弘景曰〕甘蔗本出广州。今江东并有，根叶无异，惟子不堪食耳。

〔恭曰〕甘蔗出岭南者，子大味甘；北间者，但有花无实。

〔颂曰〕今二广、闽中、川蜀皆有，而闽广者实极甘美可啖，他处虽多，而作花者亦少，近时中州种之甚盛，皆芭蕉也。其类亦多。有子者名甘蔗，卷心中抽干作花。初生大萼，似倒垂菡萏，有十数层，层皆作瓣，渐大则花出瓣中，极繁盛。红者如火炬，谓之红蕉。白者如蜡色，谓之水蕉。其花大类象牙，故谓之牙蕉。其实亦有青黄之别，品类多多，最甘美，曝干可寄远，北土得之以为珍果。其茎解散如丝，闽人以灰汤练治，纺绩为布，谓之蕉葛。

〔宗奭曰〕芭蕉三年以上即有花，自心中抽出，一茎止一花，全如莲花，瓣瓣相似，但色微黄绿，中心无蕊，悉是花叶也。花头常下垂，每一朵自中夏开，直至中秋后方尽，凡三叶开则三叶脱落也。

〔时珍曰〕按万震《南州异物志》云：甘蔗即芭蕉，乃草类也。望之如树株，大者一围余。叶长丈许，广尺余至二尺。其茎虚软如芋，皆重皮相裹。根如芋魁，青色，大者如车毂。花着茎末，大如酒杯，形色如莲花。子着为房，实随花长，每花一阖，各有六子，先后相次，子不俱生，花不俱落也。蕉子凡三种，未熟时皆苦涩，熟时皆甜而脆，味如葡萄，可以疗饥。一种子大如拇指，长六七寸，锐似羊角，两两相抱者，名羊角蕉，剥其皮黄白色，味最甘美。一种子大如鸡卵，有类牛乳者，名牛乳蕉，味微减。一种子大如莲子，长四五寸，形正方者，味最弱也。并可蜜藏为果。

【气味】甘，大寒，无毒。

【主治】生食，止渴润肺。蒸熟晒裂，舂取仁食，通血脉，填骨髓。（孟诜）

生食，破血，合金疮，解酒毒。干者，解肌热烦渴。（吴瑞）

除小儿客热，压丹石毒。（时珍）

 根

【气味】甘，大寒，无毒。
【主治】痈肿结热。（《别录》）

捣烂敷肿，去热毒。捣汁服，治产后血胀闷。（苏恭）

主黄胆。（孟诜）

治头风游风。（《大明》）

附方

天行热狂。芭蕉根捣汁饮之。（《日华子本草》）

消渴饮水（骨节烦热）。用生芭蕉根捣汁，时饮一二合。（《圣惠方》）

疮口不合。芭蕉根取汁，抹之良。（《直指方》）

草 部

【主治】肿毒初发，研末，和生姜汁涂之。（时珍，《圣惠方》）

附方

岐毒初起。芭蕉叶，熨斗内烧存性，入轻粉，麻油调涂，一日三上，或消或破，皆无痕也。（《仁斋直指方》）

【主治】心痹痛。烧存性研，盐汤点服二钱。（《日华》）

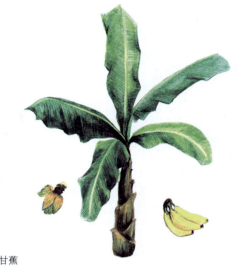

甘蕉

鳢肠

《唐本草》

▎**释名** 莲子草、旱莲草、墨头草、墨菜、猢孙头、猪牙草。〔时珍曰〕鳢，乌鱼也，其肠亦乌。此草柔茎，断之有墨汁出，故名，俗呼墨菜是也。细实颇如莲房状，故得莲名。

▎**集解** 〔恭曰〕鳢肠生下湿地，所在坑渠间多有。苗似旋复。二月、八月采，阴干。
〔颂曰〕处处有之，南方尤多。此有二种：一种叶似柳而光泽，茎似马齿苋，高一二尺，开花细而白，其实若小莲房，苏恭谓似旋复者是也；一种苗梗枯瘦，颇似莲花而黄色，实亦作房而圆，南人谓之连翘者。二种折其苗皆有汁出，须臾而黑，俗谓之旱莲子，亦谓之金陵草。
〔时珍曰〕旱莲有二种：一种苗似旋复而花白细者，是鳢肠；一种花黄紫而结房如莲房者，乃是小莲翘也，炉火家亦用之，见连翘条。

【气味】甘、酸，平，无毒。

【主治】血痢。针灸疮发，洪血不可止者，敷之立已。汁涂眉发，生速而繁。（《唐本》）
乌髭发，益肾阴。（时珍）
止血排脓，通小肠，敷一切疮并蚕瘑。（《大明》）
膏点鼻中，添脑。（萧炳）

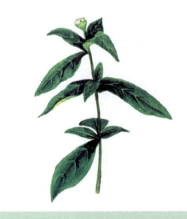

鳢肠

附方

金陵煎（益髭发，变白为黑）。金陵草一秤，六月以后收采，拣青嫩无泥土者。不用洗，摘去黄叶，烂捣，新布绞取汁，以纱绢滤过，入通油器钵盛之，日中煎五日。又取生姜一斤绞汁，白蜜一斤

229

合和，日中煎，以柳木篦搅勿停手，待如稀饧，药乃成矣。每旦日及午后各服一匙，以温酒一盏化下。如欲作丸，日中再煎，令可丸，大如梧子，每服三十丸。及时多合为佳，其效甚速。（孙真人《千金月令方》）

乌须固齿。《摄生众妙方》：七月取旱莲草（连根）一斤（用无灰酒洗净），青盐四两（淹三宿）。同汁入油锅中，炒存性，研末。日用擦牙，连津咽之。又法：旱莲取汁，同盐炼干，研末擦牙。

一切眼疾（翳膜遮障，凉脑，治头痛，能生发）。五月五日平旦合之。莲子草一握，蓝叶一握，油一斤。同浸，密封四十九日。每卧时，以铁匙点药摩顶上，四十九遍，久久甚佳。（《圣济总录》）

肠风脏毒（下血不止）。旱莲子草，瓦上焙，研末。每服二钱，米饮下。（《家藏经验方》）

蛇含

《本经》下品

释名 蛇衔、威蛇、小龙牙。〔时珍曰〕按刘敬叔《异苑》云：有田父见一蛇被伤，一蛇衔一草着疮上，经日伤蛇乃去。田父因取草治蛇疮皆验，遂名曰蛇衔草也。其叶似龙牙而小，背紫色，故俗名小龙牙，又名紫背龙牙。

集解 〔《别录》曰〕蛇含出益州山谷，八月采，阴干。
〔弘景曰〕蛇衔处处有之。有两种，并生石上，亦生黄土地。当用细叶有黄花者。
〔颂曰〕出益州，今近处亦有。生土石上，或下湿地。蜀中人家亦种之，辟蛇。一茎五叶或七叶。有两种。八月采根阴干。
〔时珍曰〕此二种：细叶者名蛇衔，大叶者名龙衔。龙衔亦入疮膏用。

气味 苦，微寒，无毒。

主治 惊痫。寒热邪气，除热，金疮疽痔，鼠瘘恶疮头疡。（《本经》）
疗心腹邪气，腹痛湿痹，养胎，利小儿。（《别录》）
敷蛇虺蜂毒。（《大明》）
紫背龙牙：解一切蛇毒。治咽喉中痛，含咽之便效。（苏颂）

发明 〔藏器曰〕蛇含治蛇咬。今以草纳蛇口中，纵伤人亦不能有毒也。种之，亦令无蛇。
〔时珍曰〕按葛洪《抱朴子》云：蛇衔膏连已断之指。今考葛洪《肘后方》载蛇衔膏云：治痈肿瘀血，产后积血，耳目诸病，牛领马鞍疮。用蛇衔、大黄、附子、芍药、大戟、细辛、独活、黄芩、当归、莽草、蜀椒各一两，薤白十四枚。右为末，以苦酒淹一宿，以猪膏二斤，七星火上煎沸，成膏收之。每温酒服一弹丸，日再服。病在外，摩之敷之；在耳，绵裹塞之；在目，点之。若入龙衔藤一两，则名龙衔膏也。所谓连断指者，不知即此膏否？

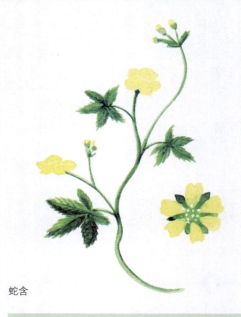

蛇含

附方

产后泻痢。小龙牙根一握，浓煎服之甚效，即蛇含是也。（《斗门方》）
金疮出血。蛇含草捣敷之。（《肘后方》）
身面恶癣。紫背草入生矾研。敷二三次断根。（《直指方》）

草　部

蓝

《本经》上品

释名　〔时珍曰〕按陆佃《埤雅》云，《月令》：仲夏令民无刈蓝以染。郑玄言恐伤长养之气也。然则刈蓝先王有禁，制字从监，以此故也。

集解　〔《别录》曰〕蓝实生河内平泽，其茎叶可以染青。

〔弘景曰〕此即今染缲碧所用者，以尖叶者为胜。

〔恭曰〕蓝有三种：一种叶围径二寸许，厚三四分者，堪染青，出岭南，太常名为木蓝子；陶氏所说乃是菘蓝，其汁抨为淀甚青者，《本经》所用乃是蓼蓝实也，其苗似蓼而味不辛，不堪为淀，惟作碧色尔。

〔颂曰〕蓝处处有之，人家蔬圃作畦种。至三月、四月生苗，高三二尺许，叶似水蓼，花红白色，实亦若蓼子而大，黑色，五月、六月采实。但可染碧，不堪作淀，此名蓼蓝，即医方所用者也。别有木蓝，出岭南，不入药。有菘蓝，可为淀，亦名马蓝。《尔雅》所谓"葴，马蓝"是也。又福州一种马蓝，四时俱有，叶类苦荬菜，土人连根采服，治败血。江宁一种吴蓝，二月内生，如蒿，叶青花白，亦解热毒。此二种虽不类，而俱有蓝名，且古方多用吴蓝，或恐是此，故并附之。

〔宗奭曰〕蓝实即大蓝实也。谓之蓼蓝者，非是，乃《尔雅》所谓马蓝者。解诸药毒不可阙也。实与叶两用，注不解实，只解叶，为未尽。

〔时珍曰〕蓝凡五种，各有主治，惟蓝实专取蓼蓝者。蓼蓝：叶如蓼，五、六月开花，成穗细小，浅红色，子亦如蓼，岁可三刈，故先王禁之。菘蓝：叶如白菘。马蓝：叶如苦荬，即郭璞所谓大叶冬蓝，俗中所谓板蓝者。二蓝花子并如蓼蓝。吴蓝：长茎如蒿而花白，吴人种之。木蓝：长茎如决明，高者三四尺，分枝布叶，叶如槐叶，七月中开淡红花，结角长寸许，累累如小豆角，其子亦如马蹄决明子而微小，迥与诸蓝不同，而作淀则一也。别有甘蓝，可食。

蓝实

气味　苦，寒，无毒。

主治　解诸毒，杀蛊蚑疰鬼螫毒。久服头不白，轻身。（《本经》）

填骨髓，明耳目，利五脏，调六腑，通关节，治经络中结气，使人健少睡，益心力。（甄权）

疗毒肿。（苏颂）

蓝叶汁

此蓼蓝也。

气味　苦、甘，寒，无毒。

主治　杀百药毒，解野狼毒、射罔毒。（《别录》）

汁涂五心，止烦闷，疗蜂螫毒。（弘景）

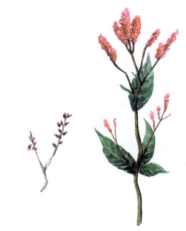

蓝

斑蝥、芫青、樗鸡毒。朱砂、砒石毒。（时珍）

吴蓝

气味　苦、甘，冷，无毒。

主治　寒热头痛，赤眼，天行热狂，丁疮，游风热毒，肿毒风疹，除烦止渴，杀疳，解毒药毒箭，金疮血闷，毒刺虫蛇伤，鼻衄吐血，排脓，产后血运，小儿壮热，解金石药毒、狼毒、射罔毒。（《大明》）

发明　〔震亨曰〕蓝属水，能使败血分归经络。

〔时珍曰〕诸蓝形虽不同，而性味不远，故能解毒除热。惟木蓝叶力似少劣，蓝子则专用蓼蓝者也。至于用淀与青布，则是刈蓝浸水入石灰澄成者，性味不能不少异，不可与蓝汁一概论也。有人病呕吐，服玉壶诸丸不效，用蓝汁入口即定，盖亦取其杀虫降火尔。如此之类，不可不知。

〔颂曰〕蓝汁治虫豸伤。刘禹锡《传信方》著其法云：取大蓝汁一碗，入雄黄、麝香二物少许，以点咬处，仍细服其汁，神异之极也。

附方

阴阳易病。伤寒初愈，交合阴阳，必病拘急，手足拳，小腹急热，头不能举，名阴阳易，当汗

之。满四日难治。蓝一把，雄鼠屎二七枚，水煎服，取汗。(《肘后方》)

小儿赤痢。捣青蓝汁二升，分四服。(《子母秘录》)

惊痫发热。干蓝、凝水石等分，为末，水调敷头上。(《圣惠方》)

上气咳嗽(呷呀息气，喉中作声，唾黏)。以蓝叶水浸捣汁一升，空腹频服。须臾以杏仁研汁，煮粥食之。一两日将息，依前法更服，吐痰尽方瘥。(《梅师方》)

飞血赤目(热痛)。干蓝叶(切)二升，车前草半两，淡竹叶(切)三握。水四升，煎二升，去滓温洗。冷即再暖，以瘥为度。(《圣济总录》)

应声虫病(腹中有物作声，随人语言，名应声虫病)。用板蓝汁一盏。分五服，效。(夏子益《奇疾方》)

卒中水毒。捣蓝青汁，敷头身令匝。(《肘后方》)

服药过剂(烦闷，及中毒烦闷欲死)。捣蓝汁服数升。(《肘后方》)

卒自缢死。以蓝汁灌之。(《千金方》)

唇边生疮(连年不瘥)。以八月蓝叶一斤，捣汁洗之，不过三度瘥。(《千金方》)

齿䘌肿痛。紫蓝烧灰敷之，日五度。(《广济方》)

白头秃疮。粪蓝煎汁频洗。(《圣济录》)

天泡热疮。蓝叶捣敷之，良。(《集简方》)

痘疹不快。板蓝根一两，甘草一分。为末。每

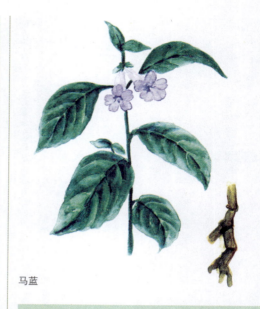

马蓝

服半钱或一钱，取雄鸡冠血三二点，同温酒少许调下。(钱氏《小儿方》)

腹中鳖症。蓝叶一升，捣，以水三升，绞汁服一升，日二次。(《千金方》)

毒箭伤人。蓝青捣饮并敷。如无蓝，以青布渍汁饮。(《肘后方》)

【主治】妇人败血。连根焙捣下筛，酒服一钱匕。(苏颂)

葵

《本经》上品

释名 露葵、滑菜。〔时珍曰〕按《尔雅翼》云：葵者，揆也。葵叶倾日，不使照其根，乃智以揆之也。古人采葵必待露解，故曰露葵。今人呼为滑菜，言其性也。古者葵为五菜之主，今不复食之，故移入此。

集解 〔《别录》曰〕冬葵子生少室山。

〔颂曰〕葵处处有之。苗叶作菜茹，更甘美。冬葵子古方入药最多。葵有蜀葵、锦葵、黄葵、终葵、菟葵，皆有功用。

〔时珍曰〕葵菜古人种为常食，今之种者颇鲜。有紫茎、白茎二种，以白茎为胜。大叶小花，花紫黄色，其最小者名鸭脚葵。其实大如指顶，皮薄而扁，实内子轻虚如榆荚仁。四、五月种者可留子。六、七月种者为秋葵；八、九月种者为冬葵，经年收采；正月复种者为春葵。然宿根至春亦生。按王祯《农书》云：葵，阳草也。其菜易生，郊野甚多，不拘肥瘠地皆有之。为百菜之主，备四时之馔。本丰而耐旱，味甘而无毒。可防荒俭，可以菹腊，其枯梗可为榜簇，根、子又能疗疾，咸无遗弃。

叶

【气味】甘，寒，滑，无毒。

【主治】脾之菜也。宜脾，利胃气，滑大肠。（思邈）

除客热，治恶疮，散脓血，女人带下，小儿热毒下痢丹毒，并宜食之。（汪颖）

服丹石人宜食。（孟诜）

润燥利窍，功与子同。（同上）

【发明】〔时珍曰〕按唐王焘《外台秘要》云：天行斑疮，须臾通身，皆戴白浆，此恶毒气也。高宗永徽四年，此疮自西域东流于海内。但煮葵菜叶以蒜齑啖之，则止。又《圣惠方》亦云：小儿发斑，用生葵菜叶绞汁，少少与服，散恶毒气。按：此即今痘疮也。今之治者，唯恐其大、小二便频数，泄其元气，痘不起发。葵菜滑窍，能利二便，似不相宜，而昔人赖之。岂古今运气不同，故治法亦随时变易欤？

附方

肉锥怪疾。有人手足甲忽长，倒生刺肉，如锥痛不可忍者，但食葵菜即愈。（夏子益《奇疾方》）

诸瘘不合。先以泔清温洗，拭净，取葵菜微火烘暖贴之。不过二三百叶，引脓尽，即肉生也。忌诸鱼、蒜、房事。（《必效方》）

汤火伤疮。葵菜为末敷之。（《食物本草》）

丹石发动（口干咳嗽者）。每食后饮冬月葵齑汁一盏，便卧少时。（《食疗本草》）

 根

【气味】甘，寒，无毒。

【主治】恶疮，疗淋，利小便，解蜀椒毒。（《别录》）

小儿吞钱不出，煮汁饮之，神妙。（甄权）

治疳疮出黄汁。（孟诜）

利窍滑胎，止消渴，散恶毒气。（时珍）

附方

二便不通（胀急者）。生冬葵根二斤（捣汁三合），生姜四两（取汁一合）。和匀，分二服。连用即通也。消渴引饮（小便不利）。葵根五两，水三大盏，煮汁，平旦服，日一服。（并《圣惠方》）

漏胎下血（血尽子死）。葵根茎烧灰。酒服方寸匕，日三。（《千金方》）

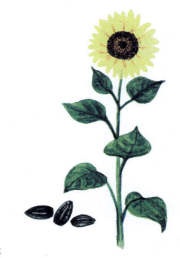

葵

妒乳乳痈。葵茎及子为末。酒服方寸匕，日二。（昝殷《产宝》）

身面疳疮（出黄汁者）。葵根烧灰，和猪脂涂之。（《食疗本草》）

小儿褥疮。葵根烧末敷之。（《子母秘录》）

小儿紧唇。葵根烧灰，酥调涂之。（《圣惠方》）

蛇虺螫伤。葵根捣涂之。（《古今录验》）

【气味】甘，寒，滑，无毒。

【主治】五脏六腑，寒热羸瘦，五癃，利小便。久服坚骨长肌肉，轻身延年。（《本经》）

疗妇人乳难内闭，肿痛。（《别录》）

出痈疽头。（孟诜）

下丹石毒。（弘景）

通大便，消水气，滑胎治痢。（时珍）

【发明】〔时珍曰〕葵气味俱薄，淡滑为阳，故能利窍通乳，消肿滑胎也。其根叶与子功用相同。按陈自明《妇人良方》云：乳妇气脉壅塞，乳汁不行，及经络凝滞，奶房胀痛，留蓄作痈毒者。用葵菜子（炒香）、缩砂仁等分，为末，热酒服二钱。此药滋气脉，通营卫，行津液，极验。乃上蔡张不愚方也。

附方

大便不通（十日至一月者）。《肘后方》：冬葵子三升，水四升，煮取一升服。不瘥更作。《圣惠》：用葵子末、人乳汁等分，和服立通。

关格胀满（大小便不通，欲死者）。《肘后方》：用葵子二升，水四升，煮取一升，纳猪脂一丸如鸡子，顿服。《千金》：用葵子为末，猪脂和丸梧子大。每服五十丸，效止。

小便血淋。葵子一升，水三升，煮汁，日三服。（《千金方》）

妊娠患淋。冬葵子一升，水三升，煮二升，分服。（《千金方》）

产后淋沥（不通）。用葵子一合，朴硝八分，水二升，煎八合，下消服之。（《集验方》）

生产困闷。冬葵子一合，捣破，水二升，煮汁半升，顿服，少时便产。昔有人如此服之，登厕，立扑儿于厕中也。（《食疗》）

倒生口噤。冬葵子炒黄为末，酒服二钱匕，效。（《产宝》）

胎死腹中。葵子为末，酒服方寸匕。若口噤不开者，灌之，药下即苏。（《千金方》）

胞衣不下。冬葵子一合，牛膝一两，水二升，煎一升服。（《千金方》）

血痢产痢。冬葵子为末。每服二钱，入蜡茶一钱，沸汤调服，日三。（《圣惠方》）

海金沙

宋《嘉祐》

释名 竹园荽。〔时珍曰〕其色黄如细沙也。谓之海者，神异之也。俗名竹园荽，象叶形也。

集解 〔禹锡曰〕出黔中郡，湖南亦有。生作小株，高一二尺。七月收其全科，于日中暴之，小干，以纸衬承，以杖击之，有细沙落纸上，且暴且击，以尽为度。

〔时珍曰〕江浙、湖湘、川陕皆有之，生山林下。茎细如线，引于竹木上，高尺许。其叶细如园荽叶而甚薄，背面皆青，上多皱纹。皱处有沙子，状如蒲黄粉，黄赤色。不开花，细根坚强。其沙及草皆可入药。方士采其草取汁，煮砂、缩贺。

【气味】甘，寒，无毒。

【主治】通利小肠。得栀子、马牙消、蓬沙，疗伤寒热狂。或丸或散。（《嘉祐》）

治湿热肿满，小便热淋、膏淋、血淋、石淋茎痛，解热毒气。（时珍）

【发明】〔时珍曰〕海金沙，小肠、膀胱血分药也。热在二经血分者宜之。

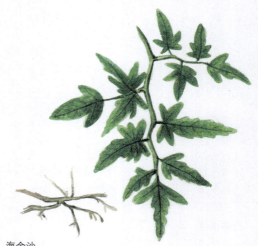

海金沙

附方

小便不通（脐下满闷）。海金沙一两，蜡面茶半两，捣碎。每服三钱，生姜甘草煎汤下，日二服。亦可末服。（《图经本草》）

膏淋如油。海金沙、滑石各一两，甘草梢二钱半。为末。每服二钱，麦门冬煎汤服，日二次。（《仁存方》）

血淋痛涩（但利水道，则清浊自分）。海金沙末，新汲水或砂糖水服一钱。（《普济方》）

脾湿肿满（腹胀如鼓，喘不得卧）。海金沙散：用海金沙三钱，白术四两，甘草半两，黑牵牛头末一两半，为末。每服一钱，煎倒流水调下，得利为妙。（东垣《兰室秘藏》）

紫花地丁

《纲目》

【释名】箭头草、独行虎。

【集解】〔时珍曰〕处处有之。其叶似柳而微细，夏开紫花结角。平地生者起茎；沟壑边生者起蔓。《普济方》云：乡村篱落生者，夏秋开小白花，如铃儿倒垂，叶微似木香花之叶。此与紫花者相戾，恐别一种也。

【气味】苦、辛，寒，无毒。

【主治】一切痈疽发背，疔肿瘰疬，无名肿毒恶疮。（时珍）

附方

黄胆内热。地丁末，酒服三钱。（《乾坤秘韫》）

稻芒黏咽（不得出者）。箭头草嚼咽下。同上方。

痈疽恶疮。紫花地丁（连根）同苍耳叶等分。捣烂，酒一钟，搅汁服。（杨诚《经验方》）

痈疽发背（无名诸肿，贴之如神）。紫花地丁草，三伏时收。以白面和成，盐醋浸一夜贴之。昔有一尼发背，梦得此方，数日而瘥。（孙天仁《集效方》）

一切恶疮。紫花地丁根，日干，以罐盛，烧烟对疮熏之。出黄水，取尽愈。（《卫生易简方》）

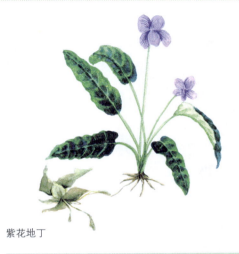

紫花地丁

瘰疬丁疮（发背诸肿）。紫花地丁根（去粗皮）同白蒺藜为末，油和涂神效。（《乾坤秘韫》）

丁疮肿毒。《永类方》：用紫花地丁草捣汁服，危极者亦效。杨氏方：用紫花地丁草、葱头、生蜜共捣贴之。若瘤疮，加新黑牛屎。

云实

《本经》上品

【释名】员实、云英、天豆、马豆、羊石子。〔时珍曰〕员亦音云，其义未详。豆以子形名。羊石当作羊矢，其子肖之故也。

【集解】〔《别录》曰〕云实，生河间川谷。十月采，暴干。

〔弘景曰〕处处有之。子细如葶苈子而小黑，其实亦类葶苈。烧之致鬼，未见其法术。

〔恭曰〕云实大如黍及大麻子等，黄黑似豆，故名天豆。丛生泽旁，高五六尺。叶如槐，亦如苜蓿。枝间微刺。俗谓苗为草云母。陶云似葶苈者，非也。

〔时珍曰〕此草山原甚多，俗名粘刺。赤茎中空，有刺，高者如蔓。其叶如槐。三月开黄花，累然满枝。荚长三寸许，状如肥皂荚。内有子五六粒，正如鹊豆，两头微尖，有黄黑斑纹，厚壳白仁，咬之极坚，重有腥气。

实

【气味】辛，温，无毒。

【主治】泄痢肠澼，杀虫蛊毒，去邪恶结气，止痛，除寒热。（《本经》）

消渴。（《别录》）

治疟多用。（苏颂）

主下蛊脓血。（时珍）

> **附方**
>
> 蛊下不止。云实、女萎各一两，桂半两，川乌头二两，为末，蜜丸梧子大。每服五丸，水下，日三服。（《肘后方》）

【主治】见鬼精物。多食令人狂走。久服轻身通神明。（《本经》）

杀精物，下水。（《别录》）

【发明】〔时珍曰〕云实花既能令人见鬼发狂，岂有久服轻身之理，此古书之讹也。

【主治】骨哽及咽喉痛。研汁咽之。（时珍）

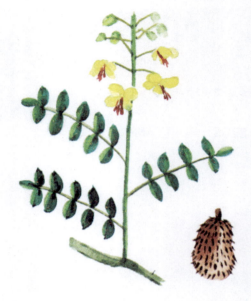

云实

蘭茹

《本经》下品

释名 离娄、掘据（音结居）。白者名草蘭茹。〔时珍曰〕蘭茹本作蒬藘，其根牵引之貌。掘据，当作拮据，《诗》云，予手拮据，手口共作之状也。

集解〔《别录》曰〕蘭茹生代郡川谷。五月采根阴干。黑头者良。

〔时珍曰〕《范子计然》云：草蘭茹出武都，白色。今亦处处有之，生山原中。春初生苗，高二三尺。根长大如萝卜、蔓菁状，或有歧出者，皮黄赤，肉白色，破之有黄浆汁。茎叶如大戟，而叶长微阔，不甚尖，折之有白汁。抱茎有短叶相对，团而出尖。叶中出茎，茎中分二三小枝。二、三月开细紫花，结实如豆大，一颗三粒相合，生青熟黑，中有白仁如续随子之状。今人往往皆呼其根为狼毒，误矣。狼毒叶似商陆、大黄辈，根无浆汁。

【气味】辛，寒，有小毒。

【主治】蚀恶肉败疮死肌，杀疥虫，排脓恶血，除大风热气，善忘不乐。（《本经》）

去热痹，破症瘕，除息肉。（《别录》）

【发明】〔宗奭曰〕治马疥尤善，服食方用至少。

〔时珍曰〕《素问》治妇人血枯痛，用乌鲗骨、蘭茹二物丸服，方见乌鲗鱼下。王冰言蘭茹取其散恶血。孟诜《必效方》治甲疽生于脚趾边肿烂。用蘭茹三两，黄芪二两，苦酒浸一宿，以猪脂五合合煎，取膏三合。日三涂之，即消。又《圣惠方》治头风旋眩，鸱头丸中亦用之。

> **附方**
>
> 缓疽肿痛。蘭茹一两，为散，温水服二钱匕。（《圣惠方》）
>
> 伤寒咽痛（毒攻作肿）。真蘭茹爪甲大，纳口中，嚼汁咽之。当微觉为佳。（张文仲《备急方》）
>
> 中焦热痞（善忘不禁）。蘭茹三分，甘草（炙）二两，消石。为末。每服一钱，鸡鸣时温酒下，以知为度。（《圣惠方》）
>
> 疥疮瘙痒。蘭茹末，入轻粉，香油调敷之。（《多能鄙事》）

谷部

本草纲目

李时珍曰：太古民无粒食，茹毛饮血。神农氏出，始尝草别谷，以教民耕艺；又尝草别药，以救民疾夭。轩辕氏出，教以烹饪，制为方剂，而后民始得遂养生之道。《周官》有五谷、六谷、九谷之名，诗人有八谷、百谷之咏，谷之类可谓繁矣。《素问》云：五谷为养。职方氏辨九州之谷，地官辨土宜种稑之种，以教稼穑树艺，皆所以重民天也。五方之气，九州之产，百谷各异其性，岂可终日食之而不知其气味损益乎？

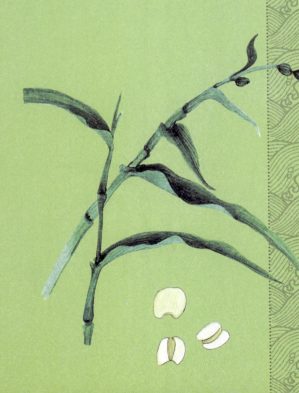

胡麻

《本经》上品

释名 巨胜、方茎、油麻、脂麻。〔时珍曰〕古者中国只有大麻，其实为蕡，汉使张骞始自大宛得油麻种来，故名胡麻，以别中国大麻也。

集解〔时珍曰〕胡麻即脂麻也。有迟、早两种，黑、白、赤三色，其茎皆方。

【气味】甘，平，无毒。

【主治】伤中虚羸，补五内，益气力，长肌肉，填髓脑。久服，轻身不老。（《本经》）

补中益气，润养五脏，补肺气，止心惊，利大小肠，耐寒暑，逐风湿气、游风、头风，治劳气，产后羸困，催生落胞。细研涂发令长。白蜜蒸饵，治百病。（《日华》）

生嚼涂小儿头疮，煎汤浴恶疮、妇人阴疮，大效。（苏恭）

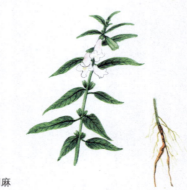

胡麻

大麻

《本经》上品

释名 火麻、黄麻、汉麻。雄者名枲麻、牡麻，雌者名苴麻、荸麻。花名麻勃。

集解〔时珍曰〕大麻即今火麻，亦曰黄麻。处处种之，剥麻收子。有雌有雄：雄者为枲，雌者为苴。

麻勃

【气味】辛，温，无毒。

【主治】一百二十种恶风，黑色遍身苦痒，逐诸风恶血，治女人经候不通。（《药性》）

治健忘及金疮内漏。（时珍）

麻蕡

〔时珍曰〕此当是麻子连壳者，故《周礼》朝事之笾供蕡。《月令》食麻，与大麻可食、蕡可供稍有分别，壳有毒而仁无毒也。

【气味】辛，平，有毒。

【主治】五劳七伤。（《本经》）

利五脏，下血寒气，破积止痹散脓。久服，通神

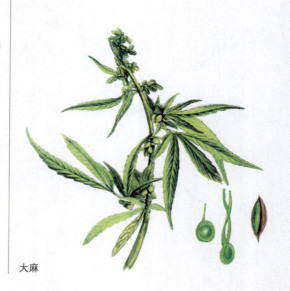

大麻

明，轻身。（《别录》）

治中风汗出，逐水气，利小便，破积血，复血脉，乳妇产后余疾。沐发，长润。（《别录》）

润五脏，利大肠风热结燥及热淋。（士良）

补虚劳，逐一切风气，长肌肉，益毛发，通乳汁，止消渴，催生难产。（《日华》）

取汁煮粥，去五脏风，润肺，治关节不通，发落。（孟诜）

利女人经脉，调大肠下痢。涂诸疮癣，杀虫。取汁煮粥食，止呕逆。（时珍）

附方

风癫百病。麻子四升，水六升，猛火煮令芽生，去滓煎取二升，空心服之。或发或不发，或多言语，勿怪之。但令人摩手足，顷定。进三剂愈。（《千金》）

【气味】甘，平，无毒。

【主治】补中益气。久服，肥健不老，神仙。（《本经》）

【主治】熬黑压油，敷头，治发落不生。煎熟，时时啜之，治硫黄毒发身热。（时珍）

雀麦

《唐本草》

释名 燕麦、杜姥草、牛星草。〔时珍曰〕此野麦也。燕雀所食，故名。

集解 〔恭曰〕雀麦在处有之，生故墟野林下。苗叶似小麦而弱，其实似穬麦而细。

〔宗奭曰〕苗与麦同，但穗细长而疏。唐刘梦得所谓"菟葵燕麦，动摇春风"者也。周定王曰：燕麦穗极细，每穗又分小叉十数个，子亦细小。舂去皮，作面蒸食，及作饼食，皆可救荒。

【气味】甘，平，无毒。

【主治】充饥滑肠。（时珍）

【气味】甘，平，无毒。

【主治】女人产不出，煮汁饮之。（苏恭）

附方

齿䘌并虫（积年不瘥，从少至老者）。用雀麦（一名杜姥草，俗名牛星草），用苦瓠叶三十枚，洗净。取草剪长二寸，以瓠叶作五包包之，广一寸，厚五分。以三年酢渍之。至日中，以两包火中炮令热，纳口中，熨齿外边，冷更易之。取包置水

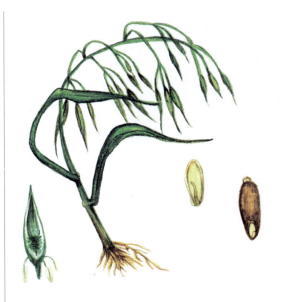

雀麦

中解视，即有虫长三分。老者黄色，少者白色。多即二三十枚，少即一二十枚。此方甚妙。（《外台秘要》）

稻

《别录》下品

释名 秫、糯。〔时珍曰〕稻秫者，粳、糯之通称。《物理论》所谓"稻者溉种之总称"，是矣。本草则专指糯以为稻也。稻从舀（音函），象人在臼上治稻之义。秫则方言稻音之转尔。其性粘软，故谓之糯。

集解 〔弘景曰〕道家方药有稻米、粳米俱用者，此则两物也。稻米白如霜，江东无此，故通呼粳为稻耳，不知色类复云何也？
〔时珍曰〕糯稻，南方水田多种之。其性粘，可以酿酒，可以为粢，可以蒸糕，可以熬饧，可以炒食。其类亦多，其谷壳有红、白二色，或有毛，或无毛。其米亦有赤、白二色，赤者酒多糟少，一种粒白如霜，长三四分者。《齐民要术》糯有九格、雉木、大黄、马首、虎皮、火色等名是矣。古人酿酒多用秫，故诸说论糯稻，往往费辩也。秫乃糯粟，见本条。

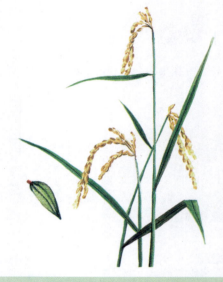

稻

稻米

【气味】苦，温，无毒。

【主治】作饭温中，令人多热，大便坚。（《别录》）
能行营卫中血积，解芫青、斑蝥毒。（士良）
益气止泄。（思邈）
补中益气。止霍乱后吐逆不止，以一合研水服之。（《大明》）
以骆驼脂作煎饼食，主痔疾。（萧炳）
暖脾胃，止虚寒泄痢，缩小便，收自汗，发痘疮。（时珍）

附方

霍乱烦渴（不止）。糯米三合，水五升，蜜一合，研汁分服，或煮汁服。（杨氏《产乳》）
三消渴病。梅花汤：用糯谷（炒出白花）、桑根（白皮）等分。每用一两，水二碗，煎汁饮之。（《三因方》）
下痢禁口。糯谷一升（炒出白花，去壳，用姜汁拌湿再炒），为末。每服一匙，汤下，三服即止。（《经验良方》）
久泄食减。糯米一升，水浸一宿，沥干，慢炒熟，磨筛，入怀庆山药一两。每日清晨用半盏，入砂糖二匙，胡椒末少许，以极滚汤调食。其味极佳，大有滋补。久服令人精暖有子，秘方也。（《松篁经验方》）
鼻衄不止（服药不应）。独圣散：用糯米微炒黄，为末。每服二钱，新汲水调下。仍吹少许入鼻中。（《简要济众方》）
劳心吐血。糯米半两，莲子心七枚，为末，酒服。孙仲盈云：曾用多效。或以墨汁作丸服之。（《澹寮方》）
女人白淫。糙糯米、花椒等分，炒为末，醋糊丸梧子大，每服三四十丸，食前醋汤下。（杨起《简便方》）
胎动不安（下黄水）。用糯米一合，黄芪、芎藭各五钱，水一升，煎八合，分服。（《产宝》）
小儿头疮。糯米饭烧灰，入轻粉，清油调敷。（《普济方》）
打扑伤损（诸疮）。寒食日浸糯米，逐日易水，至小满取出，日干为末，用水调涂之。（《便民图纂》）

米泔

【气味】甘，凉，无毒。
【主治】益气，止烦渴霍乱，解毒。食鸭肉不消者，顿饮一盏，即消。（时珍）

小麦

《别录》中品

【释名】 来。〔时珍曰〕许氏《说文》云：天降瑞麦，一来二稃，象芒刺之形，天所来也。如足行来，故麦字从来。

【集解】〔时珍曰〕北人种麦漫撒，南人种麦撮撒。北麦皮薄面多，南麦反此。

【气味】 甘，微寒，无毒。

【主治】 除客热，止烦渴咽燥，利小便，养肝气，止漏血唾血。（《别录》）

养心气，心病宜食之。（思邈）

煎汤饮，治暴淋。（宗奭）

陈者煎汤饮，止虚汗。（时珍）

【发明】〔时珍曰〕按《素问》云：麦属火，心之谷也。郑玄云：麦有孚甲，属木。许慎云：麦属金，金王而生，火王而死。三说各异。而《别录》云麦养肝气，与郑说合。孙思邈云麦养心气，与《素问》合。夷考其功，除烦、止渴、收汗、利溲、止血，皆心之病也，当以《素问》为准。盖许以时，郑以形，而《素问》以功性，故立论不同尔。

〔震亨曰〕饥年用小麦代谷，须晒燥，以少水润，舂去皮，煮为饭食，可免面热之患。

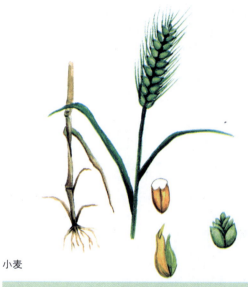

小麦

附方

消渴心烦。用小麦作饭及粥食。（《心镜》）

老人五淋（身热腹满）。小麦一升，通草二两，水三升，煮一升，饮之即愈。（《奉亲书》）

眉炼头疮。用小麦烧存性，为末。油调敷。（《儒门事亲》）

白癜风癣。用小麦摊石上，烧铁物压出油。搽之甚效。（《医学正传》）

薏苡仁

《本经》上品

【释名】 解蠡、芑实。〔时珍曰〕薏苡名义未详。其叶似蠡实叶而解散。又似芑黍之苗，故有解蠡、芑实之名。薏米乃其坚硬者，有赣强之意。苗名屋菼。《救荒本草》云：回回米又呼西番蜀秫。俗名草珠儿。

【集解】〔《别录》曰〕薏苡仁生真定平泽及田野。八月采实，采根无时。

〔弘景曰〕真定县属常山郡。近道处处多有，人家种之。出交趾者子最大，彼土呼为簳珠。故马援在交趾饵之，载还为种，人谗以为珍珠也。实重累者为良。取仁用。

〔时珍曰〕薏苡人多种之。二、三月宿根自生。叶如初生芭芧。五、六月抽茎开花结实。

【气味】 甘，微寒，无毒。

【主治】 筋急拘挛，不可屈伸，久风湿痹，下气。久服，轻身益气。（《本经》）

除筋骨中邪气不仁，利肠胃，消水肿，令人能食。（《别录》）

炊饭作面食，主不饥，温气。煮饮，止消渴，杀蛔虫。（藏器）

治肺痿肺气，积脓血，咳嗽涕唾，上气。煎服，破毒肿。（甄权）

去干湿脚气，大验。（孟诜）

健脾益胃，补肺清热，去风胜湿。炊饭食，治冷气。煎饮，利小便热淋。（时珍）

【发明】〔时珍曰〕薏苡仁属土，阳明药也，故能健脾益胃。虚则补其母，故肺痿、肺痈用之。筋骨之病，以治阳明为本，故拘挛筋急风痹者用之。土能胜水除湿，故泄痢水肿用之。按古方小续命汤注云：中风筋急拘挛，语迟脉弦者，加薏苡仁。亦扶脾抑肝之义。

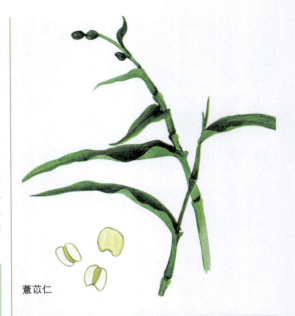

薏苡仁

附方

薏苡仁饭。治冷气。用薏苡仁春熟，炊为饭食。气味欲如麦饭乃佳。或煮粥亦好。（《广济方》）

薏苡仁粥。治久风湿痹，补正气，利肠胃，消水肿，除胸中邪气，治筋脉拘挛。薏苡仁为末，同粳米煮粥，日日食之，良。（《食医心镜》）

风湿身疼（日晡剧者）。张仲景麻黄杏仁薏苡仁汤主之。麻黄三两，杏仁二十枚，甘草、薏苡仁各一两，以水四升，煮取二升，分再服。（《金匮要略》）

水肿喘急。用郁李仁三两研，以水滤汁，煮薏苡仁饭，日二食之。（《独行方》）

沙石热淋（痛不可忍）。用玉秫（即薏苡仁也，子、叶、根皆可用）水煎热饮。夏月冷饮。以通为度。（杨氏《经验方》）

肺痈咳唾（心胸甲错者）。以淳苦酒煮薏苡仁令浓，微温顿服。肺有血，当吐出愈。（《范汪方》）

肺痈咯血。薏苡仁三合（捣烂），水二大盏，煎一盏，入酒少许，分二服。（《济生》）

喉卒痈肿。吞薏苡仁二枚，良。（《外台》）

痈疽不溃。薏苡仁一枚，吞之。（姚僧恒方）

孕中有痈。薏苡仁煮汁，频频饮之。（《妇人良方补遗》）

罂子粟

宋《开宝》

释名 米囊子、御米、象谷。〔时珍曰〕其实状如罂子，其米如粟，乃象乎谷，而可以供御，故有诸名。

集解〔藏器曰〕嵩阳子云：罂粟花有四叶，红白色，上有浅红晕子。其囊形如髇箭头，中有细米。

〔时珍曰〕罂粟秋种冬生，嫩苗作蔬食甚佳。叶如白苣，三、四月抽薹结青苞，花开则苞脱。花凡四瓣，大如仰盏，罂在花中，须蕊裹之。花开三日即谢，而罂在茎头，长一二寸，大如马兜铃，上有盖，下有蒂，宛然如酒罂。中有白米极细，可煮粥和饭食。水研漉浆，同绿豆粉作腐食尤佳。亦可取油。其壳入药甚多，而本草不载，乃知古人不用之也。江东人呼千叶者为丽春花。或谓是罂粟别种，盖亦不然。其花变态，本自不常。有白者、红者、紫者、粉红者、杏黄者、半红者、半紫者、半白者。

米

【气味】甘，平，无毒。

【主治】丹石发动，不下饮食，和竹沥煮作粥食，极美。（《开宝》）

治泻痢，润燥。（时珍）

附方

反胃吐食。罂粟粥：用白罂粟米三合，人参末三大钱，生山芋五寸（细切，研）。三物以水一升二合，煮取六合，入生姜汁及盐花少许，和匀分服。不计早晚，亦不妨别服汤丸。（《图经》）

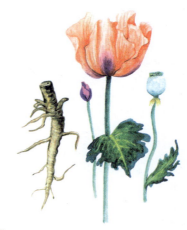

罂子粟

壳

【气味】酸、涩，微寒，无毒。

【主治】止泻痢，固脱肛，治遗精久咳，敛肺涩肠，止心腹筋骨诸痛。（时珍）

【发明】〔杲曰〕收敛固气。能入肾，治骨病尤宜。

〔时珍曰〕酸主收涩，故初病不可用之。泄泻下痢既久，则气散不固，而肠滑肛脱。咳嗽诸痛既久，则气散不收，而肺胀痛剧。故俱宜此涩之固之，收之敛之。按杨氏《直指方》云：粟壳治痢，人皆薄之，固矣。然下痢日久，腹中无积痛，当止涩者，岂容不涩？不有此剂，何以对治乎？但要有辅佐耳。又王硕《易简方》云：粟壳治痢如神。但性紧涩，多令呕逆，故人畏而不敢服。若用醋制，加以乌梅，则用得法矣。或同四君子药，尤不致闭胃妨食而获奇功也。

小儿下痢。用罂粟壳半两（醋炒为末，再以铜器炒过），槟榔半两（炒赤，研末），各收。每用等分，赤痢蜜汤服，白痢砂糖汤下。忌口味。（《全幼心鉴》）

水泄不止。罂粟壳一枚（去蒂膜），乌梅肉、大枣肉各十枚，水一盏，煎七分，温服。（《经验》）

久嗽不止。谷气素壮人用之即效。粟壳去筋，蜜炙为末。每服五分，蜜汤下。（《危氏方》）

久咳虚嗽。用罂粟壳二两半（去蒂膜，醋炒取一两），乌梅半两，焙为末。每服二钱，卧时白汤下。（《宣明方》）

附方

热痢便血。粟壳（醋炙）一两，陈皮半两，为末。每服三钱，乌梅汤下。（《普济方》）

嫩苗

【气味】甘，平，无毒。

【主治】作蔬食，除热润燥，开胃厚肠。（时珍）

赤小豆

《本经》中品

【释名】赤豆、红豆、荅。叶名藿。〔时珍曰〕案诗云：黍稷稻粱，禾麻菽麦。此即八谷也。董仲舒注云：菽是大豆，有两种。小豆名荅，有三四种。

【集解】〔颂曰〕赤小豆，今江淮间多种之。

〔宗奭曰〕关西、河北、汴洛多食之。

〔时珍曰〕此豆以紧小而赤黯色者入药，其稍大而鲜红、淡红色者，并不治病。俱于夏至后下种，苗科高尺许，枝叶似豇豆，叶微圆峭而小。至秋开花，似豇豆花而小淡，银褐色，有腐气。结荚长二三寸，比绿豆荚稍大，皮色微白带红。三青二黄时即收之，可煮可炒，可作粥、饭、馄饨馅并良也。

【气味】甘、酸，平，无毒。

【主治】下水肿，排痈肿脓血。（《本经》）

疗寒热热中消渴，止泄痢，利小便，下腹胀满，吐逆卒澼。（《别录》）

消热毒，散恶血，除烦满，通气，健脾胃，令人美食。捣末同鸡子白，涂一切热毒痈肿。煮汁，洗小儿黄

烂疮，不过三度。（权）

缩气行风，坚筋骨，抽肌肉。久食瘦人。（士良）

散气，去关节烦热，令人心孔开。暴痢后，气满不能食者，煮食一顿即愈。和鲤鱼煮食，甚治脚气。（诜）

解小麦热毒。煮汁，解酒病。解油衣粘缀。（《日华》）

辟瘟疫，治产难，下胞衣，通乳汁。和鲤鱼、鳢鱼、鲫鱼、黄雌鸡煮食，并能利水消肿。（时珍）

附方

水气肿胀。用赤小豆五合，大蒜一颗，生姜五钱，商陆根一条，并碎破，同水煮烂，去药，空心食豆，旋旋啜汁令尽，肿立消也。（颂）

水蛊腹大（动摇有声，皮肤黑者）。用赤小豆三升，白茅根一握，水煮食豆，以消为度。《肘后》

辟禳瘟疫。五行书云：正月朔旦及十五日，以赤小豆二七枚，麻子七枚，投井中，辟瘟疫甚效。又：正月七日，新布囊盛赤小豆置井中，三日取出，男吞七枚，女吞二七枚，竟年无病也。（《肘后方》）

下部卒痛（如鸟啄之状）。用小豆、大豆各一升，蒸熟，作二囊，更互坐之，即止。（《肘后方》）

水谷痢疾。小豆一合，熔蜡三两，顿服取效。（《必效方》）

热毒下血（或因食热物发动）。赤小豆末，水服方寸匕。（《梅师方》）

肠痔有血。小豆二升，苦酒五升，煮熟日干，再浸至酒尽乃止，为末。酒服一钱，日三服。（《肘后方》）

舌上出血（如簪孔）。小豆一升，杵碎，水三升和，绞汁服。（《肘后方》）

热淋血淋（不拘男女）。用赤小豆三合，慢火炒为末，煨葱一茎，擂酒热调二钱服。（《修真秘旨》）

小儿不语（四五岁不语者）。赤小豆末，酒和，敷舌下。（《千金》）

牙齿疼痛。红豆末，擦牙吐涎，及吹鼻中。一方入铜青少许。一方入花硷少许。（《家宝方》）

中酒呕逆。赤小豆煮汁，徐徐饮之。（《食鉴本草》）

频致堕胎。赤小豆末，酒服方寸匕，日二服。（《千金》）

妇人难产。《产宝》：用赤小豆生吞七枚，佳。《集验》治难产日久气乏：用赤小豆一升，以水九升，煮取汁，入炙过黄明胶一两，同煎少时。

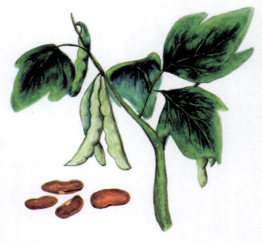

赤小豆

一服五合，不过三四服，即产。

产后目闭（心闷）。赤小豆生研，东流水服方寸匕。不瘥更服。（《肘后方》）

产后闷满（不能食）。用小豆三七枚，烧研，冷水顿服佳。（《千金方》）

乳汁不通。赤小豆煮汁饮之。（《产书》）

妇人乳肿。小豆、莽草等分，为末，苦酒和敷佳。（《梅师》）

金疮烦满。赤小豆一升，苦酒浸一日，熬燥再浸，满三日，令黑色，为末。每服方寸匕，日三服。（《千金》）

叶

【主治】去烦热，止小便数。（《别录》）
煮食，明目。（《日华》）

芽

【主治】妊娠数月，经水时来，名曰漏胎；或因房室，名曰伤胎。用此为末，温酒服方寸匕，日三，得效乃止。（时珍）

附方

小便频数。小豆叶一斤，入豉汁中煮，调和作羹食之。（《心镜》）

小儿遗尿。小豆叶捣汁服之。（《千金》）

醋

《别录》下品

【释名】 酢、醯、苦酒。〔时珍曰〕刘熙《释名》云：醋，措也。能措置食毒也。古方多用酢字也。

【集解】〔时珍曰〕米醋：三伏时用仓米一斗，淘净蒸饭，摊冷盦黄，晒簸，水淋净。别以仓米二斗蒸饭，和匀入瓮，以水淹过，密封暖处，三七日成矣。糯米醋：秋社日，用糯米一斗淘蒸，和六月六日造成小麦大麴和匀，用水二斗，入瓮封酿，三七日成矣。粟米醋：用陈粟米一斗，淘浸七日，再蒸淘熟，入瓮密封，日夕搅之，七日成矣。小麦醋：用小麦水浸三日，蒸熟盦黄，入瓮水淹，七日成矣。大麦醋：用大麦米一斗，水浸蒸饭，盦黄晒干，水淋过，再以麦饭二斗和匀，入水封闭，三七日成矣。饧醋：用饧一斤，水三升煎化，入白麴末二两，瓶封晒成。其余糟、糠等醋，皆不入药，不能尽纪也。

【气味】 酸、苦，温，无毒。

【主治】 消痈肿，散水气，杀邪毒。（《别录》）

治产后血运，除症块坚积，消食，杀恶毒，破结气，心中酸水痰饮。（藏器）

下气除烦，治妇人心痛血气，并产后及伤损金疮出血昏运，杀一切鱼、肉、菜毒。（《日华》）

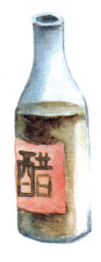

醋

玉蜀黍

《纲目》

【释名】 玉高粱。

【集解】〔时珍曰〕玉蜀黍种出西土，种者亦罕。其苗叶俱似蜀黍而肥矮，亦似薏苡。苗高三四尺。六、七月开花成穗如秕麦状。苗心别出一苞，如棕鱼形，苞上出白须垂垂。久则苞拆子出，颗颗攒簇。子亦大如棕子，黄白色。可炸炒食之。炒拆白花，如炒拆糯谷之状。

【气味】 甘，平，无毒。

【主治】 调中开胃。（时珍）

【主治】 小便淋沥沙石，痛不可忍，煎汤频饮。（时珍）

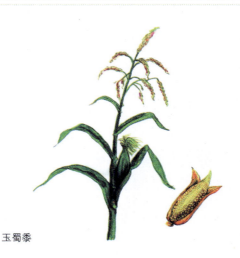

玉蜀黍

245

籼

《纲目》

【释名】 占稻、早稻。〔时珍曰〕籼,亦粳属之先熟而鲜明之者,故谓之籼。种自占城国,故谓之占。俗作粘者,非矣。

【集解】 〔时珍曰〕籼似粳而粒小,始自闽入,得种于占城国。宋真宗遣使就闽取三万斛,分给诸道为种,故今各处皆有之。高仰处俱可种,其熟最早,六、七月可收。品类亦多,有赤、白二色,与粳大同小异。

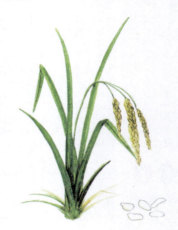

籼

 籼米

【气味】 甘,温,无毒。
【主治】 温中益气,养胃和脾,除湿止泄。(时珍)

 秆

【主治】 反胃,烧灰淋汁温服,令吐。盖胃中有虫,能杀之也。(《普济》)

酒

《别录》中品

【释名】 〔时珍曰〕按许氏《说文》云:酒,就也。所以就人之善恶也。一说:酒字篆文,象酒在卣中之状。《饮膳》标题云:酒之清者曰酿,浊者曰盎;厚曰醇,薄曰醨;重酿曰酎,一宿曰醴;美曰醑,未榨曰醅;红曰醍,绿曰醽白曰醝。

【集解】 〔恭曰〕酒有秫、黍、粳、糯、粟、麹、蜜、葡萄等色。凡作酒醴须麹,而葡萄、蜜等酒独不用麹。诸酒醇醨不同,惟米酒入药用。

〔藏器曰〕凡好酒欲熟时,皆能候风潮而转,此是合阴阳也。

〔时珍曰〕东阳酒即金华酒,古兰陵也,李太白诗所谓"兰陵美酒郁金香"即此,常饮、入药俱良。山西襄陵酒、蓟州薏苡酒皆清烈,但麹中亦有药物。黄酒有灰。秦、蜀有咂嘛酒,用稻、麦、黍、秫、药麹,小瓮封酿而成,以筒吸饮。谷气既杂,酒不清美,并不可入药。

 米酒

【气味】 苦、甘、辛,大热,有毒。
【主治】 行药势,杀百邪恶毒气。(《别录》)
通血脉,厚肠胃,润皮肤,散湿气,消忧发怒,宣言畅意。(藏器)

养脾气,扶肝,除风下气。(孟诜)

解马肉、桐油毒,丹石发动诸病,热饮之甚良。(时珍)

糟底酒(三年腊糟下取之)开胃下食,暖水脏,温肠胃,消宿食,御风寒,杀一切蔬菜毒。(《日华》)

止呕哕,摩风瘙、腰膝疼痛。(孙思邈)

老酒(腊月酿造者,可经数十年不坏)和血养气,暖胃辟寒,发痰动火。(时珍)

春酒(清明酿造者,亦可经久)常服令人肥白。(孟诜)

蠼螋尿疮,饮之至醉,须臾虫出如米也。(李绛《兵部手集》)

治小儿语迟,纳口中佳。又以喷屋四角,辟蚊子。(藏器)

附方

咽伤声破。酒一合，酥一匕，干姜末二匕，和服，日二次。（《十便良方》）

卅年耳聋。酒三升，渍牡荆子一升，七日去滓，任性饮之。（《千金方》）

产后血闷。清酒一升，和生地黄汁煎服。（《梅师》）

断酒不饮。酒七升，朱砂半两，瓶浸紧封，安猪圈内，任猪摇动，七日取出，顿饮。又方：正月一日酒五升，淋碓头杵下，取饮之。（《千金方》）

丈夫脚冷（不随，不能行者）。用醇酒三斗，水三斗，入瓮中，灰火温之，渍脚至膝。常着灰火，勿令冷，三日止。（《千金方》）

海水伤裂。凡人为海水咸物所伤，及风吹裂，痛不可忍。用蜜半斤，水酒三十斤，防风、当归、羌活、荆芥各二两。为末，煎汤浴之，一夕即愈。（《使琉球录》）

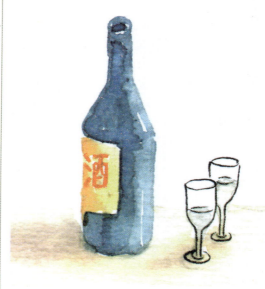

酒

蚕豆

《食物》

释名 胡豆。〔时珍曰〕豆荚状如老蚕，故名。王祯《农书》谓其蚕时始熟故名，亦通。

集解 〔时珍曰〕蚕豆南土种之，蜀中尤多。八月下种，冬生嫩苗可茹。方茎中空。叶状如匙头，本圆末尖，面绿背白，柔厚，一枝三叶。二月开花如蛾状，紫白色，又如豇豆花。结角连缀如大豆，颇似蚕形。蜀人收其子以备荒歉。

【气味】甘、微辛，平，无毒。

【主治】快胃，和脏腑。（汪颖）

【发明】〔时珍曰〕蚕豆本草失载。万表《积善堂方》言：一女子误吞针入腹。诸医不能治。一人教令煮蚕豆同韭菜食之，针自大便同出。此亦可验其性之利脏腑也。

 苗

【气味】苦、微甘，温。

【主治】酒醉不醒，油盐炒熟，煮汤灌之，效。（颖）

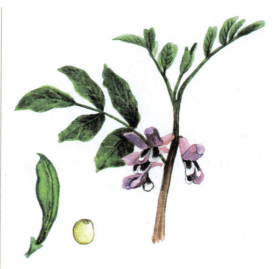

蚕豆

荞麦

宋《嘉祐》

释名 荍麦、乌麦、花荞。〔时珍曰〕荞麦之茎弱而翘然，易长易收，磨面如麦，故曰荞荍，而与麦同名也。俗亦呼为甜荞，以别苦荞。杨慎《丹铅录》指乌麦为燕麦，盖未读《日用本草》也。

集解 〔炳曰〕荞麦作饭，须蒸使气馏，烈日暴令开口，舂取米仁作之。

〔时珍曰〕荞麦南北皆有。立秋前后下种，八、九月收刈，性最畏霜。苗高一二尺，赤茎绿叶，如乌桕树叶。开小白花，繁密粲粲然。结实累累如羊蹄，实有三棱，老则乌黑色。王祯《农书》云：北方多种。磨而为面，作煎饼，配蒜食。或作汤饼，谓之河漏，滑细如粉，亚于麦面。南方亦种，但作粉饵食，乃农家居冬谷也。

【气味】甘、平、寒，无毒。

【主治】实肠胃，益气力，续精神，能炼五脏滓秽。（孟诜）

作饭食，压丹石毒，甚良。（萧炳）

以醋调粉，涂小儿丹毒赤肿热疮。（吴瑞）

降气宽肠，磨积滞，消热肿风痛，除白浊白带，脾积泄泻。以砂糖水调炒面二钱服，治痢疾。炒焦，热水冲服，治绞肠痧痛。（时珍）

【发明】〔颖曰〕本草言荞麦能炼五脏滓秽。俗言一年沉积在肠胃者，食之亦消去也。

〔时珍曰〕荞麦最降气宽肠，故能炼肠胃滓滞，而治浊带泄痢腹痛上气之疾，气盛有湿热者宜之。若脾胃虚寒人食之，则大脱元气而落须眉，非所宜矣。孟诜云益气力者，殆未然也。按杨起《简便方》云：肚腹微微作痛，出即泄，泻亦不多，日夜数行者。用荞麦面一味作饭，连食三四次即愈。予壮年患此两月，瘦怯尤甚。用消食化气药俱不效，一僧授此而愈，转用皆效，此可征其炼积滞之功矣。《普济》治小儿天吊及历节风方中亦用之。

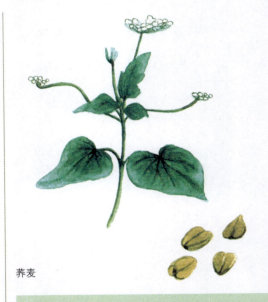

荞麦

附方

咳嗽上气。荞麦粉四两，茶末二钱，生蜜二两，水一碗，顺手搅千下。饮之，良久下气不止，即愈。（《儒门事亲》）

十水肿喘。生大戟一钱，荞麦面二钱，水和作饼，炙熟为末。空心茶服，以大小便利为度。（《圣惠》）

男子白浊。魏元君济生丹：用荍麦炒焦为末，鸡子白和，丸梧子大。每服五十丸，盐汤下，日三服。

赤白带下。方同上。

禁口痢疾。荞麦面每服二钱，砂糖水调下。（《坦仙方》）

痈疽发背（一切肿毒）。麦面、硫黄各二两，为末，井华水和作饼，晒收。每用一饼，磨水敷之。痛则令不痛，不痛则令痛，即愈。（《直指》）

汤火伤灼。用荞麦面，炒黄研末，水和敷之，如神。（《奇效方》）

头风风眼。荞麦作钱大饼，贴眼四角，以米大艾炷灸之，即效如神。

染发令黑。荞麦、针砂各二钱，醋和，先以浆水洗净涂之，荷叶包至一更，洗去。再以无食子、诃子皮各二两为末，每用二钱，大麦面二钱，醋和浆水调涂之，荷叶包至天明，洗去即黑。（《普济》）

绞肠痧痛。荞麦面一撮，炒黄，水烹服。（《简便方》）

小肠疝气。荞麦仁（炒去尖）、胡卢巴（酒浸晒干）各四两，小茴香（炒）一两，为末，酒糊丸梧子大。每空心盐酒下五十丸。两月大便出白脓，去根。（孙天仁《集效方》）

能烂痈疽，蚀恶肉，去靨痣，最良。穰作荐，辟壁虱。（时珍）

> **附方**
>
> 噎食。荞麦秸烧灰淋汁，入锅内煎取白霜一钱，入蓬砂一钱，研末。每酒服半钱。（《海上方》）

【主治】作茹食，下气，利耳目。多食即微泄。（士良）

【主治】烧灰淋汁取硷熬干，同石灰等分，蜜收。

绿豆

宋《开宝》

释名 〔时珍曰〕绿以色名也。

集解 〔时珍曰〕绿豆处处种之。三、四月下种，苗高尺许，叶小而有毛，至秋开小花，荚如赤豆荚。粒粗而色鲜者为官绿；皮薄而粉多、粒小而色深者为油绿；皮厚而粉少早种者，呼为摘绿，可频摘也；迟种呼为拔绿，一拔而已。北人用之甚广，可作豆粥、豆饭、豆酒、炒食、䬸食，磨而为面，澄滤取粉，可以作饵顿糕，荡皮搓索，为食中要物。以水浸湿生白芽，又为菜中佳品。牛马之食亦多赖之。真济世之良谷也。

【气味】甘，寒，无毒。

【主治】煮食，消肿下气，压热解毒。生研绞汁服，治丹毒烦热风疹，药石发动，热气奔豚。（《开宝》）

治寒热热中，止泄痢卒澼，利小便胀满。（思邈）

厚肠胃。作枕，明目，治头风头痛。除吐逆。（《日华》）

补益元气，和调五脏，安精神，行十二经脉，去浮风，润皮肤，宜常食之。煮汁，止消渴。（孟诜）

解一切药草、牛马、金石诸毒。（宁原）

【发明】〔时珍曰〕绿豆肉平皮寒，解金石、砒霜、草木一切诸毒，宜连皮生研水服。按《夷坚志》云：有人服附子酒多，头肿如斗、唇裂血流。急求绿豆、黑豆各数合嚼食，并煎汤饮之，乃解也。

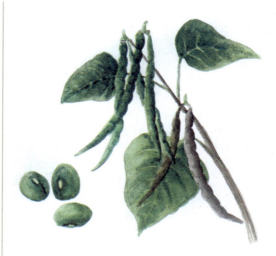

绿豆

> **附方**
>
> 防痘入眼。用绿豆七粒，令儿自投井中，频视七遍，乃还。
>
> 小儿丹肿。绿豆五钱，大黄二钱，为末，用生薄荷汁入蜜调涂。（《全幼心鉴》）
>
> 赤痢不止。以大麻子，水研滤汁，煮绿豆食之，极效。粥食亦可。（《必效方》）
>
> 老人淋痛。青豆二升，橘皮二两，煮豆粥，下麻子汁一升。空心渐食之，并饮其汁，甚验。（《养老书》）
>
> 心气疼痛。绿豆廿一粒，胡椒十四粒。同研，白汤调服即止。
>
> 多食易饥。绿豆、黄麦、糯米各一升，炒熟磨粉。每以白汤服一杯，三五日见效。
>
> 十种水气。用绿豆二合半，大附子一只（去皮脐，切作两片），水三碗，煮熟，空心卧时食豆。次

日将附子两片作四片,再以绿豆二合半,如前煮食。第三日别以绿豆、附子如前煮食。第四日如第二日法煮食。水从小便下,肿自消。未消再服。忌生冷、毒物、盐、酒六十日,无不效者。(朱氏《集验方》)

【气味】甘,凉、平,无毒。

【主治】解诸热,益气,解酒食诸毒,治发背痈疽疮肿,及汤火伤灼。(吴瑞)

痘疮湿烂不结痂者,干扑之良。(宁原)

新水调服,治霍乱转筋,解诸药毒死,心头尚温者。(时珍)

解菰菌、砒毒。(汪颖)

【发明】〔时珍曰〕绿豆色绿,小豆之属木者也,通于厥阴、阳明。其性稍平,消肿治痘之功虽同赤豆,而压热解毒之力过之。且益气,厚肠胃,通经脉,无久服枯人之忌。但以作凉粉,造豆酒,或偏于冷,或偏于热,能致人病,皆人所为,非豆之咎也。豆粉须以绿色粘腻者为真。外科治痈疽有内托护心散,极言其神效,丹溪朱氏有论发挥。

〔震亨曰〕《外科精要》谓内托散,一日至三日进十数服,可免毒气内攻脏腑。窃详绿豆解丹毒,治石毒,味甘,入阳明,性寒能补,为君。以乳香去恶肿,入少阴,性温善窜为佐。甘草性缓,解五金、八石、百药毒为使。想此方专为服丹石发疽者设也。若夫年老者、病深者、证备者、体虚者,绿豆虽补,将有不胜其任之患。五香连翘汤亦非必用之剂。必当助气壮胃,使根本坚固,而行经活血为佐,参以经络时令,使毒气外发,此则内托之本意,治施之早,可以内消也。

附方

护心散(又名内托散、乳香万全散)。凡有疽疾,一日至三日之内,宜连进十余服,方免变证,使毒气出外。服之稍迟,毒气内攻,渐生呕吐,或鼻生疮菌,不食即危矣。四五日后,亦宜间服之。用真绿豆粉一两,乳香半两,灯芯同研和匀,以生甘草浓煎汤调下一钱,时时呷之。若毒气冲心,有呕逆之证,大宜服此。盖绿豆压热下气,消肿解毒。乳香消诸痈肿毒。服至一两,则香彻疮孔中,真圣药也。(李嗣立《外科方》)

疮气呕吐。绿豆粉三钱,干胭脂半钱,研匀。新汲水调下,一服立止。(《普济》)

霍乱吐利。绿豆粉、白糖各二两,新汲水调服,即愈。(《生生编》)

解烧酒毒。绿豆粉荡皮,多食之即解。

解鸩酒毒。绿豆粉三合,水调服。

解砒石毒。绿豆粉、寒水石等分,以蓝根汁调服三五钱。(《卫生易简》)

解诸药毒(已死,但心头温者)。用绿豆粉调水服。(《卫生易简方》)

打扑损伤。用绿豆粉新铫炒紫,新汲井水调敷,以杉木皮缚定,其效如神。此汀人陈氏梦传之方。(《澹寮方》)

杖疮疼痛。绿豆粉,炒研,以鸡子白和涂之,妙。(《生生编》)

一切肿毒。初起。用绿豆粉(炒黄黑色),猪牙皂荚一两,为末,用米醋调敷之。皮破者油调之。(邵真人《经验方》)

【气味】甘,寒,无毒。

【主治】解热毒,退目翳。(时珍)

附方

通神散。治痘疮目生翳。绿豆皮、白菊花、谷精草等分,为末。每用一钱,以干柿饼一枚,粟米泔一盏,同煮干。食柿,日三服。浅者五七日见效,远者半月见效。(《直指方》)

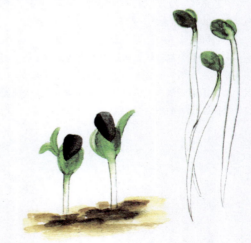

绿豆芽

豆芽

【气味】甘，平，无毒。

【主治】解酒毒热毒，利三焦。（时珍）

【发明】〔时珍曰〕诸豆生芽皆腥韧不堪，惟此豆之芽白美独异。今人视为寻常，而古人未知者也。但受湿热郁浥之气，故颇发疮动气，与绿豆之性稍有不同。

豆叶

【主治】霍乱吐下，绞汁和醋少许，温服。（《开宝》）

豆荚

【主治】赤痢经年不愈，蒸熟，随意食之，良。（时珍）

豌豆

《拾遗》

释名 胡豆、戎菽、回鹘豆、毕豆、青小豆、青斑豆、麻累。〔时珍曰〕胡豆，豌豆也。其苗柔弱宛宛，故得豌名。种出胡戎，嫩时青色，老则斑麻，故有胡、戎、青斑、麻累诸名。陈藏器《拾遗》虽有胡豆，但云苗似豆，生田野间，米中往往有之。然豌豆、蚕豆皆有胡豆之名。陈氏所云，盖豌豆也。

集解 〔时珍曰〕豌豆种出西胡，今北土甚多。八、九月下种，苗生柔弱如蔓，有须。叶似蒺藜叶，两两对生，嫩时可食。三、四月开小花如蛾形，淡紫色。结荚长寸许，子圆如药丸，亦似甘草子。出胡地者大如杏仁。煮、炒皆佳，磨粉面甚白细腻。百谷之中，最为先登。

【气味】甘，平，无毒。

【主治】消渴，淡煮食之，良。（藏器）

治寒热热中，除吐逆，止泄痢澼下，利小便、腹胀满。（思邈）

调营卫，益中平气。煮食，下乳汁。可作酱用。（瑞）

煮饮，杀鬼毒心病，解乳石毒发。研末，涂痈肿痘疮。作澡豆，去䵟䵳，令人面光泽。（时珍）

【发明】〔时珍曰〕豌豆属土，故其所主病多系脾胃。元时饮膳，每用此豆捣去皮，同羊肉治食，云补中益气。今为日用之物，而唐、宋本草见遗，可谓缺典矣。《千金》、《外台》洗面澡豆方，盛用毕豆面，亦取其白腻耳。

附方

四圣丹。治小儿痘中有疔，或紫黑而大，或黑坏而臭，或中有黑线，此症十死八九，惟牛都御史得秘传此方，点之最妙。用豌豆四十九粒（烧存性），头发灰三分，珍珠十四粒。炒研为末，以油燕脂同杵成膏。先以簪挑疔破，咂去恶血，以少许

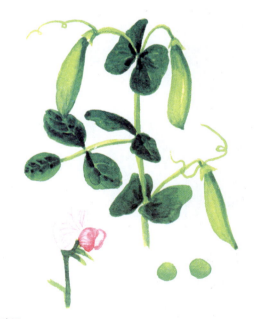

豌豆

点之，即时变红活色。

服石毒发。胡豆半升捣研，以水八合绞汁饮之，即愈。（《外台》）

霍乱吐利。豌豆三合，香薷三两，为末，水三盏，煎一盏，分二服。（《圣惠》）

豆腐

《日用》

集解〔时珍曰〕豆腐之法，始于汉淮南王刘安。凡黑豆、黄豆及白豆、泥豆、豌豆、绿豆之类，皆可为之。造法：水浸硙碎，滤去滓，煎成，以盐卤汁或山矾叶或酸浆、醋淀就釜收之。又有入缸内，以石膏末收者。大抵得咸、苦、酸、辛之物，皆可收敛尔。其面上凝结者，揭取晾干，名豆腐皮，入馔甚佳也。

【气味】甘、咸，寒，有小毒。

【主治】宽中益气，和脾胃，消胀满，下大肠浊气。（宁原）

清热散血。（时珍）

附方

赤眼肿痛。有数种，皆肝热血凝也。用消风热药服之。夜用盐收豆腐片贴之，酸浆者勿用。（《证治要诀》）

杖疮青肿。豆腐切片贴之，频易。一法：

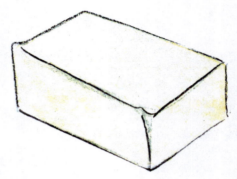

豆腐

以烧酒煮贴之，色红即易，不红乃已。（《拔萃方》）

烧酒醉死（心头热者）。用热豆腐细切片，遍身贴之，贴冷即换之，苏省乃止。

大豆

《本经》中品

释名 尗俗作菽。〔时珍曰〕豆、尗皆荚谷之总称也。篆文尗，象荚生附茎下垂之形。豆象子在荚中之形。《广雅》云：大豆，菽也。小豆，荅也。角曰荚，叶曰藿，茎曰萁。

集解〔《别录》曰〕大豆生太山平泽，九月采之。

〔颂曰〕今处处种之。有黑白二种，入药用黑者。紧小者为雄，用之尤佳。

〔时珍曰〕大豆有黑、白、黄、褐、青、斑数色：黑者名乌豆，可入药及充食，作豉；黄者可作腐，榨油，造酱；余但可作腐及炒食而已。皆以夏至前后下种，苗高三四尺，叶团有尖，秋开小白花成丛，结荚长寸余，经霜乃枯。

【气味】甘，平，无毒。

【主治】生研，涂痈肿。煮汁饮，杀鬼毒，止痛。（《本经》）

逐水胀，除胃中热痹，伤中淋露，下瘀血，散五脏结积内寒。杀乌头毒，炒为屑，主胃中热，除痹去肿，止腹胀消谷。（《别录》）

煮食，治温毒水肿。（《蜀本》）

调中下气，通关脉，制金石药毒，治牛马温毒。（《日华》）

煮汁，解礜石、砒石、甘遂、天雄、附子、射罔、巴豆、芫青、斑蝥、百药之毒及蛊毒。入药，治下痢脐痛。冲酒，治风痓及阴毒腹痛。牛胆贮之，止消渴。（时珍）

炒黑，热投酒中饮之，治风痹瘫缓口噤，产后头风。食罢生吞半两，去心胸烦热，热风恍惚，明目镇

心，温补。久服，好颜色，变白不老。煮食性寒，下热气肿，压丹石烦热。汁，消肿。（藏器）

主中风脚弱，产后诸疾。同甘草煮汤饮，去一切热毒气，治风毒脚气。煮食，治心痛筋挛膝痛胀满。同桑柴灰汁煮食，下水鼓腹胀。和饭捣，涂一切毒肿。疗男女阴肿，以绵裹纳之。（孟诜）

治肾病，利水下气，制诸风热，活血，解诸毒。（时珍）

【发明】〔颂曰〕《仙方》修治末服之，可以辟谷度饥。然多食令人体重，久则如故也。

〔时珍曰〕按《养老书》云：李守愚每晨水吞黑豆二七枚，谓之五脏谷，到老不衰。夫豆有五色，各治五脏。惟黑豆属水性寒，为肾之谷，入肾功多，故能治水消胀下气，制风热而活血解毒，所谓同气相求也。又按：古方称大豆解百药毒，予每试之大不然；又加甘草，其验乃奇。如此之事，不可不知。

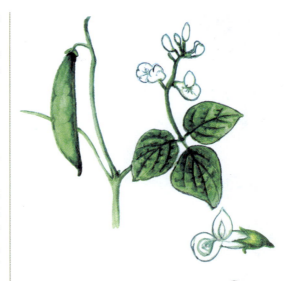

大豆

附方

服食大豆。令人长肌肤，益颜色，填骨髓，加气力，补虚能食，不过两剂。大豆五升，如作酱法，取黄捣末，以猪肪炼膏和，丸梧子大。每服五十丸至百丸，温酒下。神验秘方也。肥人不可服之。（《延年秘录》）

颈项强硬（不得顾视）。大豆一升，蒸变色，囊裹枕之。（《千金》）

风入脏中（治新久肿，风入脏中）。以大豆一斗，水五斗，煮取一斗二升，去滓。入美酒斗半，煎取九升。旦服三升取汗，神验。（《千金翼》）

风毒攻心（烦躁恍惚）。大豆半升淘净，以水二升，煮取七合，食后服之。（《心镜》）

卒风不语。大豆煮汁，煎稠如饴，含之，并饮汁。（《肘后方》）

卒然中恶。大豆二七枚，鸡子黄一个，酒半升，和匀顿服。（《千金》）

一切下血。雄黑豆紧小者，以皂角汤微浸，炒熟去皮为末，炼猪脂和，丸梧子大。每服三十丸，陈米饮下。（华佗《中藏经》）

肾虚消渴（难治者）。黑大豆（炒）、天花粉等分，为末，面糊丸梧子大。每黑豆汤下七十丸，日二。名救活丸。（《普济方》）

消渴饮水。乌豆置牛胆中，阴干百日，吞尽即瘥。（《肘后方》）

昼夜不眠。以新布火炙熨目，并蒸大豆，更番囊盛枕之，冷即易，终夜常枕之，即愈。（《肘后方》）

酒食诸毒。大豆一升，煮汁服，得吐即愈。（《广记》）

小儿头疮。黑豆炒存性研，水调敷之。（《普济方》）

染发令乌。醋煮黑大豆，去豆煎稠，染之。（《千金》）

牙齿不生（不拘大人、小儿，年多者）。用黑豆三十粒，牛粪火内烧令烟尽，研入麝香少许。先以针挑破血出，以少许揩之。不得见风，忌酸咸物。（《经验方》）

牙齿疼痛。黑豆煮酒，频频漱之，良。（周密《浩然斋视听抄》）

月经不断。用前紫汤服之，佳。

妊娠腰痛。大豆一升，酒三升，煮七合，空心饮之。（《心镜》）

子死腹中（月数未足，母欲闷绝者）。用大豆三升，以醋煮浓汁，顿服，立出。（《产乳》）

肝虚目暗（迎风下泪）。用腊月牡牛胆，盛黑豆悬风处。取出，每夜吞三七粒，久久自明。（《龙木论》）

小儿胎热。黑豆二钱，甘草一钱，入灯芯七寸，淡竹叶一片，水煎，不拘时候服。（《全幼心鉴》）

【主治】捣敷蛇咬，频易即瘥。（时珍）

附方

止渴急方。大豆苗（嫩者）三五十茎，涂酥炙黄为末。每服二钱，人参汤下。（《圣济总录》）

小便血淋。大豆叶一把，水四升，煮二升，顿服。（《千金方》）

【主治】主目盲，翳膜。（时珍）

蒸饼

《纲目》

释名 〔时珍曰〕按刘熙《释名》云：饼者，并也，溲面使合并也。有蒸饼、汤饼、胡饼、索饼、酥饼之属，皆随形命名也。

集解 〔时珍曰〕小麦面修治食品甚多，惟蒸饼其来最古，是酵糟发成单面所造，丸药所须，且能治疾，而本草不载，亦一缺也。惟腊月及寒食日蒸之，至皮裂，去皮悬之风干。临时以水浸胀，擂烂滤过，和脾胃及三焦药，甚易消化。且面已过性，不助湿热。其以果菜、油腻诸物为馅者，不堪入药。

【气味】甘，平，无毒。

【主治】消食，养脾胃，温中化滞，益气和血，止汗，利三焦，通水道。（时珍）

【发明】〔时珍曰〕按《爱竹谈薮》云：宋宁宗为郡王时，病淋，日夜凡三百起。国医罔措，或举孙琳治之。琳用蒸饼、大蒜、淡豆豉三物捣丸，令以温水下三十丸。曰：今日进三服，病当减三之一，明日亦然，三日病除。已而果然。赐以千缗。或问其说。琳曰：小儿何缘有淋，只是水道不利，三物皆能通利故尔。若琳者，其可与语医矣。

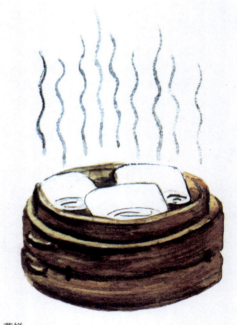

蒸饼

附方

积年下血。寒食蒸饼、乌龙尾各一两，皂角七挺（去皮酥炙），为末，蜜丸。米饮每服二十丸。（《圣惠方》）

下痢赤白。治营卫气虚，风邪袭入肠胃之间，便痢赤白，脐腹疞痛，里急后重，烦渴胀满，不进饮食。用干蒸饼（蜜拌炒）二两，御米壳（蜜炒）四两，为末，炼蜜丸芡子大。每服一丸，水一盏，煎化热服。（《传信适用妙方》）

崩中下血。陈年蒸饼，烧存性，米饮服二钱。

盗汗自汗。每夜卧时，带饥吃蒸饼一枚，不过数日即止。（《医林集要》）

一切折伤。寒食蒸饼为末。每服二钱，酒下，甚验。（《肘后方》）

汤火伤灼。馒头饼烧存性，研末，油调涂敷之。（《肘后方》）

菜部

本草纲目

李时珍曰：凡草木之可茹者谓之菜。韭、薤、葵、葱、藿，五菜也。《素问》云：五谷为养，五菜为充，所以辅佐谷气，疏通壅滞也。古者三农生九谷，场圃毓草木，以备饥馑，菜固不止于五而已。我国初周定王图草木之可济生者四百余种，为《救荒本草》，厥有旨哉。夫阴之所生，本在五味，伤在五味。谨和五味，脏腑以通，气血以流，骨正筋柔，腠理以密，可以长久。是以《内则》有训，食医有方，菜之于人，补非小也。但五气之良毒各不同，五味之所入有偏胜，民生日用而不知。

芥

《别录》上品

释名 〔时珍曰〕按王祯《农书》云：其气味辛烈，菜中之介然者，食之有刚介之象，故字从介。

集解 〔时珍曰〕芥有数种：青芥，又名刺芥，似白菘，有柔毛。有大芥，亦名皱叶芥，大叶皱纹，色尤深绿。味更辛辣。二芥宜入药用。有马芥，叶如青芥。有花芥，叶多缺刻，如萝卜英。有紫芥，茎叶皆紫如苏。有石芥，低小。

【气味】辛，温，无毒。

【主治】归鼻，除肾经邪气，利九窍，明耳目，安中。久食温中。（《别录》）

止咳嗽上气，除冷气。（《日华》）

主咳逆下气，去头面风。（孟诜）

通肺豁痰，利膈开胃。（时珍）

【发明】〔时珍曰〕芥性辛热而散，故能通肺开胃，利气豁痰。久食则积温成热，辛散太盛，耗人真元，肝木受病，昏人眼目，发人疮痔；而《别录》谓其能明耳目者，盖知暂时之快，而不知积久之害也。《素问》云：辛走气，气病无多食辛。多食辛则筋急而爪枯，此类是矣。陆佃云：望梅生津，食芥堕泪，五液之自外至也。慕而涎垂，愧而汗出，五液之自内生也。

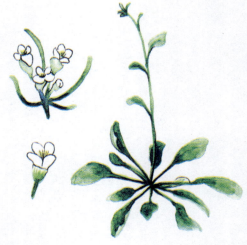

芥

散，故能利九窍，通经络，治口噤、耳聋、鼻衄之证，消瘀血、痈肿、痛痹之邪。其性热而温中，故又能利气豁痰，治嗽止吐，主心腹诸痛。

附方

牙龈肿烂（出臭水者）。芥菜秆烧存性，研末，频敷之，即愈。

痔疮肿痛。芥叶捣饼，频坐之。（谈野翁《经效方》）

附方

感寒无汗。水调芥子末填脐内，以热物隔衣熨之，取汗出妙。（杨起《简便单方》）

身体麻木。芥菜子末，醋调涂之。（《济生秘览》）

中风口噤（舌本缩者）。用芥菜子一升研，入醋二升，煎一升，敷颔颊下，效。（《圣惠方》）

雀目不见。真紫芥菜子，炒黑为末，用羊肝一具，分作八服。每用芥末三钱，捻肝上，笋箨裹定，煮熟冷食，以汁送下。（《圣济总录》）

眉毛不生。芥菜子、半夏等分，为末，生姜自然汁调搽，数次即生。（孙氏《集效方》）

反胃吐食。芥子末，酒服方寸匕，日三服。（《千金方》）

腰脊胀痛。芥子末酒调，贴之立效。（《摘玄方》）

五种瘘疾。芥子末，以水、蜜和敷，干即易之。（《广济方》）

【气味】辛，热，无毒。

【主治】归鼻，去一切邪恶疰气，喉痹。（弘景）

疰气发无常处，及射工毒，丸服之，或捣末醋和涂之，随手有验。（苏恭）

治风毒肿及麻痹，醋研敷之。扑损瘀血，腰痛肾冷，和生姜研涂贴之。又治心痛，酒调服之。（《日华》）

温中散寒，豁痰利窍，治冒寒吐食，肺寒咳嗽，风冷气痛，口噤唇紧，消散痈肿瘀血。（时珍）

【发明】〔时珍曰〕芥子功与菜同。其味辛，其气

芜菁

《别录》上品

释名 蔓菁、九英菘、诸葛菜。

集解 〔时珍曰〕蔓菁六月种者，根大而叶蠹；八月种者，叶美而根小；惟七月初种者，根叶俱良。拟卖者纯种九英，九英根大而味短，削净为菹甚佳。今燕京人以瓶腌藏，谓之闭瓮菜。

根 叶

【气味】苦，温，无毒。

【主治】利五脏，轻身益气，可长食之。（《别录》）

常食通中，令人肥健。（苏颂）

消食，下气治嗽，止消渴，去心腹冷痛，及热毒风肿，乳痈妒乳寒热。（孟诜）

【发明】〔诜曰〕九英菘出河西，叶大根亦粗长。和羊肉食甚美，常食都不见发病。冬日作菹煮羹食，消宿食，下气治嗽。诸家商略其性冷，而本草云温，恐误也。

附方

预禳时疾。立春后遇庚子日，温蔓菁汁，合家大小并服之，不限多少，一年可免时疾。（《神仙教子法》）

大醉不堪（连日病困者）。蔓菁菜入少米煮熟，去滓，冷饮之良。（《肘后方》）

阴肿如斗。生蔓菁根捣封之，治人所不能治者。（《集疗方》）

子

【气味】苦、辛，平，无毒。

【主治】明目。（《别录》）

疗黄疸，利小便。水煮汁服，主症瘕积聚。少少饮汁，治霍乱心腹胀。末服之，主目暗。为油入面膏，去黑䵣皱纹。（苏恭）

压油涂头，能变蒜发。（孟诜）

入丸药服，令人肥健。尤宜妇人。（萧炳）

【发明】〔时珍曰〕蔓菁子可升可降，能汗能吐，能下能利小便，又能明目解毒，其功甚伟，而世罕知用之何哉？夏初采子，炒过榨油，同麻油炼熟一色无异，西人多食之。点灯甚明，但烟亦损目。北魏祖斑囚地窖中，因芜菁子油灯伤明，即此也。

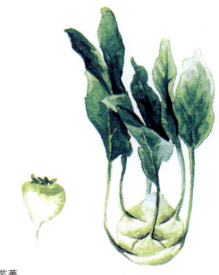

芜菁

附方

明目益气。芜菁子一升，水九升，煮汁尽，日干。如此三度。研细。水服方寸匕，日三。亦可研水和米煮粥食。（《外台秘要》）

小儿头秃。蔓菁子末，和酢敷之。一日三上。（《千金方》）

眉毛脱落。蔓菁子四两，炒研，醋和涂之。（《圣惠》）

补肝明目。芜菁子（淘过）一斤、黄精二斤同和，九蒸九晒为末。每空心米饮服二钱，日再服。又方：蔓菁子二升、决明子一升和匀，以酒五升煮干，曝为末。每服二钱，温水调下，日二。（并《圣惠》）

花

【气味】辛，平，无毒。

【主治】虚劳眼暗。久服长生，可夜读书。三月三日采花，阴干为末，每服二钱，空心井华水下。（慎微）

莱菔

《唐本草》

【释名】 芦萉、萝卜、雹突、紫花菘、温菘、土酥。〔颂曰〕紫花菘、温菘，皆南人所呼。吴人呼楚菘。广南人呼秦菘。

【集解】〔时珍曰〕莱菔，今天下通有之。大抵生沙壤者脆而甘，生瘠地者坚而辣。根、叶皆可生可熟，可菹可酱，可豉可醋，可糖可腊，可饭，乃疏中之最有利益者。

【气味】 根：辛、甘。叶：辛、苦，温，无毒。

【主治】 利关节，理颜色，练五脏恶气，制面毒，行风气，去邪热气。（萧炳）

消痰止咳，治肺痿吐血，温中补不足。同羊肉、银鱼煮食，治劳瘦咳嗽。（《日华》）

同猪肉食，益人。生捣服，治禁口痢。（汪颖）

宽胸膈，利大小便。生食，止渴宽中；煮食，化痰消导。（宁原）

主吞酸，化积滞，解酒毒，散瘀血，甚效。末服，治五淋。丸服，治白浊。煎汤，洗脚气。饮汁，治下痢及失音，并烟熏欲死。生捣，涂打扑、汤火伤。（时珍）

【发明】〔时珍曰〕莱菔根、叶同功，生食升气，熟食降气。苏、寇二氏言其下气速，孙真人言久食涩营卫，亦不知其生则噫气，熟则泄气，升降之不同也。大抵入太阴、阳明、少阳气分，故所主皆肺、脾、肠、胃、三焦之病。李九华云：莱菔多食渗人血。则其白人髭发，盖亦由此，非独因其下气、涩营卫也。按《洞微志》云：齐州有人病狂，云梦中见红裳女子引入宫殿中，小姑令歌，每日遂歌云：五灵楼阁晓玲珑，天府由来是此中。惆怅闷怀言不尽，一丸萝卜火吾宫。有一道士云：此犯大麦毒也。少女心神，小姑脾神。《医经》言萝卜制面毒，故曰火吾宫。火者，毁也。遂以药并萝卜治之果愈。

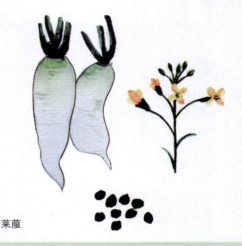

莱菔

末，铺袜内。（《圣济总录》）

满口烂疮。萝卜自然汁，频漱去涎，妙。（《濒湖集简方》）

汤火伤灼。生萝卜捣涂之。子亦可。（《圣济总录》）

子

【气味】 辛、甘，平，无毒。

【主治】 下气定喘治痰，消食除胀，利大小便，止气痛，下痢后重，发疮疹。（时珍）

【发明】〔时珍曰〕莱菔子之功，长于利气。生能升，熟能降。升则吐风痰，散风寒，发疮疹；降则定痰喘咳嗽，调下痢后重，止内痛，皆是利气之效。予曾用，果有殊绩。

附方

消渴饮水。独胜散：用出了子萝卜三枚，净洗切片，日干为末。每服二钱，煎猪肉汤澄清调下，日三服，渐增至三钱。生者捣汁亦可，或以汁煮粥食之。（《图经本草》）

肺痿咳血。萝卜和羊肉或鲫鱼，煮熟频食。（《普济方》）

脚气走痛。萝卜煎汤洗之。仍以萝卜晒干为

附方

上气痰嗽（喘促唾脓血）。以莱菔子一合，研细煎汤，食上服之。（《食医心镜》）

久嗽痰喘。萝卜子（炒）、杏仁（去皮尖，炒）等分，蒸饼丸麻子大。每服三五丸，时时津咽。（《医学集成》）

菜 部

高年气喘。萝卜子炒,研末,蜜丸梧子大。每服五十丸,白汤下。(《济生秘览》)

【主治】用糟下酒藏,食之甚美,明目。(士良)

韭

《别录》中品

■释名 草钟乳、起阳草。〔颂曰〕按许慎《说文》:韭字象叶出地上形。一种而久生,故谓之韭。一岁三四割,其根不伤,至冬壅培之,先春复生,信乎久生者也。〔藏器曰〕俗谓韭是草钟乳,言其温补也。

■集解 〔时珍曰〕韭丛生丰本,长叶青翠。可以根分,可以子种。其性内生,不得外长。叶高三寸便剪,剪忌日中。一岁不过五剪,收子者只可一剪。八月开花成丛,收取腌藏供馔,谓之长生韭,言剪而复生,久而不乏也。

【气味】辛、微酸,温,涩,无毒。

【主治】归心,安五脏,除胃中热,利病人,可久食。(《别录》)

叶:煮鲫鱼鲊食,断卒下痢。根:入生发膏用。(弘景)

根、叶:煮食,温中下气,补虚益阳,调和脏腑,令人能食,止泄血脓,腹中冷痛。生捣汁服,主胸痹骨痛不可触者,又解药毒,疗狂狗咬人数发者,亦涂诸蛇虺、蝎虿、恶虫毒。(藏器)

饮生汁,主上气喘息欲绝,解肉脯毒。煮汁饮,止消渴盗汗。熏产妇血运,洗肠痔脱肛。(时珍)

【发明】〔弘景曰〕此菜殊辛臭,虽煮食之,便出犹熏灼,不如葱、薤,熟即无气,最是养生所忌。

〔时珍曰〕韭,叶热根温,功用相同。生则辛而散血,熟则甘而补中。入足厥阴经,乃肝之菜也。《素问》言心病宜食韭,《食鉴本草》言归肾,文虽异而理则相贯。盖心乃肝之子,肾乃肝之母,母能令子实,虚则补其母也。道家目为五荤之一,谓其能昏人神而动虚阳也。有一贫叟病噎膈,食入即吐,胸中刺痛。或令取韭汁,入盐、梅、卤汁少许,细呷,得入渐加,忽吐稠涎数升而愈。此亦仲景治胸痹用薤白,皆取其辛温能散胃脘痰饮恶血之义也。

■附方

夜出盗汗。韭根四十九根,水二升,煮一升,顿服。(《千金方》)

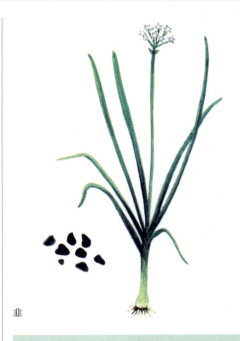

韭

消渴引饮。韭苗日用三五两,或炒或作羹,勿入盐,入酱无妨。吃至十斤即住,极效。过清明勿吃。有人病此,引饮无度,得此方而愈。(秦运副方)

脱肛不收。生韭一斤(切),以酥拌炒熟,绵裹作二包,更互熨之,以入为度。(《圣惠》)

小儿胎毒。初生时,以韭汁少许灌之,即吐出恶水恶血,永无诸疾。(《四声本草》)

小儿腹胀。韭根捣汁,和猪肪煎服一合。间日一服,取愈。(《秘录》)

五般疮癣。韭根炒存性,捣末,以猪脂和涂之。数度愈。(《经验方》)

聤耳出汁。韭汁日滴三次。(《圣惠方》)

259

生姜

《别录》中品

释名 〔时珍曰〕王安石《字说》云：姜能疆御百邪，故谓之姜。初生嫩者其尖微紫，名紫姜，或作子姜；宿根谓之母姜也。

集解 〔时珍曰〕姜宜原隰沙地。四月取母姜种之。五月生苗如初生嫩芦，而叶稍阔似竹叶，对生，叶亦辛香。秋社前后新芽顿长，如列指状，采食无筋，谓之子姜。

【气味】辛，微温，无毒。

【主治】久服去臭气，通神明。（《本经》）

归五脏，除风邪寒热，伤寒头痛鼻塞，咳逆上气，止呕吐，去痰下气。（《别录》）

去水气满，疗咳嗽时疾。和半夏，主心下急痛。又汁和杏仁作煎，下一切结气实，心胸拥隔冷热气，神效。捣汁和蜜服，治中热呕逆不能下食。（甄权）

散烦闷，开胃气。汁作煎服，下一切结实，冲胸膈恶气，神验。（孟诜）

破血调中，去冷气。汁，解药毒。（藏器）

除壮热，治痰喘胀满，冷痢腹痛，转筋心满，去胸中臭气、狐臭，杀腹内长虫。（张鼎）

益脾胃，散风寒。（元素）

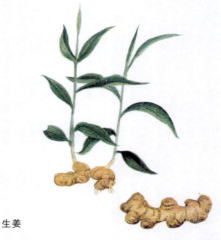

生姜

生用发散，熟用和中。解食野禽中毒成喉痹。浸汁，点赤眼。捣汁和黄明胶熬，贴风湿痛甚妙。（时珍）

葱

《本经》中品

释名 芤、菜伯、和事草、鹿胎。〔时珍曰〕葱从囱。外直中空，有囱通之象也。芤者，草中有孔也，故字从孔，芤脉象之。葱初生曰葱针，叶曰葱青，衣曰葱袍，茎曰葱白，叶中涕曰葱苒。诸物皆宜，故云菜伯、和事。

集解 〔恭曰〕葱有数种，山葱曰茖葱，疗病似胡葱。其人间食葱有二种：一种冻葱，经冬不死，分茎栽莳而无子。一种汉葱，冬即叶枯。食用入药，冻葱最善，气味亦佳也。

〔颂曰〕入药用山葱、胡葱，食品用冬葱、汉葱。又有一种楼葱，亦冬葱类，江南人呼为龙角葱，荆楚间多种之，其皮赤，每茎上出歧如八角，故云。

〔时珍曰〕冬葱即慈葱，或名太官葱。谓其茎柔细而香，可以经冬，太官上供宜之，故有数名。汉葱一名木葱，其茎粗硬，故有木名。冬葱无子。汉葱春末开花成丛，青白色。其子味辛色黑，有皱纹，作三瓣状。收取阴干，勿令浥郁，可种可栽。

葱茎白

【气味】辛，平。叶：温。根须：平。并无毒。

【主治】作汤，治伤寒寒热，中风面目浮肿，能出汗。（《本经》）

伤寒骨肉碎痛，喉痹不通，安胎，归目益目睛，除肝中邪气，安中利五脏，杀百药毒。根：治伤寒头痛。（《别录》）

主天行时疾，头痛热狂，霍乱转筋，及奔豚气、脚气，心腹痛，目眩，止心迷闷。（《大明》）

通关节，止衄血，利大小便。（孟诜）

治阳明下痢、下血。（李杲）

达表和里，止血。（宁原）

除风湿，身痛麻痹，虫积心痛，止大人阳脱、阴毒腹痛，小儿盘肠内钓，妇人妊娠溺血，通乳汁，散乳痈，利耳鸣，涂犬伤，制蚯蚓毒。（时珍）

杀一切鱼、肉毒。（士良）

附方

感冒风寒（初起）。即用葱白一握，淡豆豉半合，泡汤服之，取汗。（《濒湖集简方》）

伤寒头痛（如破者）。连须葱白半斤，生姜二两，水煮温服。（《活人书》）

时疾头痛（发热者）。以连根葱白二十根，和米煮粥，入醋少许，热食取汗即解。（《济生秘览》）

数种伤寒（初起一二日，不能分别者）。用上法取汗。

伤寒劳复（因交接者，腹痛卵肿）。用葱白捣烂，苦酒一盏，和服之。（《千金方》）

风湿身痛。生葱擂烂，入香油数点，水煎，调川芎䓖、郁金末一钱服，取吐。（《丹溪心法》）

妊娠伤寒（赤斑变为黑斑，尿血者）。以葱白一把，水三升，煮热服汁，食葱令尽，取汗。（《伤寒类要》）

六月孕动（困笃难救者）。葱白一大握，水三升，煎一升，去滓顿服。（杨氏《产乳》）

胎动下血（病痛抢心）。杨氏《产乳》方：用葱白煮浓汁饮之。未死即安，已死即出。未效再服。一方：加川芎。一方：用银器同米煮粥及羹食。（《梅师方》）

卒心急痛（牙关紧闭欲绝）。以老葱白五茎去皮须，捣膏，以匙送入咽中，灌以麻油四两，但得下咽即苏。少顷，虫积皆化黄水而下，永不再发。累得救人。（《瑞竹堂方》）

霍乱烦躁（坐卧不安）。葱白二十茎，大枣二十枚，水三升，煎二升，分服。（《梅师方》）

腹皮麻痹不仁者。多煮葱白食之，即自愈。（危氏方）

小便闭胀（不治杀人）。葱白三斤，剉炒帕盛，二个更互熨小腹，气透即通也。（许学士《本事方》）

大小便闭。捣葱白和酢，封小腹上。仍灸七壮。（《外台秘要》）

小便淋涩（或有血者）。以赤根楼葱近根截一

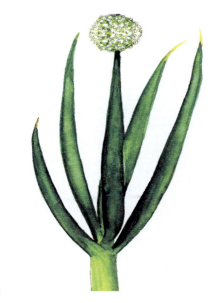

葱

寸许，安脐中，以艾灸七壮。（《经验方》）

阴囊肿痛。葱白、乳香捣涂，即时痛止肿消。又方：用煨葱入盐，杵如泥，涂之。

小便溺血。葱白一握，郁金一两，水一升，煎二合，温服。一日三次。（《普济方》）

赤白下痢。葱白一握细切，和米煮粥，日日食之。（《食医心镜》）

【主治】煨研，敷金疮水入皲肿。盐研，敷蛇、虫伤及中射工、溪毒。（《日华》）

主水病足肿。（苏颂）

利五脏，益目精，发黄疸。（思邈）

附方

水病足肿。葱茎叶煮汤渍之，日三五次妙。（韦宙《独行方》）

小便不通。葱白连叶捣烂，入蜜，合外肾上，即通。（《永类钤方》）

疮伤风水（肿痛）。取葱青叶和干姜、黄檗等分，煮汤浸洗，立愈。（《食疗》）

【气味】辛，温，滑，无毒。

261

【主治】溺血，饮之。解藜芦及桂毒。（《别录》）
散瘀血，止衄止痛，治头痛耳聋，消痔漏，解众药毒。（时珍）
能消桂为水，化五石，《仙方》所用。（弘景）

附方

金疮出血（不止）。取葱灸热，挼汁涂之即止。（《梅师方》）

火焰丹毒（从头起者）。生葱汁涂之。

痔瘘作痛。葱涎、白蜜和涂之，先以木鳖子煎汤熏洗，其冷如冰即效。一人苦此，早间用之，午刻即安也。（唐仲举方）

【主治】通气。（孟诜）
疗饱食房劳，血渗入大肠，便血肠澼成痔，日干，

研末，每服二钱，温酒下。（时珍）

附方

喉中肿塞（气不通者）。葱须阴干为末，每用二钱，入蒲州胆矾末一钱，和匀。每用一字，吹之。（《杜壬方》）

【主治】心脾痛如锥刀刺，腹胀。用一升，同吴茱萸一升，水一大升八合，煎七合，去滓，分三服，立效。（颂）

【气味】辛，大温，无毒。
【主治】明目，补中气不足。（《本经》）
温中益精。（《日华》）
宜肺，归头。（思邈）

蘩缕

《别录》下品

释名 蘩缕、滋草、鹅肠菜。〔时珍曰〕此草茎蔓甚繁，中有一缕，故名。俗呼鹅儿肠菜，象形也。易于滋长，故曰滋草。《古乐府》云：为乐当及时，何能待来滋。滋乃草名，即此也。

集解 〔《别录》曰〕蘩缕，五月五日日中采，干用。
〔恭曰〕此即是鸡肠也。多生湿地坑渠之侧。流俗通谓鸡肠，雅士总名蘩缕。
〔颂曰〕即鸡肠也。南中多有之，生于田野间。近京下湿地亦或有之。叶似荇菜而小。夏秋间生小白黄花。其茎梗作蔓，断之有丝缕。又细而中空，似鸡肠，因得此名。
〔时珍曰〕蘩缕即鹅肠，非鸡肠也。下湿地极多。正月生苗，叶大如指头。细茎引蔓，断之中空，有一缕如丝。作蔬甘脆。三月以后渐老。开细瓣白花。结小实大如稗粒，中有细子如葶苈子。吴瑞《本草》谓黄花者为蘩缕，白花者为鸡肠，亦不然。二物盖相似。但鹅肠味甘，茎空有缕，花白色；鸡肠味微苦，咀之涎滑，茎中无缕，色微紫，花亦紫色，以此为别。

【气味】酸，平，无毒。
【主治】积年恶疮、痔不愈。（《别录》）
破血，下乳汁，产妇宜食之。产后腹有块痛，以酒炒绞汁温服。又暴干为末，醋糊和丸，空腹服五十丸，取下恶血。（藏器）

发明 〔弘景曰〕此菜五月五日采，暴干，烧作

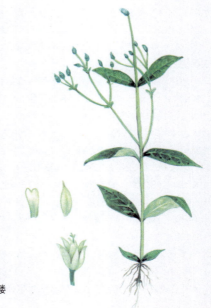

蘩缕

屑，疗杂疮有效。亦杂百草服之，不止此一种也。

〔诜曰〕治恶疮有神效之功，捣汁涂之。作菜食，益人。须五月五日者乃验。又曰：能去恶血。不可久食，恐血尽。

附方

丈夫阴疮（茎及头溃烂，痛不可忍，久不瘥者）。以五月五日繁缕烧焦五分，入新出蚯蚓屎二分，入少水，和研作饼，贴之。干即易。禁酒、面、五辛及热食等物。甚效。（扁鹊方）

小便卒淋。繁缕草满两手，水煮，常常饮之。（《范汪东阳方》）

食治乌髭。繁缕为齑，久久食之，能乌髭发。（《圣惠方》）

苋

《本经》上品

释名 〔时珍曰〕按陆佃《埤雅》云：苋之茎叶，皆高大而易见，故其字从见，指事也。

集解 〔《别录》曰〕苋实，一名莫实，细苋亦同。生淮阳川泽及田中。叶如蓝。十一月采。

〔弘景曰〕苋实当是白苋。所以云细苋亦同，叶如蓝也。细苋即糠苋，食之乃胜，而并冷利。被霜乃熟，故云十一月采。又有赤苋，茎纯紫，不堪食。马苋别一种，布地生，实至微细，俗呼马齿苋，恐非苋实也。

〔时珍曰〕苋并三月撒种。六月以后不堪食。老则抽茎如人长，开细花成穗。穗中细子，扁而光黑，与青葙子、鸡冠子无别，九月收之。细苋即野苋也，北人呼为糠苋，柔茎细叶，生即结子，味比家苋更胜。俗呼青葙苗为鸡冠苋，亦可食。

【气味】甘，冷利，无毒。

【主治】白苋：补气除热，通九窍。（孟诜）

赤苋：主赤痢，射工、沙虱。（苏恭）

紫苋：杀虫毒，治气痢。（藏器）

六苋：并利大小肠，治初痢，滑胎。（时珍）

【发明】〔弘景曰〕人苋、细苋并冷利。赤苋疗赤下而不堪食。方用苋菜甚稀，断谷方中时用之。

〔诜曰〕五月五日收苋菜，和马齿苋为细末，等分，与妊娠人常服，令易产也。

〔震亨曰〕红苋入血分善走，故与马苋同服，能下胎。或煮食之，令人易产。

附方

产后下痢（赤白者）。用紫苋菜一握切煮汁，入粳米三合，煮粥，食之立瘥也。（《寿亲养老书》）

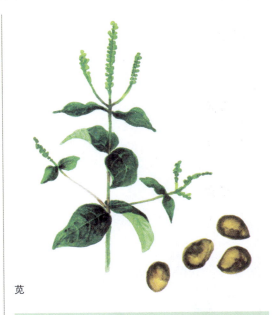

苋

蜈蚣螫伤。取灰苋叶擦之即止。（谈野翁方）

诸蛇螫人。紫苋捣汁饮一升，以滓涂之。（《集验方》）

【气味】甘，寒，无毒。

【主治】青盲，明目除邪，利大小便，去寒热。久服益气力，不饥轻身。（《本经》）

治白翳，杀蛔虫。（《别录》）

益精。(《大明》)

肝风客热，瞖目黑花。(时珍)

【发明】〔时珍曰〕芡实与青葙子同类异种，故其治目之功亦仿佛也。

> **附方**
>
> 利大小便。芡实(为末)半两，分二服，新汲水下。(《圣惠》)

【主治】阴下冷痛，入腹则肿满杀人，捣烂敷之。(时珍)

> **附方**
>
> 牙痛。芡根晒干，烧存性为末，搐之。再以红灯笼草根煎汤漱之。(孙氏《集效方》)

胡萝卜

《纲目》

■**释名**　〔时珍曰〕元时始自胡地来，气味微似萝卜，故名。

■**集解**　〔时珍曰〕胡萝卜今北土、山东多莳之，淮、楚亦有种者。八月下种，生苗如邪蒿，肥茎有白毛，辛臭如蒿，不可食。冬月掘根，生、熟皆可啖，兼果、蔬之用。

【气味】甘、辛，微温，无毒。

【主治】下气补中，利胸膈肠胃，安五脏，令人健食，有益无损。(时珍)

【主治】久痢。(时珍)

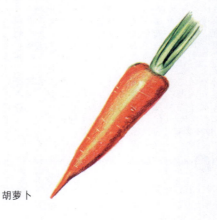

胡萝卜

蒲公英

《唐本草》

■**释名**　耩耨草、金簪草、黄花地丁。

■**集解**　〔时珍曰〕地丁江之南北颇多，他处亦有之，岭南绝无。小科布地，四散而生，茎、叶、花、絮并似苦苣，但小耳。嫩苗可食。

【气味】甘，平，无毒。

【主治】妇人乳痈肿，水煮汁饮及封之，立消。(恭)解食毒，散滞气，化热毒，消恶肿、结核、丁肿。(震亨)

【发明】〔震亨曰〕此草属土，开黄花，味甘。解食毒，散滞气，可入阳明、太阴经。化热毒，消肿核，有奇功。同忍冬藤煎汤，入少酒佐服，治乳痈，服罢欲

菜 部

睡，是其功也。睡觉微汗，病即安矣。

〔时珍曰〕萨谦斋《瑞竹堂方》有擦牙乌须发还少丹，甚言此草之功，盖取其能通肾也。故东垣李氏言其为少阴本经必用之药，而著本草者不知此义。

附方

乳痈红肿。蒲公英一两，忍冬藤二两，捣烂。水二钟，煎一钟，食前服。睡觉病即去矣。（《积德堂方》）

疔疮疗毒。蒲公英捣烂覆之，即黄花地丁也。别更捣汁，和酒煎服，取汗。（唐氏方）

多年恶疮。蒲公英捣烂贴。（《救急方》）

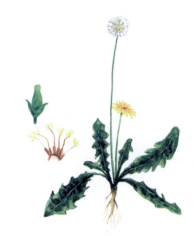

蒲公英

莴苣

《食疗》

释名 莴菜、千金菜。〔时珍曰〕按彭乘《墨客挥犀》云：莴菜自呙国来，故名。

集解 〔时珍曰〕莴苣，正二月下种，最宜肥地。叶似白苣而尖，色稍青，折之有白汁黏手。四月抽薹，高三四尺。剥皮生食，味如胡瓜。糟食亦良。

 菜

【气味】苦，冷，微毒。

【主治】利五脏，通经脉，开胸膈，功同白苣。（藏器）

利气，坚筋骨，去口气，白齿牙，明眼目。（宁原）

附方

小便不通。莴苣菜捣敷脐上即通。（《卫生易简方》）

 子

【主治】下乳汁，通小便，治阴肿、痔漏下血、伤损作痛。（时珍）

附方

乳汁不行。莴苣子一合，生甘草三钱，糯米、

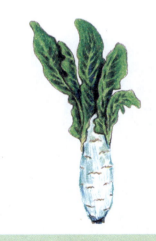

莴苣

粳米各半合，煮粥频食之。

阴囊癞肿。莴苣子一合，捣末，水一盏，煎五沸，温服。

闪损腰痛。趁痛丸：用白莴苣子（炒）三两，白粟米（炒）一撮，乳香、没药、乌梅肉各半两，为末，炼蜜丸弹子大。每嚼一丸，热酒下。（《玉机微义》）

髭发不生（疖疮疤上不生髭发）。先以竹刀刮损，以莴苣子拗猢狲姜末，频擦之。（《摘玄方》）

蕨

《拾遗》

【释名】 鳖。〔时珍曰〕陆佃《埤雅》云：蕨初生无叶，状如雀足之拳，又如人足之蹶，故谓之蕨。

【集解】 〔时珍曰〕蕨，处处山中有之。二、三月生芽，拳曲状如小儿拳。长则展开如凤尾，高三四尺。其茎嫩时采取，以灰汤煮去涎滑，晒干作蔬，味甘滑，亦可醋食。其根紫色，皮内有白粉，捣烂再三洗澄，取粉作粔籹，荡皮作线食之，色淡紫，而甚滑美也。

【气味】 甘，寒，滑，无毒。

【主治】 去暴热，利水道，令人睡。（藏器）

【发明】 〔藏器曰〕多食消阳气，故令人睡、弱人脚。四皓食芝而寿，夷齐食蕨而夭，固非良物。

〔时珍曰〕蕨之无益，为其性冷而滑，能利水道，泄阳气，降而不升，耗人真元也。四皓采芝而心逸，夷齐采蕨而心忧，其寿其夭，于蕨何与焉？陈公之言，可谓迂哉。然饥人濒死，赖蕨延活，又不无济世之功。

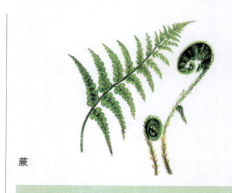

蕨

附方

肠风热毒。蕨菜花焙，为末。每服二钱，米饮下。（《圣惠》）

薯蓣

《本经》上品

【释名】 土东进、山诸、山藷、山药、玉延。〔宗奭曰〕薯蓣，因唐代宗名预，避讳改为薯药；又因宋英宗讳曙，改为山药，尽失当日本名。恐岁久以山药为别物，故详著之。

【集解】 〔时珍曰〕薯蓣入药，野生者为胜；若供馔，则家种者为良。四月生苗延蔓，紫茎绿叶。叶有三尖，似白牵牛叶而更光润。五、六月开花成穗，淡红色。结荚成簇，荚凡三棱合成，坚而无仁。其子别结于一旁，状似雷丸，大小不一，皮色土黄而肉白，煮食甘滑，与其根同。

【气味】 甘，温，平，无毒。

【主治】 伤中，补虚羸，除寒热邪气，补中，益气力，长肌肉，强阴。久服，耳目聪明，轻身不饥延年。（《本经》）

主头面游风，头风眼眩，下气，止腰痛，治虚劳羸瘦，充五脏，除烦热。（《别录》）

补五劳七伤，去冷风，镇心神，安魂魄，补心气不足，开达心孔，多记事。（甄权）

生捣贴肿硬毒，能消散。（震亨）

【发明】 〔李杲曰〕山药入手太阴。张仲景八味丸用干山药，以其凉而能补也。亦治皮肤干燥，以此润之。

〔时珍曰〕按吴绶云：山药入手、足太阴二经，补其不足，清其虚热。又按王履《溯洄集》云：山药虽入手太阴，然肺为肾之上源，源既有滋，流岂无益，此八味丸所以用其强阴也。又按曹毗《杜兰香传》云：食薯蓣可以辟雾露。

附方

补益虚损。益颜色，补下焦虚冷，小便频数，瘦损无力。用薯蓣于沙盆中研细，入铫中，以酒一大匙熬令香，旋添酒一盏煎搅令匀，空心饮之。每旦一服。（《圣惠方》）

脾胃虚弱（不思饮食）。山芋、白术各一两，人参七钱半，为末，水糊丸小豆大，每米饮下四五十丸。（《普济方》）

湿热虚泄。山药、苍术等分，饭丸，米饮服。大人小儿皆宜。（《濒湖经验方》）

项后结核（或赤肿硬痛）。以生山药一挺（去皮），蓖麻子二个同研，贴之如神。（《救急易方》）

心腹虚胀。手足厥逆，或饮苦寒之剂多，未食先呕，不思饮食。山药半生半炒，为末。米饮服二钱，一日二服，大有功效。忌铁器、生冷。（《普济方》）

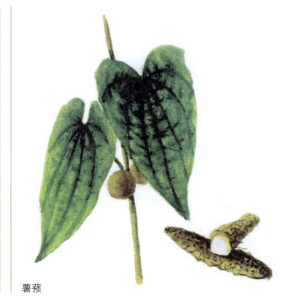

薯蓣

莳萝

宋《开宝》

释名 慈谋勒、小茴香。〔时珍曰〕莳萝、慈谋勒，皆番言也。

集解 〔藏器曰〕莳萝生佛誓国，实如马芹子，辛香。

〔颂曰〕今岭南及近道皆有之。三月、四月生苗，花实大类蛇床而簇生，辛香，六、七月采实。今人多用和五味，不闻入药用。

〔时珍曰〕其子簇生，状如蛇床子而短，微黑，气辛臭，不及茴香。

〔嘉谟曰〕俗呼莳萝椒。内有黑子，但皮薄色褐不红耳。

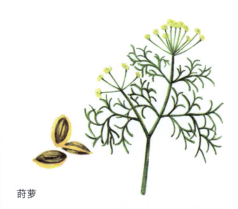

莳萝

苗

【气味】辛，温，无毒。

【主治】下气利膈。（时珍）

子

【气味】辛，温，无毒。

【主治】小儿气胀，霍乱呕逆，腹冷不下食，两肋痞满。（藏器）

健脾，开胃气，温肠，杀鱼、肉毒，补水脏，治肾气，壮筋骨。（《日华》）

附方

闪挫腰痛。莳萝作末，酒服二钱匕。（《永类钤方》）

牙齿疼痛。舶上莳萝、芸薹子、白芥子等分，研末。口中含水，随左右嗜鼻，神效。（《圣惠方》）

百合

《本经》中品

释名 强瞿、蒜脑薯。〔时珍曰〕百合之根,以众瓣合成也。或云专治百合病故名,亦通。

集解 〔时珍曰〕百合一茎直上,四向生叶。叶似短竹叶,不似柳叶。五、六月茎端开大白花,长五寸,六出,红蕊四垂向下,色亦不红。红者叶似柳,乃山丹也。

【气味】甘,平,无毒。

【主治】邪气腹胀心痛,利大小便,补中益气。(《本经》)

除浮肿胪胀,痞满寒热,通身疼痛,及乳难喉痹,止涕泪。(《别录》)

安心定胆益志,养五脏,治癫邪狂叫惊悸,产后血狂运,杀蛊毒气,胁痈乳痈发背诸疮肿。(《大明》)

温肺止嗽。(元素)

【发明】〔颂曰〕张仲景治百合病,有百合知母汤、百合滑石代赭汤、百合鸡子汤、百合地黄汤,凡四方。病名百合而用百合治之,不识其义。

〔颖曰〕百合新者,可蒸可煮,和肉更佳;干者作粉食,最益人。

〔时珍曰〕按王维诗云:冥搜到百合,真使当重肉。果堪止泪无,欲纵望江目。盖取本草百合止涕泪之说。

附方

肺脏壅热(烦闷咳嗽者)。新百合四两,蜜和蒸软,时时含一片,吞津。(《圣惠方》)

肺病吐血。新百合捣汁,和水饮之。亦可煮

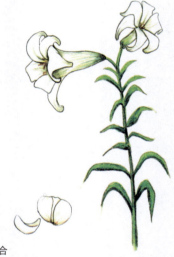

百合

食。(《卫生易简》)

耳聋耳痛。干百合为末,温水服二钱,日二服。(《胜金方》)

【主治】小儿天泡湿疮,暴干研末,菜子油涂,良。(时珍)

【主治】酒炒微赤,研末汤服,治肠风下血。(思邈)

冬瓜

《本经》上品

释名 白瓜、水芝、地芝。〔时珍曰〕冬瓜,以其冬熟也。

集解 〔时珍曰〕冬瓜三月生苗引蔓,大叶团而有尖,茎叶皆有刺毛。六、七月开黄花,结实大者径尺余,长三四尺,嫩时绿色有毛,老则苍色有粉,其皮坚厚,其肉肥白。其瓤谓之瓜练,白虚如絮，可以浣练衣服。

【气味】甘，微寒，无毒。

【主治】小腹水胀，利小便，止渴。（《别录》）

捣汁服，止消渴烦闷，解毒。（弘景）

益气耐老，除心胸满，去头面热。（孟诜）

消热毒痈肿。切片摩痱子，甚良。（《大明》）

【发明】〔诜曰〕热者食之佳，冷者食之瘦人。煮食练五脏，为其下气故也。欲得体瘦轻健者，则可长食之；若要肥，则勿食也。

〔宗奭曰〕凡患发背及一切痈疽者，削一大块置疮上，热则易之，分散热毒气甚良。

〔震亨曰〕冬瓜性走而急。寇氏谓其分散热毒气，盖亦取其走而性急也。久病者、阴虚者忌之。孙真人言：九月勿食，令人反胃。须被霜食之乃佳。

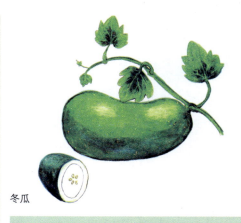

冬瓜

出，破开取清水日饮之。或烧熟绞汁饮之。（《圣济总录》）

消渴骨蒸。大冬瓜一枚去瓤，入黄连末填满，安瓮内，待瓜消尽，同研，丸梧子大。每服三四十丸，煎冬瓜汤下。（《经验》）

面黑令白。冬瓜一个，竹刀去皮切片，酒一升半，水一升，煮烂滤去滓，熬成膏，瓶收，每夜涂之。（《圣济总录》）

附方

消渴不止。冬瓜一枚削皮，埋湿地中，一月取

苜蓿

《别录》上品

释名 木粟、光风草。〔时珍曰〕苜蓿，郭璞作牧宿。谓其宿根自生，可饲牧牛马也。又罗愿《尔雅翼》作木粟，言其米可炊饭也。

集解 〔时珍曰〕《杂记》言苜蓿原出大宛，汉使张骞带归中国。然今处处田野有之，陕、陇人亦有种者，年年自生。刈苗作蔬，一年可三刈。二月生苗，一科数十茎，茎颇似灰藋。一枝三叶，叶似决明叶，而小如指顶，绿色碧艳。入夏及秋，开细黄花。结小荚圆扁，旋转有刺，数荚累累，老则黑色。内有米如穄米，可为饭，亦可酿酒，罗愿以此为鹤顶草，误矣。鹤顶，乃红心灰藋也。

【气味】苦，平，涩，无毒。

【主治】安中利人，可久食。（《别录》）

利五脏，轻身健人，洗去脾胃间邪热气，通小肠诸恶热毒，煮和酱食，亦可作羹。（孟诜）

利大小肠。（宗奭）

干食益人。（苏颂）

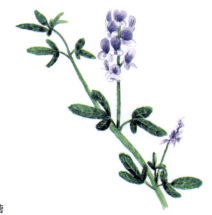

苜蓿

壶卢

《日华》

【释名】 瓠瓜、匏瓜。〔时珍曰〕壶,酒器也。卢,饭器也。此物各象其形,又可为酒饭之器,因以名之。

【集解】〔时珍曰〕长瓠、悬瓠、壶卢、匏瓜、蒲卢,名状不一,其实一类各色也。处处有之,但有迟早之殊。

【气味】甘,平,滑,无毒。

【主治】消渴恶疮,鼻口中肉烂痛。(思邈)

消热,服丹石人宜之。(孟诜)

除烦,治心热,利小肠,润心肺,治石淋。(《大明》)

【附方】

腹胀黄肿。用亚腰壶卢连子烧存性,每服一个,食前温酒下。不饮酒者,白汤下。十余日见效。(《简便方》)

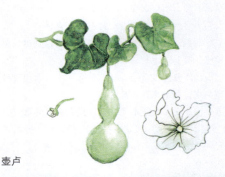

壶卢

【附方】

预解胎毒。七、八月,或三伏日,或中秋日,剪壶卢(须如环子脚者)阴干,于除夜煎汤浴小儿,则可免出痘。(唐瑶《经验方》)

叶

【气味】甘,平,无毒。

【主治】为茹耐饥。(思邈)

蔓 须 花

【主治】解毒。(时珍)

子

【主治】齿龈或肿或露,齿摇疼痛,用八两同牛膝四两,每服五钱,煎水含漱,日三四次。(《御药院方》)

茄

宋《开宝》

【释名】 落苏、昆仑瓜、草鳖甲。〔颂曰〕按段成式云:茄(音加),乃莲茎之名。今呼茄菜,其音若伽,未知所自也。

【集解】〔颂曰〕茄子处处有之。其类有数种:紫茄、黄茄,南北通有;白茄、青水茄,惟北土有之。入药多用黄茄,其余惟可作菜茹尔。江南一种藤茄,作蔓生,皮薄似壶卢,亦不闻中药。〔宗奭曰〕新罗国出一种茄,形如鸡子,淡光微紫色,蒂长味甘。今中国已遍有之。〔时珍曰〕茄种宜于九月黄熟时收取,洗净曝干,至二月下种移栽。株高二三尺,叶大如掌。自夏至秋,开紫花,五瓣相连,五棱如缕,黄蕊绿蒂,蒂包其茄。茄中有瓤,瓤中有子,子如脂麻。其茄有团如栝楼者,长四五寸者。有青茄、紫茄、白茄。白茄亦名银茄,更胜青者。诸茄至老皆黄,苏颂以黄茄为一种,似未深究也。

【气味】甘,寒,无毒。

【主治】寒热,五脏劳。(孟诜)

老裂者烧灰,治乳裂。(震亨)

散血止痛，消肿宽肠。（时珍）

【发明】〔宗奭曰〕蔬圃中惟此无益。《开宝本草》并无主治，止说损人。后人虽有处治之法，终与正文相失。圃人又下于暖处，厚加粪壤，遂于小满前后求贵价以售。既不以时，损人益多。不时不食，乌可忽也。

〔震亨曰〕茄属土，故甘而喜降，大肠易动者忌之。老实治乳头裂，茄根煮汤渍冻疮，折蒂烧灰治口疮，俱获奇效，皆甘以缓火之意也。

〔时珍曰〕段成式《酉阳杂俎》言茄厚肠胃，动气发疾。盖不知茄之性滑，不厚肠胃也。

附方

久患下血。大茄种三枚，每用一枚，湿纸包煨熟，安瓶内，以无灰酒一升半沃之，蜡纸封闭三日，去茄暖饮。（《普济方》）

大风热痰。用黄老茄子（大者）不计多少，以新瓶盛，埋土中，经一年尽化为水，取出入苦参末，同丸梧子大。食已及卧时酒下三十丸，甚效。此方出江南人传。（苏颂《图经本草》）

腰脚拘挛（腰脚风血积冷，筋急拘挛疼痛者）。取茄子五十斤切洗，以水五斗煮取浓汁，滤去滓，更入小铛中，煎至一斗以来，即入生粟粉同煎，令稀稠得所，取出搜和，更入麝香、朱砂末，同丸如梧子大。每旦用秫米酒送下三十丸，近暮再服，一月乃瘥。男子、女人通用皆验。（《图经本草》）

磕扑青肿。老黄茄极大者，切片如一指厚，新瓦焙研为末。欲卧时温酒调服二钱匕，一夜消尽，无痕迹也。（《胜金》）

坠损跌扑（散血止痛）。重阳日收老茄子百枚，去蒂四破切之，消石十二两捣碎，以不津器先铺茄子一重，乃下消石一重，如此间铺令尽，以纸数层密封，安置净处，上下以新砖承覆，勿犯地气。至正月后取出，去纸两重，日中曝之。逐日如此，至二、三月，度茄已烂，开瓶倾出，滤去滓，别入新器中，以薄绵盖头，又曝，至成膏乃可用。每以酒调半匙，空腹饮之，日再，恶血散则痛止而愈矣。若膏久干硬，即以饭饮化动用之。（《图经本草》）

热毒疮肿。生茄子一枚，割去二分，去瓤二分，似罐子形，合于疮上即消也。如已出脓，再用取瘥。（《圣济总录》）

喉痹肿痛。糟茄或酱茄，细嚼咽汁。（《德生堂方》）

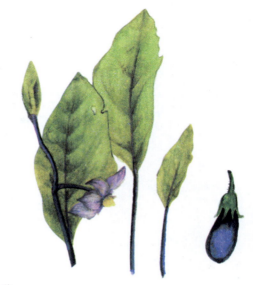

茄

蒂

【主治】烧灰，米饮服二钱，治肠风下血不止及血痔。（吴瑞）

烧灰，治口齿疮䘌。生切，擦癜风。（时珍）

【发明】〔时珍曰〕治癜风，用茄蒂蘸硫、附末掺之，取其散血也。白癜用白茄蒂，紫癜用紫茄蒂，亦各从其类耳。

附方

风蛀牙痛。茄蒂烧灰掺之。或加细辛末等分，日用之。（《仁存方》）

花

【主治】金疮牙痛。（时珍）

附方

牙痛。秋茄花干之，旋烧研涂痛处，立止。（《海上名方》）

根及枯茎叶

【主治】冻疮皴裂，煮汤渍之，良。（《开宝》）

散血消肿，治血淋下血，血痢阴挺，齿䘌口蕈。（时珍）

卷筒安入内。一日一上。（《乾坤生意》）

口中生蕈。用醋漱口，以茄母（烧灰）、飞盐等分，米醋调稀，时时擦之。（《摘玄方》）

牙齿蕈痛。茄根捣汁，频涂之。陈茄树烧灰敷之。先以露蜂房煎汤漱过。（《海上名方》）

夏月趾肿（不能行走者）。九月收茄根悬檐下，逐日煎汤洗之。（《简便》）

附方

血淋疼痛。茄叶熏干为末，每服二钱，温酒或盐汤下。隔年者尤佳。（《经验良方》）

女阴挺出。茄根烧存性，为末。油调在纸上，

竹笋

《别录》中品

释名 竹萌、竹芽、竹胎、竹子。〔时珍曰〕笋从竹、旬，谐声也。

集解〔弘景曰〕竹类甚多。笋以实中竹、篁竹者为佳。于药无用。

〔颂曰〕竹笋，诸家惟以甘竹笋为最贵。然苦竹有二种：一种出江西及闽中者，本极粗大，笋味殊苦，不可啖；一种出江浙及近道者，肉厚而叶长阔，笋味微苦，俗呼甜苦笋，食品所宜，亦不闻入药用也。

〔时珍曰〕晋武昌戴凯之、宋僧赞宁皆著《竹谱》，凡六十余种。其所产之地，发笋之时，各各不同。详见木部竹下。其笋亦有可食、不可食者。大抵北土鲜竹，惟秦、蜀、吴、楚以南则多有之。竹有雌雄，但看根上第一枝双生者，必雌也，乃有笋。土人于竹根行鞭时掘取嫩者，谓之鞭笋。江南、湖南人冬月掘大竹根下未出土者为冬笋，《东观汉记》谓之苞笋，并可鲜食，为珍品。其他则南人淡干者为玉版笋、明笋、火笋，盐曝者为盐笋，并可为蔬食也。

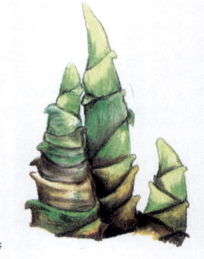

竹笋

诸竹笋

【气味】甘，微寒，无毒。

【主治】消渴，利水道，益气，可久食。（《别录》）利膈下气，化热消痰爽胃。（宁原）

苦竹笋

【气味】苦、甘，寒。

【主治】不睡，去面目并舌上热黄，消渴，明目，解酒毒，除热气，健人。（藏器）

理心烦闷，益气力，利水道，下气化痰，理风热脚气，并蒸煮食之。（《心镜》）

治出汗中风失音。（汪颖）

干者烧研入盐，擦牙疳。（时珍）

【发明】〔时珍曰〕四川叙州宜宾、长宁所出苦笋，彼人重之。

淡竹笋

【气味】甘，寒。

【主治】消痰，除热狂壮热，头痛头风，并妊妇头旋，颠仆惊悸，温疫迷闷，小儿惊痫天吊。（汪颖）

冬笋 箎笋

【气味】甘，寒。

【主治】小儿痘疹不出，煮粥食之，解毒，有发生

之义。(汪颖)

【发明】〔诜曰〕淡竹笋及中母笋虽美,然发背闷脚气。箭竹笋新者可食,陈者不宜。诸竹笋多食皆动气发冷症,惟苦竹笋主逆气,不发疾。

〔颖曰〕笋与竹沥功近。有人素患痰病,食笋而愈也。

〔瑞曰〕淡笋、甘笋、苦笋、冬笋、鞭笋皆可久食。其他杂竹笋性味不一,不宜多食。

〔时珍曰〕赞宁《笋谱》云:笋虽甘美,而滑利大肠,无益于脾,俗谓之刮肠篦。惟生姜及麻油能杀其毒。人以麻滓沃竹丛,则次年凋疏,可验矣。其蕲州丛竹、毛斑竹、匡庐扁竹、沣州方竹、岭南筀竹、䈽竹、月竹诸笋,皆苦韧不堪食也。时珍常见俗医治痘,往往劝饮笋汤,云能发痘。盖不知痘疮不宜大肠滑利,而笋有刮肠之名,则暗受其害者,不知若干人也。戒之哉,戒之哉。

翘摇

《拾遗》

释名 摇车、野蚕豆、小巢菜。〔藏器曰〕翘摇,幽州人谓之翘摇。《尔雅》云:柱夫,摇车(俗呼翘摇车)是矣。蔓生细叶,紫花可食。〔时珍曰〕翘摇,言其茎叶柔婉,有翘然飘摇之状,故名。

集解 〔藏器曰〕翘摇生平泽。蔓生如豌豆,紫花。
〔时珍曰〕处处皆有。蜀人秋种春采,老时耕转壅田。故薛田诗云:剩种豌巢沃晚田。蔓似豌豆而细,叶似初生槐芽及蒺藜,而色青黄。欲花未萼之际,采而蒸食,点酒下盐,芼羹作馅,味如小豆藿。至三月开小花,紫白色。结角,子似豌豆而小。

【气味】辛,平,无毒。
【主治】破血,止血生肌。捣汁服之,疗五种黄病,以瘥为度。(藏器)
利五脏,明耳目,去热风,令人轻健,长食不厌,甚益人。(孟诜)
止热疟,活血平胃。(时珍)

附方

活血明目。漂摇豆为末,甘草汤服二钱,日二

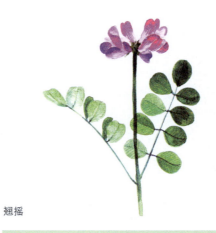

翘摇

服。(《卫生易简方》)
热疟不止。翘摇杵汁服之。(《广利方》)

胡瓜

宋《嘉祐》

释名 黄瓜。〔时珍曰〕张骞使西域得种,故名胡瓜。按杜宝《拾遗录》云:隋大业四年避讳,改胡瓜为黄瓜。与陈氏之说微异。今俗以《月令》王瓜生即此,误矣。王瓜,土瓜也。

集解 〔时珍曰〕胡瓜处处有之。正、二月下种,三月生苗引蔓。叶如冬瓜叶,亦有毛。四、五月开黄花,结瓜围二三寸,长者至尺许,青色,皮上有瘖瘟如疣子,至老则黄赤色。其子与菜瓜子同。

一种五月种者，霜时结瓜，白色而短，并生熟可食，兼蔬蓏之用，糟酱不及菜瓜也。

【气味】甘，寒，有小毒。

【主治】清热解渴，利水道。（宁原）

附方

小儿热痢。嫩黄瓜同蜜食十余枚，良。（《海上名方》）

水病肚胀（四肢浮肿）。用胡瓜一个破开，连子以醋煮一半水煮一半至烂，空心俱食之，须臾下水也。（《千金髓》）

小儿出汗。香瓜丸：用黄连、胡黄连、黄檗、川大黄（煨熟）、鳖甲（醋炙）、柴胡、芦荟、青皮等分为末。用大黄瓜（黄色者）一个，割下头，填药至满，盖定签住，慢火煨熟，同捣烂，入面糊丸绿豆大。每服二三丸，大者五七丸至十丸，食后新水下。（钱乙《小儿方》）

咽喉肿痛。老黄瓜一枚去子，入消填满，阴干为末。每以少许吹之。（《医林集要》）

火眼赤痛。五月取老黄瓜一条，上开小孔，去瓤，入芒硝令满，悬阴处，待消透出刮下，留点眼甚效。（《寿域神方》）

 叶

【气味】苦，平，有小毒。

【主治】小儿闪癖，一岁用一叶，生捼搅汁服，得吐、下良。（藏器）

 根

【主治】捣敷狐刺毒肿。（《大明》）

芋

《别录》中品

释名 土芝、蹲鸱。〔时珍曰〕按徐铉注《说文》云：芋犹吁也。大叶实根，骇吁人也。吁音芋，疑怪貌。

集解 〔弘景曰〕芋，钱塘最多。生则有毒，味蘞不可食。种芋三年，不采则成梠芋。又别有野芋，名老芋，形叶相似如一，根并杀人。

〔颂曰〕今处处有之，闽、蜀、淮、楚尤多植之。种类最多，大抵性效相近。蜀川出者，形圆而大，状若蹲鸱，谓之芋魁。彼人种以当粮食而度饥年。江西、闽中出者，形长而大。其细者如卵，生于魁旁，食之尤美。凡食芋并须栽莳者。其野芋有大毒，不可食。

〔时珍曰〕芋属虽多，有水、旱二种：旱芋山地可种，水芋水田莳之。叶皆相似，但水芋味胜。茎亦可食。芋不开花，时或七、八月间有开者，抽茎生花黄色，旁有一长萼护之，如半边莲花之状也。

 芋子

【气味】辛，平，滑，有小毒。

【主治】宽肠胃，充肌肤，滑中。（《别录》）

冷啖，疗烦热，止渴。（苏恭）

令人肥白，开胃通肠闭。产妇食之，破血；饮汁，止血渴。（藏器）

破宿血，去死肌。和鱼煮食，甚下气，调中补虚。（《大明》）

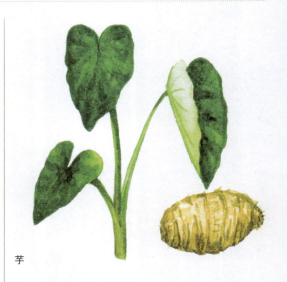

芋

【发明】〔诜曰〕芋，白色者无味，紫色者破气。煮汁啜之，止渴。十月后晒干收之，冬月食不发病。他时月不可食。又和鲫鱼、鳢鱼作臛良。久食，治人虚劳无力。又煮汁洗腻衣，白如玉也。
〔《大明》曰〕芋以姜同煮过，换水再煮，方可食之。

【主治】 除烦止泻，疗妇人心烦迷闷，胎动不安。又盐研，敷蛇虫咬，并痈肿毒痛，及署毒箭。（《大明》）

梗：擦蜂螫尤良。（宗奭）

【发明】〔慎微曰〕沈括《笔谈》云：处士刘易隐居王屋山，见一蜘蛛为蜂所螫，坠地，腹鼓欲裂，徐行入草，啮破芋梗，以疮就啮处磨之，良久腹消如故。自后用治蜂螫有验，由此。

附方

腹中癖气。生芋子一斤压破，酒五斤渍二七日。空腹每饮一升，神良。（韦宙《独行方》）

疮冒风邪《肿痛》。用白芋烧灰敷之。干即易。（《千金方》）

附方

黄水疮。芋苗晒干，烧存性研搽。（邵真人《经验方》）

【气味】 辛，冷，滑，无毒。

蕺

《别录》下品

■释名 菹菜、鱼腥草。〔时珍曰〕蕺字，段公路《北户录》作蕞，音戢。秦人谓之菹子。菹、蕺音相近也。其叶腥气，故俗呼为鱼腥草。

■集解〔恭曰〕蕺菜生湿地山谷阴处，亦能蔓生。叶似荞麦而肥，茎紫赤色。山南、江左人好生食之。关中谓之菹菜。

〔保昇曰〕茎、叶俱紫，赤英，有臭气。

〔时珍曰〕案赵叔文《医方》云：鱼腥草即紫蕺。叶似荇，其状三角，一边红，一边青。可以养猪。又有五蕺（即五毒草），花、叶相似，但根似狗脊。

【气味】 辛，微温，有小毒。

【主治】 蠼螋尿疮。（《别录》）

淡竹筒内煨熟，捣敷恶疮、白秃。（《大明》）

散热毒痈肿，疮痔脱肛，断痁疾，解硇毒。（时珍）

附方

背疮热肿。蕺菜捣汁涂之，留孔以泄热毒，冷即易之。（《经验方》）

痔疮肿痛。鱼腥草一握，煎汤熏洗，仍以草挹痔即愈。一方：洗后以枯矾入片脑少许，敷之。（《救急方》）

虫牙作痛。鱼腥草、花椒、菜子油等分，捣

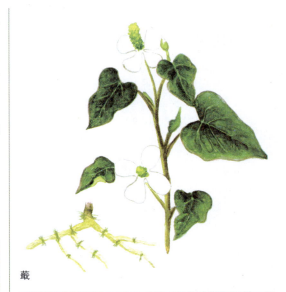

蕺

匀，入泥少许，和作小丸如豆大。随牙左右塞耳内，两边轮换，不可一齐用，恐闭耳气。塞一日夜，取看有细虫为效。（《简便方》）

恶蛇虫伤。鱼腥草、皱面草、槐树叶、草决明，一处杵烂，敷之甚效。（同上）

薤

《本经》中品

释名 荝子（音钓）、火葱、菜芝、鸿荟（音会）。〔时珍曰〕薤本文作䪥，韭类也。故字从韭，从叙（音概），谐声也。今人因其根白，呼为藠子，江南人讹为荝子。其叶类葱而根如蒜，收种宜火熏，故俗人称为火葱。罗愿云：物莫美于芝，故薤为菜芝。苏颂复附荝子于蒜条，误矣。

集解〔《别录》曰〕薤生鲁山平泽。
〔恭曰〕薤是韭类。叶似韭而阔，多白而无实。有赤、白二种：白者补而美，赤者苦而无味。
〔颂曰〕薤处处有之。春秋分莳，至冬叶枯。《尔雅》云：䪥，山薤也。生山中，茎叶与家薤相类，而根差长，叶差大，仅若鹿葱，体性亦与家薤同。今人少用。
〔宗奭曰〕薤叶如金灯叶，差狭而更光。故古人言薤露者，以其光滑难伫之义。
〔时珍曰〕薤八月栽根，正月分莳，宜肥壤。数枝一本，则茂而根大。叶状似韭。韭叶中实而扁，有剑脊。薤叶中空，似细葱叶而有棱，气亦如葱。二月开细花，紫白色。根如小蒜，一本数颗，相依而生。五月叶青则掘之，否则肉不满也。其根煮食、苴酒、糟藏、醋浸皆宜。故《内则》云：切葱、薤实诸醯以柔之。白乐天诗云"酥暖薤白酒"，谓以酥炒薤白投酒中也。一种水晶葱，葱叶蒜根，与薤相似，不臭，亦其类也。按王祯《农书》云：野薤俗名天薤。生麦原中，叶似薤而小，味益辛，亦可供食，但不多有。即《尔雅》"山䪥"是也。

【气味】 辛、苦，温，滑，无毒。

【主治】 金疮疮败。轻身，不饥耐老。（《本经》）
归骨，除寒热，去水气，温中散结气。作羹食，利病人。诸疮中风寒水气肿痛，捣涂之。（《别录》）
煮食，耐寒，调中补不足，止久痢冷泻，肥健人。（《日华》）
治泄痢下重，能泄下焦阳明气滞。（李杲）
心病宜食之。利产妇。（思邈）
治女人带下赤白，作羹食之。骨鲠在咽不去者，食之即下。（孟诜）
补虚解毒。（苏颂）
白者补益，赤者疗金疮及风，生肌肉。（苏恭）
与蜜同捣，涂汤火伤，效甚速。（宗奭）
温补，助阳道。（时珍）

附方

胸痹刺痛。张仲景栝楼薤白汤：治胸痹，痛彻心背，喘息咳唾短气，喉中燥痒，寸脉沉迟，关脉

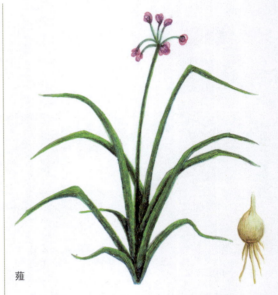

薤

【发明】〔弘景曰〕薤性温补，仙方及服食家皆须之，偏入诸膏用。不可生啖，荤辛为忌。
〔诜曰〕薤，白色者最好，虽有辛，不荤五脏。学道人长服之，可通神安魂魄，益气续筋力。
〔颂曰〕白薤之白，性冷而补。又曰：荝子，煮与孳妇饮，易产。亦主脚气。
〔时珍曰〕薤，味辛气温。诸家言其温补，而苏颂《图经》独谓其冷补。按杜甫《薤诗》云：束比青刍色，圆齐玉箸头。衰年关膈冷，味暖并无忧。亦言其温补，与经文相合。则冷补之说，盖不然也。又按王祯云：薤生则气辛，熟则甘美。种之不蠹，食之有益。
〔宗奭曰〕薤叶光滑，露亦难伫。《千金》治肺气喘急方中用之，亦取其滑泄之义。

弦数，不治杀人。用栝楼实一枚，薤白半升，白酒七升，煮二升，分二服。《千金》治胸痹，半夏薤白汤：用薤白四两，半夏一合，枳实半两，生姜一两，栝楼实半枚，㕮咀，以白截浆三升，煮一升，

温服，日三。《肘后》治胸痹，瘥而复发：薤根五升，捣汁饮之，立瘥。

霍乱干呕（不止者）。以薤一虎口，以水三升，煮取一半，顿服。不过三作即已。〔韦宙《独行方》〕

赤白痢下。薤白一握，同米煮粥，日食之。（《食医心镜》）

小儿疳痢。薤白生捣如泥，以粳米粉和蜜作饼，炙熟与食。不过三两服。（杨氏《产乳》）

产后诸痢。多煮薤白食，仍以羊肾脂同炒食之。（《范汪方》）

妊娠胎动（腹内冷痛）。薤白一升，当归四两。水五升，煮二升，分三服。（《古今录验》）

郁肉脯毒。杵薤汁，服二三升良。（葛洪方）

疮犯恶露（甚者杀人）。薤白捣烂，以帛裹煨极热，去帛敷之，冷即易换。亦可捣作饼，以艾灸之，热气入疮，水出即瘥也。（《梅师方》）

手指赤色（随月生死）。以生薤一把，苦酒煮熟，捣烂涂之，愈乃止。（《肘后方》）

毒蛇螫伤。薤白捣敷。（徐王方）

虎犬咬伤。薤白捣汁一升饮之，并涂之。日三服，瘥乃止。（葛洪方）

诸鱼骨哽。薤白嚼柔，以绳系中，吞到哽处，引之即出。（同上）

目中风肿（作痛）。取薤白截断，安膜上令遍。痛作复为之。（《范汪方》）

咽喉肿痛。薤根醋捣敷肿处。冷即易之。（《圣济》）

芸薹

《唐本草》

释名 寒菜、胡菜、薹菜、薹芥、油菜。〔时珍曰〕此菜易起薹，须采其薹食，则分枝必多，故名芸薹；而淮人谓之薹芥，即今油菜，为其子可榨油也。羌陇氏胡，其地苦寒，冬月多种此菜，能历霜雪，种自胡来，故《服虔通俗文》谓之胡菜，而胡洽居士《百病方》谓之寒菜，皆取此义也。或云塞外有地名云台戍，始种此菜，故名，亦通。

集解 〔宗奭曰〕芸薹不甚香，经冬根不死，辟蠹，于诸菜中亦不甚佳。

〔时珍曰〕芸薹方药多用，诸家注亦不明，今人不识为何菜？珍访考之，乃今油菜也。九月、十月下种，生叶形色微似白菜。冬、春采薹心为茹，三月则老不可食。开小黄花，四瓣，如芥花。结荚收子，亦如芥子，灰赤色。炒过榨油黄色，燃灯甚明，食之不及麻油。近人因有油利。种者亦广云。

气味 辛，温，无毒。

主治 风游丹肿，乳痈。（《唐本草》）

破癥瘕结血。（《开宝》）

治产后血风及瘀血。（《日华》）

煮食，治腰脚痹。捣叶，敷女人吹奶。（藏器）

治瘰疬、豌豆疮，散血消肿。伏蓬砂。（时珍）

发明 〔藏器曰〕芸薹破血，故产妇宜食之。

〔思邈曰〕贞观七年三月，予在内江县饮多，至夜觉四体骨肉疼痛。至晓头痛，额角有丹如弹丸，肿痛。至午通肿，目不能开。经日几毙。予思本草芸薹治风游

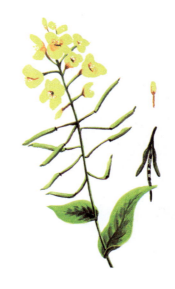

芸薹

丹肿，遂取叶捣敷，随手即消，其验如神也。亦可捣汁服之。

附方

天火热疮。初起似痱，渐如水疱，似火烧疮，赤色，急速能杀人。芸薹叶捣汁，调大黄、芒硝、生铁衣等分，涂之。（《近效方》）

手足瘭疽。此疽喜着手足肩背，累累如赤豆，剥之汁出。用芸薹叶煮叶煮汁服一升，并食干熟菜数顿，少与盐、酱。冬月用子研水服。（《千金方》）

异疽似痈。而小有异，脓如小豆汁，今日去，明日满。用芸薹捣熟，湿布袋盛，于热灰中煨熟，更互熨之，不过三二度。无叶用干者。（《千金》）

 子

【气味】辛，无毒。

【主治】取油敷头，令发长黑。（藏器）

行滞血，破冷气，消肿散结，治产难、产后心腹诸疾，赤丹热肿，金疮血痔。（时珍）

【发明】〔时珍曰〕芸薹菜子、叶同功。其味辛气温，能温能散。其用长于行血滞，破结气。故古方消肿散结，治产后一切心腹气血痛，诸游风丹毒热肿疮痔诸药咸用之。经水行后，加入四物汤服之，云能断产。又治小儿惊风，贴其顶囟，则引气上出也。《妇人方》治产难歌云：黄金花结粟米实，细研酒下十五粒。灵丹功效妙如神，难产之时能救急。

附方

产后血运。芸薹子、生地黄等分，为末。每服三钱，姜七片，酒、水各半盏，童便半盏，煎七分，温服即苏。（温隐居《海上方》）

肠风脏毒（下血）。芸薹子（生用）、甘草（炙）为末。每服二钱，水煎服之。（《普济方》）

小儿天钓。芸薹子、生乌头（去皮、尖）各二钱，为末。每用一钱，水调涂顶上。名涂顶散。（《圣济总录》）

风疮不愈。陈菜子油，同穿山甲末熬成膏，涂之即愈。（《摄生众妙方》）

丝瓜

《纲目》

释名 天丝瓜、天罗、布瓜、蛮瓜、鱼鲛。〔时珍曰〕此瓜老则筋丝罗织，故有丝罗之名。昔人谓之鱼鲛，或云虞刺。始自南方来，故曰蛮瓜。

集解 〔时珍曰〕丝瓜，唐宋以前无闻，今南北皆有之，以为常蔬。二月下种，生苗引蔓，延树竹，或作棚架。其叶大于蜀葵而多丫尖，有细毛刺，取汁可染绿色。其茎有棱。六、七月开黄花，五出，微似胡瓜花，蕊瓣俱黄。其瓜大寸许，长一二尺，甚则三四尺，深绿色，有皱点，瓜头如鳖首。嫩时去皮，可烹可曝，点茶充蔬。老则大如杵，筋络缠纽如织成，经霜乃枯，唯可藉靴履，涤釜器，故村人呼为洗锅罗瓜。内有隔，子在隔中，状如栝楼子，黑色而扁。其花苞及嫩叶、卷须，皆可食也。

 瓜

【气味】甘，平，无毒。

【主治】痘疮不快，枯者烧存性，入朱砂研末，蜜水调服，甚妙。（震亨）

煮食，除热利肠。老者烧存性服，去风化痰，凉血解毒，杀虫，通经络，行血脉，下乳汁，治大小便下血，痔漏崩中，黄积，疝痛卵肿，血气作痛，痈疽

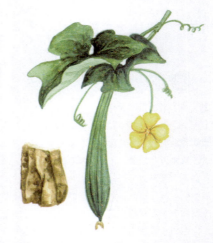

丝瓜

肿，齿䘌，痘疹胎毒。（时珍）

【发明】〔颖曰〕丝瓜本草诸书无考，唯痘疮及脚

痈方中烧灰用之，亦取其性冷解毒耳。

〔时珍曰〕丝瓜老者，筋络贯串，房隔联属。故能通人脉络脏腑，而去风解毒，消肿化痰，祛痛杀虫，及治诸血病也。

附方

肺热面疮。苦丝瓜、牙皂荚并烧灰，等分，油调搽。（《摘玄方》）

玉茎疮溃。丝瓜连子捣汁，和五倍子末，频搽之。（《丹溪方》）

痔漏脱肛。丝瓜（烧灰）、多年石灰、雄黄各五钱，为末，以猪胆、鸡子清及香油和调，贴之，收上乃止。（孙氏《集效方》）

肠风下血。霜后干丝瓜烧存性，为末，空心酒服二钱。一名蛮瓜，一名天罗，一名天丝瓜是矣。（许叔微《本事方》）

酒痢便血（腹痛，或如鱼脑五色者）。干丝瓜一枚（连皮烧研），空心酒服二钱。一方煨食之。俗名鱼鲻是也。（《经验良方》）

叶

【主治】癣疮，频揉掺之。疗痈疽丁肿卵癫。（时珍）

附方

虫癣。清晨采露水丝瓜叶七片，逐片擦七下，如神。忌鸡、鱼、发物。（《摄生众妙方》）

阴子偏坠。丝瓜叶（烧存性）三钱，鸡子壳（烧灰）二钱，温酒调服。（余居士《选奇方》）

刀疮神药。古石灰、新石灰、丝瓜根叶（初种放两叶者）、韭菜根各等分，捣一千下作饼，阴干为末，擦之。止血定痛生肌，如神效。侍御苏海峰所传。（董炳《集验方》）

木耳

《本经》中品

释名 木檽（而、软二音）、木㮕。〔时珍曰〕木耳生于朽木之上，无枝叶，乃湿热余气所生。曰耳曰蛾，象形也。曰檽，以软湿者佳也。曰鸡曰㮕，因味似也。南楚人谓鸡为㮕。曰菌，犹蜠也，亦象形也。蜠乃贝子之名。或曰：地生为菌，木生为蛾。北人曰蛾，南人曰蕈。

集解 〔《别录》曰〕五木耳生犍为山谷。六月多雨时采，即暴干。

〔弘景曰〕此云五木耳，而不显言是何木。惟老桑树生桑耳，有青、黄、赤、白者。软湿者人采以作菹，无复药用。

〔恭曰〕桑、槐、楮、榆、柳，此为五木耳。软者并堪啖。楮耳人常食，槐耳疗痔。煮浆粥安诸木上，以草覆之，即生蕈尔。

〔时珍曰〕木耳各木皆生，其良毒亦必随木性，不可不审。然今货者，亦多杂木，惟桑、柳、楮、榆之耳为多云。

【气味】甘，平，有小毒。

【主治】益气不饥，轻身强志。（《本经》）
断谷治痔。（时珍）

【发明】〔时珍曰〕按《生生编》云：柳蛾补胃，木耳衰精。言老柳之蛾能补胃理气。木耳乃朽木所生，得一阴之气，故有衰精冷肾之害也。

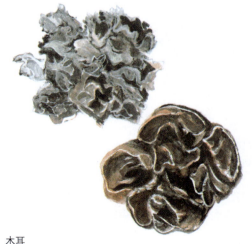

木耳

附方

血注脚疮。桑耳、楮耳、牛屎菰各五钱，胎发灰（男用女，女用男）三钱，研末，油和涂之，或干涂之。（《奇效良方》）

崩中漏下。木耳半斤，炒见烟，为末，每服二钱一分，头发灰三分，共二钱四分，以应二十四气。好酒调服，出汗。（孙氏《集效方》）

新久泄痢。干木耳一两（炒），鹿角胶二钱半（炒），为末。每服三钱，温酒调下，日二。（《御药院方》）

（《范汪方》）

瘰疬溃烂。桑黄菰五钱，水红豆一两，百草霜三钱，青苔二钱，片脑一分。为末，鸡子白调敷，以车前、艾叶、桑皮煎汤洗之。（《纂要奇方》）

咽喉痹痛。五月五日，收桑上木耳，白如鱼鳞者，临时捣碎，绵包弹子大，蜜汤浸，含之立效。（《便民方》）

面上黑斑。桑耳焙研，每食后热汤服一钱，一月愈。（《摘玄方》）

遗尿且涩。桑耳为末，每酒下方寸匕，日三服。（《圣济总录》）

桑耳

【气味】甘，平，有毒。

【主治】黑者，主女人漏下赤白汁，血病症瘕积聚，阴痛，阴阳寒热，无子。（《本经》）

疗月水不调。其黄熟陈白者，止久泄，益气不饥。其金色者，治癖饮积聚，腹痛金疮。（《别录》）

治女子崩中带下，月闭血凝，产后血凝，男子痃癖。（甄权）

止血衄，肠风泻血，妇人心腹痛。（《大明》）

利五脏，宣肠胃气，排毒气。压丹石人热发，和葱、豉作羹食。（孟诜）

附方

少小鼻衄（小劳辄出）。桑耳熬焦捣末，每发时，以杏仁大塞鼻中，数度即可断。（《肘后方》）

五痔下血。桑耳作羹，空心饱食，三日一作。待孔卒痛如鸟啄状，取大、小豆各一升合捣，作两囊蒸之，及热，更互坐之即瘥。（《外台》）

脱肛泻血（不止）。用桑黄一两，熟附子一两，为末，炼蜜丸梧子大，每米饮下二十丸。（《圣惠》）

血淋疼痛。桑黄、槲白皮各二钱，水煎服，日一次。（《圣惠方》）

月水不断。肉色黄瘦，血竭暂止，数日复发，小劳辄剧，久疾失治者，皆可服之。桑黄焙研，每服二钱，食前热酒下，日二服。（《普济方》）

崩中漏下。桑耳炒黑为末，酒服方寸匕，日三服取效。（《千金方》）

赤白带下。桑耳切碎，酒煎服。（苏颂《图经》）

留饮宿食。桑耳二两，巴豆一两（去皮），五升米下蒸过，和枣膏捣丸麻子大。每服一二丸，取利止。

槐耳

【气味】苦、辛，平，无毒。

【主治】五痔脱肛，下血心痛，妇人阴中疮痛。（苏恭）

治风破血，益力。（甄权）

附方

肠痔下血。槐树上木耳，为末。饮服方寸匕，日三服。（《肘后方》）

崩中不止（不问年月远近）。用槐耳烧存性，为末。每服方寸匕，温酒下。（《产宝方》）

产后血疼（欲死者）。槐鸡半两为末，酒浓煎饮，立愈。（《妇人良方》）

蛔虫心痛。槐木耳烧存性，为末，水服枣许。若不止，饮热水一升，蛔虫立出。（张文仲《备急方》）

月水不断（劳损黄瘦，暂止复发，小劳辄剧者）。槐蛾（炒黄）、赤石脂各一两，为末，食前热酒服二钱。桑黄亦可。（《圣惠方》）

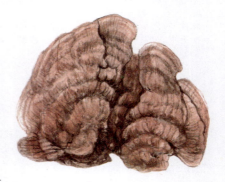

槐耳

葫

《别录》下品

释名 大蒜、荤菜。〔弘景曰〕今人谓葫为大蒜，蒜为小蒜，以其气类相似也。〔时珍曰〕按孙愐《唐韵》云：张骞使西域，始得大蒜、胡荽。则小蒜乃中土旧有，而大蒜出胡地，故有胡名。二蒜皆属五荤，故通可称荤。

集解 〔《别录》曰〕葫，大蒜也。五月五日采，独子者入药尤佳。

〔颂曰〕今处处园圃种之。每颗六七瓣，初种一瓣，当年便成独子葫，至明年则复其本矣。其花中有实，亦作葫瓣状而极小，亦可种之。

〔时珍曰〕大、小二蒜皆八月种。春食苗，夏初食薹，五月食根，秋月收种。北人不可一日无者也。

【气味】辛，温，有毒。

【主治】归五脏，散痈肿䘌疮，除风邪，杀毒气。（《别录》）

下气，消谷，化肉。（苏恭）

去水恶瘴气，除风湿，破冷气，烂痃癖，伏邪恶，宣通温补，疗疮癣，杀鬼去痛。（藏器）

健脾胃，治肾气，止霍乱转筋腹痛，除邪祟，解温疫，去蛊毒，疗劳疟冷风，敷风损冷痛，恶疮、蛇虫、溪毒、沙虱，并捣贴之。熟醋浸，经年者良。（《日华》）

温水捣烂服，治中暑不醒。捣贴足心，止鼻衄不止。和豆豉丸服，治暴下血，通水道。（宗奭）

捣汁饮，治吐血心痛。煮汁饮，治角弓反张。同鲫鱼丸，治膈气。同蛤粉丸，治水肿。同黄丹丸，治痢疟、孕痢。同乳香丸，治腹痛。捣膏敷脐，能达下焦消水，利大小便。贴足心，能引热下行，治泄泻暴痢及干湿霍乱，止衄血。纳肛中，能通幽门，治关格不通。（时珍）

【发明】〔宗奭曰〕葫气极荤，置臭肉中反能掩臭。凡中暑毒人，烂嚼三两瓣，温水送之，下咽即知，但禁饮冷水。又鼻衄不止者，捣贴足心，衄止即洗去。

〔时珍曰〕葫蒜入太阴、阳明，其气薰烈，能通五脏，达诸窍，去寒湿，辟邪恶，消痈肿，化癥积肉食，此其功也。故王祯称之云：味久不变，可以资生，可以致远，化臭腐为神奇，调鼎俎，代醯酱，携之旅涂，则炎风瘴雨不能加，食饪腊毒不能害。夏月食之解暑气。北方食肉面尤不可无。乃《食经》之上品，《日用》之多助者也。盖不知其辛能散气，热能助火，伤肺损目，昏神伐性之害，荏苒受之而不悟也。尝有一妇，衄血一昼夜不止，诸治不效。时珍令以蒜敷足心，即时血止，真奇方也。

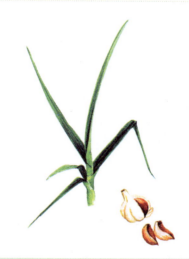

葫

附方

背疮灸法。凡觉背上肿硬疼痛，用湿纸贴寻疮头。用大蒜十颗，淡豉半合，乳香一钱，细研。随疮头大小，用竹片作圈围定，填药于内，二分厚，着艾灸之。痛灸至痒，痒灸至痛，以百壮为率。与蒜钱灸法同功。（《外科精要》）

疔肿恶毒。用门臼灰一撮罗细，以独蒜或新蒜薹染灰擦疮口，候疮自然出少汁，再擦，少顷即消散也。虽发背痈肿，亦可擦之。

关格胀满（大小便不通）。独头蒜烧熟去皮，绵裹纳下部，气立通也。（《外台秘要》）

干湿霍乱（转筋）。用大蒜捣涂足心，立愈。（《永类钤方》）

水气肿满。大蒜、田螺、车前子等分，熬膏摊贴脐中，水从便漩而下，数日即愈。象山民人患水肿，一卜者传此，用之有效。（仇远《稗史》）

疟疾寒热。《肘后》：用独头蒜炭上烧之，酒服方寸匕。《简便》：用桃仁半片，放内关穴上，将独蒜捣烂罨之，缚住（男左女右），即止。邻妪用此治人屡效。《普济方》：端午日，取独头蒜煨熟,入矾红等分,捣丸芡子大,每白汤嚼下一丸。

泄泻暴痢。大蒜捣贴两足心。亦可贴脐中。(《千金方》)

肠毒下血。蒜连丸:用独蒜煨捣,和黄连末为丸,日日米汤服之。(《济生方》)

心腹冷痛。法醋浸至二三年蒜,食至数颗,其效如神。(李时珍《濒湖集简方》)

寒湿气痛。端午日收独蒜,同辰粉捣,涂之。(唐瑶《经验方》)

牙齿疼痛。独头蒜煨,热切熨痛处,转易之。亦主虫痛。(《外台秘要》)

头风苦痛。《易简方》:用大蒜研汁嗜鼻中。《圣济录》:用大蒜七个去皮,先烧红地,以蒜逐个于地上磨成膏子。却以僵蚕一两,去头足,安蒜上,碗覆一夜,勿令透气。只取蚕研末,嗜入鼻内,口中含水,甚效。

金疮中风,角弓反张。取蒜一升去心,无灰酒四升煮极烂,并滓服之。须臾得汗即瘥。(《外台秘要》)

妇人阴肿(作痒)。蒜汤洗之,效乃止。(《永类钤方》)

阴汗作痒。大蒜、淡豉捣丸梧子大,朱砂为衣,每空腹灯芯汤下三十丸。

小便淋沥(或有或无)。用大蒜一个,纸包煨熟,露一夜,空心新水送下。(朱氏《集验方》)

蜈蚣螫伤。独头蒜摩之,即止。(《梅师》)

蛇虺螫伤。孟诜曰:即时嚼蒜封之,六七易。仍以蒜一升去皮,以乳二升煮熟,空心顿服。明日又进。外以去皮蒜一升捣细,小便一升煮三四沸,浸损处。《梅师》:用独头蒜、酸草捣绞敷咬处。

食蟹中毒。干蒜煮汁饮之。(《集验方》)

草石蚕

《拾遗》

释名 地蚕、土蛹、甘露子、滴露、地瓜儿。〔时珍曰〕蚕、蛹皆以根形而名,甘露以根味而名。或言叶上滴露则生,珍常莳之,无此说也。其根长大者,《救荒本草》谓之地瓜儿。

集解 〔藏器曰〕陶氏注虫部石蚕云:今俗用草根黑色。按草石蚕生高山石上,根如箸,上有毛,节如蚕,叶似卷柏。山人取食之。
〔颂曰〕草根之似蚕者,亦名石蚕。出福州及信州山石上,四时常有。其苗青,亦有节。三月采根用。
〔机曰〕草石蚕徽州甚多,土人呼为地蚕。肥白而促节,大如三眠蚕。生下湿地及沙碛间。秋时耕犁,遍地皆是。收取以醋淹作菹食。冬月亦掘取之。
〔颖曰〕地蚕生郊野麦地中。叶如薄荷,少狭而尖,文微皱,欠光泽。根白色,状如蚕。四月采根,水瀹和盐为菜茹之。
〔时珍曰〕草石蚕即今甘露子也。荆湘、江淮以南野中有之,人亦栽莳。二月生苗,长者近尺,方茎对节,狭叶有齿,并如鸡苏,但叶皱有毛耳。四月开小花成穗,一如紫苏花穗。结子如荆芥子。其根连珠,状如老蚕。五月掘根蒸煮食之,味如百合。或以萝卜卤及盐菹水收之,则不黑。亦可酱渍、蜜藏。既可为菜,又可充果。陈藏器言石蚕叶似卷柏者,若与此不同也。

气味 甘,平,无毒。

主治 和五脏,下气清神。(《正要》)

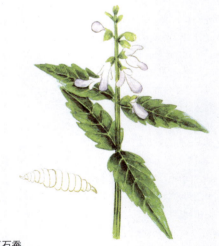

草石蚕

浸酒,除风破血。煮食,治溪毒。(藏器)

焙干,主走注风,散血止痛。其节亦可捣末酒服。(苏颂)

果部

本草纲目

李时珍曰：木实曰果，草实曰蓏。熟则可食，干则可脯。丰俭可以济时，疾苦可以备药，以养民生。故《素问》云：五果为助。五果者，以五味、五色应五脏，李、杏、桃、栗、枣是矣。《占书》欲知五谷之收否，但看五果之盛衰。李主小豆，杏主大麦，桃主小麦，栗主稻，枣主禾。《礼记·内则》列果品菱、椇、榛、柞、栗之属。《周官》职方氏辨五地之物，山林宜皂物，川泽宜膏物，菱、芡之属。丘陵宜核物，梅、李之属。甸师掌野果蓏。场人树果蓏珍异之物，以时藏之。观此，则果蓏之土产常异，性味良毒，岂可纵嗜欲而不知物理乎？

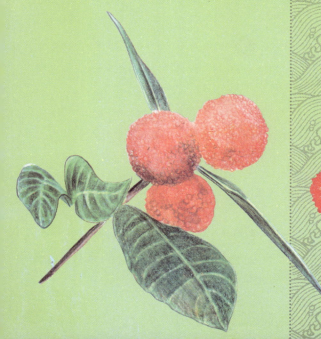

杏

《本经》下品

释名 甜梅。〔时珍曰〕杏字篆文象子在木枝之形。或云从口及从可者,并非也。《江南录》云：杨行密改杏名甜梅。

集解 〔时珍曰〕诸杏,叶皆圆而有尖,二月开红花,亦有千叶者,不结实。甘而有沙者为沙杏,黄而带酢者为梅杏,青而带黄者为柰杏。其金杏大如梨,黄如橘。《西京杂记》载蓬莱杏花五色,盖异种也。

实

【气味】酸,热,有小毒。

【主治】曝脯食,止渴,去冷热毒。心之果,心病宜食之。（思邈）

核仁

【气味】甘（苦）,温（冷利）,有小毒。

【主治】咳逆上气雷鸣,喉痹,下气,产乳金疮,寒心奔豚。（《本经》）

惊痫,心下烦热,风气往来。时行头痛,解肌,消心下急满痛,杀狗毒。（《别录》）

治腹痹不通,发汗,主温病脚气,咳嗽上气喘促。入天门冬煎,润心肺。和酪作汤,润声气。（甄权）

除肺热,治上焦风燥,利胸膈气逆,润大肠气秘。（元素）

【发明】〔元素曰〕杏仁气薄味厚,浊而沉坠,降也,阴也。入手太阴经。其用有三：润肺也,消食积也,散滞气也。

〔时珍曰〕杏仁能散能降,故解肌散风、降气润燥、消积治伤损药中用之。治疮杀虫,用其毒也。

附方

耳出脓汁。杏仁炒黑,捣膏绵裹纳入,日三四易之,妙。（《梅师方》）

鼻中生疮。杏仁研末,乳汁和敷。（《千金方》）

白癜风斑。杏仁连皮尖,每早嚼二七粒,揩令赤色。夜卧再用。（《圣济总录》）

花

【气味】苦,温,无毒。

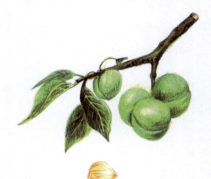

杏

【主治】补不足,女子伤中,寒热痹厥逆。（《别录》）

附方

粉滓面黯。杏花、桃花各一升,东流水浸七日,洗面三七遍,极妙。（《圣济总录》）

叶

【主治】人卒肿满,身面洪大,煮浓汁热渍,亦少少服之。（《肘后》）

枝

【主治】堕伤,取一握,水一升煮减半,入酒三合和匀,分再服,大效。（苏颂）

附方

坠扑瘀血（在内,烦闷者）。用东引杏树枝三两,细锉微熬,好酒二升煎十余沸,分二服。（《塞上方》）

根

【主治】食杏仁多,致迷乱将死,切碎煎汤服,即解。（时珍）

梅

《本经》中品

释名 〔时珍曰〕梅，古文作呆，象子在木上之形。

集解 〔时珍曰〕按陆机《诗疏》云：梅，杏类也。树、叶皆略似杏。叶有长尖，先众木而花。其实酢，曝干为脯，入羹臛斋中，又含之可以香口。子赤者材坚，子白者材脆。

【气味】酸，平，无毒。

【发明】〔宗奭曰〕食梅则津液泄者，水生木也。津液泄则伤肾，肾属水，外为齿故也。

〔时珍曰〕梅，花开于冬而实熟于夏，得木之全气，故其味最酸，所谓曲直作酸也。肝为乙木，胆为甲木。人之舌下有四窍，两窍通胆液，故食梅则津生者，类相感应也。故《素问》云：味过于酸，肝气以津。又云：酸走筋，筋病无多食酸。不然，物之味酸者多矣，何独梅能生津耶？

【气味】酸，温、平，涩，无毒。

【主治】下气，除热烦满，安心，止肢体痛，偏枯

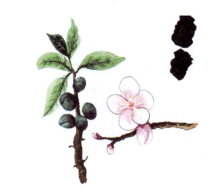

梅

不仁，死肌，去青黑痣，蚀恶肉。（《本经》）

去痹，利筋脉，止下痢，好唾口干。（《别录》）

止渴调中，去痰治疟瘴，止吐逆霍乱，除冷热痢。（藏器）

治虚劳骨蒸，消酒毒，令人得睡。和建茶、干姜为丸服，止休息痢，大验。（《大明》）

敛肺涩肠，止久嗽泻痢，反胃噎膈，蛔厥吐利，消肿涌痰，杀虫，解鱼毒、马汗毒、硫黄毒。（时珍）

桃

《本经》下品

释名 〔时珍曰〕桃性早花，易植而子繁，故字从木、兆。十亿曰兆，言其多也。或云从兆谐声也。

集解 〔时珍曰〕桃品甚多，易于栽种，且早结实。五年宜以刀劙其皮，出其脂液，则多延数年。

【气味】辛、酸、甘，热，微毒。

【主治】作脯食，益颜色。（《大明》）

肺之果，肺病宜食之。（思邈）

【气味】苦、甘，平，无毒。

【主治】瘀血血闭，症瘕邪气，杀小虫。（《本经》）

止咳逆上气，消心下坚硬，除卒暴击血，通月水，止心腹痛。（《别录》）

治血结、血秘、血燥，通润大便，破蓄血。（元素）

杀三虫，又每夜嚼一枚和蜜，涂手、面良。（孟诜）

主血滞风痹骨蒸，肝疟寒热，鬼注疼痛，产后血病。（时珍）

【发明】〔杲曰〕桃仁苦重于甘，气薄味厚，沉而降，阴中之阳，手、足厥阴经血分药也。苦以泄滞血，甘以生新血，故破凝血者用之。其功有四：治热入血

室,一也;泄腹中滞血,二也;除皮肤血热燥痒,三也;行皮肤凝聚之血,四也。

〔成无己曰〕肝者血之源,血聚则肝气燥,肝苦急,急食甘以缓之。桃仁之甘以缓肝散血,故张仲景抵当汤用之,以治伤寒八九日,内有畜血,发热如狂,小腹满痛,小便自利者。又有当汗失汗,热毒深入,吐血及血结胸,烦躁谵语者,亦以此汤主之。与虻虫、水蛭、大黄同用。

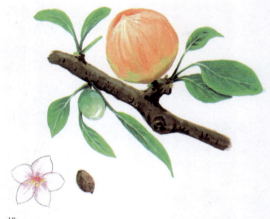

桃

附方

延年去风(令人光润)。用桃仁五合去皮,用粳米饭浆同研,绞汁令尽,温温洗面,极妙。(《千金翼》)

上气咳嗽(胸满气喘)。桃仁三两去皮尖,以水一大升研汁,和粳米二合煮粥食之。(《心镜》)

小儿聤耳。桃仁炒研绵裹,日日塞之。(《千金方》)

大便不快(里急后重)。用桃仁三两(去皮),吴茱萸二两,食盐一两,同炒熟,去盐、茱,每嚼桃仁五七粒。(《总录》)

【气味】辛,平,微毒。

【主治】破血闭,下血瘕,寒热积聚,无子,带下诸疾。(《别录》)

疗崩中,破癖气。(《大明》)

梨

《别录》下品

释名 快果、果宗、玉乳、蜜父。〔震亨曰〕梨者,利也。其性下行流利也。〔弘景曰〕梨种殊多,并皆冷利,多食损人,故俗人谓之快果,不入药用。

集解 〔时珍曰〕梨树高二三丈,尖叶光腻有细齿,二月开白花如雪六出。上巳无风则结实必佳。故古语云:上巳有风梨有蠹,中秋无月蚌无胎。贾思勰言梨核每颗有十余子,种之惟一二子生梨,余皆生杜,此亦一异也。杜即棠梨也。梨品甚多,必须棠梨、桑树接过者,则结子早而佳。梨有青、黄、红、紫四色。乳梨即雪梨,鹅梨即绵梨,消梨即香水梨也。俱为上品,可以治病。御儿梨即玉乳梨之讹。或云御儿一作语儿,地名也,在苏州嘉兴县,见《汉书·注》。其他青皮、早谷、半斤、沙糜诸梨,皆粗涩不堪,止可蒸煮及切烘为脯尔。一种醋梨,易水煮熟,则甜美不损人也。昔人言梨,皆以常山真定、山阳钜野、梁国睢阳、齐国临淄、钜鹿、弘农、京兆、邺都、洛阳为称。盖好梨多产于北土,南方惟宣城者为胜。

【气味】甘、微酸,寒,无毒。

【主治】热嗽,止渴。切片贴汤火伤,止痛不烂。(苏恭)

治客热,中风不语,治伤寒热发,解丹石热气、惊邪,利大小便。(《开宝》)

除贼风,止心烦气喘热狂。作浆,吐风痰。(《大明》)

卒暗风不语者,生捣汁频服。胸中痞塞热结者,宜多食之。(孟诜)

润肺凉心,消痰降火,解疮毒、酒毒。(时珍)

【发明】〔时珍曰〕《别录》著梨,止言其害,不著其功。陶隐居言梨不入药。盖古人论病多主风寒,用药皆是桂、附,故不知梨有治风热、润肺凉心、消痰降火、解毒之功也。今人痰病、火病,十居六七。梨之有益,盖不为少,但不宜过食尔。

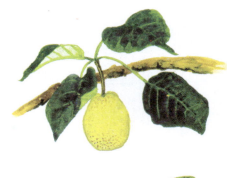

附方

消渴饮水。用香水梨（或鹅梨或江南雪梨皆可）取汁以蜜汤熬成瓶收。无时以热水或冷水调服，愈乃止。（《普济方》）

卒得咳嗽。崔元亮《海上方》：用好梨去核，捣汁一碗，入椒四十粒，煎一沸去滓，纳黑饧一大两，消讫，细细含咽立定。（颂）

暗风失音。生梨，捣汁一盏饮之，日再服。（《食疗本草》）

小儿风热（昏懵躁闷，不能食）。用消梨三枚切破，以水二升，煮取汁一升，入粳米一合，煮粥食之。（《圣惠方》）

赤眼肿痛。鹅梨一枚（捣汁），黄连末半两，腻粉一字，和匀绵裹浸梨汁中，日日点之。（《圣惠》）

反胃转食（药物不下）。用大雪梨一个，以丁香十五粒刺入梨内，湿纸包四五重，煨熟食之。（《总录》）

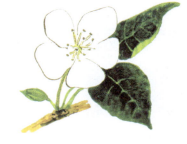

梨

山楂

《唐本草》

释名 赤爪子、鼠楂、猴楂、茅楂。〔时珍曰〕山楂味似楂子，故亦名楂。

集解 〔时珍曰〕赤爪、棠梂、山楂，一物也。古方罕用，故《唐本》虽有赤爪，后人不知即此也。自丹溪朱氏始著山楂之功，而后遂为要药。

【气味】酸，冷，无毒。

【主治】煮汁服，止水痢。沐头洗身，治疮痒。（《唐本》）

煮汁洗漆疮，多瘥。（弘景）

治腰痛有效。（苏颂）

消食积，补脾，治小肠疝气，发小儿疮疹。（吴瑞）

健胃，行结气。治妇人产后儿枕痛，恶露不尽，煎汁入砂糖服之，立效。（震亨）

化饮食，消内积癥瘕，痰饮痞满吞酸，滞血痛胀。（时珍）

化血块气块，活血。（宁原）

【发明】〔震亨曰〕山楂大能克化饮食。若胃中无

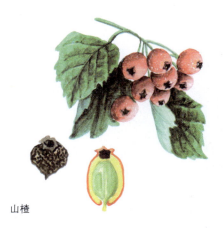

山楂

食积，脾虚不能运化，不思食者，多服之，则反克伐脾胃生发之气也。

〔时珍曰〕凡脾弱食物不克化，胸腹酸刺胀闷者，于每食后嚼二三枚，绝佳。但不可多用，恐反克伐也。

按《物类相感志》言：煮老鸡、硬肉，入山楂数颗即易烂。则其消肉积之功，益可推矣。

附方

偏坠疝气。山棠梂肉、茴香（炒）各一两为末，糊丸梧子大。每服一百丸，空心白汤下。（《卫生易简方》）

老人腰痛（及腿痛）。用棠梂子、鹿茸（炙）等分，为末，蜜丸梧子大。每服百丸，日二服。

核

【主治】吞之，化食磨积，治癫疝。（时珍）

附方

难产。山楂核七七粒，百草霜为衣，酒吞下。（《海上方》）

橘

《本经》上品

【释名】〔时珍曰〕橘，从矞（音鹬），谐声也。又云，五色为庆，二色为矞。橘实外赤内黄，剖之香雾纷郁，有似乎矞云。橘之从矞，又取此意也。

【集解】〔时珍曰〕夫橘、柚、柑三者相类而不同。橘实小，其瓣味微酢，其皮薄而红，味辛而苦。柑大于橘，其瓣味甘，其皮稍厚而黄，味辛而甘。柚大小皆如橙，其瓣味酢，其皮最厚而黄，味甘而不甚辛。

橘实

【气味】甘、酸，温，无毒。

【主治】甘者润肺，酸者聚痰。（藏器）

【发明】〔时珍曰〕橘皮下气消痰，其肉生痰聚饮，表里之异如此，凡物皆然。今人以蜜煎橘充果食甚佳，亦可酱菹也。

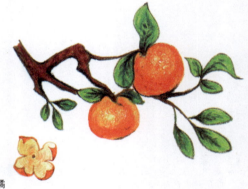

橘

柚

《日华》

【释名】条、壶柑、臭橙、朱栾。〔时珍曰〕柚，色油然，其状如卣，故名。壶亦象形。今人呼其黄而小者为蜜筒，正此意也。其大者谓之朱栾，亦取团栾之象。最大者谓之香栾。

【集解】〔恭曰〕柚皮厚味甘，不似橘皮薄味辛而苦。其肉亦似橘，有甘有酸，酸者名壶柑。今俗人谓橙为柚，非矣。案《吕氏春秋》云：果之美者，江浦之橘，云梦之柚。郭璞云：柚出江南，似橙而实酢，大如橘。《禹贡》云：扬州厥包橘、柚。孔安国云：小曰橘，大曰柚，皆为柑也。

〔颂曰〕闽中、岭外、江南皆有柚，比橘黄白色而大。襄、唐间柚，色青黄而实小。其味皆酢，皮厚，不堪入药。

〔时珍曰〕柚，树、叶皆似橙。其实有大、小二种：小者如柑如橙；大者如瓜如升，有围及尺余者，亦橙之类也。今人呼为朱栾，形色圆正，都类柑、橙。但皮厚而粗，其味甘，其气臭，其瓣坚而酸恶不可食，其花甚香。

果 部

【气味】酸，寒，无毒。

【主治】消食，解酒毒，治饮酒人口气，去肠胃中恶气，疗妊妇不思食口淡。（《大明》）

皮

【气味】甘、辛，平，无毒。

【主治】下气。宜食，不入药。（弘景）

附方

痰气咳嗽。用香栾去核切，砂瓶内浸酒，封固一夜，煮烂，蜜拌匀，时时含咽。

叶

【主治】头风痛，同葱白捣，贴太阳穴。（时珍）

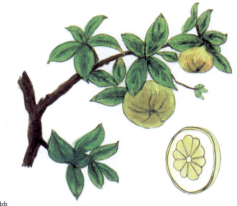
柚

花

【主治】蒸麻油作香泽面脂，长发润燥。（时珍）

枣

《本经》上品

■释名 〔时珍曰〕按陆佃《埤雅》云：大曰枣，小曰棘。棘，酸枣也。

■集解 〔《别录》曰〕枣生河东平泽。

〔弘景曰〕世传河东猗氏县枣特异。今青州出者形大而核细，多膏甚甜。郁州互市者亦好，小不及耳。江东临沂、金城枣形大而虚，少脂，好者亦可用也。南枣大恶，不堪啖。

〔颂曰〕近北州郡皆出枣，惟青州之种特佳。晋州、绛州者虽大，而不及青州肉厚也。江南出者，坚燥少脂。今园圃种莳者，其种甚多。美者有水菱枣、御枣之类，皆不堪入药，盖肌肉轻虚故也。南郡人煮而曝干，皮薄而皱，味更甘于他枣，谓之天蒸枣，亦不入药。

〔宗奭曰〕大枣先青州，次晋州，皆可晒曝入药，益脾胃。余者止可充食用耳。青州人以枣去皮核，焙干为枣圃，以为奇果。有御枣，甘美轻脆，后众枣熟而易生虫，今人所谓扑落酥者是也。又有牙枣，先众枣熟，亦甘美，微酸而尖长。二枣皆不堪收曝。

〔时珍曰〕枣木赤心有刺。四月生小叶，尖觥光泽。五月开小花，白色微青。南北皆有，惟青、晋所出者肥大甘美，入药为良。其类甚繁，《尔雅》所载之外，郭义恭《广志》有狗牙、鸡心、牛头、羊矢、弥猴、细腰、赤心、三星、骈白之名，又有木枣、氐枣、桂枣、夕枣、灌枣、墟枣、蒸枣、白枣、棠枣，及安邑、信都诸枣。谷城紫枣长二寸，羊角枣长三寸。密云所出小枣，脆润核细，味亦甘美，皆可充果食，不堪入药。入药须用青州及晋地晒干大枣为良。

 大 枣

【释名】干枣、美枣、良枣。

【气味】甘，平，无毒。

【主治】心腹邪气，安中，养脾气，平胃气，通九窍，助十二经，补少气、少津液、身中不足，大惊四肢重，和百药。久服轻身延年。（《本经》）

补中益气，坚志强力，除烦闷，疗心下悬，除肠澼。久服不饥神仙。（《别录》）

润心肺，止嗽，补五脏，治虚损，除肠胃癖气。和光粉烧，治疳痢。（《大明》）

和阴阳，调荣卫，生津液。（李杲）

【发明】〔弘景曰〕道家方药，以枣为佳饵。其皮利，肉补虚，所以合汤皆擘之也。

〔杲曰〕大枣气味俱厚，阳也。温以补不足，甘以缓阴血。

〔成无己曰〕邪在营卫者，辛甘以解之。故用姜、枣以和营卫，生发脾胃升腾之气。张仲景治奔豚，用大枣滋脾土以平肾气也。治水饮胁痛有十枣汤，益土而胜水也。

〔震亨曰〕枣属土而有火，味甘性缓。甘先入脾，补脾者未尝用甘。故今人食甘多者，脾必受病也。

〔时珍曰〕《素问》言枣为脾之果，脾病宜食之。谓治病和药，枣为脾经血分药也。若无故频食，则生虫损齿，贻害多矣。

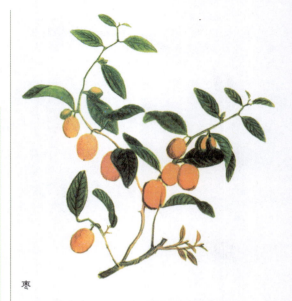

枣

附方

调和胃气。以干枣去核，缓火逼燥为末。量多少入少生姜末，白汤点服。调和胃气甚良。（《衍义》）

小肠气痛。大枣一枚去核，用斑蝥一枚去头、足、翅，入枣内，纸包煨熟，去蝥食枣，以桂心、萆澄茄汤下。（《直指》）

伤寒热病（后口干咽痛，喜唾）。大枣二十枚，乌梅十枚，捣入蜜丸。含如杏核大，咽汁甚效。（《千金方》）

妊娠腹痛。大红枣十四枚，烧焦为末，以小便服之。（《梅师》）

大便燥塞。大枣一枚去核，入轻粉半钱缚定，煨熟食之，仍以枣汤送下。（《直指》）

烦闷不眠。大枣十四枚，葱白七茎，水三升，煮一升，顿服。（《千金》）

上气咳嗽。治伤中筋脉急，上气咳嗽者。用枣二十枚去核，以酥四两微火煎，入枣肉中泣尽酥，取收之。常含一枚，微微咽之取瘥。（《圣惠方》）

肺疽吐血。因啖辛辣、热物致伤者。用红枣（连核烧存性）、百药煎（煅过）等分，为末。每服二钱，米饮下。（《三因》）

耳聋鼻塞（不闻音声、香臭者）。取大枣十五枚（去皮核），蓖麻子三百枚（去皮），和捣。绵裹塞耳、鼻，日一度。三十余日，闻声及香臭也。先治耳，后治鼻，不可并塞。（孟诜《食疗》）

久服香身。用大枣肉和桂心、白瓜仁、松树皮为丸，久服之。（《食疗本草》）

走马牙疳。新枣肉一枚，同黄蘗烧焦为末，油和敷之。若加砒少许更妙。（王氏《博济》）

诸疮（久坏不愈者）。枣膏三升，煎水频洗，取愈。（《千金》）

痔疮疼痛。大肥枣一枚剥去皮，取水银掌中，以唾研令极熟，敷枣瓤上，纳入下部，良。（《外台》）

下部虫痒。蒸大枣取膏，以水银和捻，长三寸，以绵裹，夜纳下部中，明日虫皆出也。（《肘后》）

三岁陈枣核中仁

【气味】燔之，苦，平，无毒。

【主治】恶气卒疰忤。（孟诜）

核烧研，掺胫疮良。（时珍）

【发明】〔时珍曰〕按《刘根别传》云：道士陈孜如痴人，江夏袁仲阳敬事之。孜曰：今春当有疾，可服枣核中仁二十七枚。后果大病，服之而愈。又云：常服枣仁，百邪不复干也。仲阳服之有效，则枣果有治邪之说矣。又《道书》云：常含枣核治气，令口行津液，咽之佳。谢承《后汉书》亦云：孟节能含枣核，不食可至十年也。此皆藉枣以生津受气，而咽之又能达黄宫，以交离坎之义耳。

叶

【气味】甘，温，微毒。

【主治】覆麻黄，能令出汗。（《本经》）

和葛粉，揩热痱疮，良。（《别录》）

治小儿壮热，煎汤浴之。（《大明》）

附方

小儿伤寒（五日已后热不退）。用枣叶半握，麻黄半两，葱白、豆豉各一合，童子小便二钟，煎一钟，分二服，取汗。（《总录》）

反胃呕哕。干枣叶一两，藿香半两，丁香二钱半，每服二钱，姜三片，水一盏煎服。（《圣惠方》）

【气味】甘，涩，温，有小毒。

【主治】中蛊腹痛，面目青黄，淋露骨立。锉取一斛，水淹三寸，煮至二斗澄清，煎五升，旦服五合，取吐即愈。又煎红水服之，能通经脉。（时珍）

【主治】小儿赤丹从脚跌起，煎汤频浴之。（时珍）

附方

令发易长。取东行枣根三尺，横安甑上蒸之，两头汗出，收取敷发，即易长。（《圣惠方》）

【主治】同老桑树皮，并取北向者，等分，烧研。每用一合，井水煎，澄取清，洗目。一月三洗，昏者复明。忌荤、酒、房事。（时珍）

栗

《别录》上品

释名 〔时珍曰〕栗，《说文》作㮄，从卤（音条），象花实下垂之状也。梵书名笃迦。

集解 〔时珍曰〕栗但可种成，不可移栽。

【气味】咸，温，无毒。

【主治】益气，厚肠胃，补肾气，令人耐饥。（《别录》）

疗筋骨断碎，肿痛瘀血，生嚼涂之，有效。（苏恭）

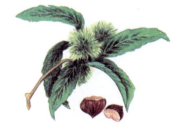

栗

杨梅

宋《开宝》

释名 朹子（音求）。〔时珍曰〕其形如水杨子而味似梅，故名。段氏《北户录》名朹子。扬州人呼白杨梅为圣僧。

集解 〔志曰〕杨梅生江南、岭南山谷。树若荔枝树，而叶细阴青。子形似水杨子，而生青熟红，肉在核上，无皮壳。四月、五月采之。南人腌藏为果，寄至北方。

〔时珍曰〕杨梅树叶如龙眼及紫瑞香，冬月不凋。二月开花结实，形如楮实子，五月熟，有红、白、紫三种，红胜于白，紫胜于红，颗大则核细，盐藏、蜜渍、糖收皆佳。东方朔《林邑记》云：邑有杨梅，其大如杯碗，青时极酸，熟则如蜜。用以酿酒，号为梅香酎，甚珍重之。赞宁《物类相感志》云：桑上接杨梅则不酸。杨梅树生癞，以甘草钉钉之则无。皆物理之妙也。

【气味】酸、甘，温，无毒。

【主治】盐藏食，去痰止呕哕，消食下酒。干作屑，临饮酒时服方寸匕，止吐酒。（《开宝》）

止渴，和五脏，能涤肠胃，除烦愦恶气。烧灰服，断下痢甚验。盐者常含一枚，咽汁，利五脏下气。（诜）

附方

头风作痛。杨梅为末，每食后薄荷茶服二钱。或以消风散同煎服。或同捣末，以白梅肉和，丸弹子大，每食后葱茶嚼下一丸。（朱氏《集验》）

一切损伤（止血生肌，令无瘢痕）。用盐藏杨梅和核捣如泥，做成挺子，以竹筒收之。凡遇破伤，研末敷之，神圣绝妙。（《经验方》）

【主治】脚气。（时珍）

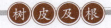

【主治】煎汤，洗恶疮疥癣。（《大明》）

煎水，漱牙痛。服之，解砒毒。烧灰油调，涂汤火伤。（时珍）

附方

中砒毒。心腹绞痛，欲吐不吐，面青肢冷。用杨梅树

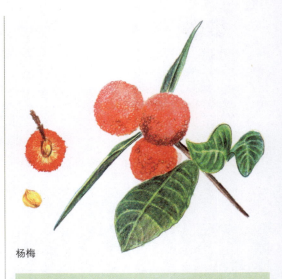

杨梅

皮煎汤二三碗，服之即愈。（王硕《易简方》）

风虫牙痛。《普济方》：用杨梅根（皮厚者，焙）一两，川芎䓖五钱，麝香少许，研末。每用半钱，鼻内嗅之，口中含水，涎出痛止。《摘要方》：用杨梅根皮、韭菜根、厨案上油泥等分捣匀，贴于两腮上，半时辰，其虫从眼角出也。屡用有效之方。

柿

《别录》中品

【集解】〔颂曰〕柿南北皆有之，其种亦多。红柿所在皆有。黄柿生汴、洛诸州。朱柿出华山，似红柿而圆小，皮薄可爱，味更甘珍。椑柿色青，可生啖。诸柿食之皆美而益人。又有一种小柿，谓之软枣，俗呼为牛奶柿。世传柿有七绝：一多寿，二多阴，三无鸟巢，四无虫蠹，五霜叶可玩，六嘉宾，七落叶肥滑，可以临书也。

〔时珍曰〕柿高树大叶，圆而光泽。四月开小花，黄白色。结实青绿色，八、九月乃熟。生柿置器中自红者谓之烘柿，日干者谓之白柿，火干者谓之乌柿，水浸藏者谓之醂柿。其核形扁，状如木鳖子仁而硬坚。其根甚固，谓之柿盘。案《事类合璧》云：柿，朱果也。大者如碟，八棱稍扁；其次如拳；小或如鸡子、鸭子、牛心、鹿心之状。一种小而如折二钱者，谓之猴枣。皆以核少者为佳。

【气味】甘，寒，涩，无毒。

【主治】通耳鼻气，治肠澼不足。解酒毒，压胃间热，止口干。（《别录》）

续经脉气。（诜）

【发明】〔藏器曰〕饮酒食红柿，令人易醉或心痛欲死。《别录》言解酒毒，失之矣。

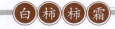

【气味】甘，平，涩，无毒。

【主治】补虚劳不足，消腹中宿血，涩中厚肠，健脾胃气。（诜）

开胃涩肠，消痰止渴，治吐血，润心肺，疗肺痿心热咳嗽，润声喉，杀虫。（《大明》）

霜：清上焦心肺热，生津止渴，化痰宁嗽，治咽喉口舌疮痛。（时珍）

【发明】〔震亨曰〕干柿属金而有土，属阴而有收意。故止血治咳，亦可为助也。

〔时珍曰〕柿乃脾、肺血分之果也。其味甘而气平，性涩而能收，故有健脾涩肠、治嗽止血之功。盖大肠者，肺之合而胃之子也。真正柿霜，乃其精液，入肺病上焦药尤佳。

附方

热淋涩痛。干柿、灯芯等分，水煎日饮。（朱氏方）

小儿秋痢。以粳米煮粥，熟时入干柿末，再煮三两沸食之。奶母亦食之。（《食疗》）

反胃吐食。干柿三枚，连蒂捣烂，酒服甚效。切勿以他药杂之。

腹薄食减（凡男女脾虚腹薄，食不消化，面上黑点者）。用干柿三斤，酥一斤，蜜半斤，以酥、蜜煎匀，下柿煮十余沸，用不津器贮之。每日空腹食三五枚，甚良。（孟诜《食疗》）

痰嗽带血。青州大柿饼，饭上蒸熟批开。每用一枚，掺真青黛一钱，卧时食之，薄荷汤下。（《丹溪纂要》）

产后咳逆（气乱心烦）。用干柿切碎，水煮汁呷。（《产宝》）

妇人蒜发。干柿五枚，以茅香（煮熟）、枸杞子（酒浸，焙研）各等分，捣丸梧子大。每服五十丸，茅香汤下，日三。（《普济》）

鼻窒不通。干柿同粳米煮粥，日食。（《圣济》）

耳聋鼻塞。干柿三枚细切，以粳米三合，豆豉少许煮粥，日日空心食之。（《圣惠》）

臁胫烂疮。用柿霜、柿蒂等分烧研，敷之甚效。（笔峰《杂兴》）

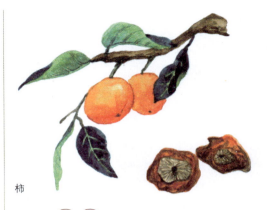

柿

 乌柿

【气味】甘，温，无毒。

【主治】杀虫，疗金疮、火疮，生肉止痛。（《别录》）

治狗啮疮，断下痢。（弘景）

服药口苦及呕逆者，食少许即止。（藏器）

 柿糕

【主治】作饼及糕与小儿食，治秋痢。（诜）

黄柿和米粉作糗蒸，与小儿食，止下痢、下血有效。（藏器）

 柿蒂

【气味】涩，平，无毒。

【主治】咳逆哕气，煮汁服。（诜）

【发明】〔震亨曰〕人之阴气，依胃为养。土伤则木挟相火，直冲清道而上作咳逆。古人以为胃寒，概用丁香、柿蒂，不知其孰为补虚，孰为降火？不能清气利痰，惟有助火而已。

〔时珍曰〕咳逆者，气自脐下冲脉直上至咽膈，作呃忒塞逆之声也。朱肱《南阳书》以哕为咳逆，王履《溯洄集》以咳嗽为咳逆，皆误矣。哕者干哕有声也。咳逆有伤寒吐下后，及久病产后，老人虚人，阴气大亏，阳气暴逆，自下焦逆至上焦而不能出者。有伤寒失下，及平人痰气抑遏而然者。当视其虚实阴阳，或温或补，或泄热，或降气，或吐或下可也。古方单用柿蒂煮汁饮之，取其苦温能降逆气也。

附方

咳逆不止。《济生》柿蒂散：治咳逆胸满。用柿蒂、丁香各二钱，生姜五片，水煎服。或为末，白汤点服。洁古加人参一钱，治虚人咳逆。《三因》加良姜、甘草等分。《卫生宝鉴》加青皮、陈皮。王氏《易简》加半夏、生姜。

木皮

【主治】下血。晒焙研末，米饮服二钱，两服可止。（颂）

汤火疮，烧灰，油调敷。（时珍）

 根

【主治】血崩，血痢，下血。（时珍）

银杏

《日用》

释名 白果、鸭脚子。〔时珍曰〕原生江南，叶似鸭掌，因名鸭脚。宋初始入贡，改呼银杏，因其形似小杏而核色白也。今名白果。梅尧臣诗：鸭脚类绿李，其名因叶高。欧阳修诗"绛囊初入贡，银杏贵中州"，是矣。

集解 〔时珍曰〕银杏生江南，以宣城者为胜。树高二三丈。叶薄纵理，俨如鸭掌形，有刻缺，面绿背淡。二月开花成簇，青白色，二更开花，随即卸落，人罕见之。一枝结子百十，状如楝子，经霜乃熟烂，去肉取核为果。其核两头尖，三棱为雄，二棱为雌。其仁嫩时绿色，久则黄。须雌雄同种，其树相望，乃结实；或雌树临水亦可；或凿一孔，内雄木一块，泥之，亦结。阴阳相感之妙如此。其树耐久，肌理白腻。术家取刻符印，云能召使也。

 核仁

【气味】甘、苦，平，涩，无毒。

【主治】生食引疳解酒，熟食益人。（李鹏飞）

熟食温肺益气，定喘嗽，缩小便，止白浊。生食降痰，消毒杀虫。嚼浆涂鼻面手足，去䵟皰皯𪒟皱皴，及疥癣疳螶阴虱。（时珍）

【发明】〔时珍曰〕银杏宋初始著名，而修本草者不收。近时方药亦时用之。其气薄味厚，性涩而收，色白属金。故能入肺经，益肺气，定喘嗽，缩小便。生捣能浣油腻，则其去痰浊之功，可类推矣。其花夜开，人不得见，盖阴毒之物，故又能杀虫消毒。然食多则收令太过，令人气壅胪胀昏顿。

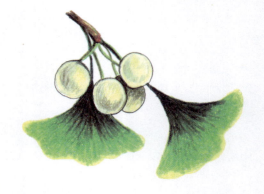

银杏

 附方

寒嗽痰喘。白果七个煨熟，以熟艾作七丸，每果入艾一丸，纸包再煨香，去艾吃。（《秘韫》方）

哮喘痰嗽。鸭掌散：用银杏五个，麻黄二钱半，甘草（炙）二钱，水一钟半，煎八分，卧时服。又金陵一铺治哮喘，白果定喘汤，服之无不效者，其人以此起家。其方：用白果二十一个（炒黄），麻黄三钱，苏子二钱，款冬花、法制半夏、桑白皮（蜜炙）各二钱，杏仁（去皮尖）、黄芩（微炒）各一钱半，甘草一钱，水三钟，煎二钟，随时分作二服。不用姜。（《摄生方》）

咳嗽失声。白果仁四两，白茯苓、桑白皮二两，乌豆半升（炒），沙蜜半斤。煮熟日干为末，以乳汁半碗拌湿，九蒸九晒，丸如绿豆大。每服

三五十丸，白汤下，神效。（余居士方）

赤白带下（下元虚惫）。白果、莲肉、江米各五钱，胡椒一钱半，为末。用乌骨鸡一只，去肠盛药，瓦器煮烂，空心食之。（《集简方》）

牙齿虫䘌。生银杏，每食后嚼一二个，良。（《永类钤方》）

鼻面酒齄。银杏、酒浮糟同嚼烂，夜涂旦洗。（《医林集要》）

头面癣疮。生白果仁切断，频擦取效。（邵氏《经验方》）

下部疳疮。生白果杵，涂之。（赵原阳）

阴虱作痒。阴毛际肉中生虫如虱，或红或白，痒不可忍者。白果仁嚼细，频擦之，取效。（刘长春方）

乳痈溃烂。银杏半斤，以四两研酒服之，以四两研敷之。（《救急易方》）

水疔暗疔。水疔色黄，麻木不痛；暗疔疮凸色红，使人昏狂。并先刺四畔，后用银杏（去壳）浸油中年久者，捣盦之。（《普济方》）

果 部

榛

宋《开宝》

释名 〔时珍曰〕关中甚多此果。关中，秦地也。榛之从秦，盖取此意。

集解 〔时珍曰〕按陆机《诗疏》云：榛有两种：一种大小枝叶皮树皆如栗，而子小，形如橡子，味亦如栗，枝茎可以为烛，一种高丈余，枝叶如木蓼，子作胡桃味，辽、代、上党甚多，久留亦易油坏者也。

仁

【气味】甘，平，无毒。

【主治】益气力，实肠胃，令人不饥，健行。(《开宝》)
止饥，调中开胃，甚验。(《大明》)

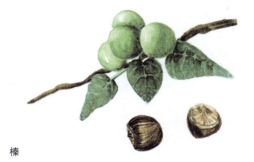
榛

荔枝

宋《开宝》

释名 离枝、丹荔。〔时珍曰〕司马相如《上林赋》作离支。按白居易云：若离本枝，一日色变，三日味变。则离支之名，又或取此义也。

集解 〔时珍曰〕荔枝炎方之果，性最畏寒，易种而根浮。其木甚耐久，有经数百年犹结实者。其实生时肉白，干时肉红。日晒火烘，卤浸蜜煎，皆可致远。成朵晒干者谓之荔锦。

实

【气味】甘，平，无毒。

【主治】止渴，益人颜色。(《开宝》)
食之止烦渴，头重心躁，背膊劳闷。(李珣)
治瘰疬瘤赘，赤肿疔肿，发小儿痘疮。(时珍)

【发明】〔震亨曰〕荔枝属阳，主散无形质之滞气，故消瘤赘赤肿者用之。苟不明此，虽用之无应。

附方

痘疮不发。荔枝肉浸酒饮，并食之。忌生冷。(闻人规《痘疹论》)

风牙疼痛。用荔枝连壳烧存性，研末，擦牙即止。(《普济》)

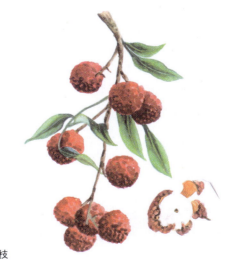
荔枝

呃逆不止。荔枝七个，连皮核烧存性，为末。白汤调下，立止。(杨拱《医方摘要》)

295

核

【气味】甘，温，涩，无毒。

【主治】心痛、小肠气痛，以一枚煨存性，研末，新酒调服。（宗奭）

【发明】〔时珍曰〕荔枝核入厥阴，行散滞气，其实双结而核肖睾丸，故其治癞疝卵肿，有述类象形之义。

附方

脾痛不止。荔枝核为末，醋服二钱。数服即愈。（《卫生易简方》）

妇人血气（刺痛）。用荔枝核（烧存性）半两，香附子（炒）一两，为末。每服二钱，盐汤、米饮任下。名蠲痛散。（《妇人良方》）

壳

【主治】痘疮出不爽快，煎汤饮之。又解荔枝热，浸水饮。（时珍）

附方

赤白痢。荔枝壳、橡斗壳（炒）、石榴皮（炒）、甘草（炙）各等分。每以半两，水一盏半，煎七分，温服，日二服。（《普济方》）

花及皮根

【主治】喉痹肿痛，用水煮汁。细细含咽，取瘥止。（苏颂）

龙眼

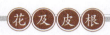

《本经》中品

释名 龙目、圆眼、益智。〔时珍曰〕龙眼、龙目，象形也。

集解 〔时珍曰〕龙眼正圆，《别录》、苏恭比之槟榔，殊不类也。其木性畏寒，白露后方可采摘，晒焙令干，成朵干者名龙眼锦。

实

【气味】甘，平，无毒。

【主治】五脏邪气，安志厌食。久服强魂聪明，轻身不老，通神明。（《本经》）

开胃益脾，补虚长智。（时珍）

【发明】〔时珍曰〕食品以荔枝为贵，而资益则龙眼为良。盖荔枝性热，而龙眼性和平也。（严用和《济生方》）

附方

归脾汤。治思虑过度，劳伤心脾，健忘怔忡，虚烦不眠，自汗惊悸。用龙眼肉、酸枣仁（炒）、黄芪（炙）、白术（焙）、茯神各一两，木香半两，炙甘草二钱半，㕮咀。每服五钱，姜三片，枣一枚，水二钟，煎一钟。温服。（《济生方》）

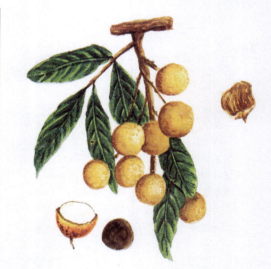

龙眼

核

【主治】狐臭。六枚，同胡椒二七枚研，遇汗出即擦之。（时珍）

安石榴

《别录》下品

释名 若榴、丹若、金罂。〔时珍曰〕榴者，瘤也，丹实垂垂如赘瘤也。《博物志》云：汉张骞出使西域，得涂林安石国榴种以归，故名安石榴。

集解 〔弘景曰〕石榴花赤可爱，故人多植之，尤为外国所重。有甜、酢二种，医家惟用酢者之根、壳。榴子乃服食者所忌。

〔宗奭曰〕石榴有酸、淡二种。旋开单叶花，旋结实，实中子红，孙枝甚多，秋后经霜，则自坼裂。一种子白，莹澈如水晶者，味亦甘，谓之水晶石榴。惟酸石榴入药，须老木所结，收留陈久者乃佳。

〔时珍曰〕榴五月开花，有红、黄、白三色。单叶者结实，千叶者不结实，或结亦无子也。实有甜、酸、苦三种。《抱朴子》言苦者出积石山，或云即山石榴也。

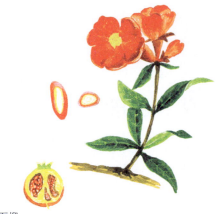

安石榴

【气味】甘、酸，温，涩，无毒。

【主治】咽喉燥渴。（《别录》）

能理乳石毒。（段成式）

制三尸虫。（时珍）

【气味】酸，温，涩，无毒。

【主治】赤白痢腹痛，连子捣汁，顿服一枚。（孟诜）

止泻痢崩中带下。（时珍）

【发明】〔时珍曰〕榴受少阳之气，而荣于四月，盛于五月，实于盛夏，熟于深秋。丹花赤实，其味甘酸，其气温涩，具木火之象。故多食损肺、齿而生痰涎。酸者则兼收敛之气，故入断下、崩中之药。或云白榴皮治白痢，红榴皮治红痢，亦通。

水，以鱼鳔笼指蘸水捻须，久久自黑也。（《普济方》）

【气味】同实。

【主治】止下痢漏精。（《别录》）

治筋骨风，腰脚不遂，行步挛急疼痛，涩肠。取汁点目，止泪下。（权）

煎服，下蛔虫。（藏器）

止泻痢，下血脱肛，崩中带下。（时珍）

附方

肠滑久痢。黑神散：用酸石榴一个煅烟尽，出火毒一夜，研末，仍以酸榴一块煎汤服，神效无比。久泻不止。方同上。（并《普济方》）

小便不禁。酸石榴烧存性（无则用枝烧灰代之），每服二钱，用柏白皮（切，焙）四钱，煎汤一盏，入榴灰再煎至八分，空心温服，晚再服。《圣惠》）

捻须令黑。酸石榴结成时，就东南枝上拣大者一个，顶上开一孔，内水银半两于中，原皮封之，麻扎定，牛屎封护，待经霜摘下，倾出壳内

附方

赤白痢下（腹痛，食不消化者）。《食疗本草》：用醋榴皮炙黄为末，枣肉或粟米饭和，丸梧子大。每空腹米饮服三十丸，日三服，以知为度。如寒滑，加附子、赤石脂各一倍。《肘后方》：用皮烧存性，为末。每米饮服方寸匕，日三服，效乃止。

粪前有血（令人面黄）。用酢石榴皮（炙），研末。每服二钱，用茄子枝煎汤服。（孙真人方）

肠滑久痢。神妙无比方也。用石榴一个劈破，炭火簇烧存性，出火毒，为末。每服一钱，别以酸

石榴一瓣，水一盏，煎汤调服。（《经验方》）

久痢久泻。陈石榴皮酢者，焙研细末。每服二钱，米饮下。患二三年或二三月，百方不效者，服之便止，不可轻忽之也。（《普济方》）

食榴损齿。石榴黑皮炙黄研末，枣肉和，丸梧子大。每日空腹三丸，白汤下，日二服。（《普济》）

丁肿恶毒。以针刺四畔，用榴皮着疮上，以面围四畔灸之，以痛为度。仍内榴末敷上急裹，经宿连根出也。（《肘后百一方》）

脚肚生疮。初起如粟，搔之渐开，黄水浸淫，痒痛溃烂，遂致绕胫而成痼疾。用酸榴皮煎汤冷定，日日扫之，取愈乃止。（《医学正宗》）

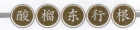

酸榴东行根

【气味】同皮。

【主治】蛔虫、寸白。（《别录》）

止涩泻痢、带下，功与皮同。（时珍）

附方

女子经闭（不通）。用酢榴根东生者一握炙干，水二大盏，浓煎一盏，空心服之。未通再服。（《斗门》）

榴花

【主治】阴干为末，和铁丹服，一年变白发如漆。（藏器）

附方

金疮出血。榴花半斤，石灰一升，捣和阴干。每用少许敷之，立止。（崔元亮方）

鼻出衄血。酢榴花二钱半，黄蜀葵花一钱，为末。每服一钱，水一盏，煎服，效乃止。（《圣济录》）

槟榔

《别录》中品

释名 宾门、仁频。〔时珍曰〕宾与郎皆贵客之称。嵇含《南方草木状》言：交、广人凡贵胜族客，必先呈此果。若邂逅不设，用相嫌恨。则槟榔名义，盖取于此。

集解〔时珍曰〕槟榔树初生若笋竿积硬，引茎直上。茎干颇似桄榔、椰子而有节，旁无枝柯，条从心生。端顶有叶如甘蕉，条派开破，风至则如羽扇扫天之状。三月叶中肿起一房，因自折裂，出穗凡数百颗，大如桃李。又生刺重累于下，以护卫其实。五月成熟，剥去其皮，煮其肉而干之。皮皆筋丝，与大腹皮同也。

槟榔子

【气味】苦、辛，温，涩，无毒。

【主治】治腹胀，生捣末服，利水谷道。敷疮，生肌肉止痛。烧灰，敷口吻白疮。（苏恭）

宣利五脏六腑壅滞，破胸中气，下水肿，治心痛积聚。（甄权）

除一切风，下一切气，通关节，利九窍，补五劳七伤，健脾调中，除烦，破癥结。（《大明》）

主贲豚膀胱诸气，五膈气，风冷气，脚气，宿食不消。（李珣）

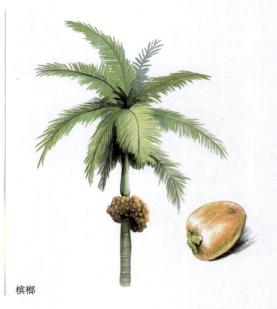

槟榔

治冲脉为病，气逆里急。（好古）

治泻痢后重，心腹诸痛，大小便气秘，痰气喘急，疗诸疟，御瘴疠。（时珍）

【发明】〔元素曰〕槟榔味厚气轻，沉而降，阴中阳也。苦以破滞，辛以散邪，泄胸中至高之气，使之下行，性如铁石之沉重，能坠诸药至于下极，故治诸气、后重如神也。

〔时珍曰〕按罗大经《鹤林玉露》云：岭南人以槟榔代茶御瘴，其功有四：一曰醒能使之醉，盖食之久，则熏然颊赤，若饮酒然，苏东坡所谓"红潮登颊醉槟榔"也。二曰醉能使之醒，盖酒后嚼之，则宽气下痰，余醒顿解，朱晦庵所谓"槟榔收得为祛痰"也。三曰饥能使之饱。四曰饱能使之饥。盖空腹食之，则充然气盛如饱；饱后食之，则饮食快然易消。又且赋性疏通而不泄气，禀味严正而更有余甘，是有德故有是功也。

附方

膀胱诸气。槟榔二枚，一生一熟，为末。酒煎服之，良。此太医秦鸣鹤方也。（《海药本草》）

脚气胀满（非冷非热，或老人、弱人病此）。用槟榔仁为末，以槟榔壳煎汁或茶饮、苏汤或豉汁调服二钱，甚利。（《外台秘要》）

大肠湿闷（肠胃有湿，大便秘塞）。大槟榔一枚，麦门冬煎汤磨汁温服。或以蜜汤调末二钱服，亦可。（《普济》）

大小便闷。槟榔为末，蜜汤调服二钱。或以童子小便、葱白同煎，服之亦良。（《普济方》）

小儿头疮。水磨槟榔，晒取粉，和生油涂之。（《圣惠方》）

椰子

宋《开宝》

释名 越王头、胥余。〔时珍曰〕按嵇含《南方草木状》云：相传林邑王与越王有怨，使刺客乘其醉，取其首，悬于树，化为椰子，其核犹有两眼，故俗谓之越王头，而其浆犹如酒也。此说虽谬，而俗传以为口实。南人称其君长为爷，则椰名盖取于爷义也。相如《上林赋》作胥余，或作胥耶。

集解〔时珍曰〕椰子乃果中之大者。其树初栽时，用盐置根下则易发。木至斗大方结实，大者三四围，高五六丈，木似桄榔、槟榔之属，通身无枝。其叶在木顶，长四五尺，直耸指天，状如棕榈，势如凤尾。二月着花成穗，出于叶间，长二三尺，大如五斗器。仍连着实，一穗数枚，小者如栝楼，大者如寒瓜，长七八寸，径四五寸，悬着树端。六、七月熟，有粗皮包之。皮内有核，圆而黑润，甚坚硬，厚二三分。壳内有白肉瓤如凝雪，味甘美如牛乳。瓤肉空处，有浆数合，钻蒂倾出，清美如酒。若久者，则混浊不佳矣。其壳磨光，有斑缬点纹，横破之可作壶爵，纵破之可作瓢杓也。

【气味】甘，平，无毒。

【主治】益气。（《开宝》）

食之不饥，令人面泽。（时珍，出《异物志》）

【气味】甘，温，无毒。

【主治】止消渴。涂头，益发令黑。（《开宝》）

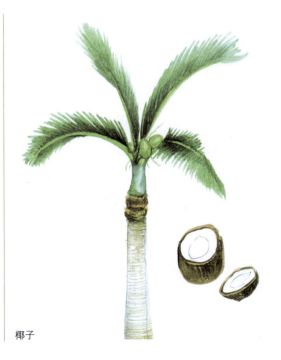

椰子

【发明】〔震亨曰〕椰子生海南极热之地，土人赖此解夏月毒渴，天之生物，各因其材也。

椰子皮

【气味】苦，平，无毒。

【主治】止血，疗鼻衄，吐逆霍乱，煮汁饮之。（《开宝》）

治卒心痛，烧存性，研，以新汲水服一钱，极验。（时珍）

壳

【主治】杨梅疮筋骨痛。烧存性，临时炒热，以滚酒泡服二三钱，暖覆取汗，其痛即止，神验。（时珍）

橄榄

宋《开宝》

【释名】青果、忠果、谏果。〔时珍曰〕橄榄名义未详。此果虽熟，其色亦青，故俗呼青果。

【集解】〔时珍曰〕橄榄树高，将熟时以木钉钉之，或纳盐少许于皮内，其实一夕自落，亦物理之妙也。

实

【气味】酸、甘，温，无毒。

【主治】生啖、煮汁，能解诸毒。（苏颂）

开胃下气，止泻。（《大明》）

生津液，止烦渴，治咽喉痛。咀嚼咽汁，能解一切鱼、鳖毒。（时珍）

【发明】〔时珍曰〕按《名医录》云：吴江一富人，食鳜鱼被鲠，横在胸中，不上不下，痛声动邻里，半月余几死。忽遇渔人张九，令取橄榄与食。时无此果，以核研末，急流水调服，骨遂下而愈。张九云：我父老相传，橄榄木作取鱼棹篦，鱼触着即浮出，所以知鱼畏橄榄也。今人煮河豚、团鱼，皆用橄榄，乃知橄榄能治一切鱼、鳖之毒也。

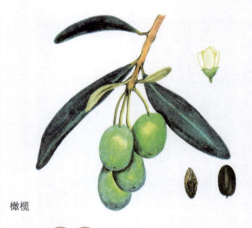

橄榄

榄仁

【气味】甘，平，无毒。

【主治】唇吻燥痛，研烂敷之。（《开宝》）

核

【气味】甘，涩，温，无毒。

【主治】磨汁服，治诸鱼骨鲠，及食鲙成积，又治小儿痘疮倒靥。烧研服之，治下血。（时珍）

附方

初生胎毒。小儿落地时，用橄榄一个（烧研），朱砂末五分和匀，嚼生脂麻一口，吐唾和药，绢包如枣核大，安儿口中，待咽一个时顷，方可与乳。此药取下肠胃秽毒，令儿少疾，及出痘稀少也。（孙氏《集效方》）

牙齿风疳（脓血有虫）。用橄榄烧研，入麝香少许，贴之。（《圣惠方》）

附方

耳足冻疮。橄榄核烧研，油调涂之。（《乾坤生意》）

胡椒

《唐本草》

释名 昧履支。〔时珍曰〕胡椒，因其辛辣似椒，故得椒名，实非椒也。

集解 〔时珍曰〕胡椒，今南番诸国及交趾、滇南、海南诸地皆有之。蔓生附树及作棚引之。叶如扁豆、山药辈。正月开黄白花，结椒累累，缠藤而生，状如梧桐子，亦无核，生青熟红，青者更辣。四月熟，五月采收，曝干乃皱。今遍中国食品，为日用之物也。

实

【气味】辛，大温，无毒。

【主治】下气温中去痰，除脏腑中风冷。(《唐本》)

去胃口虚冷气，宿食不消，霍乱气逆，心腹卒痛，冷气上冲。(李珣)

调五脏，壮肾气，治冷痢，杀一切鱼、肉、鳖、蕈毒。(《大明》)

【发明】〔时珍曰〕胡椒大辛热，纯阳之物，肠胃寒湿者宜之。热病人食之，动火伤气，阴受其害。时珍自少嗜之，岁岁病目，而不疑及也。后渐知其弊，遂痛绝之，目病亦止。才食一二粒，即便昏涩。此乃昔人所未试者。盖辛走气，热助火，此物气味俱厚故也。病咽喉口齿者，亦宜忌之。近医每以绿豆同用，治病有效。盖豆寒椒热，阴阳配合得宜，且以豆制椒毒也。按张从正《儒门事亲》云：噎膈之病，或因酒得，或因气得，或因胃火。医氏不察，火里烧姜，汤中煮桂；丁香未已，豆蔻继之；荜茇未已，胡椒继之。虽曰和胃，胃本不寒；虽曰补胃，胃本不虚。况三阳既结，食必上潮，止宜汤丸小小润之可也。时珍窃谓此说虽是，然亦有食

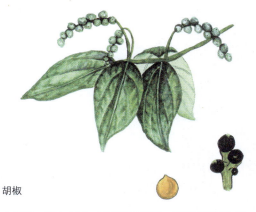

胡椒

入反出、无火之证，又有痰气郁结、得辛热暂开之证，不可执一也。

附方

反胃吐食。戴原礼方：用胡椒醋浸，日干，如此七次，为末，酒糊丸梧子大。每服三四十丸，醋汤下。《圣惠方》：用胡椒七钱半，煨姜一两，水煎，分二服。

伤寒咳逆。日夜不止，寒气攻胃也。胡椒三十粒打碎，麝香半钱，酒一钟，煎半钟，热服。(《圣惠方》)

无花果

《食物》

释名 映日果、优昙钵、阿驵。〔时珍曰〕无花果凡数种，此乃映日果也。即广中所谓优昙钵，及波斯所谓阿驵也。

集解 〔时珍曰〕无花果出扬州及云南，今吴、楚、闽、越人家，亦或折枝插成。枝柯如枇杷树，三月发叶如花构叶。五月内不花而实，实出枝间，状如木馒头，其内虚软。采以盐渍，压实令扁，日干充果食。熟则紫色，软烂甘味如柿而无核也。按《方舆志》云：广西优昙钵不花而实，状如枇杷。又段成式《酉阳杂俎》云：阿驵出波斯，拂林人呼为底珍树。长丈余，枝叶繁茂，叶有五丫如蓖麻，

无花而实，色赤类樗柿，一月而熟，味亦如柿。二书所说，皆即此果也。

实

【气味】甘，平，无毒。

【主治】开胃，止泄痢。（汪颖）

治五痔，咽喉痛。（时珍）

叶

【气味】甘、微辛，平，有小毒。

【主治】五痔肿痛，煎汤频熏洗之，取效。（震亨）

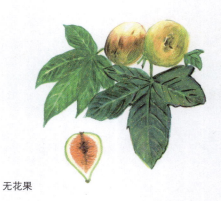

无花果

吴茱萸

《本经》中品

■释名 〔藏器曰〕茱萸南北总有，入药以吴地者为好，所以有吴之名也。〔时珍曰〕茱萸二字义未详。萸有俞、由二音。

■集解 〔《别录》曰〕吴茱萸生上谷川谷及冤句。九月九日采，阴干。陈久者良。

〔时珍曰〕茱萸枝柔而肥，叶长而皱，其实结于梢头，累累成簇而无核，与椒不同。一种粒大，一种粒小，小者入药为胜。《淮南·万毕术》云：井上宜种茱萸，叶落井中，人饮其水，无瘟疫。悬其子于屋，辟鬼魅。《五行志》云：舍东种白杨、茱萸，增年除害。

【气味】辛，温，有小毒。

【主治】温中下气，止痛，除湿血痹，逐风邪，开腠理，咳逆寒热。（《本经》）

利五脏，去痰冷逆气，饮食不消，心腹诸冷绞痛，中恶，心腹痛。（《别录》）

霍乱转筋，胃冷吐泻腹痛，产后心痛，治遍身瘴痹刺痛，腰脚软弱，利大肠壅气，肠风痔疾，杀三虫。（甄权）

下产后余血，治肾气、脚气水肿，通关节，起阳健脾。（《大明》）

主痢，止泻，厚肠胃，肥健人。（孟诜）

治痞满塞胸，咽膈不通，润肝燥脾。（好古）

开郁化滞，治吞酸，厥阴痰涎头痛，阴毒腹痛，疝气血痢，喉舌口疮。（时珍）

【发明】〔颂曰〕段成式言椒气好下，茱萸气好上。言其冲膈，不可为服食之药，故多食冲眼又脱发也。

〔宗奭曰〕此物下气最速，肠虚人服之愈甚。

〔时珍曰〕茱萸辛热，能散能温；苦热，能燥能坚。故其所治之症，皆取其散寒温中、燥湿解郁之功而已。案朱氏《集验方》云：中丞常子正苦痰饮，每食饱或阴晴节变率同，十日一发，头疼背寒，呕吐酸汁，即数日伏枕不食，服药罔效。宣和初为顺昌司禄，于太守蔡达道席上，得吴仙丹方服之，遂不再作。每遇饮食过多腹满，服五七十丸便已。少顷小便作茱萸气，酒饮皆随小水而去。前后痰药甚众，无及此者。用吴茱萸（汤泡七次）、茯苓等分，为末，炼蜜丸梧子大。每熟水下五十丸。

附方

头风作痛。茱萸煎浓汤，以绵染，频拭发根良。（《千金翼方》）

呕涎头痛。吴茱萸汤：用茱萸一升，枣二十枚，生姜一大两，人参一两，以水五升，煎取三升。每服七合，日三服。（仲景方）

脚气冲心。吴茱萸、生姜擂汁饮，甚良。（孟诜方）

肾气上哕。肾气自腹中起，上筑于咽喉，逆气连属而不能出，或至数十声，上下不得喘息。此由寒伤胃脘，肾虚气逆，上乘于胃，与气相并。《难经》谓之哕。《素问》云：病深者，其声哕。宜服此方。如不止，灸期门、关元、肾俞穴。用吴茱萸（醋炒热）、橘皮、附子（去皮）各一两，为末，面糊丸梧子大。每姜汤下七十丸。（孙氏《仁存方》）

阴毒伤寒（四肢逆冷）。用茱萸一升，酒拌湿，绢袋二个，包蒸极热，更互熨足心。候气透，痛亦即止，累有效。（《圣惠方》）

中恶心痛。吴茱萸五合，酒三升，煮沸，分三服。（杨氏《产乳》）

心腹冷痛。方同上。（《千金》）

冷气腹痛。吴茱萸二钱擂烂，以酒一钟调之。用香油一杯，入锅煎热，倾茱酒入锅，煎一滚，取服立止。（唐瑶《经验方》）

脾元气痛（发歇不可忍）。用茱萸一两，桃仁一两，和炒茱萸焦，去茱，取桃仁去皮尖研细，葱白三茎，煨熟，酒浸温服。（《经验方》）

寒疝往来。吴茱萸一两，生姜半两，清酒一升，煎温分服。（《肘后方》）

小儿肾缩（乃初生受寒所致）。用吴茱萸、硫黄各半两，同大蒜研，涂其腹。仍以蛇床子烟熏之。（《圣惠方》）

妇人阴寒（十年无子者）。用吴茱萸、川椒各一升，为末，炼蜜丸弹子大。绵裹内阴中，日再易之。但子宫开，即有子也。（《经心录》）

食已吞酸（胃气虚冷者）。吴茱萸（汤泡七次，焙）、干姜（炮）等分，为末，汤服一钱。（《圣惠方》）

多年脾泄。老人多此，谓之水土同化。吴茱萸三钱泡过，入水煎汁，入盐少许，通口服。盖茱萸能暖膀胱，水道既清，大肠自固。他药虽热，不能分解清浊也。孙氏《仁存方》）

脏寒泄泻（倦怠减食）。吴茱萸（汤泡过，炒）、猪脏半条（去脂洗净），装满扎定，文火煮熟，捣丸梧子大。每服五十丸，米饮下，日二服。（《普济》）

下痢水泄。吴茱萸（泡，炒）、黄连（炒）各二钱，水煎服。未止再服。（《圣惠方》）

赤痢脐痛。茱萸合黑豆汤吞之。（《千金方》）

肠痔常血（下部痒痛如虫咬者）。掘地作坑烧赤，以酒沃之，捣茱萸二升入坑，乘热坐有孔板熏之，冷乃下。不过三四度愈。（《肘后方》）

产后盗汗（啬啬恶寒）。茱萸一鸡子大，酒三升，渍半日，煮服。（《千金翼》）

口疮口疳。茱萸末，醋调涂足心，一夕愈。（《集简方》）

牙齿疼痛。茱萸煎酒，含漱之。（孟诜

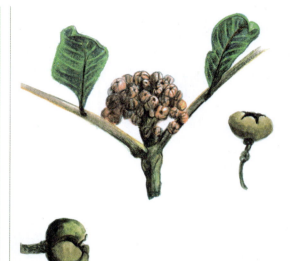

吴茱萸

《本草》）

小儿头疮。吴茱萸炒焦为末，入汞粉少许，猪脂、醋调涂之。（《圣惠方》）

小儿瘰疮（一名火灼疮，一名火烂疮）。茱萸煎酒，拭之良。（《兵部手集》）

痈疽发背（及发乳诸毒）。用吴茱萸一升，捣为末，用苦酒调涂帛上，贴之。（《外台秘要》）

阴下湿痒。吴茱萸煎汤，频洗取效。（《外台秘要》）

鱼骨入腹（刺痛不得出者）。吴茱萸水煮一盏，温服，其骨必软出。未出再服。（《外台秘要》）

蛇咬毒疮。用吴茱萸一两，为末，冷水和，作三服，立安。（《胜金方》）

 叶

【气味】辛、苦，热，无毒。

【主治】霍乱下气，止心腹痛冷气。内外肾钓痛，盐碾罨之，神验，干即易。转筋者同艾捣，以醋和罨之。（《大明》）

治大寒犯脑，头痛，以酒拌叶，袋盛蒸熟，更互枕熨之，痛止为度。（时珍）

 枝

【主治】大小便卒关格不通，取南行枝，如手第二指中节，含之立下。（苏颂）

303

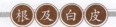

【气味】同叶。

【主治】治喉痹咳逆，止泄注，食不消，女子经产余血，疗白癣。（《别录》）

杀牙齿虫，止痛。（藏器）

治中恶腹中刺痛，下痢不禁，疗漆疮。（甄权）

附方

脾劳发热（有虫在脾中病，令人好呕者）。取东行茱萸根（大者）一尺，大麻子八升，橘皮二两，三物咬咀，以酒一斗，浸一宿，微火薄暖之，绞去滓。平旦空腹服一升，当虫下，或死或半烂，或下黄汁。凡作药时，切忌言语。（《删繁方》）

葡萄

《本经》上品

■释名 蒲桃、草龙珠。〔时珍曰〕葡萄，《汉书》作蒲桃，可以造酒，人酺饮之，则酶然而醉，故有是名。其圆者名草龙珠，长者名马乳葡萄，白者名水晶葡萄，黑者名紫葡萄。《汉书》言，张骞使西域还，始得此种，而《神农本草》已有葡萄，则汉前陇西旧有，但未入关耳。

■集解 〔《别录》曰〕葡萄生陇西、五原、敦煌山谷。

〔颂曰〕今河东及近汴州郡皆有之。苗作藤蔓而极长，太盛者一二本绵被山谷间。花极细而黄白色。其实有紫、白二色，有圆如珠者，有长似马乳者，有无核者，皆七月、八月熟，取汁可酿酒。

〔时珍曰〕葡萄，折藤压之最易生。春月萌苞生叶，颇似栝楼叶而有五尖。生须延蔓，引数十丈。三月开小花成穗，黄白色。仍连着实，星编珠聚，七、八月熟，有紫、白二色。西人及太原、平阳皆作葡萄干，货之四方。蜀中有绿葡萄，熟时色绿。云南所出者，大如枣，味尤长。西边有琐琐葡萄，大如五味子而无核。

【气味】甘，平，涩，无毒。

【主治】筋骨湿痹，益气倍力强志，令人肥健，耐饥忍风寒。久食，轻身不老延年。可作酒。（《本经》）

逐水，利小便。（《别录》）

除肠间水，调中治淋。（甄权）

时气痘疮不出，食之，或研酒饮，甚效。（苏颂）

【发明】〔颂曰〕按魏文帝诏群臣曰：蒲桃当夏末涉秋，尚有余暑，醉酒宿醒，掩露而食。甘而不饴，酸而不酢，冷而不寒，味长汁多，除烦解渴。又酿为酒，甘于曲糵，善醉而易醒。他方之果，宁有匹之者乎？

附方

除烦止渴。生葡萄捣滤取汁，以瓦器熬稠，入熟蜜少许同收。点汤饮甚良。（《居家必用》）

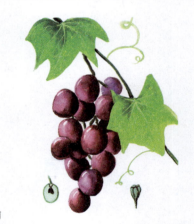

葡萄

热淋涩痛。葡萄（捣取自然汁）、生藕（捣取自然汁）、生地黄（捣取自然汁）、白沙蜜各五合。每服一盏，石器温服。（《圣惠方》）

胎上冲心。葡萄煎汤饮之，即下。（《圣惠方》）

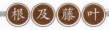

【气味】同实。

【主治】煮浓汁细饮，止呕哕及霍乱后恶心，孕妇子上冲心，饮之即下，胎安。（孟诜）

治腰脚肢腿痛，煎汤淋洗之，良。又饮其汁，利小便，通小肠，消肿满。（时珍）

附方

水肿。葡萄嫩心十四个，蝼蛄七个（去头尾），同研，露七日，曝干为末。每服半钱，淡酒调下。暑月尤佳。（洁古《保命集》）

猕猴桃

宋《开宝》

释名 猕猴梨、藤梨、阳桃、木子。〔时珍曰〕其形如梨，其色如桃，而猕猴喜食，故有诸名。闽人呼为阳桃。

集解 〔宗奭曰〕今陕西永兴军南山甚多。枝条柔弱，高二三丈，多附木而生。其子十月烂熟，色淡绿，生则极酸。子繁细，其色如芥子。浅山傍道则有存者，深山则多为猴所食矣。

实

【气味】酸、甘，寒，无毒。

【主治】止暴渴，解烦热，压丹石，下石淋。（《开宝》）

调中下气，主骨节风，瘫缓不随，长年白发，野鸡内痔病。（藏器）

藤中汁

【气味】甘，滑，寒，无毒。

【主治】热壅反胃，和生姜汁服之。又下石淋。（藏器）

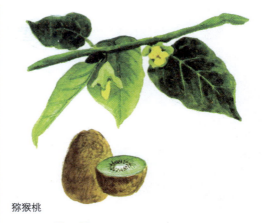

猕猴桃

枝叶

【主治】杀虫。煮汁饲狗，疗瘸疥。（《开宝》）

芰实

《别录》上品

释名 菱、水栗、沙角。〔时珍曰〕其叶支散，故字从支。其角棱峭，故谓之菱，而俗呼为菱角也。昔人多不分别，惟伍安贫《武陵记》以三角、四角者为芰，两角者为菱。

集解 〔弘景曰〕芰实，庐、江间最多，皆取火燔以为米充粮，今多蒸暴食之。

〔颂曰〕菱，处处有之。叶浮水上，花黄白色，花落而实生，渐向水中乃熟。实有二种：一种四角，一种两角。两角中又有嫩皮而紫色者，谓之浮菱，食之尤美。江淮及山东人暴其实以为米，代粮。

〔时珍曰〕芰菱有湖泺处则有之。菱落泥中，最易生发。有野菱、家菱，皆三月生蔓延引。叶浮水上，扁而有尖，光面如镜。叶下之茎有股如虾股，一茎一叶，两两相差，如蝶翅状。五、六月开小白花，背日而生，昼合宵炕，随月转移。其实有数种：或三角、四角，或两角、无角。野菱自生湖中，叶、实俱小。其角硬直刺人，其色嫩青老黑。嫩时剥食甘美，老则蒸煮之。野人暴干，剁米为饭为粥，为糕为果，皆可代粮。其茎亦可暴收，和米作饭，以度荒歉，盖泽农有利之物也。家菱种于陂塘，叶、实俱大，角软而脆，亦有两角弯卷如弓形者，其色有青、有红、有紫，嫩时剥食，皮脆肉美，盖佳果也。老则壳黑而硬，坠入江中，谓之乌菱。冬月取之，风干为果，生、熟皆佳。夏月以粪水浇其叶，则实更肥美。按段成式《酉阳杂俎》云：苏州折腰菱，多两角。荆州郢城菱，三角无刺。可以接莎。汉武帝昆明池有浮根菱，亦曰青水菱，叶没水下，根出水上。或云：玄都有鸡翔菱，碧色，状如鸡飞，仙人龟伯子常食之。

【气味】甘，平，无毒。

【主治】安中补五脏，不饥轻身。（《别录》）

蒸暴，和蜜饵之，断谷长生。（弘景）

解丹石毒。（苏颂）

鲜者，解伤寒积热，止消渴，解酒毒、射罔毒。（时珍）

捣烂澄粉食，补中延年。（臞仙）

菱花

【气味】涩。

【主治】入染须发方。（时珍）

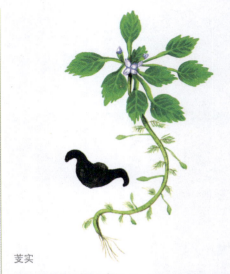

芰实

乌菱壳

【主治】入染须发方，亦止泄痢。（时珍）

芡实

《本经》上品

■释名 鸡头、雁喙、水流黄。〔弘景曰〕此即今芡子也。茎上花似鸡冠，故名鸡头。〔颂曰〕其苞形类鸡、雁头，故有诸名。

■集解 〔时珍曰〕芡茎三月生叶贴水，大于荷叶，皱纹如縠，蹙衄如沸，面青背紫，茎、叶皆有刺。其茎长至丈余，中亦有孔有丝，嫩者剥皮可食。

【气味】甘，平，涩，无毒。

【主治】湿痹，腰脊膝痛，补中，除暴疾，益精气，强志，令耳目聪明。久服，轻身不饥，耐老神仙。（《本经》）

止渴益肾，治小便不禁，遗精白浊带下。（时珍）

【发明】〔弘景曰〕《仙方》取此合莲实饵之，甚益人。

〔恭曰〕作粉食，益人胜于菱也。

〔颂曰〕取其实及中子，捣烂暴干，再捣筛末，熬金樱子煎和丸服之，云补下益人，谓之水陆丹。

〔时珍曰〕按孙升《谈圃》云：芡本不益人，而俗谓之水流黄何也？盖人之食芡，必咀嚼之，终日嗫嚅。而芡味甘平，腴而不腻。食之者能使华液流通，转相灌溉，其功胜于乳石也。

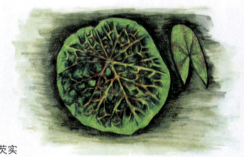

芡实

| 附方 |

鸡头粥。益精气，强志意，利耳目。鸡头实三合（煮熟去壳），粳米一合煮粥，日日空心食。（《经验后方》）

四精丸。治思虑、色欲过度，损伤心气，小便

果 部

数，遗精。用秋石、白茯苓、芡实、莲肉各二两，为末，蒸枣和，丸梧子大。每服三十丸，空心盐汤送下。（《永类方》）

分清丸。治浊病。用芡实粉、白茯苓粉，黄蜡化蜜和，丸梧桐子大。每服百丸，盐汤下。（《摘玄方》）

 鸡头菜

【主治】止烦渴，除虚热，生熟皆宜。（时珍）

 根

【气味】同茎。

【主治】小腹结气痛，煮食之。（士良）

莲藕

《本经》上品

【释名】其根藕，其实莲，其茎叶荷。〔时珍曰〕按：茎乃负叶者也，有负荷之义。蔤乃嫩蒻，如竹之行鞭者。节生二茎，一为叶，一为花，尽处乃生藕，为花、叶、根、实之本。显仁藏用，功成不居，可谓退藏于密矣，故谓之蔤。花叶常偶生，不偶不生，故根曰藕。或云藕善耕泥，故字从耦，耦者耕也。茄（音加），加于蔤上也。莲者连也，花实相连而出也。

【集解】〔时珍曰〕莲藕，荆、扬、豫、益诸处湖泽陂池皆有之。以莲子种者生迟，藕芽种者最易发。其芽穿泥成白蒻，即蔤也。长者至丈余，五、六月嫩时，没水取之，可作蔬茹，俗呼藕丝菜。节生二茎：一为藕荷，其叶贴水，其下旁行生藕也；一为芰荷，其叶出水，其旁茎生花也。其叶清明后生。六、七月开花，花有红、白、粉红三色。花心有黄须，蕊长寸余，须内即莲也。花褪连房成药，药在房如蜂子在窠之状。六、七月采嫩者，生食脆美。至秋房枯子黑，其坚如石，谓之石莲子。八、九月收之，斫去黑壳，货之四方，谓之莲肉。冬月至春掘藕食之，藕白有孔有丝，大者如肱臂，长六七尺，凡五六节。大抵野生及红花者，莲多藕劣；种植及白花者，莲少藕佳也。其花白者香，红者艳，千叶者不结实。

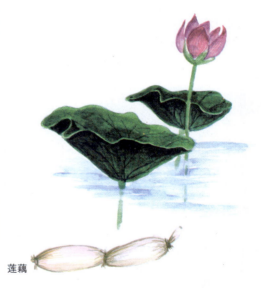
莲藕

 莲实

【释名】藕实、石莲子、泽芝。

【气味】甘，平，涩，无毒。

【主治】补中养神，益气力，除百疾。久服，轻身耐老，不饥延年。（《本经》）

止渴去热，安心止痢，治腰痛及泄精。多食令人欢喜。（《大明》）

交心肾，厚肠胃，固精气，强筋骨，补虚损，利耳目，除寒湿，止脾泄久痢，赤白浊，女人带下崩中诸血病。（时珍）

安靖上下君相火邪。（嘉谟）

【发明】〔时珍曰〕莲产于淤泥，而不为泥染；居于水中，而不为水没。根茎花实，凡品难同；清净济用，群美兼得。自蔤蔤而节节生茎，生叶，生

藕；由菡萏而生蕊，生莲，生藕，生薏。其莲薏则始而黄，黄而青，青而绿，绿而黑，中含白肉，内隐青心。石莲坚刚，可历永久，薏藏生意，藕复萌芽，展转生生，造化不息，故释氏用为引譬，妙理具存；医家取为服食，百病可却。盖莲之味甘气温而性啬，禀清芳之气，得稼穑之味，乃脾之果也。脾者黄宫，所以交媾水、火，会合木、金者也。土为元气之母，母气既和，津液相成，神乃自生，久视耐老，此其权舆也。昔人治心肾不交，劳伤白浊，有清心莲子饮；补心肾，益精血，有瑞莲丸，皆得此理。

附方

补中强志（益耳目聪明）。用莲实半两去皮心，研末，水煮熟，以粳米三合作粥，入末搅匀食。（《圣惠方》）

补虚益损。水芝丹：用莲实半升，酒浸二宿，以牙猪肚一个洗净，入莲在内，缝定煮熟，取出晒干为末，酒煮米糊丸梧子大。每服五十丸，食前温酒送下。（《医学发明》）

哕逆不止。石莲肉六枚，炒赤黄色，研末。冷熟水半盏和服，便止。（苏颂《图经》）

产后咳逆（呕吐，心忡目运）。用石莲子两半，白茯苓一两，丁香五钱，为末。每米饮服二钱。（《良方补遗》）

捣汁服，止闷除烦开胃，治霍乱，破产后血闷，捣膏，罨金疮并伤折，止暴痛。蒸煮食之，大能开胃。（《大明》）

生食，治霍乱后虚渴。蒸食，甚补五脏，实下焦。同蜜食，令人腹脏肥，不生诸虫，亦可休粮。（孟诜）

汁：解射罔毒、蟹毒。（徐之才）

【发明】〔时珍曰〕白花藕大而孔扁者，生食味甘，煮食不美；红花及野藕，生食味涩，煮蒸则佳。夫藕生于卑污，而洁白自若。质柔而穿坚，居下而有节。孔窍玲珑，丝纶内隐。生于嫩蕤，而发为茎、叶、花、实，又复生芽，以续生生之脉。四时可食，令人心欢，可谓灵根矣。故其所主者，皆心脾血分之疾，与莲之功稍不同云。

藕

【气味】甘，平，无毒。

【主治】热渴，散留血，生肌。久服令人心欢。（《别录》）

止怒止泄，消食解酒毒，及病后干渴。（藏器）

附方

时气烦渴。生藕汁一盏，生蜜一合，和匀，细服。（《圣惠》）

伤寒口干。生藕汁、生地黄汁、童子小便各半盏，煎温，服之。（庞安时《伤寒论》）

上焦痰热。藕汁、梨汁各半盏，和服。（《简便》）

樱桃

《别录》上品

【释名】莺桃、含桃、荆桃。〔宗奭曰〕孟诜《本草》言此乃樱，非桃也。虽非桃类，以其形肖桃，故曰樱桃，又何疑焉？如沐猴梨、胡桃之类，皆取其形相似耳。

【集解】〔颂曰〕樱桃处处有之，而洛中者最胜。其木多阴，先百果熟，故古人多贵之。其实熟时深红色者，谓之朱樱。紫色，皮里有细黄点者，谓之紫樱，味最珍重。又有正黄明者，谓之蜡樱；小而红者，谓之樱珠，味皆不及。极大者，有若弹丸，核细而肉厚，尤难得。

〔时珍曰〕樱桃树不甚高。春初开白花，繁英如雪。叶团，有尖及细齿。结子一枝数十颗，三月熟时须守护，否则鸟食无遗也。盐藏、蜜煎皆可，或同蜜捣作糕食，唐人以酪荐食之。林洪《山家清供》云：樱桃经雨则虫自内生，人莫之见。用水浸良久，则虫皆出，乃可食也。试之果然。

【气味】甘，热，涩，无毒。

【主治】调中，益脾气，令人好颜色，美志。（《别录》）

止泄精、水谷痢。（孟诜）

【发明】〔宗奭曰〕小儿食之过多，无不作热。此

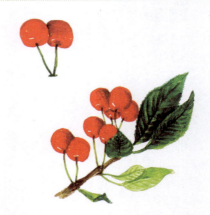

樱桃

果三月末、四月初熟，得正阳之气，先诸果熟，故性热也。

〔震亨曰〕樱桃属火而有土，性大热而发湿。旧有热病及喘嗽者，得之立病，且有死者也。

〔时珍曰〕案张子和《儒门事亲》云：舞水一富家有二子，好食紫樱，每日啖一二升。半月后，长者发肺痿，幼者发肺痈，相继而死。呜呼！百果之生，所以养人，非欲害人。富贵之家，纵其嗜欲，取死是何？天耶命耶？邵尧夫诗云：爽口物多终作疾，真格言哉。观此，则寇、朱二氏之言，益可证矣。

 叶

【气味】甘，平，无毒。

【主治】蛇咬，捣汁饮，并敷之。（颂）

 东行根

【主治】煮汁服，立下寸白蛔虫。（颂）

 枝

【主治】雀卵斑䵟，同紫萍、牙皂、白梅肉研和，日用洗面。（时珍）

 花

【主治】面黑粉滓。

枇杷

《别录》中品

释名 〔宗奭曰〕其叶形似琵琶，故名。

集解 〔颂曰〕枇杷旧不著所出州土，今襄、汉、吴、蜀、闽、岭、江西南、湖南北皆有之。木高丈余，肥枝长叶，大如驴耳，背有黄毛，阴密婆娑可爱，四时不凋。盛冬开白花，至三四月成实作梂，生大如弹丸，熟时色如黄杏，微有毛，皮肉甚薄，核大如茅栗，黄褐色。四月采叶，暴干用。

〔时珍曰〕案郭义恭《广志》云：枇杷易种，叶微似栗，冬花春实。其子簇结有毛，四月熟，大者如鸡子，小者如龙眼，白者为上，黄者次之。无核者名焦子，出广州。

 实

【气味】甘、酸，平，无毒。

【主治】止渴下气，利肺气，止吐逆，主上焦热，润五脏。（《大明》）

 叶

【气味】苦，平，无毒。

【主治】卒哕不止，下气，煮汁服。（《别录》）

煮汁饮，主渴疾，治肺气热嗽，及肺风疮，胸面上疮。（诜）

和胃降气，清热解暑毒，疗脚气。（时珍）

【发明】〔时珍曰〕枇杷叶气薄味厚，阳中之阴。治肺胃之病，大都取其下气之功耳。气下则火降痰顺，而逆者不逆，呕者不呕，渴者不渴，咳者不咳矣。

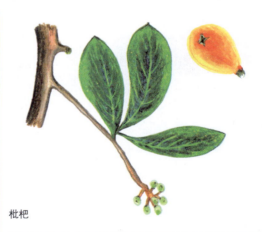

枇杷

附方

温病发哕。因饮水多者。枇杷叶（去毛，炙香）、茅根各半斤，水四升，煎二升，稍稍饮之。（庞安常方）

反胃呕哕。枇杷叶（去毛，炙）、丁香各一两，人参二两，为末。每服三钱，水一盏，姜三片，煎服。（《圣惠》）

痔疮肿痛。枇杷叶（蜜炙）、乌梅肉（焙），为末。先以乌梅汤洗，贴之。（《集要》）

花

【主治】头风,鼻流清涕。辛夷等分,研末,酒服二钱,日二服。(时珍)

木白皮

【主治】生嚼咽汁,止吐逆不下食,煮汁冷服尤佳。(思邈)

胡桃

宋《开宝》

释名 羌桃、核桃。〔颂曰〕此果本出羌胡,汉时张骞使西域始得种还,植之秦中,渐及东土,故名之。〔时珍曰〕此果外有青皮肉包之,其形如桃,胡桃乃其核也。北音呼核如胡,名或以此。或作楉桃。梵书名播罗师。

集解 〔颂曰〕胡桃生北土,今陕、洛间甚多。大株浓叶多阴,实亦有房,秋冬熟时采之。出陈仓者,薄皮多肌;出阴平者,大而皮脆,急捉则碎。汴州虽有而实不佳,江表亦时有之,南方则无。

〔时珍曰〕胡桃树高丈许,春初生叶,长四五寸,微似大青叶,两两相对,颇作恶气。三月开花如栗花,穗苍黄色。结实至秋如青桃状,熟时沤烂皮肉,取核为果。人多以榉柳接之。案刘恂《岭表录异》云:南方有山胡桃,底平如槟榔,皮浓而大坚,多肉少穰。其壳甚浓,须椎之方破。然则南方亦有,但不佳耳。

核仁

【气味】甘,平、温,无毒。

【发明】〔震亨曰〕胡桃属土而有火,性热。本草云甘平,是无热矣。然又云动风、脱人眉,非热何以伤肺耶?

〔时珍曰〕胡桃仁味甘气热,皮涩肉润。孙真人言其冷滑,误矣。近世医方用治痰气喘嗽、醋心及疬风诸病,而酒客往往醉后嗜之。则食多吐水、吐食、脱眉,及酒同食咯血之说,亦未必尽然也。但胡桃性热,能入肾肺,惟虚寒者宜之。而痰火积热者,不宜多食耳。

【主治】食之令人肥健、润肌、黑须发。多食利小便、去五痔。捣和胡粉,拔白须发,内孔中,则生黑毛。烧存性,和松脂研,敷瘰疬疮。(《开宝》)

治损伤、石淋。同破故纸蜜丸服,补下焦。(颂)

补气养血,润燥化痰,益命门,利三焦,温肺润肠,治虚寒喘嗽,腰脚重痛,心腹疝痛,血痢肠风,散肿毒,发痘疮,制铜毒。(时珍)

油胡桃

【气味】辛,热,有毒。

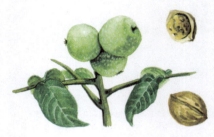

胡桃

【主治】杀虫攻毒,治痈肿、疬风、疥癣、杨梅、白秃诸疮,润须发。(时珍)

附方

胡桃丸。益血补髓,强筋壮骨,延年明目,悦心润肌,能除百病。用胡桃仁四两捣膏,入破故纸、杜仲、萆薢末各四两杵匀,丸梧子大。每空心温酒、盐汤任下五十丸。(《御药院方》)

风寒无汗(发热头痛)。核桃肉、葱白、细茶、生姜等分,捣烂,水一钟,煎七分,热服。覆夜取汗。(谈野翁方)

老人喘嗽(气促)。睡卧不得,服此立定。胡桃肉(去皮)、杏仁(去皮尖)、生姜各一两,研膏,入炼蜜少许,和丸弹子大。每卧时嚼一丸,姜汤下。(《普济方》)

胡桃青皮

【气味】苦,涩,无毒。
【主治】染髭及帛,皆黑。

染褐。（《开宝》）

附方

乌髭发。胡桃皮、蝌蚪等分。捣泥涂之，一染即黑。《总录》：用青胡桃三枚，和皮捣细，入乳汁三盏，于银石器内调匀，搽须发三五次，每日用胡桃油润之，良。

附方

染须发。胡桃根皮一秤，莲子草十斤，切，以瓮盛之，入水五斗，浸一月去滓，熬至五升，入芸薹子油一斗，慢火煎取五升收之。凡用，先以炭灰汁洗，用油涂之，外以牛蒡叶包住，绢裹一夜洗去，用七日即黑也。（《圣惠方》）

【主治】止水痢。春月斫皮汁，沐头至黑。煎水，可

秦椒

《本经》中品

■释名 大椒。

■集解 〔《别录》曰〕秦椒生泰山川谷及秦岭上，或琅邪。八月、九月采实。
〔弘景曰〕今从西来。形似椒而大，色黄黑，味亦颇有椒气。或云即今樛树子。樛乃猪椒，恐谬。
〔恭曰〕秦椒树、叶及茎、子都似蜀椒，但味短实细尔。蓝田、秦岭间大有之。
〔颂曰〕今秦、凤、明、越、金、商州皆有之。初秋生花，秋末结实，九月、十月采之。《尔雅》云：檓，大椒。郭璞注云：椒丛生，实大者为檓也。《诗·唐风》云：椒聊之实，蕃衍盈升。陆机《疏义》云：椒树似茱萸，有针刺。茎叶坚而滑泽，味亦辛香。蜀人作茶，吴人作茗，皆以其叶合煮为香。今成皋诸山有竹叶椒，其木亦如蜀椒，小毒热，不中合药也，可入饮食中及蒸鸡、豚用。东海诸岛上亦有椒，枝、叶皆相似。子长而不圆，甚香，其味似橘皮。岛上獐、鹿食其叶，其肉自然作檄、橘香。今南北所生一种椒，其实大于蜀椒，与陶氏及郭、陆之说正相合，当以实大者为秦椒也。
〔宗奭曰〕此秦地所产者，故言秦椒。大率椒株皆相似，但秦椒叶差大，粒亦大而纹低，不若蜀椒皱纹高为异也。然秦地亦有蜀椒种。
〔时珍曰〕秦椒，花椒也。始产于秦，今处处可种，最易蕃衍。其叶对生，尖而有刺。四月生细花。五月结实，生青熟红，大于蜀椒，其目亦不及蜀椒目光黑也。

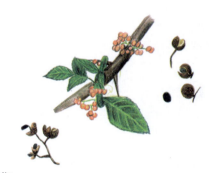

秦椒

【气味】辛，温，有毒。

【主治】除风邪气，温中，去寒痹，坚齿发，明目。久服，轻身好颜色，耐老增年通神。（《本经》）
疗喉痹吐逆疝瘕，去老血，产后余疾腹痛，出汗，利五脏。（《别录》）

附方

膏癃尿多（其人饮少）。用秦椒一分出汗，瓜蒂二分，为末。水服方寸匕，日三服。（《伤寒类要》）
手足心肿（乃风也）。椒、盐末等分，醋和敷之，良。（《肘后方》）
损疮中风。以面作馄饨，包秦椒，于灰中烧之令热，断使开口，封于疮上，冷即易之。（孟诜《食疗》）
久患口疮。大椒去闭口者，水洗面拌，煮作粥，空腹吞之，以饭压下。重者可再服，以瘥为度。（《食疗本草》）
牙齿风痛。秦椒煎醋含漱。（孟诜《食疗》）
百虫入耳。椒末一钱，醋半盏浸良久，少少滴入，自出。（《续十全方》）

柰

《别录》下品

释名 频婆（音波）。〔时珍曰〕篆文柰字，象子缀于木之形。梵言谓之频婆，今北人亦呼之，犹云端好也。

集解 〔弘景曰〕柰，江南虽有，而北国最丰。作脯食之，不宜人。林檎相似而小，俱不益人。

〔士良曰〕此有三种：大而长者为柰，圆者为林檎，皆夏熟；小者味涩为楸，秋熟，一名楸子。

〔时珍曰〕柰与林檎，一类二种也。树、实皆似林檎而大，西土最多，可栽可压。有白、赤、青三色。白者为素柰，赤者为丹柰，亦曰朱柰，青者为绿柰，皆夏熟。凉州有冬柰，冬熟，子带碧色。《孔氏六帖》言：凉州白柰，大如兔头。《西京杂记》言：上林苑紫柰，大如升，核紫花青。其汁如漆，着衣不可浣，名脂衣柰。此皆异种也。郭义恭《广志》云：西方例多柰，家家收切，暴干为脯，数十百斛，以为蓄积，谓之频婆粮。亦取柰汁为豉用。其法：取熟柰纳瓮中，勿令蝇入。六七日待烂，以酒腌，痛拌令如粥状，下水更拌，滤去皮子。良久去清汁，倾布上，以灰在下引汁尽，划开日干为末，调物甘酸得所也。杜恕《笃论》云：日给之花似柰，柰实而日给零落，虚伪与真实相似也。则日给乃柰之不实者。而王羲之帖云：来禽、日给，皆囊盛为佳果。则又似指柰为日给矣。木槿花亦名日及，或同名耳。

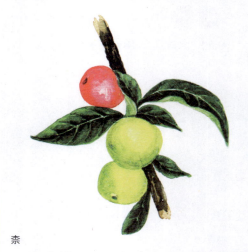

柰

【主治】补中焦诸不足气，和脾。治卒食饱气壅不通者，捣汁服。（孟诜）

益心气，耐饥。（《千金》）

生津止渴。（《正要》）

【气味】苦，寒，有小毒。

茗

《唐本草》

释名 苦搽。〔颂曰〕郭璞云：早采为茶，晚采为茗（一名荈），蜀人谓之苦茶。陆羽云，其名有五：一茶，二槚，三蔎，四茗，五荈。〔时珍曰〕杨慎《丹铅录》云：茶即古荼字（音途），《诗》云"谁谓荼苦，其甘如荠"是也。颜师古云：汉时荼陵，始转途音为宅加切，或言《六经》无茶字，未深考耳。

集解 〔《神农食经》曰〕茶茗生益州及山陵道旁。凌冬不死，三月三日采干。

〔恭曰〕茗生山南、汉中山谷，《尔雅》云：槚，苦荼。郭璞注云：树小似栀子。冬生叶，可煮作羹饮。

〔颂曰〕今闽浙、蜀荆、江湖、淮南山中皆有之，通谓之茶。春中始生嫩叶，蒸焙去苦水，末乃可饮。与古所食，殊不同也。陆羽《茶经》云：茶者，南方嘉木。自一尺二尺至数十尺，其巴川峡山有两人合抱者，伐而掇之。木如瓜芦，叶如栀子，花如白蔷薇，实如栟榈，蒂如丁香，根如胡桃。其上者生烂石，中者生砾壤，下者生黄土。艺法如种瓜，三岁可采。《阳崖阴林》：紫者上，绿者次；笋者上，芽者次；叶卷者上，舒者次。在二月、三月、四月之间，茶之笋者，生于烂石之间，长四五寸，若蕨之始抽，凌露采之。茶之芽者，发于丛薄之上，有三枝、四枝、五枝，于枝颠采之。采得蒸焙封干，有千类万状也。略而言之：如胡人靴者蹙缩然，如犎牛臆者廉襜然，浮云出山者轮囷然，飘风拂水者涵澹然，皆茶之精好者也。如竹箨、如霜荷，皆茶之瘠老者也。其别者，有石南芽、枸杞芽、枇杷芽，皆治风疾。又有皂荚芽、槐芽、柳芽，乃上春摘其芽和茶作之。故今南人输官茶，往往杂以众叶。惟茅芦竹箬之类不可入，自余山中草木芽叶，皆可和合，椿、柿尤奇。真茶性冷，惟雅州蒙山出者温而主疾。毛文锡《茶谱》云：蒙山有五顶，上有茶园，其中顶曰上清峰。昔有僧人病冷且久，遇一老父谓曰：蒙之中顶茶，当以春分之先后，多构人力，俟雷发声，并手采择，三日而止。若获一两，以本处水煎服，即能祛宿疾，二两当眼前无疾，三两能固肌骨，四两即为地仙矣。其僧如说，获一两余服之，未尽而疾瘳。其四顶茶园，采摘不废。惟中峰草木繁密，云雾蔽亏，鸷兽时出，故人迹不到矣。近岁稍贵此品，制作亦精于他处。

〔时珍曰〕茶有野生、种生，种者用子。其子大如指顶，正圆黑色。其仁入口，初甘后苦，最戟人喉，而闽人以榨油食用。二月下种，一坎须百颗乃生一株，盖空壳者多故也。畏水与日，最宜坡地荫处。清明前采者上，谷雨前者次之，此后皆老茗尔。采、蒸、揉、焙、修造皆有法，详见《茶谱》。茶之税始于唐德宗，盛于宋、元，及于我朝，乃与西番互市易马。夫茶一木尔，下为民生日用之资，上为朝廷赋税之助，其利博哉。昔贤所称，大约谓唐人尚茶，茶品益众。有雅州之蒙顶、石花、露芽、谷芽为第一，建宁之北苑龙凤团为上供。蜀之茶，则有东川之神泉兽目，硖州之碧涧明月，夔州之真香，邛州之火井，思安黔阳之都濡，嘉定之峨眉，泸州之纳溪，玉垒之沙坪。楚之茶，则有荆州之仙人掌，湖南之白露，长沙之铁色，蕲州蕲门之团面，寿州霍山之黄芽，庐州之六安英山，武冒之樊山，岳州之巴陵，辰州之溆浦，湖南之宝庆、茶陵。吴越之茶，则有湖州顾渚之紫笋，福州方山之生芽，洪州之白露，双井之白毛，庐山之云雾，常州之阳羡，池州之九华，丫山之阳坡，袁州之界桥，睦州之鸠坑，宣州之阳坑，金华之举岩，会稽之日铸。皆产茶有名者。其他犹多，而猥杂更甚。按陶隐居注苦菜云：酉阳、武昌、庐江、晋熙皆有好茗，饮之宜人。凡所饮物，有茗及木叶、天门冬苗、菝葜叶，皆益人。余物并冷利。又巴东县有真茶，火焙作卷结为饮，亦令人不眠。俗中多煮檀叶及大皂李叶作茶饮，并冷利。南方有瓜芦木，亦似茗也。今人采櫧、栎、山矾、南烛、乌药诸叶，皆可为饮，以乱茶云。

叶

【气味】苦、甘，微寒，无毒。

【主治】瘘疮，利小便，去痰热，止渴，令人少睡，有力悦志。（《神农食经》）

清头目，治中风昏聩，多睡不醒。（好古）

治伤暑。合醋，治泄痢，甚效。（陈承）

炒煎饮，治热毒赤白痢。同芎䓖、葱白煎饮，止头痛。（吴瑞）

浓煎，吐风热痰涎。（时珍）

【发明】〔好古曰〕茗茶气寒味苦，入手、足厥阴经。治阴证汤药内入此，去格拒之寒，及治伏阳，大意相似。

〔机曰〕头目不清，热熏上也。以苦泄其热，则上清矣。且茶体轻浮，采摘之时，芽蘖初萌，正得春升之气，味虽苦而气则薄，乃阴中之阳，可升可降。利头

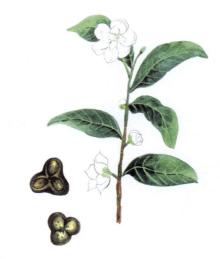

茗

目，盖本诸此。

〔汪颖曰〕一人好烧鹅炙煿，日常不缺。人咸防其生痈疽，后卒不病。访知其人每夜必啜凉茶一碗，乃知茶能解炙煿之毒也。

〔杨士瀛曰〕姜茶治痢。姜助阳，茶助阴，并能消暑、解酒食毒。且一寒一热，调平阴阳，不问赤、白、冷、热，用之皆良。生姜细切，与真茶等分，新水浓煎服之。苏东坡以此治文潞公有效。

〔时珍曰〕茶苦而寒，阴中之阴，沉也，降也，最能降火。火为百病，火降则上清矣。然火有五，火有虚实。若少壮胃健之人，心肺脾胃之火多盛，故与茶相宜。温饮则火因寒气而下降，热饮则茶借火气而升散，又兼解酒食之毒，使人神思闿爽，不昏不睡，此茶之功也。若虚寒及血弱之人，饮之既久，则脾胃恶寒，元气暗损，土不制水，精血潜虚；成痰饮，成痞胀，成痿痹，成黄瘦，成呕逆，成洞泻，成腹痛，成疝瘕，种种内伤，此茶之害也。民生日用，蹈其弊者，往往皆是，而妇妪受害更多，习俗移人，自不觉尔。况真茶既少，杂茶更多，其为患也，又可胜言哉？人有嗜茶成癖者，时时咀啜不止，久而伤营伤精，血不华色，黄瘁痿弱，抱病不悔，尤可叹惋。晋干宝《搜神记》载：武官因时病后，啜茗一斛二升乃止。才减合升，便为不足。有客令更进五升，忽吐一物，状如牛脾而有口。浇之以茗，尽一斛二升。再浇五升，即溢出矣。人遂谓之斛茗瘕。嗜茶者观此可以戒矣。陶隐居《杂录》言：丹丘子、黄山君服茶轻身换骨，《壶公食忌》言：苦茶久食羽化者，皆方士谬言误世者也。按唐右补阙母炅代茶饮序云：释滞消拥，一日之利暂佳；瘠气侵精，终身之累斯大。获益则功归茶力，贻患则不谓茶灾。岂非福近

易知，祸远难见乎？又宋学士苏轼《茶说》云：除烦去腻，世故不可无茶，然暗中损人不少。空心饮茶入盐，直入肾经，且冷脾胃，乃引贼入室也。惟饮食后浓茶漱口，既去烦腻，而脾胃不知，且苦能坚齿消蠹，深得饮茶之妙。古人呼茗为酪奴，亦贱之也。时珍早年气盛，每饮新茗必至数碗，轻汗发而肌骨清，颇觉痛快。中年胃气稍损，饮之即觉为害，不癃闷呕恶，即腹冷洞泄。故备述诸说，以警同好焉。又浓茶能令人吐，乃酸苦涌泄为阴之义，非其性能升也。

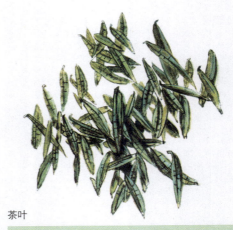

茶叶

附方

气虚头痛。用上春茶末调成膏，置瓦盏内覆转，以巴豆四十粒，作二次烧烟熏之，晒干乳细。每服一字，别入好茶末，食后煎服，立效。（《医方大成》）

赤痢。甘草汤下，白痢乌梅汤下，各百丸。一方：建茶合醋煎，热服，即止。

久年心痛（十年、五年者）。煎湖茶，以头醋和匀，服之良。（《兵部手集》）

腰痛难转。煎茶五合，投醋二合，顿服。（《食医心镜》）

解诸中毒。芽茶、白矾等分，碾末，冷水调下。（《简便方》）

阴囊生疮。用蜡面茶为末，先以甘草汤洗，后贴之妙。（《经验方》）

风痰颠疾。茶芽、栀子各一两，煎浓汁一碗服。良久探吐。（《摘玄方》）

霍乱烦闷。茶末一钱煎水，调干姜末一钱，服之即安。（《圣济总录》）

月水不通。茶清一瓶，入砂糖少许，露一夜服。虽三个月胎亦通，不可轻视。（鲍氏）

痰喘咳嗽（不能睡卧）。好末茶一两，白僵蚕一两，为末，放碗内盖定，倾沸汤一小盏。临卧，再添汤点服。（《瑞竹堂方》）

茶子

【气味】苦，寒，有毒。

【主治】喘急咳嗽，去痰垢。捣仁洗衣，除油腻。（时珍）

附方

上气喘急（时有咳嗽）。茶子、百合等分。为末，蜜丸梧桐子大。每服七丸，新汲水下。（《圣惠方》）

喘嗽齁鮯（不拘大人、小儿）。用糯米泔少许磨茶子，滴入鼻中，令吸入口服之。口咬竹筒，少顷涎出如线。不过二三次绝根，屡验。（《经验良方》）

西瓜

《日用》

释名 寒瓜。

集解〔瑞曰〕契丹破回纥，始得此种，以牛粪覆而种之。结实如斗大，而圆如匏，色如青玉，子如金色，或黑麻色。北地多有之。

〔时珍曰〕按胡峤《陷房记》言：峤征回纥，得此种归，名曰西瓜。则西瓜自五代时始入中国，今则南北皆有，而南方者味稍不及，亦甜瓜之类也。二月下种，蔓生，花、叶皆如甜瓜。七、八月实熟，有围及径尺者，长至二尺者。其棱或有或无，其色或青或绿，其瓤或白或红，红者味尤胜。其子或黄或红，或黑或白，白者味更劣。其味有甘、有淡、有酸，酸者为下。

〔颂曰〕一种杨溪瓜，秋生冬熟，形略长扁而大，瓤色如胭脂，味胜。可留至次年，云是异人所遗之种也。

 瓜瓤

【气味】甘、淡，寒，无毒。

【主治】消烦止渴，解暑热。（吴瑞）

疗喉痹。（汪颖）

宽中下气，利小水，治血痢，解酒毒。（宁原）

【发明】〔颖曰〕西瓜性寒解热，有天生白虎汤之号。然亦不宜多食。

〔时珍曰〕西瓜、甜瓜皆属生冷。世俗以为醍醐灌顶，甘露洒心，取其一时之快，不知其伤脾助湿之害也。《真西山卫生歌》云："瓜桃生冷宜少飧，免致秋来成疟疾。"是矣。又李鹏飞《延寿书》云：防州太守陈逢原，避暑食瓜过多，至秋忽腰腿痛，不能举动。遇商助教疗之，乃愈。此皆食瓜之患也，故集书于此，以为鉴戒云。又洪忠宣《松漠纪闻》言：有人苦目病。或令以西瓜切片暴干，日日服之，遂愈。由其性冷降火故也。

 皮

【气味】甘，凉，无毒。

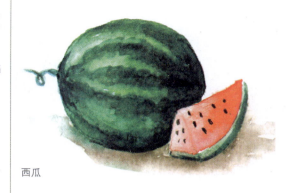

西瓜

【主治】口、舌、唇内生疮，烧研噙之。（震亨）

附方

闪挫腰痛。西瓜青皮，阴干为末，盐酒调服三钱。（《摄生众妙方》）

 瓜子仁

【气味】甘，寒，无毒。

【主治】与甜瓜仁同。（时珍）

木瓜

《别录》中品

■释名 楙（音茂）。〔时珍曰〕按《尔雅》云：楙，木瓜。郭璞注云：木实如小瓜，酢而可食。则木瓜之名，取此义也。或云：木瓜味酸，得木之正气故名。亦通。楙从林、矛，谐声也。

■集解 〔弘景曰〕木瓜，山阴兰亭尤多，彼人以为良果。又有榠樝，大而黄。有楂子，小而涩。《礼》云：樝、梨钻之。古亦以楂为果，今则不也。

〔颂曰〕木瓜，处处有之，而宣城者为佳。木状如柰，春末开花，深红色。其实大者如瓜，小者如拳，上黄似着粉。宣人种莳尤谨，遍满山谷。始实成则镞纸花粘于上，夜露日烘，渐变红，花文如生。本州以充土贡，故有宣城花木瓜之称。榠樝酷类木瓜，但看蒂间别有重蒂如乳者为木瓜，无者为榠樝也。

〔宗奭曰〕西洛大木瓜，其味和美，至熟止青白色，入药绝有功，胜宣州者，味淡。

〔时珍曰〕木瓜可种可接，可以枝压。其叶光而浓，其实如小瓜而有鼻，津润味不木者，为木瓜；圆小于木瓜，味木而酢涩者，为木桃；似木瓜而无鼻，大于木桃，味涩者，为木李，亦曰木梨，即榠樝及和圆子也。鼻乃花脱处，非脐蒂也。木瓜性脆，可蜜渍之为果。去子蒸烂，捣泥入蜜与姜作煎，冬月饮尤佳。木桃、木李性坚，可蜜煎及作糕食之。木瓜烧灰散池中，可以毒鱼。（说出《淮南·方毕术》）

【气味】酸，温，无毒。

【主治】湿痹邪气，霍乱大吐下，转筋不止。（《别录》）

治脚气冲心，取嫩者一颗，去子，煎服，佳。强筋骨，下冷气，止呕逆，心膈痰唾，消食，止水利后渴不止，作饮服之。（藏器）

315

止吐泻奔豚，及水肿冷热痢，心腹痛。（《大明》）

调营卫，助谷气。（雷敩）

去湿和胃，滋脾益肺，治腹胀善噫，心下烦痞。（好古）

【发明】〔弘景曰〕木瓜最疗转筋。如转筋时，但呼其名及书上作木瓜字，皆愈。此理亦不可解。俗人挂木瓜杖，云利筋脉也。

〔宗奭曰〕木瓜得木之正，酸能入肝，故益筋与血。病腰肾脚膝无力，皆不可缺也。人以铅霜或胡粉涂之，则失酢味，且无渣，盖受金之制也。

〔时珍曰〕木瓜所主霍乱、吐利、转筋、脚气，皆脾胃病，非肝病也。肝虽主筋，而转筋则由湿热、寒湿之邪袭伤脾胃所致，故筋转必起于足腓。腓及宗筋皆属阳明。木瓜治转筋，非益筋也，理脾而伐肝也。土病则金衰而木盛，故用酸温以收肺之耗散，而借其走筋以平肝邪，乃土中泻木以助金也。木平则土得令而金受荫矣。

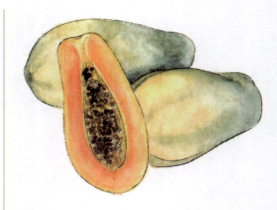

木瓜

皮末各半两于内；一个入乌药、黄松节末各半两于内（黄松节即茯神中心木也）；一个入威灵仙、苦葶苈末各半两于内。以原盖簪定，用酒浸透，入甑内蒸熟、晒，三浸、三蒸、三晒，捣末，以榆皮末、水和糊，丸如梧子大。每服五十丸，温酒、盐汤任下。（《御药院方》）

肾脏虚冷（气攻腹胁，胀满疼痛）。用大木瓜三十枚（去皮、核，剜空），以甘菊花末、青盐末各一斤填满，置笼内蒸熟，捣成膏，入新艾茸二斤搜和，丸如梧子大。每米饮下三十丸，日二。（《圣济总录》）

发槁不泽。木瓜浸油，梳头。（《圣惠方》）

附方

项强筋急（不可转侧）。肝、肾二脏受风也。用宣州木瓜二个（取盖去瓤），没药二两，乳香二钱半。二味入木瓜内缚定，饭上蒸三四次，烂研成膏。每用三钱，入生地黄汁半盏，无灰酒二盏，暖化温服。许叔微云：有人患此，自午后发，黄昏时定。予谓此必先从足起。足少阴之筋自足至项。筋者肝之合。今日中至黄昏，阳中之阴，肺也。自离至兑，阴旺阳弱之时。故《灵宝毕法》云：离至乾，肾气绝而肝气弱。肝、肾二脏受邪，故发于此时。予授此及都梁丸，服之而愈。（《本事方》）

脚筋挛痛。用木瓜数枚，以酒、水各半，煮烂捣膏，乘热贴于痛处，以帛裹之。冷即换，日三五度。（《食疗本草》）

脐下绞痛。木瓜三片，桑叶七片，大枣三枚。水三升，煮半升，顿服即愈。（《食疗》）

小儿洞痢。木瓜捣汁，服之。（《千金方》）

霍乱腹痛。木瓜五钱，桑叶三片，枣肉一枚。水煎服。（《圣惠方》）

四蒸木瓜（圆）。治肝、肾、脾三经气虚，为风寒暑湿相搏，流注经络。凡遇六气更变，七情不和，必至发动，或肿满，或顽痹，憎寒壮热，呕吐自汗，霍乱吐利。用宣州大木瓜四个，切盖剜空听用：一个入黄芪、续断末各半两于内；一个入苍术、橘

【主治】霍乱烦躁气急，每嚼七粒，温水咽之。（时珍）

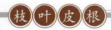

【气味】并酸、涩、温，无毒。

【主治】煮汁饮，并止霍乱、吐下、转筋，疗脚气。（《别录》）

枝，作杖，利筋脉。根、叶，煮汤淋足胫，可以已蹶。木材作桶濯足，甚益人。（苏颂）

枝、叶煮汁饮，治热痢。（时珍）

【主治】面黑粉滓。

木部

本草纲目

李时珍曰：木乃植物，五行之一。性有土宜，山谷原隰。肇由气化，爰受形质。乔条苞灌，根叶华实。坚脆美恶，各具气味。色香气味，区辨品类。食备果蔬，材充药器。寒温毒良，宜有考汇。

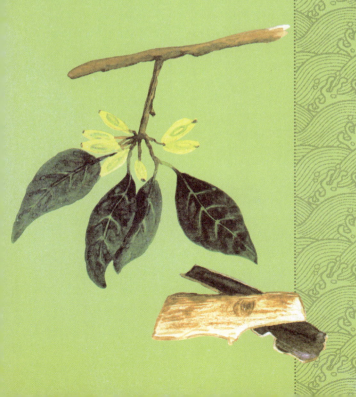

柏

《本经》上品

【释名】 椈、侧柏。〔李时珍曰〕按魏子才《六书精蕴》云：万木皆向阳，而柏独西指，盖阴木而有贞德者，故字从白。白者，西方也。陆佃《埤雅》云：柏之指西，犹针之指南也。柏有数种，入药惟取叶扁而侧生者，故曰侧柏。

【集解】 〔时珍曰〕《史记》言：松柏为百木之长。其树耸直，其皮薄，其肌腻，其花细琐，其实成捄，状如小铃，霜后四裂，中有数子，大如麦粒，芬香可爱。

【气味】 甘，平，无毒。

【主治】 惊悸益气，除风湿痹，安五脏。久服，令人润泽美色，耳目聪明，不饥不老，轻身延年。（《本经》）

疗恍惚，虚损吸吸，历节腰中重痛，益血止汗。（《别录》）

养心气，润肾燥，安魂定魄，益智宁神。烧沥，泽头发，治疥癣。（时珍）

【发明】 〔时珍曰〕柏子仁性平而不寒不燥，味甘而补，辛而能润，其气清香，能透心肾，益脾胃，盖仙家上品药也，宜乎滋养之剂用之。

附方

老人虚秘。柏子仁、松子仁、大麻仁等分，同研，溶蜜蜡丸梧子大。以少黄丹汤，食前调服二三十丸，日二服。（寇宗奭）

【气味】 苦，微温，无毒。

【主治】 吐血衄血，痢血崩中赤白，轻身益气，令人耐寒暑，去湿痹，止饥。（《别录》）

治冷风历节疼痛，止尿血。（甄权）

【发明】 〔时珍曰〕柏性后凋而耐久，禀坚凝之质，乃多寿之木，所以可入服食。道家以之点汤常饮，元旦以之浸酒辟邪，皆有取于此。

附方

中风不省。柏叶一握（去枝），葱白一握（连根研如泥），无灰酒一升，煎一二十沸，温服。如不饮酒，

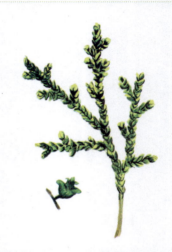

柏

分作四五服，方进他药。（杨氏《家藏方》）

忧恚呕血（烦满少气，胸中疼痛）。柏叶为散，米饮调服二方寸匕。（《圣惠方》）

月水不断。侧柏叶（炙）、芍药等分。每用三钱，水、酒各半，煎服。（《圣济总录》）

汤火烧灼。柏叶生捣涂之，系定二三日，止痛灭瘢。（《本草图经》）

鼠瘘核痛（未成脓）。以柏叶捣涂，熬盐熨之，令热气下即消。（姚僧垣《集验方》）

头发黄赤。生柏叶末一升，猪膏一斤，和丸弹子大，每以布裹一丸，纳泔汁中化开，沐之。一月，色黑而润矣。（《圣惠方》）

【主治】 煮汁酿酒，去风痹、历节风。烧取沥油，疗疥疠及虫癞良。（苏恭）

附方

霍乱转筋。以暖物裹脚，后以柏木片煮汤淋之。（《经验后方》）

恶疮有虫（久不愈者）。以柏枝节烧沥取油敷之。三五次，无不愈。亦治牛马疥。（陈承《本草别说》）

脂

【主治】身面疣目，同松脂研匀涂之，数夕自失。（《圣惠》）

根白皮

【气味】苦，平，无毒。
【主治】火灼烂疮，长毛发。（《别录》）

附方

热油灼伤。柏白皮，以腊猪脂煎油，涂疮上。（《肘后方》）

松

《本经》上品

释名 〔时珍曰〕按王安石《字说》云：松柏为百木之长。松犹公也，柏犹伯也。故松从公，柏从白。

集解 〔时珍曰〕松树磥砢修耸多节，其皮粗厚有鳞形，其叶后凋。二、三月抽蕤生花，长四五寸，采其花蕊为松黄。结实状如猪心，叠成鳞砌，秋老则子长鳞裂。然叶有二针、三针、五针之别。三针者为栝子松，五针者为松子松。

松脂

【别名】松膏、松肪、松胶、松香、沥青。
【气味】苦、甘，温，无毒。
【主治】痈疽恶疮，头疡白秃，疥瘙风气，安五脏，除热。久服，轻身不老延年。（《本经》）

除胃中伏热，咽干消渴，风痹死肌。炼之令白。其赤者，主恶痹。（《别录》）

除邪下气，润心肺，治耳聋。古方多用辟谷。（《大明》）

【发明】〔弘景曰〕松、柏皆有脂润，凌冬不凋，理为佳物，服食多用，但人多轻忽之尔。

〔时珍曰〕松叶、松实，服饵所须；松节、松心，耐久不朽。松脂则又树之津液精华也。在土不朽，流脂日久，变为琥珀，宜其可以辟谷延龄。

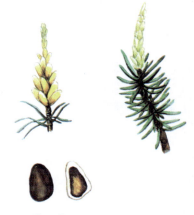

松

松节

【气味】苦，温，无毒。
【主治】百节久风，风虚脚痹疼痛。（《别录》）
炒焦，治筋骨间病，能燥血中之湿。（震亨）
治风蛀牙痛，煎水含漱，或烧灰日揩，有效。（时珍）
【发明】〔时珍曰〕松节，松之骨也。质坚气劲，久亦不朽，故筋骨间风湿诸病宜之。

附方

疥癣湿疮。松胶香研细，少入轻粉。先以油涂疮，糁末在上，一日便干。顽者三二度愈。（刘涓子《鬼遗方》）

附方

历节风痛（四肢如解脱）。松节酒：用二十斤，酒五斗，浸三七日。每服一合，日五六服。（《外台》）

阴毒腹痛。油松木七块，炒焦，冲酒二钟，热服。（《集简方》）

松花

【气味】甘，温，无毒。

【主治】润心肺，益气，除风止血。亦可酿酒。

（时珍）

【发明】〔恭曰〕松花即松黄，拂取正似蒲黄，酒服令轻身，疗病胜似皮、叶及脂也。

〔颂曰〕花上黄粉，山人及时拂取，作汤点之甚佳。但不堪停久，故鲜用寄远。

〔时珍曰〕今人收黄和白砂糖印为饼膏，充果饼食之，且难久收。恐轻身疗病之功，未必胜脂、叶也。

桂

《别录》上品

【释名】梫。〔时珍曰〕按范成大《桂海志》云：凡木叶心皆一纵理，独桂有两道如圭形，故字从圭。

【集解】〔《别录》曰〕桂生桂阳，牡桂生南海山谷。二月、八月、十月采皮，阴干。

〔时珍曰〕桂有数种，以今参访：牡桂，叶长如枇杷叶，坚硬有毛及锯齿，其花白色，其皮多脂。菌桂，叶如柿叶，而尖狭光净，有三纵文而无锯齿，其花有黄有白，其皮薄而卷。今商人所货，皆此二桂。但以卷者为菌桂，半卷及板者为牡桂，即自明白。

【气味】甘、辛，大热，有小毒。

【主治】利肝肺气，心腹寒热冷疾，霍乱转筋，头痛腰痛出汗，止烦止唾，咳嗽鼻齆，堕胎，温中，坚筋骨，通血脉，理疏不足，宣导百药，无所畏。久服，神仙不老。（《别录》）

补下焦不足，治沉寒痼冷之病，渗泄止渴，去营卫中风寒，表虚自汗。春夏为禁药，秋冬下部腹痛，非此不能止。（元素）

补命门不足，益火消阴。（好古）

治寒痹风喑，阴盛失血，泻痢惊痫。（时珍）

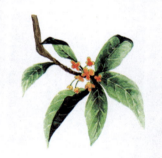

桂

桂心

【气味】苦、辛，无毒。

【主治】九种心痛，腹内冷气痛不可忍，咳逆结气壅痹，脚痹不仁，止下痢，杀三虫，治鼻中瘜肉，破血，通利月闭，胞衣不下。（甄权）

治一切风气，补五劳七伤，通九窍，利关节，益精明目，暖腰膝，治风痹骨节挛缩，续筋骨，生肌肉，消瘀血，破痃癖症瘕，杀草木毒。（《大明》）

治风僻失音喉痹，阳虚失血，内托痈疽痘疮，能引血化汗化脓，解蛇蝮毒。（时珍）

附方

中风逆冷（吐清水，宛转啼呼）。桂一两，水一升半，煎半升，冷服。（《肘后方》）

中风失音。桂着舌下，咽汁。又方：桂末三钱，水二盏，煎一盏服，取汗。（《千金方》）

偏正头风（天阴风雨即发）。桂心末一两，酒调如膏，涂敷额角及顶上。（《圣惠方》）

暑月解毒。桂苓丸：用肉桂（去粗皮，不见火）、茯苓（去皮）等分，为细末，炼蜜丸龙眼大。每新汲水化服一丸。（《和剂方》）

桂浆渴水。夏月饮之，解烦渴，益气消痰。桂末一大两，白蜜一升，以水二斗，先煎取一斗。待冷，入新瓷瓶中，乃下二物，搅二三百转。先以油

纸一重覆上，加七重封之。每日去纸一重，七日开之，气香味美，格韵绝高，今人多作之。（《图经本草》）

叶

【**主治**】捣碎浸水，洗发，去垢除风。（时珍）

丁香

宋《开宝》

释名 丁子香、鸡舌香。〔藏器曰〕鸡舌香与丁香同种，花实丛生，其中心最大者为鸡舌（击破有顺理而解为两向，如鸡舌，故名），乃是母丁香也。

集解〔恭曰〕鸡舌香树叶及皮并似栗，花如梅花，子似枣核，此雌树也，不入香用。其雄树虽花不实，采花酿之以成香。出昆仑及交州、爱州以南。

【**气味**】辛，微温，无毒。

【**主治**】风水毒肿，霍乱心痛，去恶气。（《别录》）
吹鼻，杀脑疳。入诸香中，令人身香。（甄权）

【**气味**】辛，温，无毒。

【**主治**】温脾胃，止霍乱拥胀，风毒诸肿，齿疳蜃。能发诸香。（《开宝》）

疗呕逆，甚验。（保昇）

去胃寒，理元气。气血盛者勿服。（元素）

治虚哕，小儿吐泻，痘疮胃虚，灰白不发。（时珍）

【**发明**】〔好古曰〕丁香与五味子、广茂同用，治奔豚之气。亦能泄肺，能补胃，大能疗肾。

〔时珍曰〕宋末太医陈文中，治小儿痘疮不光泽，不起发，或胀或泻，或渴或气促，表里俱虚之证。并用木香散、异攻散，倍加丁香、官桂。甚者丁香三五十枚，官桂一二钱。亦有服之而愈者。

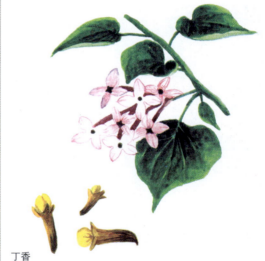

丁香

附方

暴心气痛。鸡舌香末，酒服一钱。（《肘后方》）

干霍乱痛（不吐不下）。丁香十四枚，研末，以沸汤一升和之，顿服。不瘥更作。（思邈《千金方》）

小儿吐泻。丁香、橘红等分，炼蜜丸黄豆大。米汤化下。（刘氏《小儿方》）

小儿呕吐（不止）。丁香、生半夏各一钱，姜汁浸一夜，晒干为末，姜汁打面糊丸黍米大。量大小，用姜汤下。（《全幼心鉴》）

胃冷呕逆（气厥不通）。母丁香三个，陈橘皮一块（去白，焙），水煎，热服。（《十便良方》）

反胃吐食。用母丁香、神曲（炒）等分，为末。米饮服一钱。（《圣惠方》）

伤寒呃逆（及哕逆不定）。丁香一两，干柿蒂（焙）一两，为末。每服一钱，煎人参汤下。（《简要济众方》）

妇人产难。母丁香三十六粒，滴乳香三钱六分，为末，同活兔胆和杵下，丸作三十六丸。每服一丸，好酒化下，立验。名如意丹。（《颐真堂经验方》）

丁皮

即树皮也。似桂皮而厚。
【气味】同香。
【主治】齿痛。（李珣）

心腹冷气诸病。方家用代丁香。（时珍）

根

【气味】辛，热，有毒。
【主治】风热毒肿。不入心腹之用。（《开宝》）

安息香

《唐本草》

■释名 〔时珍曰〕此香辟恶，安息诸邪，故名。或云：安息，国名也。梵书谓之拙贝罗香。

■集解 〔时珍曰〕今安南、三佛齐诸地皆有之。《一统志》云：树如苦楝，大而且直。叶似羊桃而长。木心有脂作香。
【气味】辛、苦，平，无毒。
【主治】心腹恶气，鬼疰。（《唐本》）

邪气魍魉，鬼胎血邪，辟蛊毒，霍乱风痛，男子遗精，暖肾气，妇人血噤，并产后血运。（《大明》）

附方

卒然心痛（或经年频发）。安息香研末，沸汤服半钱。（危氏《得效方》）

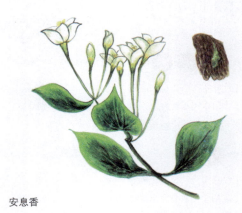

安息香

辛夷

《本经》上品

■释名 辛雉、侯桃、迎春。〔藏器曰〕辛夷花未发时，苞如小桃子，有毛，故名侯桃。初发如笔头，北人呼为木笔。其花最早，南人呼为迎春。

■集解 〔《别录》曰〕辛夷生汉中、魏兴、梁州川谷。其树似杜仲，高丈余。子似冬桃而小。九月采实，暴干，去心及外毛。毛射人肺，令人咳。

〔弘景曰〕今出丹阳近道。形如桃子，小时气味辛香。

〔恭曰〕此是树花未开时收之。正月、二月好采。云九月采实者，恐误也。

〔宗奭曰〕辛夷，处处有之，人家园亭亦多种植，先花后叶，即木笔花也。其花未开时，苞上有毛，光长如笔，故取象而名。花有桃红、紫色二种，入药当用紫者，须未开时收之，已开者不佳。

〔时珍曰〕辛夷花，初出枝头，苞长半寸，而尖锐俨如笔头，重重有青黄茸毛顺铺，长半分许。及开则似莲花而小如盏，紫苞红焰，作莲及兰花香。亦有白色者，人呼为玉兰。又有千叶者，诸家所言苞似小桃者，比类欠当。

苞

【气味】辛，温，无毒。
【主治】五脏身体寒热，风头脑痛面皯。久服下气，轻身明目，增年耐老。（《本经》）

温中解肌，利九窍，通鼻塞涕出，治面肿引齿痛，眩冒身兀兀如在车船之上者，生须发，去白虫。

（《别录》）

鼻渊鼻䘒，鼻窒鼻疮，及痘后鼻疮，并用研末，入麝香少许，葱白蘸入数次，甚良。（时珍）

【发明】〔时珍曰〕鼻气通于天。天者头也，肺也。肺开窍于鼻，而阳明胃脉环鼻而上行。脑为元神之府，而鼻为命门之窍，人之中气不足，清阳不升，则头为之倾，九窍为之不利。辛夷之辛温走气而入肺，其体轻浮，能助胃中清阳上行通于天，所以能温中，治头面目鼻九窍之病。轩岐之后，能达此理者，东垣李杲一人而已。

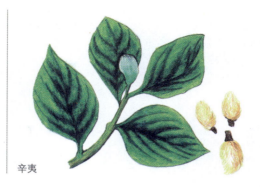
辛夷

龙脑香

《唐本草》

释名 片脑、羯婆罗香，膏名婆律香。〔时珍曰〕龙脑者，因其状加贵重之称也。以白莹如冰，及作梅花片者为良，故俗呼为冰片脑，或云梅花脑。

集解 〔时珍曰〕龙脑香，南番诸国皆有之。叶廷珪《香录》云：乃深山穷谷中千年老杉树，其枝干不曾损动者，则有香。若损动，则气泄无脑矣。

【气味】辛，苦，微寒，无毒。

【主治】心腹邪气，风湿积聚，耳聋，明目，去目赤肤翳。（《唐本》）

内外障眼，镇心秘精，治三虫五痔。（李珣）

疗喉痹脑痛，鼻瘜齿痛，伤寒舌出，小儿痘陷，通诸窍，散郁火。（时珍）

【主治】风疮䘌癣，入膏煎良。不可点眼，伤人。（李珣）

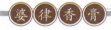

【主治】耳聋，摩一切风。（苏恭）

【发明】〔宗奭曰〕此物大通利关隔热塞，大人、小儿风涎闭塞，及暴得惊热，甚为济用。然非常服之药，独行则势弱，佐使则有功。于茶亦相宜，多则掩茶气。味甚清香，为百药之先，万物中香无出其右者。

〔时珍曰〕古方眼科、小儿科皆言龙脑辛凉，能入心经，故治目病、惊风方多用之。痘疮心热血瘀倒靥者，用引猪血直入心窍，使毒气宣散于外，则血活痘发。其说皆似是而实未当也。

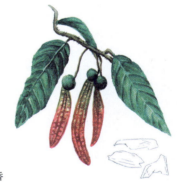
龙脑香

附方

目生肤翳。龙脑末一两，日点三五度。（《圣济总录》）

目赤目膜。龙脑、雄雀屎各八分，为末，以人乳汁一合调成膏。日日点之，无有不验。（《圣惠方》）

头脑疼痛。片脑一钱，纸卷作捻，烧烟熏鼻，吐出痰涎即愈。（《寿域方》）

风热喉痹。灯芯一钱，黄蘗五分（并烧存性），白矾七分（煅过），冰片脑三分，为末。每以一二分吹患处。此陆一峰家传绝妙方也。（《濒湖集简方》）

鼻中瘜肉（垂下者）。用片脑点之，自入。（《集简方》）

牙齿疼痛。梅花脑、朱砂末各少许,揩之立止。(《集简方》)

内外痔疮。片脑一二分,葱汁化,搽之。(《简便方》)

伤寒舌出(过寸者)。梅花片脑半分,为末。掺之,随后即愈。(洪迈《夷坚志》)

子

【气味】辛,温。气似龙脑。

【主治】下恶气,消食,散胀满,香人口。(苏恭)

杜仲

《本经》上品

释名 思仲、思仙、木绵、檰。〔时珍曰〕昔有杜仲服此得道,因以名之。

集解 〔《别录》曰〕杜仲生上虞山谷及上党、汉中。二月、五月、六月、九月采皮。

【气味】辛,平,无毒。

【主治】腰膝痛,补中益精气,坚筋骨,强志,除阴下痒湿,小便余沥。久服,轻身耐老。(《本经》)

【发明】〔时珍曰〕杜仲,古方只知滋肾,惟王好古言是肝经气分药,润肝燥,补肝虚,发昔人所未发也。盖肝主筋,肾主骨。肾充则骨强,肝充则筋健。屈伸利用,皆属于筋。杜仲色紫而润,味甘微辛,其气温平。甘温难补,微辛能润。故能入肝而补肾,子能令母实也。

附方

肾虚腰痛。用杜仲(去皮,炙黄)一大斤,分作十剂。每夜取一剂,以水一大升,浸至五更,煎三分减一,取汁,以羊肾三四枚切下,再煮三五沸,如作羹法,和以椒、盐,空腹顿服。(崔元亮《海上集验方》)

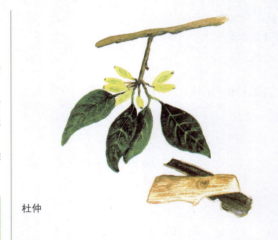

杜仲

苏合香

《别录》上品

释名 〔时珍曰〕按郭义恭《广志》云:此香出苏合国,因以名之。

集解 〔时珍曰〕按《寰宇志》云:苏合油出安南、三佛齐诸国。树生膏,可为药,以浓而无滓者为上。叶廷珪《香谱》云:苏合香油出大食国。气味皆类笃耨香。沈括《笔谈》云:今之苏合香赤色如坚木,又有苏合油如��胶,人多用之。而刘梦得《传信方》言:苏合香多薄叶,子如金色,按之即少,放之即起,良久不定,如虫动,气烈者佳。如此则全非今所用者,宜精考之。窃按沈氏所说,亦是油也。不必致疑。

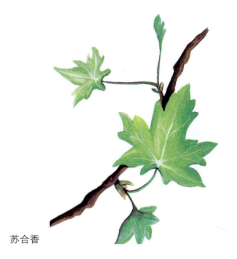
苏合香

虫,除邪,令人无梦魇。久服,通神明,轻身长年。(《别录》)

【发明】〔时珍曰〕苏合香气窜,能通诸窍脏腑,故其功能辟一切不正之气。按沈括《笔谈》云:太尉王文正公气羸多病。宋真宗面赐药酒一瓶,令空腹饮之,可以和气血,辟外邪。公饮之,大觉安健。次日称谢。上曰:此苏合香酒也。每酒一斗,入苏合香丸一两同煮。极能调和五脏,却腹中诸疾。每冒寒夙兴,则宜饮一杯。自此臣庶之家皆仿为之,此方盛行于时。其方本出唐玄宗《开元广济方》,谓之白术丸。后人亦编入《千金》、《外台》,治疾有殊效。

【气味】甘,温,无毒。
【主治】辟恶,杀鬼精物,温疟蛊毒痫痓,去三

附方

水气浮肿。苏合香、白粉、水银等分,捣匀,蜜丸小豆大。每服二丸,白水下。当下水出。

椿樗

《唐本草》

释名 虎目树、大眼桐。〔时珍曰〕椿樗易长而多寿考,故有椿、樗之称。《庄子》言"大椿以八千岁为春秋",是矣。椿香而樗臭,故椿字又作櫄,其气熏也。

集解 〔恭曰〕椿、樗二树形相似,但樗木疏、椿木实为别也。〔颂曰〕二木南北皆有之。形干大抵相类,但椿木实而叶香可啖,樗木疏而气臭,膳夫亦能熬去气,并采无时。樗木最为无用,《庄子》所谓"吾有大木,人谓之樗,其本拥肿不中绳墨,小枝曲拳不中规矩"者。《尔雅》云:栲,山樗。郭璞注云:栲似樗,色小白,生山中,因名。亦类漆树。俗语云:櫄、樗、栲、漆,相似如一。陆机《诗疏》云:山樗与田樗无异,叶差狭尔。吴人以叶为茗。〔时珍曰〕椿、樗、栲,乃一木三种也。椿木皮细肌实而赤,嫩叶香甘可茹。樗木皮粗肌虚而白,其叶臭恶,歉年人或采食。栲木即樗之生山中者,木亦虚大,梓人亦或用之。然爪之如腐朽,故古人以为不材之木。不似椿木坚实,可入栋梁也。

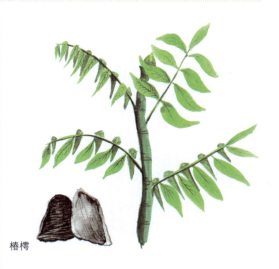
椿樗

叶

【气味】苦,温,有小毒。
【主治】煮水,洗疮疥风疽。樗木根、叶尤良。(《唐本》)

白秃不生发,取椿、桃、楸叶心捣汁,频涂之。(时珍)

白皮及根皮

【气味】苦,温,无毒。
【主治】得地榆,止疳痢。(萧炳)

止女子血崩，产后血不止，赤带，肠风泻血不住，肠滑泻，缩小便。蜜炙用。（《大明》）

治赤白浊，赤白带，湿气下痢，精滑梦遗，燥下湿，去肺胃陈积之痰。（震亨）

【发明】〔时珍曰〕椿皮色赤而香，樗皮色白而臭，多服微利人。盖椿皮入血分而性涩，樗皮入气分而性利，不可不辨。其主治之功虽同，而涩利之效则异，正如茯苓、芍药，赤、白颇殊也。凡血分受病不足者，宜用椿皮；气分受病有郁者，宜用樗皮，此心得之微也。

附方

小儿疳疾。椿白皮（日干）二两为末，以粟米淘净研浓汁和，丸梧子大。十岁三四丸，米饮下，量人加减。仍以一丸纳竹筒中，吹入鼻内，三度良。（《子母秘录》）

女人白带。椿根白皮、滑石等分，为末，粥丸梧子大。每空腹白汤下一百丸。（《丹溪方》）

桐

《本经》下品

释名 白桐、黄桐、泡桐、椅桐、荣桐。〔时珍曰〕《本经》桐叶，即白桐也。桐华成筒，故谓之桐。其材轻虚，色白而有绮文，故俗谓之白桐、泡桐，古谓之椅桐也。先花后叶，故《尔雅》谓之荣桐。或言其花而不实者，未之察也。

集解 〔《别录》曰〕桐叶生桐柏山谷。

〔时珍曰〕陶注桐有四种，以无子者为青桐、冈桐，有子者为梧桐、白桐。寇注言白桐、冈桐皆无子。苏注以冈桐为桐。而贾思勰《齐民要术》言：实而皮青者为梧桐，华而不实者为白桐。盖白桐即泡桐也。其花紫色者名冈桐。荏桐即油桐也。青桐即梧桐之无实者。

桐叶

【气味】苦，寒，无毒。

【主治】恶蚀疮着阴。（《本经》）

消肿毒，生发。（时珍）

附方

手足肿浮。桐叶煮汁渍之，并饮少许。或加小豆，尤妙。（《圣惠方》）

发落不生。桐叶一把，麻子仁三升，米泔煮五六沸，去滓。日日洗之则长。（《肘后方》）

发白染黑。经霜桐叶及子，多收捣碎，以甑蒸之，生布绞汁，沐头。（《普济方》）

木皮

【主治】五痔，杀三虫。（《本经》）

五淋。沐发，去头风，生发滋润。（甄权）

治恶疮，小儿丹毒，煎汁涂之。（时珍）

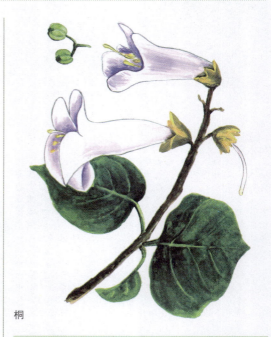

桐

附方

肿从脚起。削桐木煮汁，渍之，并饮少许。（《肘后方》）

跌扑伤损。水桐树皮，去青留白，醋炒捣敷。（《集简方》）

樟脑

《纲目》

释名 韶脑。

集解 〔时珍曰〕樟脑出韶州、漳州。状似龙脑，白色如雪，樟树脂膏也。胡演升《炼方》云，煎樟脑法：用樟木新者切片，以井水浸三日三夜，入锅煎之，柳木频搅。待汁减半，柳上有白霜，即滤去滓，倾汁入瓦盆内。经宿，自然结成块也。他处虽有樟木，不解取脑。又炼樟脑法：用铜盆，以陈壁土为粉糁之，却糁樟脑一重，又糁壁土，如此四五重。以薄荷安土上，再用一盆覆之，黄泥封固，于火上款款炙之。须以意度之，不可太过、不及，勿令走气。候冷取出，则脑皆升于上盆。如此升两三次，可充片脑也。

气味 辛，热，无毒。

主治 通关窍，利滞气，治中恶邪气，霍乱心腹痛，寒湿脚气，疥癣风瘙，龋齿，杀虫辟蠹。着鞋中，去脚气。（时珍）

发明 〔时珍曰〕樟脑纯阳，与焰消同性，水中生火，其焰益炽，今丹炉及烟火家多用之。辛热香窜，禀龙火之气，去湿杀虫，此其所长。故烧烟熏衣筐席簟，能辟壁虱、虫蛀。李石《续博物志》云：脚弱病人，用杉木为桶濯足，排樟脑于两股间，用帛绷定，月余甚妙。王玺《医林集要》方：治脚气肿痛。用樟脑二两，乌头三两，为末，醋糊丸弹子大。每置一丸于足心踏之，下以微火烘之，衣被围覆，汗出如涎为效。

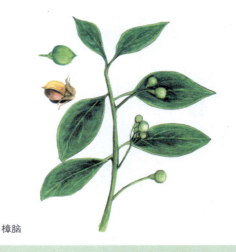

樟脑

附方

小儿秃疮。韶脑一钱，花椒二钱，脂麻二两，为末。以退猪汤洗后，搽之。（《简便方》）

牙齿虫痛。用韶脑、朱砂等分，擦之神效。（《普济方》）

皂荚

《本经》下品

释名 皂角、鸡栖子、乌犀、悬刀。〔时珍曰〕荚之树皂，故名。《广志》谓之鸡栖子，曾氏方谓之乌犀，《外丹木草》谓之悬刀。

集解 〔时珍曰〕皂树高大。叶如槐叶，瘦长而尖。枝间多刺。夏开细黄花。结实有三种：一种小如猪牙；一种长而肥厚，多脂而粘；一种长而瘦薄，枯燥不粘。以多脂者为佳。

气味 辛、咸，温，有小毒。

主治 风痹死肌邪气，风头泪出，利九窍，杀精物。（《本经》）

疗腹胀满，消谷，除咳嗽囊结，妇人胞不落，明目益精，可为沐药，不入汤。（《别录》）

搜肝风，泻肝气。（好古）

通肺及大肠气，治咽喉痹塞，痰气喘咳，风疠疥癣。（时珍）

发明 〔时珍曰〕皂荚属金，入手太阴、阳明之经。

327

金胜木，燥胜风，故兼入足厥阴，治风木之病。其味辛而性燥，气浮而散。吹之导之，则通上下诸窍；服之，则治风湿痰喘肿满，杀虫；涂之，则散肿消毒，搜风治疮。

附方

胸中痰结。皂荚三十挺（去皮，切），水五升浸一夜，挼取汁，慢熬至可丸，丸如梧子大。每食后，盐浆水下十丸。（《圣惠方》）

脚气肿痛。皂角、赤小豆为末，酒、醋调，贴肿处。（《永类方》）

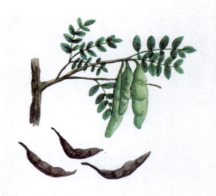

皂荚

燥金，乃辛以润之之义，非得湿则滑也。

子

【气味】辛，温，无毒。

【主治】炒，春去赤皮，以水浸软，煮熟，糖渍食之，疏导五脏风热壅。（宗奭）

核中白肉，入治肺药。核中黄心，嚼食，治膈痰吞酸。（苏颂）

治风热大肠虚秘，瘰疬肿毒疮癣。（时珍）

【发明】〔时珍曰〕皂荚味辛属金，能通大肠阳明

刺

【气味】辛，温，无毒。

【主治】米醋熬嫩刺作煎，涂疮癣有奇效。（苏颂）

【发明】〔杨士瀛曰〕皂荚刺能引诸药性上行，治上焦病。

〔时珍曰〕皂荚刺治风杀虫，功与荚同，但其锐利直达病所为异耳。

附方

小便淋闭。皂角刺（烧存性）、破故纸等分，为末。无灰酒服。（《圣济总录》）

妇人乳痈。皂角刺（烧存性）一两，蚌粉一钱，和研。每服一钱，温酒下。（《直指方》）

附方

小儿流涎（脾热有痰）。皂荚子仁半两，半夏（姜汤泡七次）一钱二分，为末，姜汁丸麻子大。每温水下五丸。（《圣济总录》）

柳

《本经》下品

释名 小杨、杨柳。〔恭曰〕柳与水杨全不相似。水杨叶圆阔而尖，枝条短硬。柳叶狭长而青绿，枝条长软。陶以柳为水杨，非也。〔时珍曰〕杨枝硬而扬起，故谓之杨；柳枝弱而垂流，故谓之柳，盖一类二种也。苏恭所说为是。

集解 〔时珍曰〕杨柳，纵横倒顺插之皆生。春初生柔荑，即开黄蕊花。至春晚叶成后，花中结细黑子，蕊落而絮出，如白绒，因风而飞。子着衣物能生虫，入池沼即化为浮萍。古者春取榆、柳之火。陶朱公种柳千树，可足柴炭。其嫩芽可作饮汤。

柳华

又名柳絮。

【气味】苦，寒，无毒。

【主治】风水黄疸，面热黑。柳实：主溃痈，逐脓血。（《本经》）

痂疥恶疮金疮。子汁：疗渴。（《别录》）

主止血，治湿痹，四肢挛急，膝痛。（甄权）

【发明】〔弘景曰〕柳华熟时，随风状如飞雪，当用其未舒者。子亦随花飞止，应水渍汁尔。

〔承曰〕柳絮可以捍毡，代羊毛为茵褥，柔软性凉，宜与小儿卧尤佳。

〔宗奭曰〕柳花黄蕊干时絮方出，收之贴灸疮良。絮之下连小黑子，因风而起，得水湿便生，如苦荬、地丁之花落结子成絮。古人以絮为花，谓花如雪者，皆误矣。藏器之说为是。又有实及子汁之文，诸家不解，今人亦不见用。

附方

面上脓疮。柳絮、腻粉等分，以灯盏油调涂。（《普济方》）

走马牙疳。杨花烧存性，入麝香少许，搽。（《保幼大全》）

脚多汗湿。杨花着鞋及袜内穿之。（《摘玄》）

叶

【气味】同华。

【主治】恶疥痂疮马疥，煎煮洗之，立愈。又疗心腹内血，止痛。（《别录》）

煎水，洗漆疮。（弘景）

天行热病，传尸骨蒸劳，下水气。煎膏，续筋骨，长肉止痛。主服金石人发大热闷，汤火疮毒入腹热闷，及行疮。（《日华》）

疗白浊，解丹毒。（时珍）

附方

小儿丹烦。柳叶一斤，水一斗，煮取汁三升。揭洗赤处，日七八度。（《子母秘录》）

眉毛脱落。垂柳叶阴干为末，每姜汁于铁器中调，夜夜摩之。（《圣惠方》）

卒得恶疮（不可名识者）。柳叶或皮，水煮汁，入少盐，频洗之。（《肘后方》）

痘烂生蛆。嫩柳叶铺席上卧之，蛆尽出而愈也。（李楼《奇方》）

枝及根白皮

【气味】同华。

【主治】痰热淋疾。可为浴汤，洗风肿瘙痒。煮酒，漱齿痛。（苏恭）

小儿一日、五日寒热，煎枝浴之。（藏器）

煎服，治黄疸白浊。酒煮，熨诸痛肿，去风止痛消

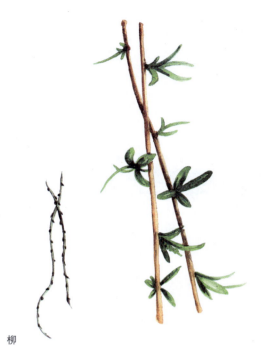

柳

肿。（时珍）

【发明】〔时珍曰〕柳枝去风消肿止痛。其嫩枝削为牙杖，涤齿甚妙。

附方

黄疸初起。柳枝煮浓汁半升，顿服。（《外台秘要》）

脾胃虚弱。不思饮食，食下不化，病似翻胃噎膈。清明日取柳枝一大把熬汤，煮小米作饭，洒面滚成珠子，晒干，袋悬风处。每用烧滚水随意下米，米沉住火，少时米浮，取看无硬心则熟，可顿食之。久则面散不粘矣。名曰络索米。（《简便方》）

阴卒肿痛。柳枝（三尺长）二十枚，细剉，水煮极热，以故帛裹包肿处，仍以热汤洗之。（《集验方》）

齿龈肿痛。垂柳枝、槐白皮、桑白皮、白杨皮等分，煎水，热含冷吐。又方：柳枝、桑枝煎水熬膏，入姜汁、细辛、芎䓖末，每用擦牙。（《圣惠方》）

风虫牙痛。杨柳白皮卷如指大，含咀，以汁渍齿根，数过即愈。又方：柳枝一握剉，入少盐花，浆水煎含，甚验。又方：柳枝剉一升，大豆一升，合炒，豆熟，瓷器盛之，清酒三升，渍三日。频含漱涎，三日愈。（《古今录验》）

耳痛有脓。柳根细切，熟捣封之，燥即易之。（《斗门方》）

漏疮肿痛。柳根红须，煎水日洗。《摘玄方》：用杨柳条罐内烧烟熏之，出水即效。

乳痈妒乳（初起坚紫，众疗不瘥）。柳根皮熟捣火温，帛裹熨之。冷更易，一宿消。（《肘后方》）

汤火灼疮。柳皮烧灰涂之。亦可以根白皮煎猪脂，频敷之。（《肘后方》）

痔疮如瓜（肿痛如火）。柳枝煎浓汤洗之，艾灸三五壮。王及郎中病此，驿吏用此方灸之，觉热气入肠，大下血秽至痛，一顷遂消，驰马而去。（《本事方》）

黄杨木

《纲目》

集解 〔时珍曰〕黄杨生诸山野中，人家多栽插之。枝叶攒簇上耸，叶似初生槐芽而青厚，不花不实，四时不凋。其性难长，俗说岁长一寸，遇闰则退。今试之，但闰年不长耳。其木坚腻，作梳剜印最良。按段成式《酉阳杂俎》云：世重黄杨，以其无火也。用水试之，沉则无火。凡取此木，必以阴晦，夜无一星，伐之则不裂。

叶

【气味】苦，平，无毒。

【主治】妇人难产，入达生散中用。又主暑月生疖，捣烂涂之。（时珍）

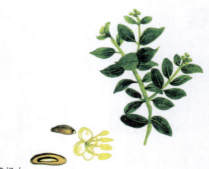

黄杨木

槐

《本经》上品

释名 櫰（音怀）。〔时珍曰〕按《周礼》外朝之法，面三槐，三公位焉。

集解 〔《别录》曰〕槐实生河南平泽。可作神烛。
〔时珍曰〕槐之生也，季春五日而兔目，十日而鼠耳，更旬而始规，二旬而叶成。初生嫩芽可炸熟，水淘过食，亦可作饮代茶。或采槐子种畦中，采苗食之亦良。其木材坚重，有青黄白黑色。其花未开时，状如米粒，炒过煎水染黄甚鲜。其实作荚连珠，中有黑子，以子连多者为好。

槐花

【气味】苦，平，无毒。

【主治】五痔，心痛眼赤，杀腹脏虫，及皮肤风热，肠风泻血，赤白痢，并炒研服。（《大明》）

凉大肠。（元素）

炒香频嚼，治失音及喉痹，又疗吐血衄血，崩中漏下。（时珍）

【发明】〔时珍曰〕槐花味苦、色黄、气凉，阳明、厥阴血分药也。故所主之病，多属二经。

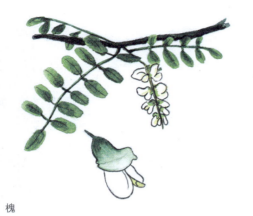

槐

肠风痔疾。用槐叶一斤，蒸熟晒干研末，煎饮代茶。久服明目。（《食医心镜》）

鼻气窒塞。以水五升煮槐叶，取三升，下葱、豉调和再煎，饮。（《千金方》）

枝

【气味】同叶。

【主治】洗疮及阴囊下湿痒。八月断大枝，候生嫩蘖，煮汁酿酒，疗大风痿痹甚效。（《别录》）

炮热，熨蝎毒。（恭）

青枝烧沥，涂癣。煅黑，揩牙去虫。煎汤，洗痔核。（颂）

烧灰，沐头长发。（藏器）

治赤目、崩漏。（时珍）

附方

九种心痛。当太岁上取新生槐枝一握，去两头，用水三大升，煎服一升，顿服。（《千金》）

崩中赤白（不问远近）。取槐枝烧灰，食前酒下方寸匕，日二服。（《梅师方》）

胎动欲产（日月未足者）。取槐树东引枝，令孕妇手把之，即易生。（《子母秘录》）

阴疮湿痒。槐树北面不见日枝，煎水洗三五遍。冷再暖之。（孟诜《必效方》）

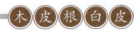 木皮根白皮

【气味】苦，平，无毒。

【主治】烂疮，喉痹寒热。（《别录》）

治中风皮肤不仁，浴男子阴疝卵肿，浸洗五痔，一切恶疮，妇人产门痒痛，乃汤火疮。煎膏，止痛长肉，消痈肿。（《大明》）

煮汁服，治下血。（苏颂）

附方

中风身直（不得屈伸反复者）。取槐皮黄白者切之，以酒或水六升，煮取二升，稍稍服之。（《肘后方》）

破伤中风。避阴槐枝上皮，旋刻一片，安伤处，用艾灸皮上百壮。不痛者灸至痛，痛者灸至不痛，用火摩之。（《普济》）

附方

吐血不止。槐花烧存性，入麝香少许，研匀，糯米饮下三钱。（《普济方》）

咯血唾血。槐花炒研。每服三钱，糯米饮下。仰卧一时取效。（朱氏方）

小便尿血。槐花（炒）、郁金（煨）各一两，为末。每服二钱，淡豉汤下，立效。（《篋中秘宝方》）

妇人漏血（不止）。槐花烧存性，研。每服二三钱，食前温酒下。（《圣惠方》）

血崩不止。槐花三两，黄芩二两，为末。每服半两，酒一碗，铜秤锤一枚，桑柴火烧红，浸入酒内，调服。忌口。（《乾坤秘韫》）

中风失音。炒槐花，三更后仰卧嚼咽。（危氏《得效方》）

发背散血。槐花、绿豆粉各一升，同炒作象牙色，研末。用细茶一两，煎一碗，露一夜，调末三钱敷之，留头。勿犯妇女手。（《摄生众妙方》）

下血血崩。槐花一两，棕灰五钱，盐一钱，水三钟，煎减半服。（《摘玄方》）

叶

【气味】苦，平，无毒。

【主治】煎汤，治小儿惊痫壮热，疥癣及丁肿。皮、茎同用。（《大明》）

邪气产难绝伤，及瘾疹牙齿诸风，采嫩叶食。（孟诜）

附方

霍乱烦闷。槐叶、桑叶各一钱，炙甘草三分，水煎服之。（《圣惠方》）

痔疮有虫（作痒，或下脓血）。多取槐白皮浓煮汁，先熏后洗。良久欲大便，当有虫出，不过三度即愈。仍以皮为末，绵裹纳下部中。（《梅师方》）

【气味】苦，寒，无毒。

【主治】一切风，化涎，肝脏风，筋脉抽掣，及急风口噤，或四肢不收顽痹，或毒风周身如虫行，或破伤风，口眼偏斜，腰脊强硬。任作汤、散、丸、煎，杂诸药用之。亦可水煮和药为丸。（《嘉祐》）

煨热，绵裹塞耳，治风热聋闭。（时珍）

【气味】苦，寒，无毒。

【主治】五内邪气热，止涎唾，补绝伤，火疮，妇人乳瘕，子藏急痛。（《本经》）

久服，明目益气，头不白，延年。治五痔疮瘘，以七月七日取之，捣汁铜器盛之，日煎令可，丸如鼠屎，纳窍中，日三易乃愈。又堕胎。（《别录》）

杀虫去风。合房阴干煮饮，明目，除热泪，头脑心胸间热风烦闷，风眩欲倒，心头吐涎如醉，濈濈如舡车上者。（藏器）

治口齿风，凉大肠，润肝燥。（李杲）

【发明】〔好古曰〕槐实纯阴，肝经气分药也。治证与桃仁同。

〔时珍曰〕按《太清草木方》云：槐者虚星之精。十月上巳日采子服之，去百病，长生通神。《梁书》言庚肩吾常服槐实，年七十余，发鬓皆黑，目看细字，亦其验也。古方以子入冬月牛胆中渍之，阴干百日，每食后吞一枚。云久服明目通神，白发还黑。有痔及下血者，尤宜服之。

> **附方**
>
> 槐角丸（治五种肠风泻血）。粪前有血名外痔，粪后有血名内痔，大肠不收名脱肛，谷道四面弩肉如奶名举痔，头上有孔名瘘疮，内有虫名虫痔，并皆治之。槐角（去梗，炒）一两、地榆、当归（酒焙）、防风、黄芩、枳壳（麸炒）各半两，为末，酒糊丸梧子大。每服五十丸，米饮下。（《和剂局方》）
>
> 大肠脱肛。槐角、槐花各等分，炒为末，用羊血蘸药，炙熟食之，以酒送下。猪腰子（去皮）蘸炙亦可。（《百一选方》）
>
> 目热昏暗。槐子、黄连（去须）各二两，为末，蜜丸梧子大。每浆水下二十丸，日二服。（《圣济总录》）
>
> 大热心闷。槐子烧末，酒服方寸匕。（《伤寒类要》）

白杨

《唐本草》

释名 独摇。〔时珍曰〕郑樵《通志》言，白杨一名高飞，与栘杨同名。今俗通呼栘杨为白杨，且白杨亦因风独摇，故得同名也。

集解 〔时珍曰〕白杨木高大。叶圆似梨而肥大有尖，面青而光，背甚白色，有锯齿。木肌细白，性坚直，用为梁栱，终不挠曲。与栘杨乃一类二种也，治病之功，大抵仿佛。嫩叶亦可救荒，老叶可作酒曲料。

【气味】苦，寒，无毒。

【主治】毒风脚气肿，四肢缓弱不随，毒气游易在皮肤中，痰癖等，酒渍服之。（《唐本》）

煎汤日饮，止孕痢。煎醋含漱，止牙痛。煎浆水入

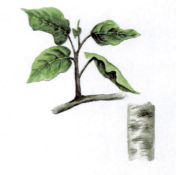

白杨

盐含漱，治口疮。煎水酿酒，消瘿气。（时珍）

【主治】消腹痛，治吻疮。（时珍）

附方

妊娠下痢。白杨皮一斤，水一斗，煮取二升，分三服。（《千金方》）

附方

腹满癖坚（如石，积年不损者）。《必效方》：用白杨木东南枝（去粗皮，辟风细剉）五升，熬黄，以酒五升淋讫，用绢袋盛滓，还纳酒中，密封再宿。每服一合，日三服。（《外台秘要》）

【主治】龋齿，煎水含漱。又治骨疽久发，骨从中出，频捣敷之。（时珍）

郁李

《本经》下品

释名 薁李、车下李、爵李、雀梅、棠棣。〔时珍曰〕郁，《山海经》作栯，馥郁也。花、实俱香，故以名之。

集解 〔时珍曰〕其花粉红色，实如小李。

【气味】酸，平，无毒。

【主治】大腹水肿，面目四肢浮肿，利小便水道。（《本经》）

肠中结气，关格不通。（甄权）

通泄五脏膀胱急痛，宣腰胯冷脓，消宿食下气。（《大明》）

破癖气，下四肢水，酒服四十九粒，能泻结气。（孟诜）

专治大肠气滞，燥涩不通。（李杲）

【发明】〔时珍曰〕郁李仁甘苦而润，其性降，故能下气利水。按《宋史·钱乙传》云：一乳妇因悸而病，既愈，目张不得瞑。乙曰：煮郁李酒饮之使醉，即愈。所以然者，目系内连肝胆，恐则气结，胆横不下。郁李能去结，随酒入胆，结去胆下，则目能瞑矣。此盖得肯綮之妙者也。

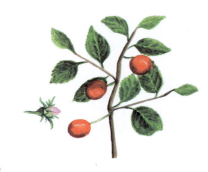

郁李

脚气浮肿（心腹满，大小便不通，气急喘息者）。郁李仁十二分（捣烂，水研绞汁），薏苡（捣如粟大）三合，同煮粥食之。（韦宙《独行方》）

卒心痛刺。郁李仁三七枚嚼烂，以新汲水或温汤下。须臾痛止，却热呷薄盐汤。（姚和众《至宝方》）

【气味】酸，凉，无毒。

【主治】齿龈肿，龋齿，坚齿。（《本经》）

治风虫牙痛，浓煎含漱。治小儿身热，作汤浴之。（《大明》）

附方

小儿多热。熟汤研郁李仁如杏酪，一日服二合。（姚和众《至宝方》）

合欢

《本经》中品

释名 合昏、夜合、青裳、萌葛、乌赖树。〔藏器曰〕其叶至暮即合，故云合昏。

集解 〔颂曰〕今汴洛间皆有之，人家多植于庭除间。木似梧桐，枝甚柔弱。叶似皂角，极细而繁密，互相交结。每一风来，辄自相解了，不相牵缀。采皮及叶用，不拘时月。

【气味】甘，平，无毒。

【主治】安五脏，和心志，令人欢乐无忧。久服，轻身明目，得所欲。（《本经》）

杀虫。捣末，和铅下墨，生油调，涂蜘蛛咬疮。用叶，洗衣垢。（藏器）

折伤疼痛，花研末，酒服二钱匕。（宗奭）

附方

肺痈唾浊（心胸甲错）。取夜合皮一掌大，水三升，煮取一半，分二服。（韦宙《独行方》）

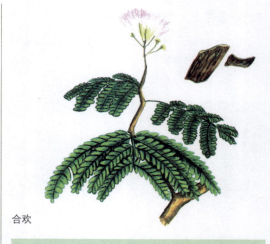

合欢

巴豆

《本经》下品

释名 巴菽、刚子、老阳子。〔时珍曰〕此物出巴蜀，而形如菽豆，故以名之。

集解 〔颂曰〕今嘉州、眉州、戎州皆有之。木高一二丈。叶如樱桃而厚大，初生青色，后渐黄赤，至十二月叶渐凋，二月复渐生，四月旧叶落尽，新叶齐生，即花发成穗，微黄色。五、六月结实作房，生青，至八月熟而黄，类白豆蔻，渐渐自落，乃收之。

〔时珍曰〕巴豆房似大风子壳而脆薄，子及仁皆似海松子。所云似白豆蔻者，殊不类。

【气味】辛，温，有毒。

【主治】伤寒温疟寒热，破癥瘕结聚坚积，留饮痰癖，大腹水胀，荡练五脏六腑，开通闭塞，利水谷道，去恶肉，除鬼毒蛊疰邪物，杀虫鱼。（《本经》）

疗女子月闭烂胎，金疮脓血，不利丈夫阴，杀斑蝥蛇虺毒。可练饵之，益血脉，令人色好，变化与鬼神通。（《别录》）

治十种水肿，痿痹，落胎。（《药性》）

通宣一切病，泄壅滞，除风补劳，健脾开胃，消痰破血，排脓消肿毒，杀腹脏虫，治恶疮瘜肉，及疥癞疔肿。（《日华》）

导气消积，去脏腑停寒，治生冷硬物所伤。（元素）

治泻痢惊痫，心腹痛疝气，风喎耳聋，喉痹牙痛，通利关窍。（时珍）

【发明】〔元素曰〕巴豆乃斩关夺门之将，不可轻用。

〔从正曰〕伤寒风湿，小儿疮痘，妇人产后，用之下膈，不死亦危。奈何庸人畏大黄而不畏巴豆，以其性热而剂小耳。岂知以蜡匮之，犹能下后使人津液枯竭，胸热口燥，耗却天真，留毒不去，他病转生。故下药宜以为禁。

〔时珍曰〕巴豆峻用则有戡乱劫病之功，微用亦有抚缓调中之妙。譬之萧、曹、绛、灌，乃勇猛武夫，而用之为相，亦能辅治太平。

附方

一切积滞。巴豆一两，蛤粉二两，黄檗三两，为末，水丸绿豆大。每水下五丸。（《医学切问》）

食疟积疟。巴豆（去皮、心）二钱，皂荚（去皮、子）六钱，捣丸绿豆大。一服一丸，冷汤下。（《肘后方》）

一切恶疮。巴豆三十粒，麻油煎黑，去豆，以油调硫黄、轻粉末，频涂取效。（《普济》）

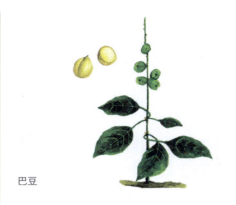

巴豆

 油

【主治】中风痰厥气厥，中恶喉痹，一切急病，咽喉不通，牙关紧闭。以研烂巴豆绵纸包，压取油用捻点灯，吹灭熏鼻中，或用热烟刺入喉内，即时出涎或恶血便苏。又舌上无故出血，以熏舌之上下，自止。（时珍）

 壳

【主治】消积滞，治泻痢。（时珍）

附方

痢频脱肛（黑色坚硬）。用巴豆壳烧灰，芭蕉自然汁煮，入朴硝少许，洗软，用真麻油点火滴于上，以枯矾、龙骨少许为末，掺肛头上，以芭蕉叶托入。（危氏《得效方》）

桑

《本经》中品

释名 子名椹。〔时珍曰〕徐锴《说文解字》云：叒（音若），东方自然神木之名，其字象形。桑乃蚕所食，异于东方自然之神木，故加木于叒下而别之。

集解 〔颂曰〕方书称桑之功最神，在人资用尤多。《尔雅》云：桑辨有葚者栀。又云：女桑，桋桑。檿桑，山桑。郭璞云：辨，半也。葚与椹同。一半有椹，一半无椹，名栀。俗间呼桑之小而条长者，皆为女桑。其山桑似桑，材中弓弩；檿桑丝中琴瑟，皆材之美者也。他木鲜及之。

〔时珍曰〕桑有数种：有白桑，叶大如掌而厚；鸡桑，叶花而薄；子桑，先椹而后叶；山桑，叶尖而长。以子种者，不若压条而分者。桑生黄衣，谓之金桑。其木必将槁矣。《种树书》云：桑以构接则桑大。桑根下埋龟甲，则茂盛不蛀。

益气。（《本经》）

去肺中水气，唾血热渴，水肿腹满胪胀，利水道，去寸白，可以缝金疮。（《别录》）

治肺气喘满，虚劳客热头痛，内补不足。（甄权）

煮汁饮，利五脏。入散用，下一切风气水气。（孟诜）

泻肺，利大小肠，降气散血。（时珍）

【发明】〔时珍曰〕桑白皮长于利小水，乃实则泻其子也。故肺中有水气及肺火有余者宜之。

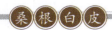

【气味】甘，寒，无毒。

【主治】伤中，五劳六极，羸瘦，崩中绝脉，补虚

附方

金刃伤疮。新桑白皮烧灰，和马粪涂疮上，数易之。亦可煮汁服之。（《广利方》）

335

杂物眯眼。新桑根白皮洗净，捣烂入眼，拨之自出。（《圣惠方》）

产后下血。炙桑白皮，煮水饮之。（《肘后方》）

发鬓堕落。桑白皮（剉）二升。以水淹浸，煮五六沸，去滓，频频洗沐，自不落也。（《千金方》）

发槁不泽。桑根白皮、柏叶各一斤，煎汁沐之即润。（《圣惠方》）

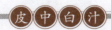

【主治】小儿口疮白漫漫，拭净涂之便愈。又涂金刃所伤燥痛，须臾血止，仍以白皮裹之。甚良。（苏颂）

取枝烧沥，治大风疮疥，生眉、发。（时珍）

附方

小儿鹅口。桑白皮汁，和胡粉涂之。（《子母秘录》）

解百毒气。桑白汁一合服之，须臾吐利自出。（《肘后方》）

破伤中风。桑沥、好酒，对和温服，以醉为度。醒服消风散。（《摘玄方》）

【主治】单食，止消渴。（苏恭）

利五脏关节，通血气，久服不饥，安魂镇神，令人聪明，变白不老。多收暴干为末。蜜丸日服。（藏器）

捣汁饮，解中酒毒。酿酒服，利水气消肿。（时珍）

附方

发白不生。黑熟桑葚，水浸日晒，搽涂，令黑而复生也。（《千金方》）

【气味】苦、甘、寒，有小毒。

【主治】除寒热，出汗。（《本经》）

煎浓汁服，能除脚气水肿，利大小肠。（苏恭）

炙熟煎饮，代茶止渴。（孟诜）

煎饮，利五脏，通关节，下气。嫩叶煎酒服，治一切风。蒸熟捣，罨风痛出汗，并扑损瘀血。挼烂，涂蛇、虫伤。（《大明》）

治劳热咳嗽，明目长发。（时珍）

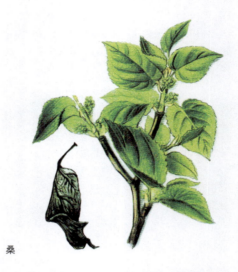

桑

【发明】〔颂曰〕桑叶可常服。神仙服食方：以四月桑茂盛时采叶，又十月霜后三分，二分已落时，一分在者，名神仙叶，即采取，与前叶同阴干捣末，丸、散任服。或煎水代茶饮之。又霜下叶煮汤，淋渫手足，去风痹殊胜。又微炙和桑衣煎服。治痢及金疮诸损伤，止血。

〔时珍曰〕桑叶乃手、足阳明之药，汁煎代茗，能止消渴。

附方

风眼下泪。腊月不落桑叶煎汤，日日温洗。或入芒硝。（《集简方》）

赤眼涩痛。桑叶为末，纸卷烧烟熏鼻取效，《海上方》也。（《普济方》）

头发不长。桑叶、麻叶煮泔水沐之。七次可长数尺。（《千金方》）

吐血不止。晚桑叶焙研，凉茶服三钱。只一服止，后用补肝肺药。（《圣济总录》）

小儿渴疾。桑叶不拘多少，逐片染生蜜，线系蒂上，绷，阴干细切，煎汁日饮代茶。（《胜金方》）

汤火伤疮。经霜桑叶烧存性，为末。油和敷之。三日愈。（《医学正传》）

手足麻木（不知痛痒）。霜降后桑叶煎汤，频洗。（《救急方》）

【气味】苦，平。

【主治】遍体风痒干燥，水气脚气风气，四肢拘挛，上气眼运，肺气咳嗽，消食利小便，久服轻身，聪

明耳目，令人光泽。疗口干及痈疽后渴，用嫩条细切一升，熬香煎饮，亦无禁忌。久服，终身不患偏风。（苏颂）

附方

水气脚气。桑条二两，炒香，以水一升，煎二合，每日空心服之，亦无禁忌。（《圣济总录》）

风热臂痛。桑枝一小升切炒，水三升，煎二升，一日服尽。许叔微云：尝病臂痛，诸药不效，服此数剂寻愈。观《本草切用》及《图经》言其不冷不热，可以常服；《抱朴子》言，一切仙药，不得桑枝煎不服，可知矣。（《本事方》）

卮子

《本经》中品

释名

木丹、越桃、鲜支。花名薝卜。〔时珍曰〕卮，酒器也。卮子象之，故名。俗作栀。司马相如赋云：鲜支黄砾。注云：鲜支即支子也。佛书称其花为薝卜，谢灵运谓之林兰，曾端伯呼为禅友。或曰：薝卜金色，非栀子也。

集解

〔《别录》曰〕栀子生南阳川谷。九月采实，暴干。

〔弘景曰〕处处有之。亦两三种小异，以七棱者为良。经霜乃取，入染家用，于药甚稀。

〔时珍曰〕栀子叶如兔耳，厚而深绿，春荣秋瘁。入夏开花，大如酒杯，白瓣黄蕊，随即结实，薄皮细子有须，霜后收之。蜀中有红栀子，花烂红色，其实染物则赭红色。

【气味】苦，寒，无毒。

【主治】五内邪气，胃中热气，面赤酒疱齇鼻，白癞赤癞疮疡。（《本经》）

疗目赤热痛，胸心大小肠大热，心中烦闷。（《别录》）

解玉支毒。（弘景）

治心烦懊恼不得眠，脐下血滞而小便不利。（元素）

泻三焦火，清胃脘血，治热厥心痛，解热郁，行结气。（震亨）

治吐血衄血，血痢下血血淋，损伤瘀血，及伤寒劳复，热厥头痛，疝气，汤火伤。（时珍）

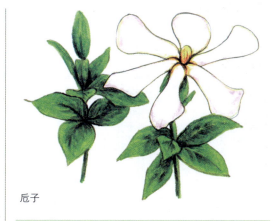

卮子

附方

鼻中衄血。山卮子烧灰吹之。屡用有效。（黎居士《易简方》）

血淋涩痛。生山卮子末、滑石等分，葱汤下。（《经验良方》）

小便不通。卮子仁十四个，独头蒜一个，沧盐少许，捣贴脐及囊，良久即通。（《普济方》）

下利鲜血。卮子仁烧灰。水服一钱匕。（《食疗本草》）

热毒血痢。卮子十四枚，去皮捣末，蜜丸梧子大。每服三丸，日三服，大效。亦可水煎服。（《肘后方》）

临产下痢。卮子烧研，空心热酒服一匙，甚者不过五服。（《胜金方》）

冷热腹痛（疠刺，不思饮食）。山卮子、川乌头等分，生研为末，酒糊丸如梧子大。每服十五丸，生姜汤下。小腹痛，茴香汤下。（《博济方》）

胃脘火痛。大山卮子七枚或九枚炒焦，水一盏，煎七分，入生姜汁饮之，立止。复发者，必不效。用玄明粉一钱服，立止。（《丹溪纂要》）

五脏诸气（益少阴血）。用厄子炒黑研末，生姜同煎，饮之甚捷。（《丹溪纂要》）

热病食复（及交接后发动欲死，不能语）。厄子三十枚，水三升，煎一升服，令微汗。（《梅师方》）

小儿狂躁（蓄热在下，身热狂躁，昏迷不食）。厄子仁七枚，豆豉五钱，水一盏，煎七分，服之。或吐或不吐，立效。（阎孝忠《集效方》）

风痰头痛（不可忍）。厄子末和蜜，浓敷舌上，吐即止。（《兵部手集》）

火焰丹毒。厄子捣，和水涂之。（《梅师方》）

火疮未起。厄子仁烧研，麻油和，封之。已成疮，烧白糖灰粉之。（《千金方》）

猘犬咬伤。厄子皮（烧研）、石硫黄等分，为末。敷之。日三。（《梅师方》）

汤烫火烧。厄子末和鸡子清，浓扫之。（《救急方》）

 花

【主治】悦颜色，《千金翼》面膏用之。（时珍）

金樱子

《蜀本草》

释名 刺梨子、山石榴、山鸡头子。〔时珍曰〕金樱当作金罂，谓其子形如黄罂也。石榴、鸡头皆象形。又杜鹃花、小檗并名山石榴，非一物也。

集解 〔颂曰〕今南中州郡多有，而以江西、剑南、岭外者为胜。丛生郊野中，大类蔷薇，有刺。四月开白花。夏秋结实，亦有刺，黄赤色，形似小石榴，十一月、十二月采。江南、蜀中人熬作煎，酒服，云补治有殊效。宜州所供，云《本草》谓之营实。今校之，与营实殊别也。

〔时珍曰〕山林间甚多。花最白腻，其实大如指头，状如石榴而长。其核细碎而有白毛，如营实之核而味甚涩。

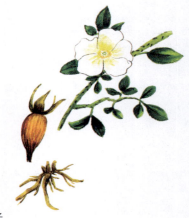

金樱子

 子

【气味】酸，涩，平，无毒。

【主治】脾泄下痢，止小便利，涩精气。久服，令人耐寒轻身。（《蜀本》）

【发明】〔时珍曰〕无故而服之，以取快欲则不可。若精气不固者服之，何咎之有？

附方

补血益精。金樱子（即山石榴，去刺及子，焙）四两，缩砂二两，为末。炼蜜和，丸梧子大。每服五十丸，空心温酒服。（《奇效良方》）

久痢不止。严紧绝妙。方：罂粟壳（醋炒）、金樱（花、叶及子）等分，为末。蜜丸芡子大。每服五七丸，陈皮煎汤化下。（《普济方》）

 花

【气味】同子。

【主治】止冷热痢，杀寸白、蛔虫等。和铁粉研匀，拔白发涂之，即生黑者。亦可染须。（《大明》）

 叶

【主治】痈肿。嫩叶研烂，入少盐涂之，留头泄气。又金疮出血，五月五日采。同桑叶、苎叶等分，阴干研末敷之，血止口合，名军中一捻金。（时珍）

相思子

《纲目》

释名 红豆。〔时珍曰〕按《古今诗话》云：相思子圆而红。故老言：昔有人殁于边，其妻思之，哭于树下而卒，因以名之。

集解 〔时珍曰〕相思子生岭南。树高丈余，白色。其叶似槐，其花似皂荚，其荚似扁豆。其子大如小豆，半截红色，半截黑色，彼人以嵌首饰。段公路《北户录》言有蔓生，用子收龙脑香相宜，令香不耗也。

【气味】苦，平，有小毒，吐人。

【主治】通九窍，去心腹邪气，止热闷头痛，风痰瘴疟，杀腹脏及皮肤内一切虫，除蛊毒。取二七枚研服，即当吐出。（时珍）

附方

瘴疟寒热。相思子十四枚，水研服，取吐立瘥。（《千金方》）

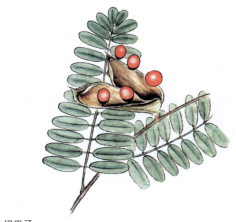

相思子

棕榈

宋《嘉祐》

释名 栟榈。〔时珍曰〕皮中毛缕如马之骏鬣，故名。骏，俗作棕。鬣，音间，鬛也。栟，音并。

集解 〔时珍曰〕棕榈，川、广甚多，今江南亦种之，最难长。初生叶如白及叶，高二三尺则木端数叶大如扇，上耸，四散歧裂，其茎三棱，四时不凋。其干正直无枝，近叶处有皮裹之，每长一层即为一节。

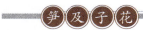
笋及子花

【气味】苦，涩，平，无毒。

【主治】涩肠，止泻痢肠风，崩中带下，及养血。（藏器）

附方

大肠下血。棕笋煮熟，切片晒干为末，蜜汤或酒服一二钱。（《集简方》）

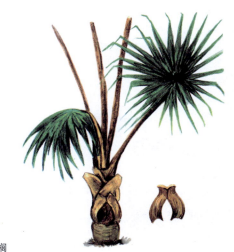

棕榈

皮

【气味】同子。

【主治】止鼻衄吐血，破症，治肠风赤白痢，崩中带下，烧存性用。（《大明》）

主金疮疥癣，生肌止血。（李珣）

【发明】〔宗奭曰〕棕皮烧黑，治妇人血露及吐血，须佐以他药。〔时珍曰〕棕灰性涩，若失血去多，瘀滞已尽者，用之切当，所谓涩可去脱也。与乱发同用更良。年久败棕入药尤妙。

附方

鼻血不止。棕榈灰，随左右吹之。（黎居士方）

血崩不止。棕榈皮烧存性，空心淡酒服三钱。一方：加煅白矾等分。（《妇人良方》）

血淋不止。棕榈皮（半烧半炒）为末，每服二钱，甚效。（《卫生家宝方》）

下血不止。棕榈皮半斤，栝楼一个，烧灰。每服二钱，米饮调下。（《百一选方》）

水谷痢下。棕榈皮烧研，水服方寸匕。（《近效方》）

茯苓

《本经》上品

释名 伏灵、伏菟、松腴、不死面，抱根者名伏神。〔时珍曰〕茯苓，《史记·龟策传》作伏灵。盖松之神灵之气，伏结而成，故谓之伏灵、伏神也。

集解 〔时珍曰〕下有茯苓，则上有灵气如丝之状，山人亦时见之。茯苓有大如斗者，有坚如石者，绝胜。其轻虚者不佳，盖年浅未坚故尔。

【气味】甘，平，无毒。

【主治】止消渴好睡，大腹淋沥，膈中痰水，水肿淋结，开胸腑，调脏气，伐肾邪，长阴，益气力，保神守中。（《别录》）

开胃止呕逆，善安心神，主肺痿痰壅，心腹胀满，小儿惊痫，女人热淋。（甄权）

补五劳七伤，开心益志，止健忘，暖腰膝，安胎。（《大明》）

止渴，利小便，除湿益燥，和中益气，利腰脐间血。（元素）

逐水缓脾，生津导气，平火止泄，除虚热，开腠理。（李杲）

泻膀胱，益脾胃，治肾积奔豚。（好古）

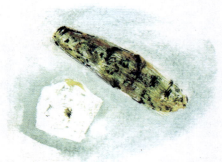

茯苓

【发明】〔弘景曰〕茯苓白色者补，赤色者利。俗用甚多，仙方服食亦为至要。云其通神而致灵，和魂而炼魄，利窍而益肌，厚肠而开心，调营而理卫，上品仙药也。善能断谷不饥。

〔宗奭曰〕茯苓行水之功多，益心脾不可缺也。

赤茯苓

【主治】破结气。（甄权）

泻心、小肠、膀胱湿热，利窍行水。（时珍）

茯苓皮

【主治】水肿肤胀，开水道，开腠理。（时珍）

神木

【主治】偏风，口面㖞斜，毒风，筋挛不语，心神惊掣，虚而健忘。（甄权）

治脚气痹痛，诸筋牵缩。（时珍）

【发明】〔弘景曰〕仙方止云茯苓而无茯神，为疗既同，用应无嫌。

酸枣

《本经》上品

释名 樲、山枣。

集解 〔《别录》曰〕酸枣生河东川泽。八月采实,阴干,四十日成。
〔弘景曰〕今出东山间,云即山枣树。子似武昌枣而味极酸,东人啖之以醒睡,与经文疗不得眠正相反。

【气味】酸,平,无毒。

【主治】心腹寒热,邪结气聚,四肢酸痛湿痹。久服,安五脏,轻身延年。(《本经》)

烦心不得眠,脐上下痛,血转久泄,虚汗烦渴,补中,益肝气,坚筋骨,助阴气,能令人肥健。(《别录》)

【发明】〔时珍曰〕酸枣实味酸性收,故主肝病,寒热结气,酸痹久泄,脐下满痛之证。其仁甘而润,故熟用疗胆虚不得眠、烦渴虚汗之证。生用疗胆热好眠,皆足厥阴、少阳药也。今人专以为心家药,殊昧此理。

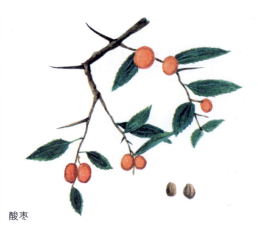

酸枣

升,茯苓、白术、人参、甘草各二两,生姜六两,水八升,煮三升,分服。(《图经》)

睡中汗出。酸枣仁、人参、茯苓等分,为末。每服一钱,米饮下。(《简便方》)

附方

振悸不眠。《胡洽方》酸枣仁汤:用酸枣仁二

枸杞、地骨皮

《本经》上品

释名 枸檵(音计)、枸棘、苦杞、地骨。〔时珍曰〕枸、杞二树名。此物棘如枸之刺,茎如杞之条,故兼名之。

集解 〔时珍曰〕古者枸杞、地骨取常山者为上,其他丘陵阪岸者皆可用。后世惟取陕西者良,而又以甘州者为绝品。

【气味】枸杞,苦,寒,无毒。

【主治】枸杞,主五内邪气,热中消渴,周痹风湿。久服,坚筋骨,轻身不老,耐寒暑。(《本经》)

下胸胁气,客热头痛,补内伤大劳嘘吸,强阴,利大小肠。(《别录》)

补精气诸不足,易颜色,变白,明目安神,令人长寿。(甄权)

【发明】〔时珍曰〕此乃通指枸杞根、苗、花、实并用之功也。其单用之功,今列于下。

【气味】苦,寒。

【主治】细剉,拌面煮熟,吞之,去肾家风,益精气。(甄权)

泻肾火,降肺中伏火,去胞中火。退热,补正气。(好古)

去下焦肝肾虚热。(时珍)

341

枸杞子

【气味】苦，寒。〔权曰〕甘，平。

【主治】坚筋骨，耐老，除风，去虚劳。补精气。（孟诜）

主心病嗌干心痛，渴而引饮；肾病消中。（好古）

【发明】〔时珍曰〕枸杞之滋益不独子，而根亦不止于退热而已。但根、苗、子之气味稍殊，而主治亦未必无别。盖其苗乃天精，苦甘而凉，上焦心肺客热者宜之；根乃地骨，甘淡而寒，下焦肝肾虚热者宜之。此皆三焦气分之药，所谓热淫于内，泻以甘寒也。至于子则甘平而润，性滋而补，不能退热，止能补肾润肺，生精益气。此乃平补之药，所谓精不足者，补之以味也。分而用之，则各有所主；兼而用之，则一举两得。

附方

枸杞酒。用生枸杞子五升捣破，绢袋盛，浸好

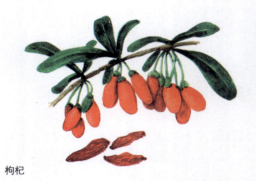

枸杞

酒二斗中，密封勿泄气，二七日。服之任性，勿醉。（《外台秘要》）

面䵟皯疱。枸杞子十斤，生地黄三斤，为末。每服方寸匕，温酒下，日三服。久则童颜。（《圣惠方》）

五劳七伤（庶事衰弱）。枸杞叶半斤（切），粳米二合，豉汁和，煮作粥。日日食之，良。（《经验后方》）

冬青

《纲目》

【释名】冻青。〔藏器曰〕冬月青翠，故名冬青。江东人呼为冻青。

【集解】〔时珍曰〕冻青亦女贞别种也，山中时有之。但以叶微团而子赤者为冻青，叶长而子黑者为女贞。按《救荒本草》云：冻青树高丈许，树似枸骨子树而极茂盛。又叶似楂子树叶而小，亦似椿叶微窄而头颇圆，不尖。五月开细白花，结子如豆大，红色。其嫩芽炸熟，水浸去苦味，淘洗，五味调之可食。

子及木皮

【气味】甘、苦，凉，无毒。

【主治】浸酒，去风虚，补益肌肤。皮之功同。（藏器）

附方

痔疮。冬至日取冻青树子，盐酒浸一夜，九蒸九晒，瓶收。每日空心酒吞七十粒，卧时再服。（《集简方》）

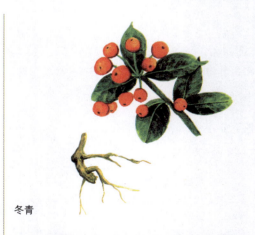

冬青

叶

【主治】烧灰，入面膏，治皲瘃，灭瘢痕，殊效。（苏颂）

厚朴

《本经》中品

释名 烈朴、赤朴、厚皮。树名榛，子名逐折。〔时珍曰〕其木质朴而皮厚，味辛烈而色紫赤，故有厚朴、烈、赤诸名。

集解 〔《别录》曰〕厚朴生交趾、冤句。三月、九月、十月采皮，阴干。

〔宗奭曰〕今伊阳县及商州亦有，但薄而色淡，不如梓州者厚而紫色有油。

〔时珍曰〕朴树肤白肉紫，叶如槲叶。五、六月开细花，结实如冬青子，生青熟赤，有核。七、八月采之，味甘美。

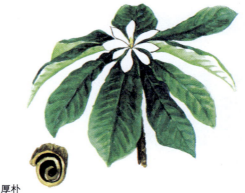

厚朴

皮

【气味】苦、温、无毒。

【主治】中风伤寒，头痛寒热惊悸，气血痹，死肌，去三虫。（《本经》）

温中益气，消痰下气，疗霍乱及腹痛胀满，胃中冷逆，胸中呕不止，泄痢淋露，除惊，去留热心烦满，厚肠胃。（《别录》）

健脾，治反胃，霍乱转筋，冷热气，泻膀胱及五脏一切气，妇人产前产后腹脏不安，杀肠中虫，明耳目，调关节。（《大明》）

治积年冷气，腹内雷鸣虚吼，宿食不消，去结水，破宿血，化水谷，止吐酸水，大温胃气，治冷痛，主病人虚而尿白。（甄权）

主肺气胀满，膨而喘咳。（好古）

【发明】〔宗奭曰〕厚朴，平胃散中用，最调中。至今此药盛行，既能温脾胃，又能走冷气，为世所须也。

〔元素曰〕厚朴之用有三：平胃，一也；去腹胀，二也；孕妇忌之，三也。虽除腹胀，若虚弱人，宜斟酌用之，误服脱人元气。惟寒胀大热药中兼用，乃结者散之之神药也。

〔震亨曰〕厚朴属土，有火。其气温，能泻胃中之实也，平胃散用之。佐以苍术，正为泻胃中之湿，平胃土之太过，以致于中和而已，非谓温补脾胃也。习以成俗，皆谓之补，哀哉！其治腹胀者，因其味辛以提其滞气，滞行则宜去之。若实人，误服参、芪药多补气，胀闷或作喘，宜此泻之。

则能饮食。饮食既进，则益营卫，养精血，滋骨髓。是以《素问》云：精不足者补之以味，形不足者补之以气。此药大补脾胃虚损，温中降气，化痰进食，去冷饮、呕吐、泄泻等证。用厚朴去皮剉片，用生姜二斤连皮切片，以水五升同煮干，去姜，焙朴。以干姜四两，甘草二两，再同厚朴以水五升煮干，去草，焙姜、朴为末。用枣肉、生姜同煮熟，去姜，捣枣和丸梧子大。每服五十丸，米饮下。一方：加熟附子。（王璆《百一选方》）

痰壅呕逆（心胸满闷，不下饮食）。厚朴一两，姜汁炙黄，为末。非时米饮调下二钱匕。（《圣惠方》）

腹胀脉数。厚朴三物汤：用厚朴半斤，枳实五枚，以水一斗二升，煎取五升，入大黄四两，再煎三升。温服一升，转动更服，不动勿服。（张仲景《金匮要略》）

腹痛胀满。厚朴七物汤：用厚朴半斤（制），甘草、大黄各三两，枣十枚，大枳实五枚，桂二两，生姜五两，以水一斗，煎取四升。温服八合，日三。呕者，加半夏五合。（《金匮要略》）

男女气胀。心闷，饮食不下，冷热相攻，久患不愈。厚朴（姜汁炙焦黑），为末。以陈米饮调服二钱匕，日三服。（《斗门方》）

小儿吐泻（胃虚及有痰惊）。梓朴散：用梓州厚

附方

厚朴煎丸。孙兆尝：补肾不如补脾。脾胃气壮，

朴一两,半夏(汤泡七次,姜汁浸半日,晒干)一钱,以米泔三升同浸一百刻,水尽为度。如未尽,少加火熬干。去厚朴,只研半夏。每服半钱或一字,薄荷汤调下。(钱乙《小儿直诀》)

下痢水谷(久不瘥者)。厚朴三两,黄连三两,水三升,煎一升,空心细服。(《梅师方》)

大肠干结。厚朴生研,猪脏(煮)捣和丸梧子大。每姜水下三十丸。(《十便良方》)

尿浑白浊(心脾不调,肾气浑浊)。用厚朴(姜汁炙)一两,白茯苓一钱,水、酒各一碗,煎一碗,温服。(《经验良方》)

月水不通。厚朴三两(炙,切),水三升,煎一升,分二服,空心饮。不过三四剂,神验。一加桃仁、红花。(《子母秘录》)

 逐折

【气味】甘,温,无毒。
【主治】疗鼠瘘,明目益气。(《别录》)

女贞

《本经》上品

■释名 贞木、冬青、蜡树。〔时珍曰〕此木凌冬青翠,有贞守之操,故以贞女状之。

■集解 〔时珍曰〕女贞、冬青、枸骨,三树也。女贞即今俗呼蜡树者,冬青即今俗呼冻青树者,枸骨即今俗呼猫儿刺者。东人因女贞茂盛,亦呼为冬青,与冬青同名异物,盖一类二种尔。

 实

【气味】苦,平,无毒。
【主治】补中,安五脏,养精神,除百病。久服,肥健轻身不老。(《本经》)
强阴,健腰膝,变白发,明目。(时珍)
【发明】〔时珍曰〕女贞实乃上品无毒妙药,而古方罕知用者,何哉?《典术》云:女贞木乃少阴之精,故冬不落叶。观此,则其益肾之功,尤可推矣。

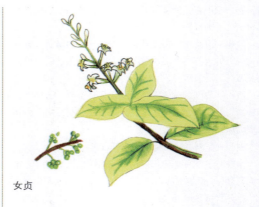

女贞

附方

虚损百病。久服发白再黑,返老还童。用女贞实(十月上巳日收,阴干,用时以酒浸一日,蒸透晒干)一斤四两,旱莲草(五月收,阴干)十两,为末;桑葚子(三月收,阴干)十两,为末,炼蜜丸如梧子大。每服七八十丸,淡盐汤下。若四月收桑葚捣汁和药,七月收旱莲捣汁和药,即不用蜜矣。(《简便方》)

风热赤眼。冬青子不以多少,捣汁熬膏,净瓶收固,埋地中七日。每用点眼。(《济急仙方》)

 叶

【气味】微苦,平,无毒。
【主治】除风散血,消肿定痛,治头目昏痛。诸恶疮肿,脐疮溃烂久者,以水煮乘热贴之,频频换易,米醋煮亦可。口舌生疮,舌肿胀出,捣汁含浸吐涎。(时珍)

附方

风热赤眼。《普济方》:用冬青叶五斗捣汁,浸新砖数片,五日掘坑,架砖于内盖之,日久生霜,刮下,入脑子少许,点之。《简便方》:用雅州黄连二两,冬青叶四两,水浸三日夜,熬成膏收,点眼。

木　部

楝

《本经》下品

释名 苦楝。实名金铃子。〔时珍曰〕按罗愿《尔雅翼》云：楝叶可以练物，故谓之楝。其子如小铃，熟则黄色。名金铃，象形也。

集解 〔《别录》曰〕楝实生荆山山谷。
〔弘景曰〕处处有之。俗人五月五日取叶佩之，云辟恶也。
〔恭曰〕此有雌雄两种：雄者无子，根赤有毒，服之使人吐，不能止，时有至死者；雌者有子，根白微毒。入药当用雌者。
〔颂曰〕楝实以蜀川者为佳。木高丈余，叶密如槐而长。三、四月开花，红紫色，芬香满庭。实如弹丸，生青熟黄，十二月采之。根采无时。
〔时珍曰〕楝长甚速，三五年即可作椽。其子正如圆枣，以川中者为良。

【气味】 苦，寒，有小毒。

【主治】 温疾伤寒，大热烦狂，杀三虫，疥疡，利小便水道。（《本经》）
主中大热狂，失心躁闷，作汤浴，不入汤使。（甄权）
入心及小肠，止上下部腹痛。（李杲）
泻膀胱。（好古）
治诸疝虫痔。（时珍）

【发明】 〔元素曰〕热厥暴痛，非此不能除。
〔时珍曰〕楝实导小肠、膀胱之热，因引心包相火下行，故心腹痛及疝气为要药。甄权乃言不入汤使，则《本经》何以有治热狂、利小便之文耶？近方治疝，有四治、五治、七治诸法，盖亦配合之巧耳。

附方
　　热厥心痛（或发或止，身热足寒，久不愈者）。先灸太溪、昆仑，引热下行。内服金铃散：用金铃子、玄胡索各一两，为末。每服三钱，温酒调下。（洁古《活法机要》）
　　小儿冷疝（气痛，肤囊浮肿）。金铃子（去核）五钱，吴茱萸二钱半，为末。酒糊丸黍米大。每盐汤下二三十丸。（《全幼心鉴》）

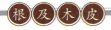

【气味】 苦，微寒，微毒。

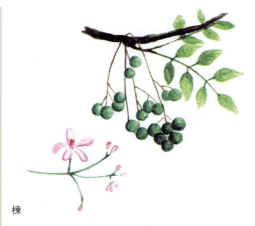

楝

【主治】 蛔虫，利大肠。（《别录》）
苦酒和，涂疥癣甚良。（弘景）
治游风热毒，风疹恶疮疥癞，小儿壮热，并煎汤浸洗。（《大明》）

附方
　　小儿蛔虫。楝木皮削去苍皮，水煮汁，量大小饮之。《斗门方》：用为末，米饮服二钱。《集简方》：用根皮同鸡卵煮熟，空心食之。次日虫下。《经验方》抵圣散：用苦楝皮二两，白芜荑半两，为末。每以一二钱，水煎服之。《简便方》：用楝根白皮（去粗）二斤（切），水一斗，煮取汁三升，沙锅成膏。五更初，温酒服一匙，以虫下为度。
　　小儿诸疮。恶疮、秃疮、蠼螋疮、浸淫疮，并宜楝树皮或枝烧灰敷之。干者，猪脂调。（《千金方》）

【主治】 热痱，焙末掺之。铺席下，杀蚤、虱。（时珍）

【主治】 疝入囊痛，临发时煎酒饮。（时珍）

345

榆

《本经》上品

【释名】 零榆。白者名枌。〔时珍曰〕按王安石《字说》云：榆渖俞柔，故谓之榆。其枌则有分之之道，故谓之枌。其荚飘零，故曰零榆。

【集解】〔《别录》曰〕榆皮生颖川山谷。二月采皮，取白暴干。八月采实。并勿令中湿，湿则伤人。

〔藏器曰〕江东无大榆，有刺榆，秋实。故《经》云"八月采"者，误也。刺榆，皮不滑利。

〔时珍曰〕邢昺《尔雅疏》云：榆有数十种，今人不能尽别，惟知荚榆、白榆、刺榆、榔榆数者而已。

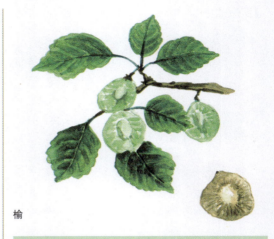

榆

白皮

【气味】 甘，平，滑利，无毒。

【主治】 大小便不通，利水道，除邪气。久服。断谷轻身不饥。其实尤良。（《本经》）

疗肠胃邪热气，消肿，治小儿头疮痂疕。（《别录》）

通经脉。捣涎，敷癣疮。（《大明》）

滑胎，利五淋，治齁喘，疗不眠。（甄权）

生皮捣，和三年醋滓，封暴患赤肿，女人妒乳肿，日六七易，效。（孟诜）

利窍，渗湿热，行津液，消痈肿。（时珍）

【发明】〔时珍曰〕榆皮、榆叶，性皆滑利下降，手足太阳、手阳明经药也。故大小便不通，五淋肿满，喘嗽不眠，经脉胎产诸证宜之。

附方

久嗽欲死。许明《有效方》：用厚榆皮削如指大，去黑，刻令如锯，长尺余，纳喉中频出入，当吐脓血而愈。（《古今录验》）

虚劳白浊。榆白皮二升，水二斗，煮取五升，分五服。（《千金方》）

小便气淋。榆枝、石燕子煎水，日服。（《普济方》）

身体暴肿。榆皮捣末，同米作粥食之。小便利即消。（《备急方》）

临月易产。榆皮焙为末。临月，日三服方寸匕，令产极易。（陈承《本草别说》）

堕胎下血（不止）。榆白皮、当归（焙）各半两，入生姜，水煎服之。（《普济方》）

胎死腹中（或母病欲下胎）。榆白皮煮汁，服二升。（《子母秘录》）

身首生疮。榆白皮末，油和涂之，虫当出。（杨氏《产乳》）

叶

【气味】 甘，平，滑利，无毒。

【主治】 嫩叶作羹及炸食，消水肿，利小便，下石淋，压丹石。（藏器）

暴干为末，淡盐水拌，或炙或晒干，拌菜食之，亦辛滑下水气。煎汁，洗酒齇鼻。同酸枣仁等分蜜丸，日服，治胆热虚劳不眠。（时珍）

花

【主治】 小儿痫，小便不利，伤热。（《别录》）

荚仁

【气味】 微辛，平，无毒。

【主治】 作糜羹食，令人多睡。（弘景）

主妇人带下，和牛肉作羹食。（藏器）

子酱：似芜荑，能助肺，杀诸虫，下气，令人能食，消心腹间恶气，卒心痛，涂诸疮癣，以陈者良。（孟诜）

木 部

楠

《别录》下品

释名 枏与楠字同。〔时珍曰〕南方之木，故字从南。《海药本草》栅木皮，即枏字之误，今正之。

集解 〔藏器曰〕枏木高大，叶如桑，出南方山中。
〔宗奭曰〕楠材，今江南造船皆用之，其木性坚而善居水。久则当中空，为白蚁所穴。
〔时珍曰〕楠木生南方，而黔、蜀诸山尤多。其树直上，童童若幢盖之状，枝叶不相碍。叶似豫章，而大如牛耳，一头尖，经岁不凋，新陈相换。其花赤黄色。实似丁香，色青，不可食。干甚端伟，高者十余丈，巨者数十围，气甚芬芳，为梁栋器物皆佳，盖良材也。色赤者坚，白者脆。其近根年深向阳者，结成草木山水之状，俗呼为骰柏楠，宜作器。

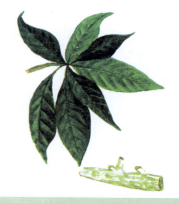

楠

【气味】辛，微温，无毒。
【主治】霍乱吐下不止，煮汁服。（《别录》）
煎汤洗转筋及足肿。枝叶同功。（《大明》）

附方

水肿自足起。削楠木、桐木煮汁渍足，并饮少许，日日为之。（《肘后方》）
心胀腹痛（未得吐下）。取楠木削三四两，水三升，煮三沸，饮之。（《肘后方》）

聤耳出脓。楠木烧研，以绵杖缴入。（《圣惠方》）

 皮

【气味】苦，温，无毒。
【主治】霍乱吐泻，小儿吐乳，暖胃正气，并宜煎服。（李珣）

杉

《别录》下品

释名 煔、沙木。

集解 〔颂曰〕杉材旧不著所出州土，今南中深山多有之。木类松而劲直，叶附枝生，若刺针。
〔宗奭曰〕杉干端直，大抵如松，冬不凋，但叶阔成枝也。今处处有之，入药须用油杉及臭者良。
〔时珍曰〕杉木叶硬，微扁如刺，结实如枫实。江南人以惊蛰前后取枝插种，出倭国者谓之倭木，并不及蜀、黔诸峒所产者尤良。其木有赤、白二种：赤杉实而多油，白杉虚而干燥。有斑纹如雉者，谓之野鸡斑，作棺尤贵。其木不生白蚁，烧灰最发火药。

【气味】辛，微温，无毒。
【主治】漆疮，煮汤洗之，无不瘥。（《别录》）
煮水浸捋脚气肿满。服之，治心腹胀痛，去恶气。（苏恭）
治风毒奔豚，霍乱上气，并煎汤服。（《大明》）
【发明】〔震亨曰〕杉屑属金有火。其节煮汁浸捋脚气肿满，尤效。

347

附方

肺壅痰滞（上焦不利，卒然咳嗽）。杉木屑一两，皂角（去皮酥炙）三两，为末，蜜丸梧子大。每米饮下十丸，一日四服。（《圣惠方》）

小儿阴肿（赤痛，日夜啼叫，数日退皮，愈而复作）。用老杉木烧灰，入腻粉，清油调敷，效。（危氏《得效方》）

肺壅失音。杉木烧炭入碗中，以小碗覆之，用汤淋下，去碗饮水。不愈再作，音出乃止。（《集简方》）

臁疮黑烂。多年老杉木节烧灰，麻油调，隔箬叶贴之，绢帛包定，数贴而愈。（《救急方》）

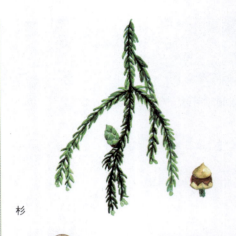

杉

 皮

【主治】金疮血出，及汤火伤灼，取老树皮烧存性，研敷之。或入鸡子清调敷。一二日愈。（时珍）

叶

【主治】风虫牙痛，同芎藭、细辛煎酒含漱。（时珍）

子

【主治】疝气痛，一岁一粒，烧研酒服。（时珍）

枳

《本经》中品

释名 子名枳实、枳壳。〔恭曰〕既称枳实，须合核瓢，今殊不然。〔时珍曰〕枳乃木名。从只，谐声也。实乃其子，故曰枳实。后人因小者性速，又呼老者为枳壳。生则皮厚而实，熟则壳薄而虚。正如青橘皮、陈橘皮之义。宋人复出枳壳一条，非矣。

集解〔《别录》曰〕枳实生河内川泽，九月、十月采，阴干。

〔志曰〕枳壳生商州川谷。九月、十月采，阴干。

〔颂曰〕今洛西、江湖州郡皆有之，以商州者为佳。木如橘而小，高五七尺。叶如橙，多刺。春生白花，至秋成实。七月、八月采者为实，九月、十月采者为壳。今医家以皮厚而小者为枳实，完大者为枳壳，皆以翻肚如盆口状、陈久者为胜。近道所出者，俗呼臭橘，不堪用。

 枳实

【气味】苦，寒，无毒。

【主治】大风在皮肤中，如麻豆苦痒，除寒热结，止痢，长肌肉，利五脏，益气轻身。（《本经》）

除胸胁痰癖，逐停水，破结实，消胀满，心下急痞痛逆气，胁风痛，安胃气，止溏泄，明目。（《别录》）

解伤寒结胸，主上气喘咳，肾内伤冷，阴痿而有气，加而用之。（甄权）

消食，散败血，破积坚，去胃中湿热。（元素）

【发明】〔震亨曰〕枳实泻痰，能冲墙倒壁，滑窍破气之药也。

〔元素曰〕心下痞及宿食不消，并宜枳实、黄连。

〔好古曰〕益气则佐之以人参、白术、干姜，破气则佐之以大黄、牵牛、芒硝，此《本经》所以言益气而复言消痞也。非白术不能去湿，非枳实之不能除痞。洁古制枳术丸方，以调胃脾；张仲景治心下坚大如盘，水饮所作，枳实白术汤，用枳实七枚，术三两，水一斗，煎

附方

卒胸痹痛。枳实捣末。汤服方寸匕，日三夜一。（《肘后方》）

木　部

胸痹结胸。胸痹，心下痞坚，留气结胸，胸满，胁下逆气抢心，枳实薤白汤主之。陈枳实四枚，厚朴四两，薤白半斤，栝楼一枚，桂一两，以水五升，先煎枳、朴，取二升，去滓，纳余药，煎三二沸，分温三服，当愈。（张仲景《金匮要略》）

伤寒胸痛。伤寒后，卒胸膈闭痛。枳实麸炒为末。米饮服二钱，日二服。（《济众方》）

产后腹痛。枳实（麸炒）、芍药（酒炒）各二钱，水一盏煎服。亦可为末服。（《圣惠方》）

奔豚气痛。枳实炙为末。饮下方寸匕，日三夜一。（《外台秘要》）

妇人阴肿（坚痛）。枳实半斤碎炒，帛裹熨之，冷即易。（《子母秘录》）

大便不通。枳实、皂荚等分，为末，饭丸，米饮下。（危氏《得效方》）

积痢脱肛。枳实石上磨平，蜜炙暖，更互熨之，缩乃止。（《千金方》）

小儿久痢（水谷不调）。枳实捣末，饮服一二钱。（《广利方》）

肠风下血。枳实半斤（麸炒），黄芪半斤，为末。米饮非时服二钱匕。糊丸亦可。（《经验方》）

小儿五痔（不以年月）。枳实为末，炼蜜丸梧子大。空心饮下三十丸。（《集验方》）

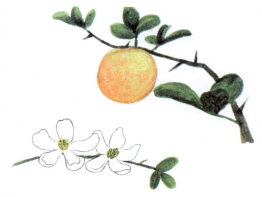

枳

垣李氏又分治高治下之说，大抵其功皆能利气。气下则痰喘止，气行则痞胀消，气通则痛刺止，气利则后重除。故以枳壳利胸膈，枳实利肠胃。

附方

伤寒呃噫。枳壳半两，木香一钱，为末。每白汤服一钱，未知再服。（《本事方》）

老幼腹胀。血气凝滞，用此宽肠顺气，名四炒丸。商州枳壳（厚而绿背者，去穰）四两，分作四分：一两用苍术一两同炒，一两用萝卜子一两同炒，一两用干漆一两同炒，一两用茴香一两同炒黄。去四味，只取枳壳为末。以四味煎汁煮面糊，和丸梧子大。每食后，米饮下五十丸。（王氏《易简方》）

消积顺气。治五积六聚，不拘男妇老小，但是气积，并皆治之。乃仙传方也。枳壳三斤（去穰），每个入巴豆仁一个，合定扎煮，慢火水煮一日。汤减再加热汤，勿用冷水。待时足汁尽，去巴豆，切片晒干（勿炒），为末。醋煮面糊丸梧子大。每服三四十丸，随病汤使。（邵真人《经验方》）

顺气止痢。枳壳（炒）二两四钱，甘草六钱，为末。每沸汤服二钱。（《婴童百问》）

肠风下血（不拘远年近日）。《博济方》：用枳壳（烧黑存性）五钱，羊胫炭（为末）三钱，和令匀，五更空心米饮服。如人行五里，再一服，当日见效。《简便方》：用枳壳一两，黄连五钱，水一钟，煎半钟，空心服。

痔疮肿痛。《必效方》：用枳壳煨熟熨之，七枚立定。《本事方》：用枳壳末入瓶中，水煎百沸，先熏后洗。

怀胎腹痛。枳壳三两（麸炒），黄芩一两，每服

三升，分三服。腹中软，即消也。余见枳壳下。

枳壳

【气味】苦、酸，微寒，无毒。

【主治】风痒麻痹，通利关节，劳气咳嗽，背膊闷倦，散留结胸膈痰滞，逐水，消胀满大肠风，安胃，止风痛。（《开宝》）

遍身风疹，肌中如麻豆恶痒，肠风痔疾，心腹结气，两胁胀虚，关膈壅塞。（甄权）

健脾开胃，调五脏，下气，止呕逆，消痰，治反胃霍乱泻痢，消食，破癥结痃癖五膈气，及肺气水肿，利大小肠，除风明目。炙热，熨痔肿。（《大明》）

泄肺气，除胸痞。（元素）

治里急后重。（时珍）

【发明】〔元素曰〕枳壳破气，胜湿化痰，泄肺走大肠，多用损胸中至高之气，止可二三服而已。禀受素壮而气刺痛者，看在何部经分，以别经药导之。

〔杲曰〕气血弱者不可服，以其损气也。

〔时珍曰〕枳实、枳壳气味功用俱同，上世亦无分别。魏、晋以来，始分实、壳之用。洁古张氏、东

五钱,水一盏半,煎一盏服。若胀满身重,加白术一两。(《活法机要》)

产后肠出(不收)。枳壳煎汤浸之。良久即入也。(《袖珍方》)

小儿惊风。不惊丸:治小儿因惊气吐逆作搐。痰涎壅塞,手足挛疭,眼睛斜视。枳壳(去穰、麸炒)、淡豆豉等分,为末。每服一字,甚者半钱。急惊,薄荷自然汁下。慢惊,荆芥汤入酒三五点下。日三服。(陈文中《小儿方》)

风疹作痒。枳壳三两麸炒,为末。每服二钱,水一盏,煎六分,去滓温服。仍以汁涂。(《经验后方》)

胁骨疼痛(因惊伤肝者)。枳壳一两(麸炒),桂枝(生)半两,为细末。每服二钱。姜枣汤下。(《本事方》)

树皮也。或云枳壳上刮下皮也。
【主治】中风身直,不得屈伸反复,及口僻眼斜。刮皮一升,酒三升,渍一宿,每温服五合,酒尽再作。(苏颂)

树茎及皮:主水胀暴风,骨节疼急。(弘景)

【主治】浸酒,漱齿痛。(甄权)
煮汁服,治大便下血。末服,治野鸡病有血。(藏器)

【主治】煎汤代茶,去风。(时珍)

芦荟

宋《开宝》

释名 奴会、讷会、象胆。〔时珍曰〕名义未详。〔藏器曰〕俗呼为象胆,以其味苦如胆也。

集解 〔珣曰〕芦荟生波斯国。状似黑饧,乃树脂也。

〔颂曰〕今惟广州有来者。其木生山野中,滴脂泪而成。采之不拘时月。

〔时珍曰〕《药谱》及《图经》所状,皆言是木脂。而《一统志》云:爪哇、三佛齐诸国所出者,乃草属,状如鲎尾,采之以玉器捣成膏。与前说不同,何哉?岂亦木质草形乎。

【气味】苦,寒,无毒。
【主治】热风烦闷,胸膈间热气,明目镇心,小儿癫痫惊风,疗五疳,杀三虫及痔病疮瘘,解巴豆毒。(《开宝》)

主小儿诸疳热。(李珣)
单用,杀疳蛔。吹鼻,杀脑疳,除鼻痒。(甄权)
研末,敷䘌齿甚妙。治湿癣出黄汁。(苏颂)
发明 〔时珍曰〕芦荟,乃厥阴经药也。其功专于杀虫清热。已上诸病,皆热与虫所生故也。

〔颂曰〕唐刘禹锡《传信方》云:予少年曾患癣,初在颈项间,后延上左耳,遂成湿疮浸淫。用斑蝥、狗胆、桃根诸药,徒令蜇蠚,其疮转盛。偶于楚州,卖药人教用芦荟一两,炙甘草半两,研末,先以温浆水洗癣,拭净敷之,立干便瘥。真神奇也。

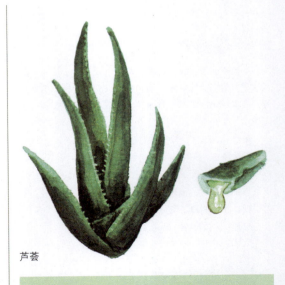
芦荟

附方
小儿脾疳。芦荟、使君子等分,为末。每米饮服一二钱。(《卫生易简方》)

木槿

《日华》

【释名】 椵、榇（音衬）、日及、朝开暮落花。〔时珍曰〕此花朝开暮落，故名日及。

【集解】 〔时珍曰〕槿，小木也。可种可插，其木如李。其叶末尖而有桠齿。其花小而艳，或白或粉红，有单叶、千叶者。

【气味】 甘，平，滑，无毒。

【主治】 止肠风泻血，痢后热渴，作饮服之，令人得睡，并炒用。（藏器）

治赤白带下，肿痛疥癣，洗目令明，润燥活血。（时珍）

【发明】 〔时珍曰〕木槿皮及花，并滑如葵花，故能润燥。色如紫荆，故能活血。川中来者，气厚力优，故尤有效。

附方

赤白带下。槿根皮二两（切），以白酒一碗半，煎一碗，空心服之。白带用红酒甚妙。（《纂要奇方》）

癣疮有虫。川槿皮煎，入肥皂浸水，频频探之。或以槿皮浸汁磨雄黄，尤妙。（《简便方》）

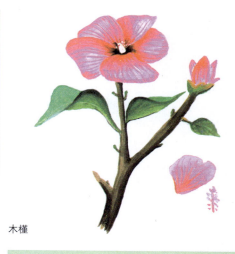

木槿

附方

下痢噤口。红木槿花去蒂，阴干为末。先煎面饼二个，蘸末食之。（赵宜真《济急方》）

风痰拥逆。木槿花晒干焙研。每服一二匙，空心沸汤下。白花尤良。（《简便方》）

【气味】 同皮。

【主治】 肠风泻血，赤白痢，并焙入药。作汤代茶，治风。（《大明》）

消疮肿，利小便，除湿热。（时珍）

【气味】 同皮。

【主治】 偏正头风，烧烟熏患处。又治黄水脓疮，烧存性，猪骨髓调涂之。（时珍）

沉香

《别录》上品

【释名】 沉水香、蜜香。〔时珍曰〕木之心节置水则沉，故名沉水，亦曰水沉。半沉者为栈香，不沉者为黄熟香。

【集解】 〔恭曰〕沉香、青桂、鸡骨、马蹄、煎香，同是一树，出天竺诸国。木似榉柳，树皮青色。叶似橘叶，经冬不凋。夏生花，白而圆。秋结实似槟榔，大如桑葚，紫而味辛。

〔藏器曰〕沉香枝、叶并似椿。云似橘者，恐未是也。其枝节不朽，沉水者为沉香；其肌理有黑脉，浮者为煎香。鸡骨、马蹄皆是煎香，并无别功，止可熏衣去臭。

〔时珍曰〕香之等凡三：曰沉，曰栈，曰黄熟是也。沉香入水即沉，其品凡四：曰熟结，乃膏脉凝结自朽出者；曰生结，乃刀斧伐仆，膏脉结聚者；曰脱落，乃因水朽而结者；曰虫漏，乃因蠹隙而结者。生结为上，熟脱次之。坚黑为上，黄色次之。角沉黑润，黄沉黄润，蜡沉柔韧，革沉纹横，皆上品也。

【气味】辛，微温，无毒。

【主治】风水毒肿，去恶气。（《别录》）

主心腹痛，霍乱中恶，邪鬼疰气，清人神，并宜酒煮服之。诸疮肿，宜入膏中。（李珣）

调中，补五脏，益精壮阳，暖腰膝，止转筋吐泻冷气，破症癖，冷风麻痹，骨节不任，风湿皮肤瘙痒，气痢。（《大明》）

补右肾命门。（元素）

补脾胃，及痰涎、血出于脾。（李杲）

治上热下寒，气逆喘急，大肠虚闭，小便气淋，男子精冷。（时珍）

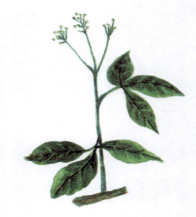

沉香

心神不足（火不降，水不升，健忘惊悸）。朱雀丸：用沉香五钱，茯神二两，为末，炼蜜和，丸小豆大。每食后人参汤服三十丸，日二服。（王璆《百一选方》）

肾虚目黑（暖水脏）。用沉香一两，蜀椒（去目，炒出汗）四两，为末，酒糊丸梧子大。每服三十丸，空心盐汤下。（《普济方》）

胞转不通。非小肠、膀胱、厥阴受病，及强忍房事，或过忍小便所致，当治其气则愈，非利药可通也。沉香、木香各二钱，为末。白汤空腹服之，以通为度。（《医垒元戎》）

大肠虚闭（因汗多，津液耗涸者）。沉香一两，肉苁蓉（酒浸，焙）二两，各研末，以麻仁研汁作糊，丸梧子大。每服一百丸，蜜汤下。（严子礼《济生方》）

附方

诸虚寒热（冷痰虚热）。冷香汤：用沉香、附子（炮）等分，水一盏，煎七分，露一夜，空心温服。（王好古《医垒元戎》）

胃冷久呃。沉香、紫苏、白豆蔻仁各一钱，为末。每柿蒂汤服五七分。（吴球《活人心统》）

五加

《本经》上品

【释名】五佳、五花、文章草、白刺、追风使、木骨、金盐、豺漆、豺节。〔时珍曰〕此药以五叶交加者良，故名五加，又名五花。杨慎《丹铅录》作五佳，云一枝五叶者佳故也。蜀人呼为白刺。

【集解】〔《别录》曰〕五加皮五叶者良，生汉中及冤句。五月、七月采茎，十月采根，阴干。

〔弘景曰〕近道处处有之，东间弥多。四叶者亦好。

〔时珍曰〕春月于旧枝上抽条蕻，山人采为蔬茹。正如枸杞生北方沙地者皆木类，南方坚地者如草类也。唐时惟取峡州者充贡。雷氏言叶如蒲者，非也。

【气味】辛，温，无毒。

【主治】心腹疝气腹痛，益气疗躄，小儿三岁不能行，疽疮阴蚀。（《本经》）

男子阴痿，囊下湿，小便余沥，女人阴痒及腰脊痛，两脚疼痹风弱，五缓虚羸，补中益精，坚筋骨，强志意。久服，轻身耐老。（《别录》）

酿酒饮，治风痹四肢挛急。（苏颂）

明目下气，治中风骨节挛急，补五劳七伤。（《大明》）

【发明】〔弘景曰〕煮根茎酿酒饮，益人。道家用此作灰煮石，与地榆并有秘法。

〔时珍曰〕五加治风湿痿痹，壮筋骨，其功良深。仙家所述，虽若过情，盖奖辞多溢，亦常理尔。造酒之方：用五加根皮洗净，去骨、茎、叶，亦可以水煎汁，和麹酿米酒成，时时饮之。亦可煮酒饮。加远志为使更良。一方：加木瓜煮酒服。

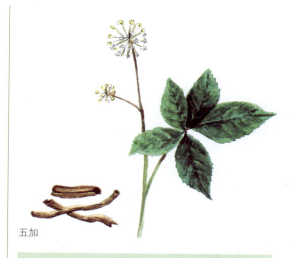
五加

附方

虚劳不足。五加皮、枸杞根白皮各一斗，水一石五斗，煮汁七斗，分取四斗，浸麹一斗，以三斗拌饭，如常酿酒法，待熟任饮。(《千金方》)

男妇脚气。骨节皮肤肿湿疼痛，服此进饮食，健气力，不忘事，名五加皮丸。五加皮四两(酒浸)，远志(去心)四两(酒浸，并春秋三日、夏二日、冬四日)，日干为末，以浸酒为糊，丸梧子大。每服四五十丸，空心温酒下。药酒坏，别用酒为糊。(萨谦斋《瑞竹堂方》)

小儿行迟(三岁不能行者，用此便走)。五加皮五钱，牛膝、木瓜二钱半，为末。每服五分，米饮入酒二三点调服。(《全幼心鉴》)

妇人血劳。憔悴困倦，喘满虚烦，噏噏少气，发热多汗，口干舌涩，不思饮食，名血风劳。油煎散：用五加皮、牡丹皮、赤芍药、当归各一两，为末。每用一钱，水一盏，用青钱一文，蘸油入药，煎七分，温服。常服能肥妇人。(《太平惠民和剂局方》)

五劳七伤。五月五日采五加茎，七月七日采叶，九月九日取根，治下筛。每酒服方寸匕，日三服。久服去风劳。(《千金》)

目中息肉。五加皮(不闻水声者)捣末一升，和酒二升，浸七日。一日服二次，禁醋。二七日遍身生疮，是毒出。不出，以生熟汤浴之，取疮愈。(《千金方》)

服石毒发(或热不禁，多向冷地卧)。五加皮二两，水四升，煮二升半，发时便服。(《外台秘要》)

琥珀

《别录》上品

释名 江珠。〔时珍曰〕虎死则精魄入地化为石，此物状似之，故谓之虎魄。俗文从玉，以其类玉也。梵书谓之阿湿摩揭婆。

集解〔弘景曰〕旧说松脂沦入地千年所化。今烧之亦作松气。亦有中有一蜂，形色如生者。

〔珣曰〕琥珀是海松木中津液，初若桃胶，后乃凝结。复有南珀，不及舶上来者。

〔时珍曰〕琥珀拾芥，乃草芥，即禾芥也。雷氏言拾芥子，误矣。《唐书》载，西域康干河松木，入水一二年化为石，正与松、枫诸木沈入土化珀，同一理也。今金齿、丽江亦有之。其茯苓千年化琥珀之说，亦误传也。

【气味】甘，平，无毒。

【主治】安五脏，定魂魄，杀精魅邪鬼，消瘀血，通五淋。(《别录》)

壮心，明目磨翳，止心痛癫邪，疗蛊毒，破结瘕，治产后血枕痛。(《大明》)

止血生肌，合金疮。(藏器)

清肺，利小肠。(元素)

【发明】〔震亨曰〕古方用为利小便，以燥脾土有功，脾能运化，肺气下降，故小便可通。若血少不利者，反致其燥急之苦。

〔弘景曰〕俗中多带之辟恶。刮屑服，疗瘀血至验。《仙经》无正用。

〔藏器曰〕和大黄、鳖甲作散，酒下方寸匕，下恶血、妇人腹内血，尽即止。宋高祖时，宁州贡琥珀枕，碎以赐军士，敷金疮。

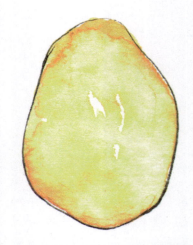

琥珀

附方

琥珀散。止血生肌，镇心明目，破症瘕气块，产后血运闷绝，儿枕痛，并宜饵此方。琥珀一两，鳖甲一两，京三棱一两，延胡索半两，没药半两，大黄六铢，熬捣为散。空心酒服三钱匕，日再服。神验莫及。产后即减大黄。（《海药本草》）

小儿胎惊。琥珀、防风各一钱，朱砂半钱，为末。猪乳调一字，入口中，最妙。（《直指方》）

小儿胎痫。琥珀、朱砂各少许，全蝎一枚，为末。麦门冬汤调一字服。（《直指方》）

小便转胞。真琥珀一两，为末。用水四升，葱白十茎，煮汁三升，入珀末二钱，温服。沙石诸淋，三服皆效。（《圣惠方》）

小便淋沥。琥珀为末二钱，麝香少许，白汤服之。

或萱草煎汤服。老人、虚人以人参汤下。亦可蜜丸，以赤茯苓汤下。（《普济方》）

从高坠下（有瘀血在内）。刮琥珀屑，酒服方寸匕。或入蒲黄三二匕，日服四五次。（《外台秘要》）

金疮闷绝（不识人）。琥珀研粉，童子小便调一钱。三服瘥。（《鬼遗方》）

鱼骨哽咽（六七日不出）。用琥珀珠一串，推入哽所，牵引之即出。（《外台秘要》）

牡荆

《别录》上品

释名 黄荆、小荆、楚。〔时珍曰〕古者刑杖以荆，故字从刑。其生成丛而疏爽，故又谓之楚，从林从疋，疋即疏字也，济楚之义取此。荆楚之地，因多产此而名也。

集解 〔弘景曰〕论蔓荆即应是今作杖棰之荆。其子殊细，正如小麻子，色青黄。牡荆乃出北方，如乌豆大，正黑。仙术多用牡荆，今人都无识者。

〔时珍曰〕牡荆处处山野多有，樵采为薪。年久不樵者，其树大如碗也。其木心方，其枝对生，一枝五叶或七叶。叶如榆叶，长而尖，有锯齿。五月杪间开花成穗，红紫色。其子大如胡荽子，而有白膜皮裹之。

用半升炒熟，入酒一盏，煎一沸，热服，治小肠疝气甚效。浸酒饮，治耳聋。（时珍）

附方

湿痰白浊。牡荆子炒为末。每酒服二钱。（《集简方》）

 实

【气味】苦，温，无毒。

【主治】除骨间寒热，通利胃气，止咳逆，下气。（《别录》）

得柏实、青葙、术，疗风。（之才）

 叶

【气味】苦，寒，无毒。

【主治】久痢，霍乱转筋，血淋，下部疮，湿䘌薄脚，

主脚气肿满。(《别录》)

【发明】〔时珍曰〕蒸法虽妙,止宜施之野人。李仲南《永类方》云:治脚气诸病,用荆茎于坛中烧烟,熏涌泉穴及痛处,使汗出则愈。此法贵贱皆可用者。

> 附方
>
> 九窍出血。荆叶捣汁,酒和,服二合。(《千金方》)

【气味】甘、苦、平、无毒。

【主治】水煮服,治心风头风,肢体诸风,解肌发汗。(《别录》)

【发明】〔时珍曰〕牡荆苦能降,辛温能散;降则化痰,散则祛风,故风痰之病宜之。其解肌发汗之功,世无知者。按王氏《奇方》云:一人病风数年。予以七叶黄荆根皮、五加根皮、接骨草等分,煎汤日服,遂愈。盖得此意也。

【气味】甘、平、无毒。

【主治】饮之,去心闷烦热,头风旋运目眩,心头漾漾欲吐,卒失音,小儿心热惊痫,止消渴,除痰唾,令人不睡。(藏器)

除风热,开经络,导痰涎,行血气,解热痢。(时珍)

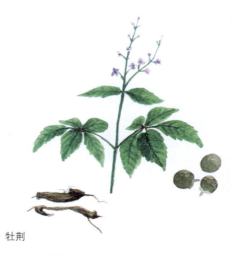

牡荆

【发明】〔时珍曰〕荆沥气平味甘,化痰去风为妙药。故孙思邈《千金翼》云:凡患风人多热,常宜以竹沥、荆沥、姜汁各合五合,和匀热服,以瘥为度。陶弘景亦云:牡荆汁治心风为第一。《延年秘录》云:热多用竹沥,寒多用荆沥。

> 附方
>
> 目中卒痛。烧荆木,取黄汁点之。(《肘后方》)
>
> 心虚惊悸(羸瘦者)。荆沥二升,火煎至一升六合,分作四服,日三夜一。(《小品方》)
>
> 赤白下痢(五六年者)。荆沥,每日服五合。(《外台秘要》)

紫荆

宋《开宝》

释名 紫珠。皮名肉红、内消。〔时珍曰〕其木似黄荆而色紫,故名。其皮色红而消肿,故疡科呼为肉红,又曰内消,与何首乌同名。

集解 〔颂曰〕紫荆处处有之,人多种于庭院间。木似黄荆,叶小无桠,花深紫可爱。

〔藏器曰〕即田氏之荆也。至秋子熟,正紫,圆如小珠,名紫珠。江东林泽间尤多。

〔时珍曰〕高树柔条,其花甚繁,岁二三次。其皮入药,以川中厚而紫色味苦如胆者为胜。

【气味】苦、平、无毒。

【主治】破宿血,下五淋,浓煮汁服。(《开宝》)

通小肠。(《大明》)

解诸毒物,痈疽喉痹,飞尸蛊毒,肿下瘘,蛇、虺、虫、蚕、狂犬毒,并煮汁服。亦以汁洗疮肿,除血长肤。(藏器)

活血行气,消肿解毒,治妇人血气疼痛,经水凝涩。(时珍)

【发明】〔时珍曰〕紫荆气寒味苦,色紫性降,入手、足厥阴血分。寒胜热，苦走骨，紫入营，故能活血消肿，利小便而解毒。

> **附方**
>
> 妇人血气。紫荆皮为末，醋糊丸樱桃大。每酒化服一丸。（熊氏《补遗》）
>
> 伤眼青肿。紫荆皮（小便浸七日，晒研），用生地黄汁、姜汁调敷。不肿用葱汁。（《永类方》）
>
> 猘犬咬伤。紫荆皮末，砂糖调涂，留口退肿，口中仍嚼咽杏仁去毒。（《仙传外科》）
>
> 发背初生（一切痈疽皆治）。单用紫荆皮为末，酒调箍住，自然撮小不开。内服柞木饮子。乃救贫良剂也。（《仙传外科》）
>
> 痈疽未成。用白芷、紫荆皮等分，为末，酒调服。外用紫荆皮、木蜡、赤芍药等分为末，酒调作箍药。（《仙传外科》）

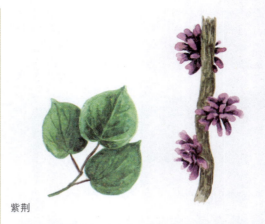

紫荆

> 痔疮肿痛。紫荆皮五钱，新水食前煎服。（《直指方》）
>
> 产后诸淋。紫荆皮五钱，半酒半水煎，温服。（熊氏《补遗》）

檀香

《别录》下品

【释名】 旃檀、真檀。〔时珍曰〕檀，善木也。释氏呼为旃檀，以为汤沐，犹言离垢也。番人讹为真檀。云南人呼紫檀为胜沉香，即赤檀也。

【集解】 〔藏器曰〕白檀出海南。树如檀。

〔恭曰〕紫真檀出昆仑盘盘国。虽不生中华，人间遍有之。

〔颂曰〕檀香有数种，黄、白、紫之异，今人盛用之。江淮、河朔所生檀木，即其类，但不香尔。

〔时珍曰〕按《大明一统志》云：檀香出广东、云南，及占城、真腊、爪哇、渤泥、暹罗、三佛齐、回回等国，今岭南诸地亦皆有之。树、叶皆似荔枝，皮青色而滑泽。

白旃檀

【气味】 辛，温，无毒。

【主治】 消风热肿毒。（弘景）

治中恶鬼气，杀虫。（藏器）

煎服，止心腹痛，霍乱肾气痛。水磨，涂外肾并腰肾痛处。（《大明》）

散冷气，引胃气上升，进饮食。（元素）

噎膈吐食。又面生黑子，每夜以浆水洗拭令赤，磨汁涂之，甚良。（时珍）

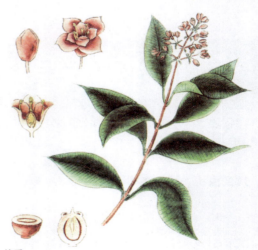

檀香

【发明】 〔杲曰〕白檀调气，引芳香之物，上至极高之分。最宜橙、橘之属，佐以姜、枣，辅以葛根、缩砂、益智、豆蔻，通行阳明之经，在胸膈之上，处咽嗌之间，为理气要药。

〔时珍曰〕《楞严经》云：白旃檀涂身，能除一切热恼。今西南诸番酋，皆用诸香涂身，取此义也。杜宝《大业录》云：隋有寿禅师妙医术，作五香饮济人。沉香饮、檀香饮、丁香饮、泽兰饮、甘松饮，皆以香为主，更加别药，有味而止渴，兼补益人也。道书檀香谓之浴香，不可烧供上真。

【气味】咸，微寒，无毒。

【主治】摩涂恶毒风毒。（《别录》）

刮末敷金疮，止血止痛。疗淋。（弘景）

【发明】〔时珍曰〕白檀辛温，气分之药也。故能理卫气而调脾肺，利胸膈。紫檀咸寒，血分之药也。故能和营气而消肿毒，治金疮。

大风子

《补遗》

释名 〔时珍曰〕能治大风疾，故名。

集解 〔时珍曰〕大风子，今海南诸番国皆有之。按周达观《真腊记》云：大风乃大树之子，状如椰子而圆。其中有核数十枚，大如雷丸子。中有仁白色，久则黄而油，不堪入药。

【气味】辛，热，有毒。

【主治】风癣疥癞，杨梅诸疮，攻毒杀虫。（时珍）

【发明】〔时珍曰〕大风油治疮，有杀虫劫毒之功，盖不可多服。用之外涂，其功不可没也。

附方

大风诸癞。大风子油一两，苦参末三两，入少酒，糊丸梧子大。每服五十丸，空心温酒下。仍以苦参汤洗之。（《普济方》）

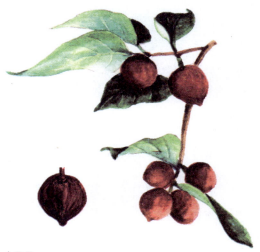

大风子

樟

《拾遗》

释名 〔时珍曰〕其木理多文章，故谓之樟。

集解 〔时珍曰〕西南处处山谷有之。木高丈余。小叶似楠而尖长，背有黄赤茸毛，四时不凋。夏开细花，结小子。木大者数抱，肌理细而错纵有文，宜于雕刻，气甚芬烈。豫、章乃二木名，一类二种也。

【气味】辛，温，无毒。

【主治】恶气中恶，心腹痛鬼疰，霍乱腹胀，宿食不消，常吐酸臭水，酒煮服，无药处用之。煎汤，浴脚气疥癣风痒。作履，除脚气。（藏器）

【发明】〔时珍曰〕霍乱及干霍乱须吐者，以樟木屑煎浓汁吐之，甚良。又中恶、鬼气猝死者，以樟木烧烟熏之，待苏乃用药。此物辛烈香窜，能去湿气、辟邪恶故也。

附方

手足痛风（冷痛如虎咬者）。用樟木屑一斗，急流水一石，煎极滚泡之，乘热安足于桶上熏之。以草荐围住，勿令汤气入目。其功甚捷，此家传经验方也。（虞抟《医学正传》）

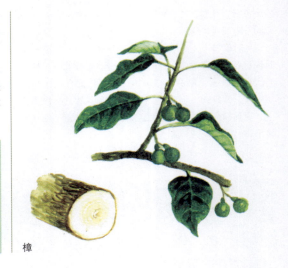

樟

竹

《本经》中品

■释名 〔时珍曰〕竹字象形。许慎《说文》云："竹，冬生艸也"。故字从倒艸。戴凯之《竹谱》云：植物之中，有名曰竹。不刚不柔，非草非木。小异实虚，大同节目。

■集解 〔弘景曰〕竹类甚多，入药用䈽竹，次用淡、苦尔。又一种薄壳者，名甘竹，叶最胜。又有实中竹、篁竹，并以笋为佳，于药无用。

【气味】苦，平，无毒。

【主治】咳逆上气，溢筋，急恶疡，杀小虫。（《本经》）

除烦热风痉，喉痹呕吐。（《别录》）

煎汤，熨霍乱转筋。（时珍）

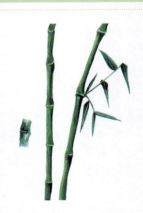

竹

淡 竹 叶

【气味】辛，平，大寒，无毒。

【主治】胸中痰热，咳逆上气。（《别录》）

吐血，热毒风，止消渴，压丹石毒。（甄权）

消痰，治热狂烦闷，中风失音不语，壮热头痛头风，止惊悸，温疫迷闷，妊妇头旋倒地，小儿惊痫天吊。（《大明》）

喉痹，鬼疰恶气，烦热，杀小虫。（孟诜）

煎浓汁，漱齿中出血，洗脱肛不收。（时珍）

【气味】苦，冷，无毒。

【主治】口疮目痛，明目利九窍。（《别录》）

治不睡，止消渴，解酒毒，除烦热，发汗，疗中风喑哑。（《大明》）

杀虫。烧末，和猪胆，涂小儿头疮耳疮疥癣；和鸡子白，涂一切恶疮，频用取效。（时珍）

【发明】〔弘景曰〕甘竹叶最胜。

〔宗奭曰〕诸竹笋性皆微寒，故知其叶一致也。张仲景竹叶汤，惟用淡竹。

> **附方**
>
> 　　上气发热（因奔趁走马后，饮冷水所致者）。竹叶三斤，橘皮三两，水一斗，煎五升，细服。三日一剂。（《肘后方》）

箽竹根

【主治】作汤，益气止渴，补虚下气。（《本经》）消毒。（《别录》）

甘竹根

【主治】煮汁服，安胎，止产后烦热。（时珍）

> **附方**
>
> 　　产后烦热（逆气）。用甘竹根（切）一斗五升，煮取七升，去滓，入小麦二升，复煮麦熟三四沸，入甘草一两，麦门冬一升，再煎至二升。每服五合。（《妇人良方》）

淡竹茹

【气味】甘，微寒，无毒。

【主治】呕啘，温气寒热，吐血崩中，溢筋。（《别录》）
止肺痿唾血鼻衄，治五痔。（甄权）
噎膈。（孟诜）
伤寒劳复，小儿热痫，妇人胎动。（时珍）

苦竹茹

【主治】下热壅。（孟诜）

箽竹茹

【主治】劳热。（《大明》）

> **附方**
>
> 　　伤寒劳复（伤寒后交接劳复，卵肿腹痛）。竹皮一升，水三升，煮五沸，服汁。（朱肱《南阳活人书》）
> 　　妇人劳复。病初愈，有所劳动，致热气冲胸，手足搐

搦拘急，如中风状。淡竹青茹半斤，栝楼二两，水二升，煎一升，分二服。（《活人书》）
　　产后烦热（内虚短气）。甘竹茹汤：用甘竹茹一升，人参、茯苓、甘草各二两，黄芩二两。水六升，煎二升，分服，日三服。（《妇人良方》）
　　月水不断。青竹茹微炙，为末。每服三钱，水一盏，煎服。（《普济方》）
　　小儿热痛（口噤体热）。竹青茹三两，醋三升，煎一升，服一合。（《子母秘录》）

淡竹沥

【气味】甘，大寒，无毒。

【主治】暴中风风痱，胸中大热，止烦闷，消渴，劳复。（《别录》）
中风失音不语，养血清痰，风痰虚痰在胸膈，使人癫狂，痰在经络四肢及皮里膜外，非此不达不行。（震亨）

苦竹沥

【主治】口疮目痛，明目，利九窍。（《别录》）
治齿疼。（时珍）

慈竹沥

【主治】疗热风，和粥饮服。（孟诜）

【发明】〔弘景曰〕凡取竹沥，惟用淡、苦、箽竹者。

〔时珍曰〕竹沥性寒而滑，大抵因风火燥热而有痰者宜之。若寒湿胃虚肠滑之人服之，则反伤肠胃。笋性滑利，多食泻人，僧家谓之刮肠篦，即此义也。丹溪朱氏谓大寒言其功不言其气，殊悖于理。谓大寒为气，何害于功？《淮南子》云：槁竹有火，不钻不然。今苗獠人以干竹片相戛取火，则竹性虽寒，亦未必大寒也。《神仙传》云：离娄公服竹汁饵桂，得长生。盖竹汁性寒，以桂济之，亦与用姜汁佐竹沥之意相同。淡竹今人呼为水竹，有大小二种，此竹汁多而甘。沈存中言苦竹之外皆为淡竹，误矣。

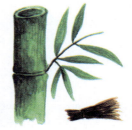

竹茹

附方

中风口噤。竹沥、姜汁等分，日日饮之。（《千金方》）

小儿口噤（体热）。用竹沥二合。暖饮，分三四服。（《兵部手集》）

产后中风（口噤，身直面青，手足反张）。竹沥饮一二升，即苏。（《梅师方》）

破伤中风。凡闪脱折骨诸疮，慎不可当风用扇，中风则发痉，口噤项急，杀人。急沥二三升。忌冷饮食及酒。竹沥卒难得，可合十许束并烧取之。（《外台秘要》）

金疮中风（口噤欲死）。竹沥半升，微微暖服。（《广利方》）

大人喉风。笙竹油，频饮之。（《集简方》）

小儿重舌。竹沥渍黄檗，时时点之。（《简便方》）

小儿伤寒。淡竹沥、葛根汁各六合。细细与服。（《千金方》）

小儿狂语（夜后便发）。竹沥夜服二合。（姚和众《至宝方》）

咳嗽肺痿（大人、小儿咳逆短气，胸中吸吸，咳出涕唾，嗽出臭脓）。用淡竹沥一合，服之，日三五次，以愈为度。（李绛《兵部手集》）

产后虚汗。淡竹沥三合，暖服，须臾再服。（昝殷《产宝》）

小儿吻疮。竹沥和黄连、黄檗、黄丹敷之。（《全幼心鉴》）

小儿赤目。淡竹沥点之。或入人乳。（《古今录验》）

雷丸

《本经》下品

释名 雷实、雷矢、竹苓。〔时珍曰〕雷斧、雷楔，皆霹雳击物精气所化。此物生土中，无苗叶而杀虫逐邪，犹雷之丸也。竹之余气所结，故曰竹苓。苓亦屎也，古者屎、矢字通用。

集解 〔《别录》曰〕雷丸生石城山谷及汉中土中。八月采根，暴干。

〔弘景曰〕今出建平、宜都间。累累相连如丸。

〔恭曰〕雷丸，竹之苓也。无有苗蔓，皆零，无相连者。今出房州、金州。

〔时珍曰〕雷丸大小如栗，状如猪苓而圆，皮黑肉白，甚坚实。

气味 苦，寒，有小毒。

主治 杀三虫，逐毒气、胃中热。利丈夫，不利女子。作摩膏，除小儿百病。（《本经》）

逐邪气恶风汗出，除皮中热结积蛊毒，白虫寸白自出不止。久服，令人阴痿。（《别录》）

逐风，主癫痫狂走。（甄权）

发明 〔弘景曰〕《本经》云利丈夫，《别录》曰久服阴痿，于事相反。

〔志曰〕《经》言利丈夫不利女子，乃疏利男子元气，不疏利女子脏气，故曰久服令人阴痿也。

〔时珍曰〕按陈正敏《遁斋闲览》云：杨勔中年得异疾，每发语，腹中有小声应之，久渐声大。有道士见之，曰：此应声虫也。但读《本草》，取不应者治之。读至雷丸，不应。遂顿服数粒而愈。

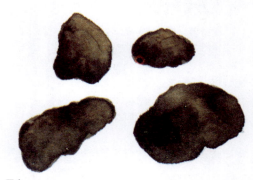

雷丸

附方

小儿出汗（有热）。雷丸四两，粉半斤，为末扑之。（《千金方》）

下寸白虫。雷丸，水浸去皮，切焙为末。五更初，食炙肉少许，以稀粥饮服一钱匕。须上半月服，虫乃下。（《经验前方》）

虫部

本草纲目

李时珍曰：虫乃生物之微者，其类甚繁，故字从三虫会意。按《考工记》云：外骨、内骨、却行、仄行、连行、纡行，以脰鸣、注（味同）鸣、旁鸣、翼鸣、腹鸣、胸鸣者，谓之小虫之属。其物虽微，不可与麟、凤、龟、龙为伍；然有羽、毛、鳞、介、倮之形，胎、卵、风、湿、化生之异，蠢动含灵，各具性气。录其功，明其毒，故圣人辨之。况蛳、蚕、蟾、蝎、䗪、蚁、蚯，可供匕剂之食者，见于《礼记》；蜙䗸，可供宾馈载在方书。《周官》有庶氏除毒蛊，剪氏除蠹物，蝈氏去蛙䵷，赤发氏除墙壁狸虫（蠼螋之属），壶涿氏除水虫（狐蜮之属）。则圣人之于微琐，罔不致慎。学者可不究夫物理而察其良毒乎？

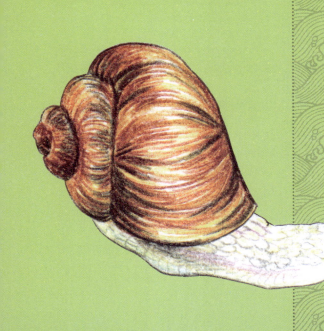

蚕

《本经》中品

释名 自死者名白僵蚕。

集解 〔时珍曰〕蚕，孕丝虫也。种类甚多，有大、小、白、乌、斑色之异。其虫属阳，喜燥恶湿，食而不饮，三眠三起，二十七日而老。

【气味】咸、辛，平，无毒。

【主治】小儿惊痫夜啼，去三虫，灭黑䵟，令人面色好，男子阴痒病。（《本经》）

女子崩中赤白，产后余痛，灭诸疮瘢痕。为末，封疔肿，拔根极效。（《别录》）

治口噤发汗。同衣中白鱼、鹰屎白等分，治疮灭痕。（《药性》）

以七枚为末，酒服，治中风失音，并一切风疾。小儿客忤，男子阴痒痛，女子带下。（《日华》）

焙研姜汁调灌，治中风、急喉痹欲绝，下喉立愈。（苏颂）

散风痰结核瘰疬，头风，风虫齿痛，皮肤风疮，丹毒作痒，痰疟癥结，妇人乳汁不通，崩中下血，小儿疳蚀鳞体，一切金疮，疔肿风痔。（时珍）

【发明】〔元素曰〕僵蚕性微温，味微辛，气味俱薄，轻浮而升，阳中之阳，故能去皮肤诸风如虫行。

〔震亨曰〕僵蚕属火，兼土与金、木。老得金气，僵而不化。治喉痹者，取其清化之气，从治相火，散浊逆结滞之痰也。

〔时珍曰〕僵蚕，蚕之病风者也。治风化痰，散结行经，所谓因其气相感，而以意使之者也。又人指甲软薄者，用此烧烟熏之则厚，亦是此义。盖厥阴、阳明之药，故又治诸血病、疟病、疳病也。

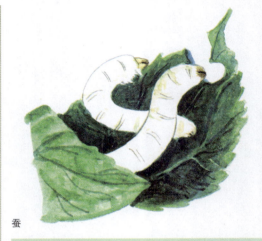

蚕

附方

一切风痰。白僵蚕七个（直者），细研，姜汁一茶脚，温水调灌之。（《胜金方》）

风痰喘嗽（夜不能卧）。白僵蚕（炒研）、好茶末各一两，为末。每用五钱，卧时泡沸汤服。（《瑞竹堂方》）

酒后咳嗽。白僵蚕焙研末，每茶服一钱。（《怪证奇方》）

牙齿疼痛。白僵蚕（直者）、生姜同炒赤黄色，去姜为末。以皂角水调擦之，即止。（《普济》）

疟疾不止。白僵蚕（直者）一个，切作七段，绵裹为丸，朱砂为衣，作一服。日未出时，面向东，用桃、李枝七寸煎汤，吞下。（《院方》）

风虫牙痛。白直僵蚕（炒）、蚕蜕纸（烧）等分，为末，擦之。良久，以盐汤漱口。（《直指方》）

面上黑䵟。白僵蚕末，水和搽之。（《圣惠方》）

乳汁不通。白僵蚕末二钱，酒服。少顷，以脂麻茶一盏热投之，梳头数十遍，奶汁如泉也。（《经验后方》）

【主治】炒食，治风及劳瘦。研敷疮瘰恶疮。（《大明》）

为末饮服，治小儿疳瘦，长肌退热，除蛔虫。煎汁饮，止消渴。（时珍）

附方

消渴烦乱。蚕蛹二两，以无灰酒一中盏，水一大盏，同煮取一中盏，澄清，去蚕蛹，温服。（《圣惠方》）

蚕茧

已出蛾者。

【气味】甘，温，无毒。

【主治】烧灰酒服，治痈肿无头，次日即破。又疗诸疳疮，及下血血淋血崩。煮汁饮，止消渴反胃，除蛔虫。（时珍）

【发明】〔时珍曰〕蚕茧方书多用，而诸家《本草》并不言及，诚缺文也。近世用治痈疽代针，用一枚即出一头，二枚即出二头，神效无比。煮汤治消渴，古方甚称之。丹溪朱氏言此物属火，有阴之用，能泻膀胱中相火，引清气上朝于口，故能止渴也。

附方

大小便血。茧黄散：治肠风，大小便血，淋沥疼痛。用茧黄、蚕蜕纸（并烧存性）、晚蚕沙、白僵蚕（并炒）等分，为末，入麝香少许。每服二钱，用米饮送下，日三服，甚效。（《圣惠方》）

口舌生疮。蚕茧五个，包蓬砂，瓦上焙焦为末，抹之。

反胃吐食。蚕茧十个煮汁，烹鸡子三枚食之，以无灰酒下，日二服，神效。或以缫丝汤煮粟米粥食之。（《普济方》）

蝎

《开宝》

释名 主簿虫、杜伯、虿尾虫。〔时珍曰〕按《唐史》云：剑南本无蝎，有主簿将至，遂呼为主簿虫。又张揖《广雅》云：杜伯，蝎也。陆机《诗疏》云：虿一名杜伯，幽州人谓之蝎。观此，则主簿乃杜伯之讹，而后人遂附会其说。古语云：蜂、虿垂芒，其毒在尾。

集解 〔时珍曰〕蝎形如水龟，八足而长尾，有节色青。今捕者多以盐泥食之，入药去足焙用。

【气味】甘、辛，平，有毒。

【主治】诸风瘾疹，及中风半身不遂，口眼㖞斜，语涩，手足抽掣。（《开宝》）

小儿惊痫风搐，大人疟疾，耳聋疝气，诸风疮，女人带下阴脱。（时珍）

【发明】〔宗奭曰〕大人、小儿通用，惊风尤不可阙。

〔颂曰〕古今治中风抽掣，及小儿惊搐方多用之。《箧中方》治小儿风痫有方。

〔时珍曰〕蝎产于东方，色青属木，足厥阴经药也，故治厥阴诸病。诸风掉眩搐掣，疟疾寒热，耳聋无闻，皆属厥阴风木。故东垣李杲云：凡疝气、带下，皆属于风。蝎乃治风要药，俱宜加而用之。

蝎

附方

破伤中风。《普济》：用干蝎、麝香各一分，为末。敷患处，令风速愈。《圣惠》：用干蝎（酒炒）、天麻各半两，为末，以蟾酥二钱，汤化为糊和捣，丸绿豆大。每服一丸至二丸，豆淋酒下（甚者加至三丸），取汗。

偏正头风（气上攻不可忍）。用全蝎二十一个，地龙六条，土狗三个，五倍子五钱，为末。酒调，摊贴太阳穴上。（《德生堂经验方》）

风牙疼痛。全蝎三个，蜂房二钱，炒研，擦之。（《直指方》）

诸痔发痒。用全蝎不以多少，烧烟熏之，即效。秘法也。（《袖珍方》）

芫青

《别录》下品

释名 青娘子。〔时珍曰〕居芫花上而色青,故名芫青。世俗讳之,呼为青娘子,以配红娘子也。

集解 〔颂曰〕处处有之。形似斑蝥,但色纯青绿,背上一道黄文,尖喙。三、四月芫花发时乃生,多就芫花上采之,暴干。
〔时珍曰〕但连芫花茎叶采置地上,一夕尽自出也。余见斑蝥。

【气味】辛,微温,有毒。
【主治】蛊毒、风疰、鬼疰、堕胎。(《别录》)
治鼠瘘。(弘景)
主疝气,利小水,消瘰疬,下痰结,治耳聋目翳,猘犬伤毒。余功同斑蝥。(时珍)

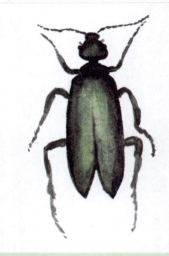

芫青

附方

目中顽翳。发背膏:用青娘子、红娘子、斑蝥各二个(去头、足,面炒黄色),蓬砂一钱,蕤仁(去油)五个,为末。每点少许,日五六次,仍同春雪膏点之。(《普济方》)

塞耳治聋。芫青、巴豆仁、蓖麻仁各一枚,研,丸枣核大,绵包塞之。(《圣惠方》)

偏坠疼痛。青娘子、红娘子各十枚,白面拌炒黄色,去前二物,熟汤调服,立效也。(谈野翁方)

蜗牛

《别录》中品

释名 蠡牛(蠡音螺)、蚹蠃(音附螺)、螔蝓(音移俞)、山蜗、蜗螺、蜒蚰螺、土牛儿。〔时珍曰〕其头偏戾如㖞,其形盘旋如涡,故有㖞、涡二者,不独如瓜字而已。其行延引,故曰蜒蚰。《尔雅》谓之蚹蠃。孙炎注云:以其负蠃壳而行,故名蚹蠃。

集解 〔弘景曰〕蜗牛生山中及人家。头形如蛞蝓,但背负壳耳。
〔颂曰〕凡用蜗牛,以形圆而大者为胜。久雨乍晴,竹林池沼间多有之。其城墙阴处,一种扁而小者,无力,不堪用。
〔时珍曰〕蜗身有涎,能制蜈、蝎。夏热则自悬叶下,往往升高,涎枯则自死也。

【气味】咸,寒,有小毒。
【主治】贼风㖞僻,踠跌,大肠下脱肛,筋急及惊痫。(《别录》)
治小儿脐风撮口,利小便,消喉痹,止鼻衄,通

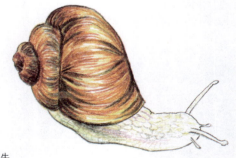

蜗牛

耳聋，治诸肿毒痔漏，制蜈蚣、蝎虿毒，研烂涂之。（时珍）

【发明】〔颂曰〕入婴孩药最胜。

〔时珍曰〕蜗牛所主诸病，大抵取其解热消毒之功耳。

附方

小便不通。蜗牛捣贴脐下，以手摩之。加麝香少许更妙。（《简易》）

大肠脱肛。《圣惠》：治大肠久积虚冷，每因大便脱肛。用蜗牛一两烧灰，猪脂和敷，立缩。又治上证及痢后脱肛。

发背初起。活蜗牛二百个，以新汲水一盏，汤瓶中封一夜，取涎水，入真蛤粉旋调，扫敷疮上。日十余度，热痛止则疮便愈。（《集验方》）

喉塞口噤。蜒蚰（炙）二七枚，白梅肉（炒）二七枚，白矾（半生半烧）二钱，研为末。每水调半钱服，得吐立通。（《圣济总录》）

面上毒疮（初起者）。急寻水蜒蚰一二条，用酱少许共捣，涂纸上贴之，即退。纸上留一小孔出气。此乃凌汉章秘传极效方也。（谈野翁《试验方》）

蟾蜍

《别录》下品

■释名 鼁䗇（音蹙秋）、䵷黾（音秋施）、蚵蚾、癞蛤蟆。〔时珍曰〕蟾蜍，《说文》作詹诸。云：其声詹诸，其皮鼁䗇，其行䵷黾。《诗》云：得此䵷黾。《韩诗》注云：戚施，蟾蜍也。戚，音蹴。后世名苦蛇，其声也。蚵蚾，其皮䃅砢也。

■集解 〔《别录》曰〕蟾蜍生江湖池泽。五月五日取东行者，阴干用。

〔时珍曰〕蟾蜍锐头皤腹，促眉浊声，土形，有大如盘者。《自然论》云：蟾蜍吐生，掷粪自其口出也。《抱朴子》云：蟾蜍千岁，头上有角，腹下丹书，名曰肉芝，能食山精。人得食之可仙。术家取用以起雾祈雨，辟兵解缚。今有技者，聚蟾为戏，能听指使。物性有灵，于此可推。许氏《说文》谓三足者为蟾，而寇氏非之，固是。但龟、鳖皆有三足，则蟾之三足，非怪也。若谓入药必用三足，则谬矣。《崌崃神书》载蟾宝之法：用大蟾一枚，以长尺铁钉四个钉脚，四下以炭火自旱炙至午，去火，放水一盏于前，当吐物如皂荚子大，有金光。人吞之，可越江湖也。愚谓纵有此术，谁敢吞之？方技诳说，未足深信。漫记于此，以备祛疑。

【气味】辛，凉，微毒。

【主治】阴蚀，疽疬恶疮，猘犬伤疮，能合玉石。（《别录》）

烧灰敷疮，立验。又治温病发斑困笃者，去肠，生捣食一二枚，无不瘥者。（弘景）

杀疳虫，治鼠漏恶疮。烧灰，敷一切有虫恶痒滋胤疮。（《药性》）

治疳气，小儿面黄癖气，破癥结。烧灰油调，敷恶疮。（《日华》）

主小儿劳瘦疳疾，最良。（苏颂）

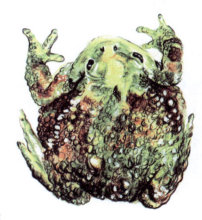

蟾蜍

治一切五疳八痢，肿毒，破伤风病，脱肛。（时珍）

【发明】〔时珍曰〕蟾蜍，土之精也。上应月魄而性灵异，穴土食虫，又伏山精，制蜈蚣，故能入阳明经，退虚热，行湿气，杀虫䘌，而为疳病痈疽诸疮要药也。《别录》云治猘犬伤，《肘后》亦有方法。按沈约《宋书》云：张牧为猘犬所伤，人云宜啖蛤蟆脍，食之遂愈。此亦治痈疽疔肿之意，大抵是物能攻毒拔毒耳。古今诸方所用蛤蟆，不甚分别，多是蟾蜍。读者当审用之，不可因名迷实也。

附方

腹中冷癖。水谷鹏结，心下停痰，两胁痞满，按之鸣转，逆害饮食。大蟾蜍一枚，去皮、肠，支解之，芒硝强人一升，中人七合，弱人五合，水七升，煮四升，顿服，得下为度。（《肘后方》）

小儿疳泄（下痢）。用蛤蟆烧存性，研，饮服方寸匕。（《子母秘录》）

小儿口疮。五月五日蛤蟆（炙）研末，敷之即瘥。（《秘录》）

小儿蓐疮。五月五日取蟾蜍炙研末，敷之即瘥。（《秘录》）

小儿脐疮（出汁，久不瘥）。蛤蟆烧末敷之，日三，甚验。一加牡蛎等分。（《外台》）

一切湿疮。蛤蟆烧灰，猪脂和敷。（《千金方》）

小儿癣疮。蛤蟆烧灰，猪脂和敷。（《外台》）

肿毒初起。大蛤蟆一个剁碎，同炒石灰，研如泥，敷之。频易。（余居士方）

折伤接骨。大蛤蟆生研如泥，劈竹裹缚其骨，自痊。（《奚囊备急方》）

 蟾 酥

〔宗奭曰〕眉间白汁，谓之蟾酥。以油单纸裹眉裂之，酥出纸上，阴干用。

【气味】甘、辛，温，有毒。

【主治】小儿疳疾、脑疳。端午日取眉脂，以朱砂、麝香为丸，如麻子大。治小孩子疳瘦，空心服一丸。如脑疳，以奶汁调，滴鼻中，甚妙。（甄权）

酥同牛酥，或吴茱萸苗汁调，摩腰眼、阴囊，治腰肾冷，并助阳气。又疗虫牙。（《日华》）

治齿缝出血及牙疼，以纸纴少许按之，立止。（宗奭）

发背、疔疮，一切恶肿。（时珍）

附方

疔疮恶肿。蟾酥一钱，巴豆四个（捣烂），饭丸锭子如绿豆大。每服一丸，姜汤下。良久，以萹蓄根、黄荆子研酒半碗服，取行四五次，以粥补之。（《乾坤秘韫》）

诸疮肿硬。针头散。用蟾酥、麝香各一钱，研匀，乳汁调和，入罐待干。每用少许，津调敷之。外以膏药护住，毒气自出，不能为害也。（《保命集》）

破伤风病。蟾酥二钱，汤化为糊；干蝎（酒炒）、天麻各半两，为末，合捣，丸绿豆大。每服一丸至二丸，豆淋酒下。（《普济方》）

蚱蝉

《本经》中品

释名 蜩（音调）、齐女。〔时珍曰〕蝉者，变化相禅也。蚱音窄，蝉声也。蜩，其音调也。

集解 〔时珍曰〕蝉，诸蜩总名也。皆自蛴螬、腹蜟变而为蝉（亦有转丸化成者），皆三十日而死。俱方首广额，两翼六足，以胁而鸣，吸风饮露，溺而不粪。古人食之，夜以火取，谓之耀蝉。

【气味】咸、甘，寒，无毒。

【主治】小儿惊痫夜啼，癫病寒热。（《本经》）

惊悸，妇人乳难，胞衣不出，能堕胎。（《别录》）

小儿痫绝不能言。（苏恭）

小儿惊哭不止，杀疳虫，去壮热，治肠中幽幽作声。（《药性》）

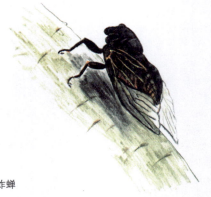

蚱蝉

【发明】〔时珍曰〕蝉主产难、下胞衣，亦取其能退蜕之义。《圣惠》治小儿发痫，有蚱蝉汤、蚱蝉散、蚱蝉丸等方。今人只知用蜕，而不知用蝉也。

> **附方**
>
> 破伤风病（无问表里，角弓反张）。秋蝉一个，地肤子（炒）八分，麝香少许，为末。

木虻

《本经》中品

释名 魂常。〔时珍曰〕虻以翼鸣，其声虻虻，故名。陆佃云：蟊害民，故曰蟊；虻害甿，故曰虻。亦通。

集解 〔《别录》曰〕木虻生汉中川泽，五月取之。
〔颂曰〕今处处有之，而襄、汉近地尤多。
〔弘景曰〕此虻状似虻而小，不喙血。近道草中不见有之，市人亦少卖者，方家惟用蜚虻耳。
〔时珍曰〕金幼孜《北征录》云：北房长乐镇草间有虻，大者如蜻蜓，拂人面嘬嚼。元稹《长庆集》云：巴蜀山谷间，春秋常雨，五、六月至八、九月则多虻，道路群飞，咂牛马血流，啮人毒剧。而毒不留肌，故无治术。

【气味】苦，平，有毒。

【主治】目赤痛，眦伤泪出，瘀血血闭，寒热酸惭，无子。（《本经》）

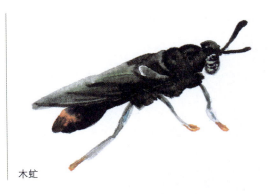

木虻

蚯蚓

《本经》下品

释名 蟪蟥（音顷引）、朐朒（音蠢闰）、坚蚕（音遣忝）。〔时珍曰〕蚓之行也，引而后申，其塿如丘，故名蚯蚓。

集解 〔《别录》曰〕白颈蚯蚓，生平土。三月取，暴干。
〔时珍曰〕今处处平泽膏壤地中有之。孟夏始出，仲冬蛰结。雨则先出，晴则夜鸣。或云结时能化为百合也。与蛩螽同穴为雌雄。故郭璞赞云：蚯蚓土精，无心之虫。交不以分，淫于蛩螽。是矣。今小儿阴肿，多以为此物所吹。

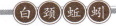

【气味】咸，寒，无毒。

【主治】蛇瘕，去三虫伏尸，鬼疰蛊毒，杀长虫。（《本经》）

温病，大热狂言，饮汁皆瘥。炒作屑，去蛔虫。（弘景）

去泥，盐化为水，主天行诸热，小儿热病癫痫，涂丹毒，敷漆疮。（藏器）

葱化为汁，疗耳聋。（苏恭）

治中风、痫疾、喉痹。（《日华》）

解射罔毒。（《蜀本》）

炒为末，主蛇伤毒。（《药性》）

治脚风。（苏颂）

主伤寒疟疾，大热狂烦，及大人、小儿小便不通，急慢惊风、历节风痛，肾脏风注，头风齿痛，风热赤

眼、木舌喉痹、鼻瘜聤耳、秃疮瘰疬、卵肿脱肛、解蜘蛛毒、疗蚰蜒入耳。（时珍）

【发明】〔弘景曰〕干蚓熬作屑，去蛔虫甚有效。

〔宗奭曰〕肾脏风下注病，不可阙也。

〔颂曰〕脚风药必须此物为使，然亦有毒。有人因脚病药中用此，果得奇效。病愈，服之不辍，至二十余日，觉躁愦，但欲饮水不已，遂致委顿。大抵攻病用毒药，中病即当止也。

〔震亨曰〕蚯蚓属土，有水与木，性寒，大解热毒，行湿病。

〔时珍曰〕蚓在物应土德，在星禽为轸水。上食槁壤，下饮黄泉，故其性寒而下行。性寒故能解诸热疾，下行故能利小便、治足疾而通经络也。术家云"蚓血能柔弓弩"，恐亦诳言尔。诸家言食之多毒，而郭义恭《广志》云"闽越山蛮啖蚯蚓为馐"，岂地与人有不同欤？

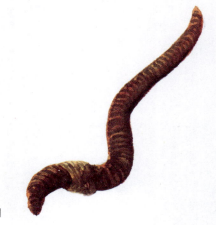
蚯蚓

附方

阳毒结胸（按之极痛，或通而复结，喘促，大躁狂乱）。取生地龙四条洗净，研如泥，入生姜汁少许，蜜一匙，薄荷汁少许，新汲水调服。若热炽者，加片脑少许。即与揉心下，片时自然汗出而解。不应，再服一次，神效。（《伤寒蕴要》）

小便不通。蚯蚓捣烂浸水，滤取浓汁半碗服，立通。（《斗门》）

老人尿闭。白颈蚯蚓、茴香等分杵汁，饮之即愈。（朱氏《集验方》）

小儿尿闭（乃热结也）。用大地龙数条（去泥），入蜜少许，研敷茎卵。仍烧蚕蜕纸、朱砂、龙脑、麝香同研少许，以麦门冬、灯芯煎汤调服。（《全幼》）

慢惊虚风。用平正附子去皮脐，生研为末，以白颈蚯蚓于末内滚之，候定，刮蚓上附末，丸黄米大。每服十丸，米饮下。（《百一方》）

急慢惊风。五月五日取蚯蚓，竹刀截作两段，急跳者作一处，慢跳者作一处，各研烂，入朱砂末和作丸，记明急惊用急跳者，慢惊用慢跳者。每服五七丸，薄荷汤下。（《应验方》）

小儿卵肿。用地龙（连土）为末，津调敷之。（钱氏方）

手足肿痛（欲断）。取蚓三升，以水五升，绞汁二升半，服之。（《肘后》）

风热头痛。地龙（炒研）、姜汁半夏饼、赤茯苓等分，为末。每服一字至半钱，生姜、荆芥汤下。（《普济》）

头风疼痛。龙珠丸：用五月五日取蚯蚓，和脑、麝杵，丸麻子大。每以一丸纳鼻中，随左右。先涂姜汁在鼻，立愈。（《总录》）

风虫牙痛。盐化地龙水，和面纳齿上，又以皂荚（去皮）研末涂上，虫即出。又同玄胡索、荜茇末塞耳。（《普济》）

牙齿裂痛。死曲蟮为末，敷之即止。（《千金翼》）

齿缝出血（不止）。用地龙末、枯矾各一钱，麝香少许，研匀，擦之。（《圣惠方》）

牙齿动摇（及外物伤动欲落，诸药不效者）。干地龙（炒）、五倍子（炒）等分，为末。先以生姜揩牙，后敷擦之。（《御药院方》）

鼻中瘜肉。地龙（炒）一分，牙皂一挺，为末。蜜调涂之，清水滴尽即除。（《圣惠》）

耳卒聋闭。蚯蚓入盐，安葱内，化水点之，立效。（《胜金》）

白秃头疮。干地龙为末，入轻粉，麻油调搽。（《普济方》）

耳聋气闭。蚯蚓、川芎䓖各两半，为末。每服二钱，麦门冬汤下。服后低头伏睡。一夜一服，三夜立效。（《圣济总录》）

口舌糜疮。地龙、吴茱萸研末，醋调生面和，涂足心，立效。（《摘玄方》）

鳞部

本草纲目

李时珍曰：鳞虫有水、陆二类，类虽不同，同为鳞也。是故龙蛇灵物，鱼乃水畜，种族虽别，变化相通，是盖质异而感同也。鳞属皆卵生，而蝮蛇胎产；水族皆不瞑，而河豚目眨。蓝蛇之尾，解其头毒；沙鱼之皮，还消鲠积。苟非知者，孰能察之。唐宋《本草》，虫鱼不分。

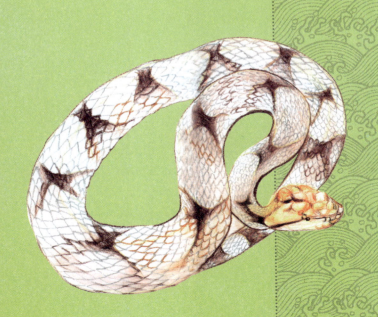

鲮鲤

《别录》下品

释名 龙鲤、穿山甲、石鲮鱼。〔时珍曰〕其形肖鲤，穴陵而居，故曰鲮鲤，而俗称为穿山甲，郭璞赋谓之龙鲤。《临海水土记》云：尾刺如三角菱，故谓石鲮。

集解 〔颂曰〕鲮鲤即今穿山甲也。生湖广、岭南，及金、商、均、房诸州，深山大谷中皆有之。

甲

【气味】咸，微寒，有毒。

【主治】五邪，惊啼悲伤，烧灰，酒服方寸匕，疗蚁瘘。（《别录》）

小儿惊邪，妇人鬼魅悲泣，及疥癣痔漏。（《大明》）

疗疮癞，及诸疰疾。（弘景）

烧灰敷恶疮。又治山岚瘴疟。（甄权）

除痰疟寒热，风痹强直疼痛，通经脉，下乳汁，消痈肿，排脓血，通窍杀虫。（时珍）

【发明】〔弘景曰〕此物食蚁，故治蚁瘘。

〔时珍曰〕穿山甲入厥阴、阳明经。古方鲜用，近世风疟、疮科、通经、下乳，用为要药。盖此物穴山而居，寓水而食，出阴入阳，能窜经络，达于病所故也。按刘伯温《多能鄙事》云：凡油笼渗漏，剥穿山甲里面肉靥投入，自至漏处补住。

附方

便毒便痈。穿山甲半两，猪苓三钱，并以醋炙

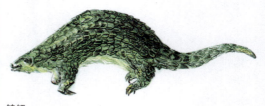

鲮鲤

研末，酒服二钱。外穿山甲末和麻油、轻粉涂之。或只以末涂之。（《直指》）

眉炼癣疮（生眉中者）。穿山甲前膊鳞，炙焦为末，清油和轻粉调敷。（《直指方》）

耳鸣耳聋（卒聋，及肾虚，耳内如风、水、钟、鼓声）。用穿山甲一大片（以蛤粉炒赤，去粉），蝎梢七个，麝香少许，为末，以麻油一滴化蜡，和作梃子，绵裹塞之。（《摄生方》）

火眼赤痛。穿山甲一片，为末，铺白纸上，卷作绳，烧烟熏之。（《寿域方》）

肉

【气味】甘，涩，温，有毒。

鳟鱼

《纲目》

释名 鮅鱼、赤眼鱼。〔时珍曰〕《说文》云：鳟鮅，赤目鱼也。孙炎云：鳟好独行。尊而必者，故字从尊从必。

集解 〔时珍曰〕处处有之。状似鲩而小，赤脉贯瞳，身圆而长，鳞细于鲩，青质赤章。好食螺、蚌，善于遁网。

肉

【气味】甘，温，无毒。

【主治】暖胃和中。多食，动风热，发疥癣。（时珍）

鲫鱼

《别录》上品

释名 鲋鱼（音附）。〔时珍曰〕按陆佃《埤雅》云：鲫鱼旅行，以相即也，故谓之鲫；以相附也，故谓之鲋。

集解 〔时珍曰〕鲫喜偎泥，不食杂物，故能补胃。冬月肉厚子多，其味尤美。

【气味】甘，温，无毒。

【主治】合五味煮食，主虚羸。（藏器）

温中下气。（《大明》）

合莼作羹，主胃弱不下食，调中益五脏。合茭首作羹，主丹石发热。（孟诜）

合小豆煮汁服，消水肿。炙油，涂妇人阴疮诸疮，杀虫止痛。酿白矾烧研饮服，治肠风血痢。酿硫黄煅研，酿五倍子煅研，酒服，并治下血。酿茗叶煨服，治消渴。酿胡蒜煨研饮服，治膈气。酿绿矾煅研饮服，治反胃。酿盐花烧研，掺齿疼。酿当归烧研，揩牙乌髭止血。酿砒烧研，治急疳疮。酿白盐煨研，搽骨疽。酿附子炙焦，同油涂头疮白秃。（时珍）

【发明】〔震亨曰〕诸鱼属火，独鲫属土，有调胃实肠之功。若多食，亦能动火。

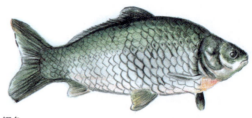
鲫鱼

附方

鹘突羹。治脾胃虚冷不下食。以鲫鱼半斤切碎，用沸豉汁投之，入胡椒、莳萝、姜、橘末，空心食之。（《心镜》）

卒病水肿。用鲫鱼三尾，去肠留鳞，以商陆、赤小豆等分，填满扎定，水三升，煮糜去鱼，食豆饮汁。二日一作，不过三次，小便利，愈。（《肘后方》）

消渴饮水。用鲫鱼一枚，去肠留鳞，以茶叶填满，纸包煨熟食之。不过数枚即愈。（吴氏《心统》）

酒积下血。酒煮鲫鱼，常食最效。（《便民食疗方》）

肠痔滴血。常以鲫鱼作羹食。（《外台》）

反胃吐食。用大鲫鱼一尾，去肠留鳞，入绿矾末令满，泥固煅存性，研末。每米饮服一钱，日二。（《本事》）

小肠疝气。每顿用鲫鱼十个，同茴香煮食。久食自愈。（《生生编》）

恶疮似癞（十余年者）。鲫鱼烧研，和酱清敷之。（《千金方》）

白花蛇

宋《开宝》

释名 蕲蛇、褰鼻蛇。〔宗奭曰〕诸蛇鼻向下，独此鼻向上，背有方胜花文，以此得名。

集解 〔时珍曰〕花蛇，湖、蜀皆有，今惟以蕲蛇擅名。其蛇龙头虎口，黑质白花，胁有二十四个方胜文，腹有念珠斑，口有四长牙，尾上有一佛指甲，长一二分，肠形如连珠。

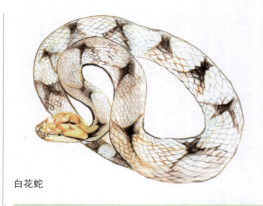

白花蛇

肉

【气味】甘，咸，温，有毒。

【主治】中风湿痹不仁，筋脉拘急，口面㖞斜，半身不遂，骨节疼痛，脚弱不能久立，暴风瘙痒，大风疥癣。（《开宝》）

治肺风鼻塞，浮风瘾疹，身生白癜风，疠疡斑点。（甄权）

通治诸风，破伤风，小儿风热，急慢惊风搐搦，瘰疬漏疾，杨梅疮，痘疮倒陷。（时珍）

附方

驱风膏。治风瘫疠风，遍身疥癣。用白花蛇肉四两（酒炙），天麻七钱半，薄荷、荆芥各二钱半，为末。好酒二升，蜜四两，石器熬成膏。每服一盏，温汤服，日三服。急于暖处出汗，十日效。（《医垒元戎》）

世传白花蛇酒。治诸风无新久，手足缓弱，口眼㖞斜，语言謇涩，或筋脉挛急，肌肉顽痹，皮肤燥痒，骨节疼痛，或生恶疮、疥癣等疾。用白花蛇一条，温水洗净，头尾各去三寸，酒浸，去骨刺，取净肉一两。入全蝎（炒）、当归、防风、羌活各一钱，独活、白芷、天麻、赤芍药、甘草、升麻各五钱，剉碎，以绢袋盛贮。用糯米二斗蒸熟，如常造酒，以袋置缸中，待成，取酒同袋密封，煮熟，置阴地七日出毒。每温饮数杯，常令相续。此方乃蕲人板印，以侑蛇馈送者，不知所始也。（《濒湖集简方》）

托痘花蛇散。治痘疮黑陷。白花蛇（连骨炙，勿令焦）三钱，大丁香七枚，为末。每服五分，以水和淡酒下，神效。移时身上发热，其疮顿出红活也。（王氏《手集》）

头

【气味】有毒。

【主治】癜风毒癞。（时珍）

附方

紫癜风。除风散：以白花蛇头二枚（酒浸，炙），蝎梢一两（炒），防风一两。上为末。每服一钱，温酒下，日一服。（《圣济总录》）

目睛

【主治】小儿夜啼。以一只为末，竹沥调少许灌之。（《普济》）

鲈鱼

宋《嘉祐》

【释名】四鳃鱼。〔时珍曰〕黑色曰卢。此鱼白质黑章，故名。淞人名四鳃鱼。

【集解】〔时珍曰〕鲈出吴中，淞江尤盛，四、五月方出。长仅数寸，状微似鳜而色白，有黑点，巨口细鳞，有四鳃。

肉

【气味】甘，平，有小毒。

【主治】补五脏，益筋骨，和肠胃，治水气。多食宜人，作鲊尤良。曝干甚香美。（《嘉祐》）

益肝肾。（宗奭）

安胎补中。作鲙尤佳。（孟诜）

蛤蚧

宋《开宝》

释名 蛤蟹、仙蟾。〔时珍曰〕蛤蚧因声而名,仙蟾因形而名。

集解 〔时珍曰〕顾《岭海槎录》云:广西横州甚多蛤蚧,牝牡上下相呼,累日,情洽乃交,两相抱负,自堕于地。人往捕之,亦不知觉,以手分劈,虽死不开。乃用熟稿草细缠,蒸过曝干售之,炼为房中之药甚效。寻常捕者,不论牝牡,但可为杂药及兽医方中之用耳。

【气味】咸,平,有小毒。

【主治】补肺气,益精血,定喘止嗽,疗肺痈消渴,助阳道。(时珍)

【发明】〔时珍曰〕昔人言补可去弱,人参羊肉之属。蛤蚧补肺气,定喘止渴,功同人参;益阴血,助精扶羸,功同羊肉。近世治劳损痿弱,许叔微治消渴,皆用之,俱取其滋补也。

附方

喘嗽面浮(并四肢浮者)。蛤蚧一雌一雄(头尾全者,法酒和蜜涂之,炙熟),紫团人参(似人形者)半两,为末,化蜡四两,和作六饼。每煮糯米薄粥一盏,投入一饼搅化,细细热呷之。(《普济》)

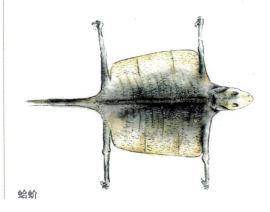

蛤蚧

鲤鱼

《本经》上品

释名 〔时珍曰〕鲤鳞有十字文理,故名鲤。

集解 〔颂曰〕处处有之。其脊中鳞一道,从头至尾,无大小,皆三十六鳞,每鳞有小黑点。诸鱼惟此最佳,故为食品上味。

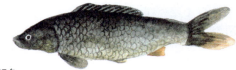

鲤鱼

【气味】甘,平,无毒。

【主治】煮食,治咳逆上气,黄疸,止渴。生者,治水肿脚满,下气。(《别录》)

烧末,能发汗,定气喘咳嗽,下乳汁,消肿。米饮调服,治大人小儿暴痢。用童便浸煨,止反胃及恶风入腹。(时珍)

【发明】〔时珍曰〕鲤乃阴中之阳,其功长于利小便,故能消肿胀黄疸,脚气喘嗽,湿热之病。作鲙则性温,故能去痃结冷气之病。烧之则从火化,故能发散风寒,平肺通乳,解肠胃及肿毒之邪。

附方

水肿。《范汪》:用大鲤鱼一头,醋三升,煮干食。一日一作。《外台》：用大鲤一尾，赤小豆一升，水二斗，煮食饮汁，一顿服尽，当下利尽即瘥。

胎气不长。用鲤鱼肉同盐、枣煮汁，饮之。（《集验》）

乳汁不通。用鲤鱼一头烧末。每服一钱，酒调下。（《产宝》）

咳嗽气喘。用鲤鱼一头去鳞，纸裹炮熟，去刺研末，同糯米煮粥，空心食。（《心镜》）

一切肿毒（已溃未溃者）。用鲤鱼烧灰，醋和涂之，以愈为度。（《外台》）

脑髓

【主治】诸痫。（苏恭）

煮粥食，治暴聋。（《大明》）

和胆等分，频点目眦，治青盲。（时珍）

附方

耳卒聋。竹筒盛鲤鱼脑，于饭上蒸过，注入耳中。（《千金》）

耳脓有虫。鲤鱼脑和桂末捣匀，绵裹塞之。（《千金方》）

胆

【气味】苦，寒，无毒。

【主治】目热赤痛，青盲，明目。久服强悍，益志气。（《本经》）

点眼，治赤肿翳痛。涂小儿热肿。（甄权）

附方

小儿咽肿（痹痛者）。用鲤鱼胆二七枚，和灶底土，以涂咽外，立效。（《千金方》）

大人阴痿。鲤鱼胆、雄鸡肝各一枚，为末，雀卵和，丸小豆大。每吞一丸。（《千金方》）

晴上生晕（不问久新）。鲤鱼长一尺二寸者，取胆滴铜镜上，阴干，竹刀刮下。每点少许。（《总录》）

鳞

【主治】产妇滞血腹痛，烧灰酒服。亦治血气。（苏颂）

烧灰，治吐血，崩中漏下，带下痔瘘，鱼鲠。（时珍）

【发明】〔时珍曰〕古方多以皮、鳞烧灰，入崩漏、痔瘘药中，盖取其行滞血耳。治鱼鲠者，从其类也。

附方

痔漏疼痛。鲤鱼鳞二三片，绵裹如枣形，纳入坐之，其痛即止。（《儒门事亲》）

诸鱼骨鲠。鲤脊三十六鳞，焙研，凉水服之，其刺自跳出，神妙。（笔峰《杂兴》）

鳜鱼

《开宝》

释名 石桂鱼、水豚。〔时珍曰〕鳜，蹶也，其体不能屈曲如僵蹶也。

集解 〔时珍曰〕鳜生江湖中，扁形阔腹，大口细鳞。有黑斑，其斑文尤鲜明者为雄，稍晦者为雌，背有鬐鬣刺人。厚皮紧肉，肉中无细刺。有肚能嚼，亦噉小鱼。

肉

【气味】甘，平，无毒。

【主治】腹内恶血，去腹内小虫，益气力，令人肥健。（《开宝》）

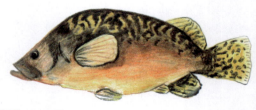

鳜鱼

补虚劳，益脾胃。（孟诜）

【发明】〔时珍曰〕按张杲《医说》云：越州邵氏女年十八，病劳瘵累年，偶食鳜鱼羹遂愈。观此，正与补劳、益胃、杀虫之说相符，则仙人刘凭、隐士张志和之嗜此鱼，非无谓也。

尾

【主治】小儿软疖，贴之良。（时珍）

胆

【气味】苦，寒，无毒。

【主治】骨鲠，不拘久近。（时珍）

附方

骨鲠、竹木刺入咽喉。不拘大人小儿，日久或入脏腑，痛刺黄瘦甚者，服之皆出。腊月收鳜鱼胆，悬北檐下令干。每用一皂子许，煎酒温呷。得吐，则鲠随涎出；未吐再服，以吐为度。酒随量饮，无不出者。蠡、鳏、鲫胆皆可。（《胜金方》）

比目鱼

《食疗》

【释名】鲽（音蝶）、鞋底鱼。〔时珍曰〕比，并也。鱼各一目，相并而行也。

【集解】〔时珍曰〕案郭璞云：今所在水中有之。状如牛脾及女人鞋底，细鳞紫黑色，两片相合乃得行。其合处半边平而无鳞，口近腹下。刘渊林以为王余鱼，盖不然。

【气味】甘，平，无毒。
【主治】补虚益气力。多食动气。（孟诜）

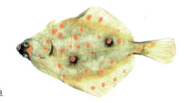

比目鱼

鳝鱼

《别录》上品

【释名】黄鲖。〔宗奭曰〕鳝腹黄，故世称黄鳝。

【集解】〔时珍曰〕黄质黑章，体多涎沫，大者长二三尺，夏出冬蛰。一种蛇变者名蛇鳝，有毒害人。

肉

【气味】甘，大温，无毒。
【主治】补中益血，疗沈唇。（《别录》）
补虚损，妇人产后恶露淋沥，血气不调，羸瘦，止血，除腹中冷气肠鸣，及湿痹气。（藏器）
善补气，妇人产后宜食。（震亨）

补五脏，逐十二风邪，患湿风、恶气人。作臛空腹饱食，暖卧取汗出如胶，从腰脚中出，候汗干，暖五枝汤浴之。避风。三五日一作，甚妙。（孟诜）
专贴一切冷漏、痔瘘、臁疮引虫。（时珍）

附方

肉痔出血。鳝鱼煮食，其性凉也。（《便民食疗》）

血

尾上取之。

【主治】涂癣及瘘。（藏器）

疗口眼㖞斜，同麝香少许，左㖞涂右，右㖞涂左，正即洗去。治耳痛，滴数点入耳。治鼻衄，滴数点入鼻。治疹后生翳，点少许入目。治赤疵，同蒜汁、墨汁频涂之。又涂赤游风。（时珍）

【发明】〔时珍曰〕鳝善穿穴，无足而窜，与蛇同性，故能走经脉疗十二风邪，及口㖞、耳目诸窍之病。风中血脉，则口眼㖞斜，用血主之，从其类也。

头

【气味】甘，平，无毒。

【主治】烧服，止痢，主消渴，去冷气，除痞证，食不消。（《别录》）

同蛇头、地龙头烧灰酒服，治小肠痈有效。（《集成》）

百虫入耳，烧研，绵裹塞之，立出。（时珍）

皮

【主治】妇人乳核硬疼，烧灰空心温酒服。（《圣惠》）

虾

宋《嘉祐》

释名 〔时珍曰〕鰕（音霞），俗作虾，入汤则红色如霞也。

集解 〔时珍曰〕江湖出者大而色白，溪池出者小而色青。皆磔须钺鼻，背有断节，尾有硬鳞，多足而好跃，其肠属脑，其子在腹外。凡有数种：米虾、糠虾，以精粗名也；青虾、白虾，以色名也；梅虾，以梅雨时有也；泥虾、海虾，以出产名也。岭南有天虾，其虫大如蚁，秋社后，群堕水中化为虾，人以作鲊食。凡虾之大者，蒸曝去壳，谓之虾米，食以姜、醋，馔品所珍。

【气味】甘，温，有小毒。

【主治】五野鸡病，小儿赤白游肿，捣碎敷之。（孟诜）

作羹，试鳖症，托痘疮，下乳汁。法制，壮阳道；煮汁，吐风痰；捣膏，敷虫疽。（时珍）

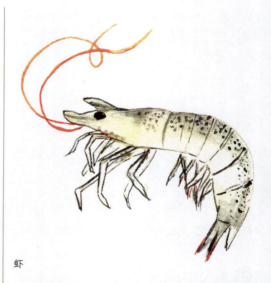

虾

附方

鳖症疼痛。《类编》云：景陈弟长子拱病鳖症，隐隐见皮内，痛不可忍。外医洪氏曰：可以鲜虾作羹食之。下腹未久痛即止。

补肾兴阳。用虾米一斤，蛤蚧二枚，茴香、蜀椒各四两，并以青盐化酒炙炒，以木香粗末一两和匀，乘热收新瓶中密封。每服一匙，空心盐酒嚼下，甚妙。

宣吐风痰。用连壳虾半斤，入葱、姜、酱煮汁。先吃虾，后吃汁，紧束肚腹，以翎探引取吐。

臁疮生虫。用小虾三十尾（去头、足、壳），

同糯米饭研烂，隔纱贴疮上，别以纱罩之。一夜解下，持看皆是小赤虫。即以葱、椒汤洗净，用旧茶笼内白竹叶，随大小剪贴，一日二换。待汁出尽，逐日煎苦楝根汤洗之，以好膏贴之。将生肉，勿换膏药。忌发物。（《直指方》）

血风臁疮。生虾、黄丹捣和贴之，日一换。（《集简方》）

介部

本草纲目

李时珍曰：介虫三百六十，而龟为之长。龟盖介虫之灵长者也。《周官·鳖人》取互物以时簎，春献鳖蜃，秋献龟鱼。祭祀供蠃蟸蚳以授醢人。则介物亦圣世供馔之所不废者，而况又可充药品乎？

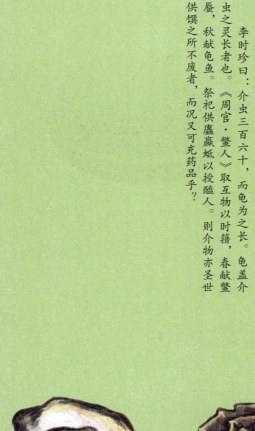

魁蛤

《别录》上品

释名 魁陆、蚶、瓦屋子、瓦垄子。〔时珍曰〕魁者羹斗之名，蛤形肖之故也。蚶味甘，故从甘。案《岭表录异》云：南人名空慈子。尚书卢钧以其壳似瓦屋之垄，改为瓦屋、瓦垄。广人重其肉，炙以荐酒，呼为天脔。广人谓之蜜丁。《名医别录》云"一名活东"，误矣。活东，蝌斗也。见《尔雅》。

集解 〔《别录》曰〕魁蛤生东海。正圆，两头空，表有文。采无时。

〔弘景曰〕形似纺轩，小狭长，外有纵横文理，云是老蝠所化，方用至少。

〔保昇曰〕今出莱州。形圆长，似大腹槟榔，两头有孔。

〔时珍曰〕按郭璞《尔雅》注云：魁陆即今之蚶也。状如小蛤而圆厚。《临海异物志》云：蚶之大者径四寸。背上沟文似瓦屋之垄，肉味极佳。今浙东以近海田种之，谓之蚶田。

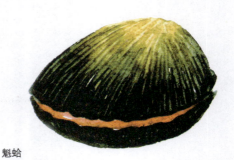

魁蛤

肉

【气味】甘，平，无毒。

【主治】痿痹，泄痢便脓血。（《别录》）

润五脏，止消渴，利关节。服丹石人宜食之，免生疮肿热毒。（鼎）

心腹冷气，腰脊冷风，利五脏，健胃，令人能食。（藏器）

温中消食起阳。（萧炳）

益血色。（《日华》）

壳

【气味】甘、咸，平，无毒。

【主治】烧过，醋淬，醋丸服，治一切血气、冷气、症癖。（《日华》）

消血块，化痰积。（震亨）

连肉烧存性研，敷小儿走马牙疳有效。（时珍）

【发明】〔时珍曰〕咸走血而软坚，故瓦垄子能消血块，散痰积。

鳖

《本经》中品

释名 团鱼、神守。〔时珍曰〕鳖行蹩躠，故谓之鳖。

集解 〔时珍曰〕鳖，甲虫也。水居陆生，穹脊连胁，与龟同类。四缘有肉裙，故曰龟，甲裹肉；鳖，肉裹甲。无耳，以目为听。纯雌无雄，以蛇及鼋为匹。故《万毕术》云：烧鼋脂可以致鳖也。夏日孚乳，其抱以影。《埤雅》云：卵生思抱。其伏随日影而转。在水中，上必有浮沫，名鳖津。人以此取之。今有呼鳖者，作声抚掌，望津而取，百十不失。《管子》云：涸水之精名曰蚎。以名呼之，可取鱼鳖。正此类也。《类从》云：鼍一鸣而鳖伏。性相制也。又畏蚊。生鳖遇蚊叮则死，死鳖得蚊煮则烂，而熏蚊者复用鳖甲。物相报复如此，异哉。《淮南子》曰：膏之杀鳖，类之不可推也！

鳖甲

【气味】咸，平，无毒。

【主治】心腹症瘕，坚积寒热，去痞疾息肉，阴蚀痔核恶肉。（《本经》）

疗温疟，血瘕腰痛，小儿胁下坚。（《别录》）

宿食，症块痃癖，冷瘕劳瘦，除骨热，骨节间

劳热，结实壅塞，下气，妇人漏下五色，下瘀血。（甄权）

去血气，破癥结恶血，堕胎。消疮肿肠痈，并扑损瘀血。（《日华》）

补阴补气。（震亨）

除老疟疟母，阴毒腹痛，劳复食复，斑痘烦喘，小儿惊痫，妇人经脉不通，难产，产后阴脱，丈夫阴疮石淋，敛溃痈。（时珍）

【发明】〔宗奭曰〕经中不言治劳，惟《药性论》治劳瘦骨热，故虚劳多用之。然甚有据，但不可过剂耳。

〔时珍曰〕鳖甲乃厥阴肝经血分之药，肝主血也。试常思之，龟、鳖之属，功各有所主。鳖色青入肝，故所主者，疟劳寒热，疭瘕惊痫，经水痈肿阴疮，皆厥阴血分之病也。玳瑁色赤入心，故所主者，心风惊热，伤寒狂乱，痘毒肿毒，皆少阴血分之病也。秦龟色黄入脾，故所主者，顽风湿痹，身重蛊毒，皆太阴血分之病也。水龟色黑入肾，故所主者，阴虚精弱，腰脚痠痿，阴疟泄痢，皆少阴血分之病也。

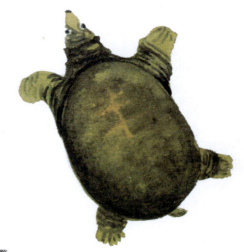

鳖

肉

【气味】甘，平，无毒。

【主治】伤中益气，补不足。（《别录》）

热气湿痹，腹中激热，五味煮食，当微泄。（藏器）

妇人漏下五色，羸瘦，宜常食之。（孟诜）

妇人带下，血瘕腰痛。（《日华》）

去血热，补虚。久食，性冷。（苏颂）

作臛食，治久痢，长髭须。作丸服，治虚劳疭癖脚气。（时珍）

附方

奔豚气痛（上冲心腹）。鳖甲（醋炙）三两，京三棱（煨）二两（捣二味为末），桃仁（去皮尖）四两，汤浸研汁三升，煎二升，入末不住手搅，煎良久，下醋一升，煎如饧，以瓶收之。每空心温酒服半匙。（《圣济录》）

血瘕症癖。用鳖甲、琥珀、大黄等分作散，酒服二钱，少时恶血即下。若妇人小肠中血下尽，即休服也。

疭癖症积。用鳖甲（醋炙黄）研末，牛乳一合，每调一匙，朝朝服之。

妇人漏下。鳖甲（醋炙）研末，清酒服方寸匕，日二。

劳复食复（笃病初起，受劳伤食，致复欲死者）。鳖甲烧研，水服方寸匕。（《肘后方》）

小儿痫疾。用鳖甲炙研，乳服一钱，日二。亦可蜜丸服。（《子母录》）

卒得腰痛（不可俯仰）。用鳖甲炙研末，酒服方寸匕，日二。（《肘后方》）

吐血不止。鳖甲、蛤粉各一两（同炒色黄），熟地黄一两半（晒干），为末。每服二钱，食后茶下。（《圣济录》）

附方

寒湿脚气（疼不可忍）。用团鱼二个，水二斗，煮一斗，去鱼取汁，加苍耳、苍术、寻风藤各半斤，煎至七升，去渣，以盆盛熏蒸，待温浸洗，神效。（《乾坤生意》）

骨蒸咳嗽（潮热）。团鱼丸：用团鱼一个，柴胡、前胡、贝母、知母、杏仁各五钱，同煮，待熟去骨、甲、裙，再煮。食肉饮汁，将药焙研为末，仍以骨、甲、裙煮汁和，丸梧子大。每空心黄芪汤下三十丸，日二服。服尽，仍治参、芪药调之。（《奇效方》）

脂

【主治】除日拔白发，取脂涂孔中，即不生。欲再生者，白犬乳汁涂之。（藏器）

牡蛎

《本经》上品

释名 牡蛤、蛎蛤、古贲、蠔。〔时珍曰〕蛤蚌之属,皆有胎生、卵生。独此化生,纯雄无雌,故得牡名。曰蛎曰蠔,言其粗大也。

集解 〔时珍曰〕南海人以其蛎房砌墙,烧灰粉壁,食其肉谓之蛎黄。

【气味】咸,平,微寒,无毒。

【主治】伤寒寒热,温疟洒洒,惊恚怒气,除拘缓鼠瘘,女子带下赤白。久服,强骨节,杀邪鬼,延年。(《本经》)

男子虚劳,补肾安神,去烦热,小儿惊痫。(李珣)

化痰软坚,清热除湿,止心脾气痛,痢下赤白浊,消疝瘕积块,瘰疬结核。(时珍)

【发明】〔成无己曰〕牡蛎之咸,以消胸膈之满,以泄水气,使痞者消,硬者软也。

附方

虚劳盗汗。牡蛎粉、麻黄根、黄芪等分,为末。每服二钱,水一盏,煎七分,温服,日一。(《本事方》)

面色黧黑。牡蛎粉研末,蜜丸梧子大。每服

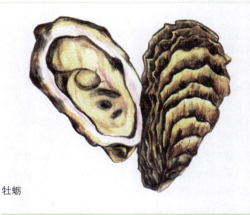
牡蛎

三十丸,白汤下,日一服。并炙其肉食之。(《普济方》)

 肉

【气味】甘,温,无毒。

【主治】煮食,治虚损,调中,解丹毒,妇人血气。以姜、醋生食,治丹毒,酒后烦热,止渴。(藏器)

蚌

宋《嘉祐》

释名 〔时珍曰〕蚌与蛤同类而异形。长者通曰蚌,圆者通曰蛤。故蚌从丰,蛤从合,皆象形也。

集解 〔时珍曰〕蚌类甚繁,今处处江湖中有之,惟洞庭、汉沔独多。大者长七寸,状如牡蛎辈;小者长三、四寸,状如石决明辈。其肉可食,其壳可为粉。湖沔人皆印成锭市之,谓之蚌粉,亦曰蛤粉。古人谓之蜃灰,以饰墙壁,墓圹,如今用锻石也。

 肉

【气味】甘、咸,冷,无毒。

【主治】止渴除热,解酒毒,去眼赤。(孟诜)

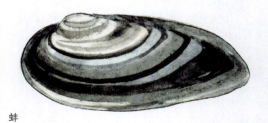
蚌

明目除湿，主妇人劳损下血。（藏器）

除烦，解热毒，血崩带下，痔瘘，压丹石药毒。以黄连末纳入取汁，点赤眼、眼暗。（《日华》）

主太热，解酒毒，止渴，去眼赤。（《食疗本草》）

治肝热，肾衰，托斑疹，解痘毒，清凉止渴。（《本草再新》）

清热滋阴，养肝凉血，熄风解酒，明目定狂。（《随息居饮食谱》）

珍珠

宋《开宝》

释名 真珠、蚌珠、蜃珠。

集解 〔时珍曰〕按《廉州志》云：合浦县海中有梅、青、婴三池。蜑人每以长绳系腰，携篮入水，拾蚌入篮即振绳，令舟人急取之。若有一线之血浮水，则葬鱼腹矣。

【气味】咸、甘，寒，无毒。

【主治】镇心。点目，去肤翳障膜。涂面，令人润泽好颜色。涂手足，去皮肤逆胪。绵裹塞耳，主聋。（《开宝》）

磨翳坠痰。（甄权）

除面皯，止泄。合知母，疗烦热消渴。合左缠根，治小儿麸豆疮入眼。（李珣）

除小儿惊热。（宗奭）

安魂魄，止遗精白浊，解痘疗毒，主难产，下死胎胞衣。（时珍）

【发明】〔时珍曰〕珍珠入厥阴肝经，故能安魂定魄，明目治聋。

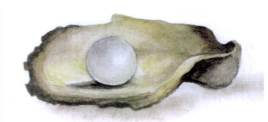

珍珠

附方

卒忤不言。珍珠末，用鸡冠血和丸小豆大。以三四粒纳口中。（《肘后》）

灰尘迷目。用大珠拭之则明也。（《格古论》）

妇人难产。珍珠末一两，酒服，立出。（《千金》）

蟹

《本经》中品

释名 螃蟹、郭索、横行介士、无肠公子。〔时珍曰〕按傅肱《蟹谱》云：蟹，水虫也，故字从虫。亦鱼属也，故古文从鱼。以其横行，则曰螃蟹。以其行声，则曰郭索。以其外骨，则曰介士。以其内空，则曰无肠。

集解 〔时珍曰〕蟹，横行甲虫也。外刚内柔，于卦象离。骨眼蜩腹，蛭脑䗪足，二螯八跪，利钳尖爪，壳脆而坚，有十二星点。雄者脐长，雌者脐团。腹中之黄，应月盈亏。其性多躁，引声噀沫，至死乃已。生于流水者，色黄而腥；生于止水者，色绀而馨。佛书言：其散子后即自枯死。霜前食物故有毒，霜后将蛰故味美。所谓入海输芒者，亦谬谈也。蝤蛑大于蟛蜞，生于陂池田港中，故有毒，令人吐下。似蟛蜞而生于沙穴中，见人便走者，沙狗也，不可食。似蟛蜞而生海中，潮至出穴而望者，望潮也，可食。两螯极小如石者，蚌江也，不可食。生溪涧石穴中，小而壳坚赤者，石蟹也，野人食之。又海中有红蟹，大而色红。飞蟹能飞。善苑国有百足之蟹。海中蟹大如钱，而腹下又有小蟹如榆荚者，蟹奴也。居蚌腹者，蛎奴也，又名寄居蟹。并不可食。蟹腹中有虫，如小木鳖子而白者，不可食，大能发风也。

〔宗奭曰〕取蟹以八、九月蟹浪之时，伺其出水而拾之，夜则以火照捕之，时黄与白满壳也。

〔弘景曰〕蟹类甚多，蟛螖、拥剑、蟛蜞皆是，并不入药。海边又有蟛蚎，似蟛蜞而大，似蟹而小，不可食。蔡谟初渡江，不识蟛蚎，啖之几死。叹曰：读《尔雅》不熟，几为劝学者所误也。

【气味】咸，寒，有小毒。

【主治】胸中邪气，热结痛，喎僻面肿，能败漆。烧之致鼠。（《本经》）

散诸热，治胃气，理经脉，消食。以醋食之，利肢节，去五脏中烦闷气，益人。（孟诜）

产后肚痛血不下者，以酒食之。筋骨折伤者，生捣炒罯之。（《日华》）

能续断绝筋骨。去壳同黄捣烂，微炒，纳入疮中，筋即连也。（藏器）

杀莨菪毒，解鳝鱼毒、漆毒，治疟及黄疸。捣膏涂疥疮、癣疮。捣汁，滴耳聋。（时珍）

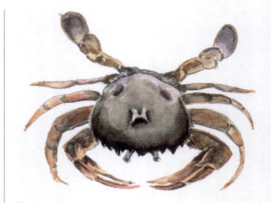

蟹

 壳

【主治】烧存性，蜜调，涂冻疮及蜂虿伤，酒服，治妇人儿枕痛及血崩腹痛，消积。（时珍）

附方

崩中腹痛。毛蟹壳烧存性，米饮服一钱。（《证治要诀》）

蜂虿螫伤。蟹壳烧存性，研末。蜜调涂之。（同上）

熏辟壁虱。蟹壳烧烟熏之。（《摘玄》）

石决明

《别录》上品

释名 九孔螺。壳名千里光。〔时珍曰〕决明、千里光，以功名也。九孔螺，以形名也。

集解 〔时珍曰〕石决明形长如小蚌而扁，外皮甚粗，细孔杂杂，内则光耀，背侧一行有孔如穿成者，生于石崖之上，海人泅水，乘其不意，即易得之。否则紧粘难脱也。陶氏以为紫贝，雷氏以为珍珠母，杨倞注《荀子》以为龟脚，皆非矣。惟鳆鱼是一种二类，故功用相同。吴越人以糟决明、酒蛤蜊为美品者，即此。

 壳

【气味】咸，平，无毒。

【主治】目障翳痛，青盲。久服，益精轻身。（《别录》）

通五淋。（时珍）

附方

羞明怕日。用千里光、黄菊花、甘草各一钱，

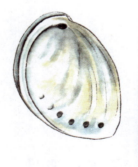
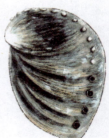

石决明

水煎，冷服。（《明目集验方》）

蛤蜊

宋《嘉祐》

【释名】〔时珍曰〕蛤类之利于人者，故名。

【集解】〔机曰〕蛤蜊，生东、南海中，白壳紫唇，大二三寸者。闽、浙人以其肉充海错，亦作为酱醢。其壳火煅作粉，名曰蛤蜊粉也。

肉

【气味】咸，冷，无毒。

【主治】润五脏，止消渴，开胃，治老癖为寒热，妇人血块，宜煮食之。（禹锡）

煮食醒酒。（弘景）

【发明】〔时珍曰〕按高武《痘疹正宗》云：俗言蛤蜊海错能发疹，多致伤损脾胃，生痰作呕作泻，此皆嘻笑作罪也。又言痘毒入目者，以蛤蜊汁点之可代空

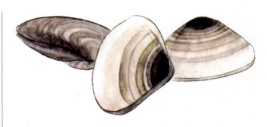

蛤蜊

青。夫空青得铜之精气而生，性寒可治赤目。若痘毒是脏腑毒气上冲，非空青可治。蛤蜊虽寒，而湿中有火，亦不可不知矣。

海蛤

《本经》上品

【释名】〔时珍曰〕海蛤者，海中诸蛤烂壳之总称，不专指一蛤也。

【集解】〔保昇曰〕今登、莱、沧州海沙端处皆有，四、五月淘沙取之。南海亦有之。

肉

【气味】苦、咸，平，无毒。

【主治】咳逆上气，喘息烦满，胸痛寒热。（《本经》）

治水气浮肿，下小便，治嗽逆上气，项下瘤瘿。（甄权）

疗呕逆，胸胁胀急，腰痛五痔，妇人崩中带下。（《日华》）

止消渴，润五脏，治服丹石人有疮。（萧炳）

清热利湿，化痰饮，消积聚。除血痢，妇人结胸，伤寒反汗搐搦，中风瘫痪。（时珍）

附方

水肿发热（小便不通者）。海蛤汤主之。海蛤、木

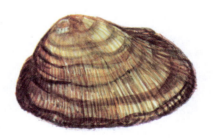

海蛤

通、猪苓、泽泻、滑石、黄葵子、桑白皮各一钱，灯芯三分，水煎服，日二。（《圣惠方》）

伤寒血结（胸膈痛不可近）。仲景无方，宜海蛤散主之，并刺期门穴。用海蛤、滑石、甘草各一两，芒硝半两，为末。每服二钱，鸡子清调服。服桂枝红花汤，发其汗则愈。盖膻中血聚则小肠壅，小肠壅则血不行。服此则小肠通，血流行而胸膈利矣。（朱肱《活人书》）

车渠

《海药》

释名 海扇。〔时珍曰〕按《韵会》云：车渠，海中大贝也。背上垄文如车轮之渠，故名。车沟曰渠。刘绩《霏雪录》云：海扇，海中甲物也。其形如扇，背文如瓦屋。三月三日潮尽乃出。梵书谓之牟娑洛揭拉婆。

集解 〔李珣曰〕车渠，云是玉石之类。生西国，形如蚌蛤，有文理。西域七宝，此其一也。〔时珍曰〕车渠，大蛤也。大者长二三尺，阔尺许，厚二三寸。壳外沟垄如蚶壳而深大，皆纵文如瓦沟，无横文也。壳内白皙如玉。亦不甚贵，番人以饰器物，谬言为玉石之类。或云玉中亦有车渠，而此蛤似之故也。沈存中《笔谈》云：车渠大者如箕，背有渠垄如蚶壳，以作器，缎如白玉。杨慎《丹铅录》云：车渠作杯，注酒满过一分不溢。试之果然。

 壳

【气味】甘、咸，大寒，无毒。

【主治】安神镇宅，解诸毒药及虫螫。同玳瑁等分，磨人乳服之，极验。（李珣）

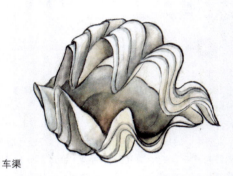

车渠

【发明】〔时珍曰〕车渠盖瓦垄之大者，故其功用亦相仿佛。

田螺

《别录》下品

集解 〔弘景曰〕田螺生水田中，及湖渎岸侧。形圆，大如梨、橘，小者如桃、李，人煮食之。〔保昇曰〕状类蜗牛而尖长，青黄色，春夏采之。〔时珍曰〕螺，蚌属也。其壳旋文。其肉视月盈亏，故王充云：月毁于天，螺消于渊。《说卦》云：离为螺，为蚌，为龟，为鳖，为蟹。皆以其外刚而内柔也。

 肉

【气味】甘，大寒，无毒。

【主治】目热赤痛，止渴。（《别录》）

煮汁，疗热醒酒。用珍珠、黄连末内入，良久，取汁注目中，止目痛。（弘景）

煮食，利大小便，去腹中结热，目下黄，脚气冲上，小腹急硬，小便赤涩，手足浮肿。生浸取汁饮之，止消渴。捣肉，敷热疮。（藏器）

利湿热，治黄疸。捣烂贴脐，引热下行，止噤口痢，下水气淋闭。取水，搽痔疮狐臭。烧研，治瘰疬癣疮。（时珍）

附方

消渴饮水（日夜不止，小便数者）。《心镜》：用田螺五升，水一斗，浸一夜，渴即饮之。每日一换水及螺。或煮食饮汁亦妙。《圣惠》：用糯米二升，煮稀粥一斗，冷定。入田中活螺三升在内，待食粥尽，吐沫出，乃收任性饮之，立效。

肝热目赤。《药性论》：用大田螺七枚洗净，新汲水养去泥秽，换水一升浸洗取起。于净器中，着少盐花于甲内，承取自然汁点目。逐个用了，放去之。

反胃呕噎。田螺洗净水养，待吐出泥，澄取晒半干，丸梧子大。每服三十丸，藿香汤下。烂壳研服亦可。（《经验方》）

水气浮肿。用大田螺、大蒜、车前子等分，捣

介 部

膏摊贴脐上，水从便旋而下。象山县民病此，得是方而愈。（仇远《稗史》）

小便不通（腹胀如鼓）。用田螺一枚，盐半匕，生捣，敷脐下一寸三分，即通。熊彦诚曾得此疾，异人授此方果愈。（《类编》）

噤口痢疾。用大田螺二枚捣烂，入麝香三分作饼，烘热贴脐间。半日，热气下行，即思食矣。甚效。（《丹溪》）

肠风下血（因酒毒者）。大田螺五个，烧至壳白肉干，研末，作一服，热酒下。（《百一》）

脚气攻注。用生大田螺捣烂，敷两股上，便觉冷趋至足而安。又可敷丹田，利小便。董守约曾用有效。（《稗史》）

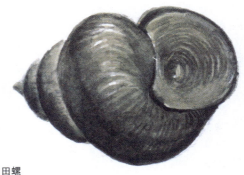

田螺

烂者烧研水服，止反胃，去卒心痛。（藏器）

烂壳研细末服之，止下血，小儿惊风有痰，疮疡脓水。（时珍）

壳

【气味】甘，平，无毒。

【主治】烧研，主尸疰心腹痛，失精。水渍饮汁，止泻。（《别录》）

附方

小儿头疮。田螺壳烧存性，清油调，掺之。（《圣惠》）

贝子

《本经》下品

释名 贝齿、白贝、海𧴪。〔时珍曰〕贝字象形。其中二点，象其齿刻；其下二点，象其垂尾。古者货贝而宝龟，用为交易，以二为朋。今独云南用之，呼为海𧴪。

集解 〔颂曰〕贝子，贝类之最小者。亦若蜗状，长寸许。色微白赤，亦有深紫黑者。

肉

【气味】咸，平，有毒。

【主治】目翳，五癃，利水道，鬼疰蛊毒，腹痛下血。（《本经》）

温疰寒热，解肌，散结热。（《别录》）

烧研，点目去翳。（弘景）

伤寒狂热。（甄权）

下水气浮肿，小儿疳蚀吐乳。（李珣）

治鼻渊出脓血，下痢，男子阴疮，解漏脯、面𦝈诸毒，射罔毒，药箭毒。（时珍）

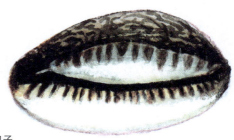

贝子

附方

目花翳痛。贝子一两，烧研如面，入龙脑少许点之。若有息肉，加珍珠末等分。（《千金方》）

二便关格（不通闷胀，二三日则杀人）。以贝齿

三枚，甘遂二铢，为末，浆水和服，须臾即通也。（《肘后方》）

　　小便不通。白海肥一对，生一个，烧一个，为末，温酒服。（田氏方）

　　下疳阴疮。白海肥三个，煅红研末，搽之。（《简便单方》）

食物中毒。孙真人：贝子一枚，含之自吐。

《圣惠》：治漏脯毒，面䵟毒，及射罔在诸肉中有毒。并用贝子烧研，水调半钱服。

　　中射罔毒。方同上。

　　药箭镞毒。贝齿烧研，水服三钱，日三服。（《千金方》）

车螯

宋《嘉祐》

释名 蜃（音肾）。〔时珍曰〕车螯俗讹为昌娥。蜃与蛟蜃之蜃，同名异物。《周礼》蜃人掌互物，春献鳖蜃，秋献龟鱼。则蜃似为大蛤之通称，亦不专指车螯也。

集解 〔藏器曰〕车螯生海中，是大蛤，即蜃也。能吐气为楼台。春夏依约岛溆，常有此气。

〔颂曰〕南海、北海皆有之，采无时。其肉，食之似蛤蜊，而坚硬不及。近世痈疽多用其壳，北中者不堪用。背紫色者，海人亦名紫贝，非矣。

〔时珍曰〕其壳色紫，璀粲如玉，斑点如花。海人以火炙之则壳开，取肉食之。钟岐云：车螯、蚶、蛎，眉目内缺，矿壳外缄。无香无臭，瓦砾何殊？宜充庖厨，永为口食。罗愿云：雀入淮为蛤，雉入海为蜃，比雀所化为大，故称大蛤也。肉可以食，壳可饰器物，灰可闉塞墙壁，又可为粉饰面，俗呼蛤粉，亦或生味，其为用多矣。又《临海水土记》云：似车螯而角不正者曰移角。似车螯而壳薄者曰姑劳。似车螯而小者曰羊蹄，出罗江。昔人皆谓雉化者，乃蛟蜃之蜃，而陈氏、罗氏以为蛤蜃之蜃，似误。

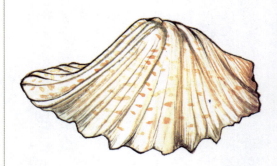

车螯

 肉

【气味】甘、咸，冷，无毒。

【主治】解酒毒消渴，并痈肿。（藏器）

 壳

【气味】同肉。

【主治】疮疖肿毒。烧赤，醋淬二度为末，同甘草等分酒服。并以醋调敷之。（《日华》）

消积块，解酒毒，治痈疽发𤻤痛。（时珍）

【发明】〔时珍曰〕车螯味咸，气寒而降，阴中之阴也。入血分，故宋人用治痈疽，取恶物下，云有奇功。亦须审其气血虚实老少如何可也。今外科尠知用者。

附方

车螯转毒散。治发背痈疽，不问浅深大小，利去病根，则免传变。用车螯（即昌娥，紫背光厚者，以盐泥固济，煅赤出火毒）一两，生甘草（末）一钱半，轻粉五分，为末，每服四钱，用栝楼一个，酒一碗，煎一盏，调服。五更转下恶物为度，未下再服。甚者不过二服。（《外科精要》）

六味车螯散。治症同上。用车螯四个，黄泥固济，煅赤出毒，研末。灯芯三十茎，栝楼一个（取仁炒香），甘草节（炒）二钱，通作一服。将三味入酒二碗，煎半碗，去滓，入蜂蜜一匙，调车螯末二钱，腻粉少许，空心温服。下恶涎毒为度。（《本事》）

禽部

本草纲目

李时珍曰：二足而羽曰禽。师旷《禽经》云：羽虫三百六十，毛协四时，色合五方。山禽岩栖，原鸟地处。林鸟朝嘲，水鸟夜嗷。其交也，或以尾脾，或以睛眙，或以声音，或合异类（雉、孔与蛇交之类）。其生也，或以翼孚卵，或以同气变（鹰化鸠之类），或以异类化（田鼠化驾之类），或变入无情（雀入水为蛤之类）。噫！物理万殊若此，学者其可不致知乎？五鸠九扈，少皞取以名官；雄雌鸥鹁，诗人厌旨徽矣。不妖天，不覆巢，不殇卵，而庖人供六禽，翟氏攻猛鸟，若藬覆天鸟之巢。圣人之于物也，用舍仁杀之意，夫岂徒然哉？《记》曰：天产作阳。羽类则阳中之阳，大抵多养阳。

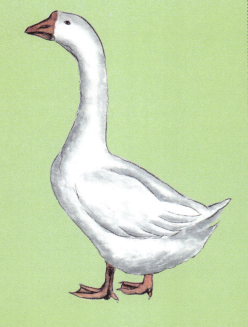

鹅

《别录》上品

【释名】家雁、舒雁。〔时珍曰〕鹅鸣自呼。江东谓之舒雁,似雁而舒迟也。

【集解】〔时珍曰〕江淮以南多畜之。有苍、白二色,及大而垂胡者。并绿眼黄喙红掌,善斗,其夜鸣应更。师旷《禽经》云"脚近臎者能步",鹅、鹜是也。又云"鹅伏卵则逆月",谓向月取气助卵也。性能啖蛇及蚓,制射工,故养之能辟虫虺,或言鹅性不食生虫者,不然。

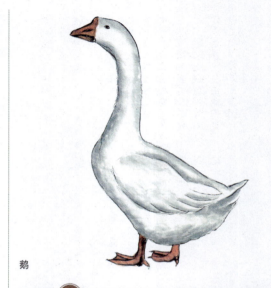

鹅

【气味】甘,微寒,无毒。

【主治】灌耳,治卒聋。(《别录》)

涂面急,令人悦白。唇沸,手足皴裂,消痈肿,解礜石毒。(时珍)

【气味】甘,平,无毒。

【主治】利五脏。(《别录》)

解五脏热,服丹石人宜之。(孟诜)

煮汁,止消渴。(藏器)

【发明】〔藏器曰〕苍鹅食虫,主射工毒为良;白鹅不食虫,止渴为胜。

臎

一名尾罂,尾肉也。

【主治】涂手足皴裂。纳耳中,治聋及聤耳。(《日华》)

血

【气味】咸,平,微毒。

【主治】中射工毒者,饮之,并涂其身。(陶弘景)

胆

【气味】苦,寒,无毒。

【主治】解热毒及痔疮初起,频涂抹之,自消。(时珍)

【附方】

痔疮有核。白鹅胆二三枚,取汁,入熊胆二分,片脑半分,研匀,瓷器密封,勿令泄气,用则手指涂之,立效。(刘氏《保寿堂方》)

【气味】甘,温,无毒。

【主治】补中益气。多食发痼疾。(孟诜)

毛

【主治】射工水毒。(《别录》)

小儿惊痫。又烧灰酒服,治噎疾。(苏恭)

【发明】〔时珍曰〕《禽经》云:鹅飞则蜮沉。蜮即射工也。又《岭南异物志》云:邕州蛮人选鹅腹毳毛为衣、被絮,柔暖而性冷。婴儿尤宜之,能辟惊痫。柳子厚诗云:"鹅毛御腊缝山罽",即此。盖毛与肉性不同也。

【附方】

噎食病。白鹅尾毛烧灰,米汤每服一钱。

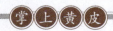

【主治】烧研,搽脚趾缝湿烂。焙研,油调,涂冻疮良。(时珍)

雁

《本经》上品

释名 鸿。〔时珍曰〕按《禽经》云：鹅以水言，自北而南，鸠以山言，自北而南，张华注云：鹅鸠（并音雁）。冬则适南，集于水干，故字从干；春则向北，集于岸，故字从厈。小者曰雁，大者曰鸿。鸿，大也。多集江渚，故从江。梵书谓之僧娑。

集解 〔《别录》曰〕雁生江南池泽，取无时。
〔恭曰〕雁为阳鸟，与燕往来相反，冬南翔，夏北徂，孳育于北也。岂因北人不食之乎。
〔时珍曰〕雁状似鹅，亦有苍、白二色。今人以白而小者为雁，大者为鸿，苍者为野鹅，亦曰鴚鹅，《尔雅》谓之鹭鹅也。雁有四德：寒则自北而南，止于衡阳，热则自南而北，归于雁门，其信也；飞则有序而前鸣后和，其礼也；失偶不再配，其节也；夜则群宿而一奴巡警，昼则衔芦以避缯缴，其智也。而捕者紾之为媒，以诱其类，是则一愚矣。南来时瘠瘦不可食，北向时乃肥，故宜取之。又汉、唐书，并载有五色雁云。

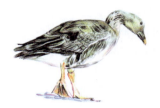

雁

气味 甘，平，无毒。

主治 风挛拘急偏枯，血气不通利。久服，益气不饥，轻身耐老。（《本经》）

治耳聋，和豆黄作丸，补劳瘦，肥白人。（《日华》）

附方

生发。雁肪日日涂之。（《千金方》）

气味 甘，平，无毒。

主治 风麻痹。久食动气，壮筋骨。（《日华》）

利脏腑，解丹石毒。（时珍）

发明 〔弘景曰〕雁肪人不多食，其肉亦应好。
〔宗奭曰〕人不食雁，谓其知阴阳之升降，少长之行序也。道家谓之天厌，亦一说耳。食之则治诸风。

主治 烧灰和米泔沐头，长发。（孟诜）

主治 喉下白毛，疗小儿痫有效。（苏恭）

自落翎毛，小儿佩之，辟惊痫。（《日华》）

发明 〔时珍曰〕案《酉阳杂俎》云：临邑人，春夏罗取鸿雁毛以御暑。又《淮南·万毕术》云：鸿毛作囊，可以渡江。此亦中流一壶之意，水行者不可不知。

雉

《别录》中品

释名 野鸡。〔时珍曰〕黄氏《韵会》云：雉，理也。雉有文理也。故《尚书》谓之华虫，《曲礼》谓之疏趾。雉类甚多，亦各以形色为辨耳。

集解 〔时珍曰〕雉，南北皆有之。形大如鸡，而斑色绣翼。雄者文采而尾长，雌者文暗而尾短。

气味 酸，微寒，无毒。

主治 补中，益气力，止泄痢，除蚁瘘。（《别录》）

发明 〔时珍曰〕雉肉，诸家言其发痔，下痢人不可食，而《别录》用治痢、瘘何邪？盖雉在上应胃土，故能补中；而又食虫蚁，故能治蚁瘘，取其制伏耳。若久食及食非其时，则生虫有毒，故不宜也。

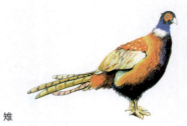

雉

附方

脾虚下痢（日夜不止）。野鸡一只，如食法，入橘皮、葱、椒、五味，和作馄饨煮，空心食之。（《食医心镜》）

消渴饮水（小便数）。用野鸡一只，五味煮取（三升已来）汁饮之。肉亦可食，甚效。（《食医心镜》）

心腹胀满。野鸡一只（不拘雄雌），茴香（炒）、马芹子（炒）、川椒（炒）、陈皮、生姜等分，用醋以一夜蒸饼和雉肉作馅料，外以面皮包作馄饨，煮熟食，仍早服嘉禾散，辰服此，午服导气枳壳丸。（朱氏《集验方》）

【主治】烧灰和麻油，敷天火丹毒。（时珍）

【主治】久疟。（时珍）

附方

久疟不止。雄野鸡屎、熊胆、五灵脂、恒山等分，为末，醋糊丸黑豆大。正发时，冷水下一丸。（《圣惠》）

【主治】涂冻疮。（时珍）

【主治】蚁瘘。（孙思邈）

鸡

《本经》上品

释名 烛夜。〔时珍曰〕按徐铉云：鸡者稽也，能稽时也。

集解 〔时珍曰〕鸡类甚多，五方所产，大小形色往往亦异。鸡在卦属巽，在星应昴，无外肾而亏小肠。之，各从其类也。

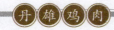

【气味】甘，微温，无毒。

【主治】女人崩中漏下赤白沃。补虚温中止血。（《本经》）

能愈久伤乏疮不瘥者。（《别录》）

补肺。（孙思邈）

【发明】〔宗奭曰〕即赤鸡也。

〔时珍曰〕鸡虽属木，分而配之，则丹雄鸡得离火阳明之象，白雄鸡得庚金太白之象，故辟邪恶者宜之；乌雄鸡属木，乌雌鸡属水，故胎产宜之；黄雌鸡属土，故脾胃宜之；而乌骨者，又得水木之精气，故虚热者宜

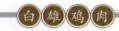

【气味】酸，微温，无毒。

【主治】下气，疗狂邪，安五脏，伤中消渴。（《别录》）

调中除邪，利小便，去丹毒风。（《日华》）

附方

癫邪狂妄（自贤自圣，行走不休）。白雄鸡一只煮，以五味和作羹粥食。（《心镜》）

水气浮肿。小豆一升，白雄鸡一只，治如食法，以水三斗煮熟食之，饮汁令尽。（《肘后》）

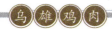

乌雄鸡肉

【气味】甘，微温，无毒。

【主治】补中止痛。(《别录》)

止肚痛，心腹恶气，除风湿麻痹，补虚羸，安胎，治折伤并痈疽。生捣，涂竹木刺入肉。(《日华》)

附方

补益虚弱。虚弱人用乌雄鸡一只治净，五味煮极烂，空腹饱之。食生即反损人。或五味淹炙食，亦良。(孟诜)

脚气烦懑。用乌雄鸡一只，治如食法，入米作羹食。(《养老书》)

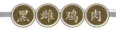

黑雌鸡肉

【气味】甘、酸，温、平，无毒。

【主治】作羹食，治风寒湿痹，五缓六急，安胎。(《别录》)

安心定志，除邪辟恶气，治血邪，破心中宿血，治痈疽，排脓补新血，及产后虚羸，益色助气。(《日华》)

治反胃及腹痛，蹉折骨痛，乳痈。又新产妇以一只治净，和五味炒香，投二升酒中，封一宿取饮，令人肥白。又和乌油麻二升熬香末之，入酒中极效。(孟诜)

附方

中风（舌强不语，目睛不转，烦热）。乌雌鸡一只治净，以酒五升，煮取二升去滓，分作三次，连服之。食葱白粥，暖卧，取小汗。(《饮膳正要》)

死胎不下。乌鸡一只去毛，以水三升，煮二升去鸡。用帛蘸汁摩脐下，自出。(《妇人良方》)

虚损积劳。用乌雌鸡一头，治如食法，以生地黄一斤(切)，饴糖一升，纳腹内缚定，铜器贮，于瓶中蒸五升米熟，取出，食肉饮汁，勿用盐。一月一作，神效。(姚僧垣方)

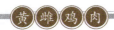

黄雌鸡肉

【气味】甘、酸、咸，平，无毒。

【主治】伤中消渴，小便数而不禁，肠澼泄痢，补益五脏，续绝伤，疗五劳，益气力。(《别录》)

治劳劣，添髓补精，助阳气，暖小肠，止泄精，补

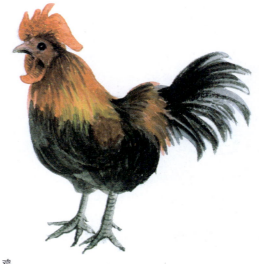

鸡

水气。(《日华》)

补丈夫阳气，治冷气瘦着床者，渐渐食之，良。以光粉、诸石末和饭饲鸡，煮食甚补益。(孟诜)

治产后虚羸，煮汁煎药服，佳。(时珍)

乌骨鸡

【气味】甘，平，无毒。

附方

脾虚滑痢。用黄雌鸡一只炙，以盐、醋涂，煮熟干燥，空心食之。(《心镜》)

【主治】补虚劳羸弱，治消渴，中恶鬼击心腹痛，益产妇，治女人崩中带下，一切虚损诸病，大人小儿下痢禁口，并煮食饮汁，亦可捣和丸药。(时珍)

【发明】〔时珍曰〕乌骨鸡，有白毛乌骨者，黑毛乌骨者，斑毛乌骨者，有骨肉俱乌者，肉白骨乌者；但观鸡舌黑者，则肉骨俱乌，入药更良。

附方

赤白带下。白果、莲肉、江米各五钱，胡椒一钱，为末。乌骨鸡一只，如常治净，装末入腹煮熟，空心食之。

遗精白浊（下元虚惫者）。用前方食之良。

脾虚滑泄。乌骨母鸡一只治净，用豆蔻一两，草果二枚，烧存性，掺入鸡腹内，扎定煮熟，空心食之。

三年雄鸡者良。

【气味】咸，平，无毒。

【主治】乌鸡者，主乳难。（《别录》）

治目泪不止，日点三次，良。（孟诜）

亦点暴赤目。（时珍）

附方

对口毒疮。热鸡血频涂之，取散。（《皆效方》）

燥癣作痒。雄鸡冠血，频频涂之。（《范汪方》）

即鸡卵也。黄雌者为上，乌雌者次之。

【气味】甘，平，无毒。

【主治】除热火灼烂疮、痫痉，可作虎魄神物。（《本经》）

镇心，安五脏，止惊安胎，治妊娠天行热疾狂走，男子阴囊湿痒，及开喉声失音。醋煮食之，治赤白久痢，及产后虚痢。光粉同炒干，止疳痢，及妇人阴疮。和豆淋酒服，治贼风麻痹，醋浸令坏，敷疵皯。作酒，止产后血运，暖水脏，缩小便，止耳鸣。和蜡炒，治耳鸣、聋，及疳痢。（《日华》）

益气。以浊水煮一枚，连水服之，主产后痢。和蜡煎，止小儿痢。（藏器）

小儿发热，以白蜜一合，和三颗搅服，立瘥。（孟诜）

【发明】〔时珍曰〕卵白象天，其气清，其性微寒；卵黄象地，其气浑，其性温；卵则兼黄白而用之，其性平。精不足者补之以气，故卵白能清气，治伏热、目赤、咽痛诸疾；形不足者补之以味，故卵黄能补血，治下痢、胎产诸疾；卵则兼理气血，故治上列诸疾也。

附方

雀卵面疱。鸡卵醋浸令坏，取出敷之。（《普济》）

产后血多（不止）。乌鸡子三枚，醋半升，酒二升，和搅，煮取二升，分四服。（《拾遗》）

妇人白带。用酒及艾叶煮鸡卵，日日食之。（《袖珍方》）

头风白屑。新下乌鸡子三枚，沸汤五升搅，作三度沐之，甚良。（《集验》）

【气味】甘，微寒，无毒。

【主治】目热赤痛，除心下伏热，止烦满咳逆，小儿下泄，妇人产难，胞衣不出，并生吞之。醋浸一宿，疗黄疸，破大烦热。（《别录》）

产后血闭不下，取白一枚，入醋一半搅服。（藏器）

和赤小豆末，涂一切热毒、丹肿、腮痛神效。冬月以新生者酒渍之，密封七日取出，每夜涂面，去皯䵟䵳皰，令人悦色。（时珍）

附方

汤火烧灼。鸡子清和酒调洗，勤洗即易生肌。忌发物。或生敷之亦可。（《经验秘方》）

面黑令白。鸡子三枚，酒浸，密封四七日。每夜以白敷面，如雪白也。（《普济》）

【气味】甘，温，无毒。

【主治】醋煮，治产后虚及痢，小儿发热。煎食，除烦热。炼过，治呕逆。和常山末为丸。竹叶汤服，治久疟。（《药性》）

炒取油，和粉，敷头疮。（《日华》）

卒干呕者，生吞数枚，良。小便不通者，亦生吞之，数次效。补阴血，解热毒，治下痢，甚验。（时珍）

附方

小肠疝气。鸡子黄搅，温水服之。三服效。

消灭瘢痕。鸡子五七枚煮熟，取黄炒黑，拭涂，日三。久久自灭。（《圣惠方》）

耳疳出汁。鸡子黄炒油涂之，甚妙。（谈野翁方）

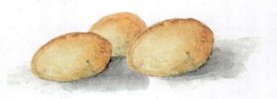

鸡子

鸽

宋《嘉祐》

[释名] 鹁鸽、飞奴。〔时珍曰〕鸽性淫而易合，故名。

[集解] 〔时珍曰〕处处人家畜之，亦有野鸽。名品虽多，大要毛羽不过青、白、皂、绿、鹊斑数色。眼目有大小，黄、赤、绿色而已。亦与鸠为匹偶。

【气味】咸，平，无毒。

【主治】调精益气，治恶疮疥癣，风瘙白癜，疬疡风，炒熟酒服。虽益人，食多恐减药力。（孟诜）

附方

消渴饮水（不知足）。用白花鸽一只，切作小片，以土苏煎，含咽。（《心镜》）

【主治】解诸药、百蛊毒。（时珍）

【主治】解疮毒、痘毒。

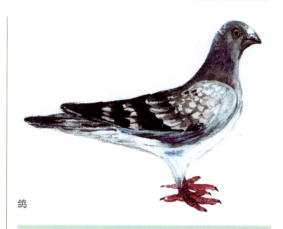

鸽

附方

预解痘毒。小儿食之，永不出痘，或出亦稀。用白鸽卵一对，入竹筒封，置厕中，半月取出，以卵白和辰砂三钱，丸绿豆大。每服三十丸，三豆饮下，毒从大小便出也。（《潜江方》）

伏翼

《本经》上品

[释名] 蝙蝠（音编福）、天鼠、仙鼠、飞鼠、夜燕。〔时珍曰〕伏翼，《尔雅》作服翼，齐人呼为仙鼠，《仙经》列为肉芝。

[集解] 〔时珍曰〕伏翼形似鼠，灰黑色。有薄肉翅，连合四足及尾如一。夏出冬蛰，日伏夜飞，食蚊蚋。自能生育，或云鼍虱化蝠，鼠亦化蝠，蝠又化魁蛤，恐不尽然。生乳穴中甚大。或云燕避戊己，蝠伏庚申，此理之不可晓者也。若夫白色者，自有此种尔。《仙经》以为千百岁，服之令人不死者，乃方士诳言也。陶氏、苏氏从而信之，迂矣。

【主治】目瞑痒痛，明目，夜视有精光。久服令人喜乐媚好无忧。（《本经》）

疗五淋，利水道。（《别录》）

主女人生子余疾，带下病，无子。（苏恭）

治久咳上气，久疟瘰疬，金疮内漏，小儿魃病惊风。（时珍）

【发明】〔时珍曰〕蝙蝠性能泻人，故陈子真等服之皆致死。观后治金疮方，皆致下利，其毒可知。《本经》谓其无毒，久服喜乐无忧，《日华》云久服解愁者，皆误后世之言。适足以增忧益愁而已。治病可也，服食不可也。

附方

仙乳丸。治上焦热，昼常好瞑。用伏翼（五两重）一枚（连肠胃炙燥），云实（微炒）五两，威灵仙三两，牵牛（炒）、苋实各二两，丹砂、雌黄、铅丹各一两，腻粉半两，为末，蜜丸绿豆大。每服七丸，木通汤下，以知为度。（《普济》）

久咳上气（十年、二十年，诸药不效）。用蝙蝠除翅、足，烧焦研末。米饮服之。（《百一方》）

久疟不止。《范汪方》：用蝙蝠七个，去头、翅、足，捣千下，丸梧子大。每服一丸，清汤下。鸡鸣时一丸，禺中一丸。伏翼丸：蝙蝠一枚（炙），蛇蜕皮一条（烧），蜘蛛一枚（去足炙），鳖甲一枚（醋炙），麝香半钱，为末。五月五日午时研匀，入炼蜜和，丸麻子大。每温酒下五丸。（《圣惠方》）

小儿惊痫。用入蛰蝙蝠一个，入成块朱砂三钱在腹内，以新瓦合，煅存性，候冷为末。空心分四服，（儿小分五服）白汤下。（《医学集成》）

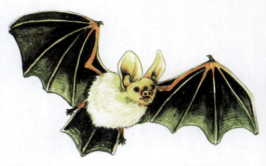

伏翼

 脑

【主治】涂面，去女子面疱。服之，令人不忘。（苏恭）

 血及胆

【主治】滴目，令人不睡，夜中见物。（藏器）

寒号虫

宋《开宝》

释名 鹖鴡、独春，屎名五灵脂。〔时珍曰〕杨氏《丹铅录》，谓寒号虫即鹖鴡，今从之。《诗》作盍旦，《礼》作曷旦，《说文》作鹖鴡，《广志》作侃旦，《唐诗》作渴旦，皆随义借名耳。其屎名五灵脂者，谓状如凝脂而受五行之灵气也。

集解 〔时珍曰〕曷旦乃候时之鸟也，五台诸山甚多。其状如小鸡，四足有肉翅。

 肉

【气味】甘，温，无毒。

【主治】食之，补益人。（汪颖）

 五灵脂

【气味】甘，温，无毒。

【主治】心腹冷气，小儿五疳，辟疫，治肠风，通利气脉，女子血闭。（《开宝》）

疗伤冷积聚。（苏颂）

凡血崩过多者，半炒半生，酒服，能行血止血。治血气刺痛甚效。（震亨）

止妇人经水过多，赤带不绝，胎前产后血气诸痛，男女一切心腹、胁肋、少腹诸痛，疝痛，血痢肠风腹痛，身体血痹刺痛，肝疟发寒热，反胃消渴，及痰涎挟血成窠，血贯瞳子，血凝齿痛，重舌，小儿惊风，五痫癫疾，杀虫，解药毒，及蛇、蝎、蜈蚣伤。（时珍）

附方

手足冷麻。寇曰：风冷，气血闭，手足身体疼痛冷麻，五灵脂二两，没药一两，乳香半两，川乌头一两半（炮去皮），为末，滴水丸如弹子大。每用一丸，生姜温酒磨服。（《本草衍义》）

骨折肿痛。五灵脂、白及各一两，乳香，没药各三钱，为末，熟水同香油调，涂患处。（《乾坤秘韫》）

兽部

本草纲目

李时珍曰：兽者，四足而毛之总称，地产也。豢养者谓之畜，《素问》曰"五畜为益"是矣。周制，庖人供六畜（马、牛、鸡、羊、犬、豕也），兽人辨其名物，䱷人供鹰、兔、野豕也），六兽（麋、鹿、狼、麕、兔、野豕也），辨其死生鲜薧之物，兽人辨其名物。凡祭祀宾客，供其死兽生兽。皮毛筋骨，入于玉府。冥氏攻猛兽，穴氏攻蛰兽，可谓慎且备矣。呜呼！圣人之于养生事死、辨物用物之道，盛为时用。后世如黄羊黄鼠、尾貂皮，皆服食所须；今为御供；蝙而典籍失载。山獭之异，狗宝之功，宣父独知，鼫鼠之对，终军能究。地生之羊，彭侯之肉，非博雅君子，孰能别之？况物之性理万殊，人之用舍宜慎，盖不但多识其名而已也。于是集诸兽之可供膳食、药物、服器者为兽类。

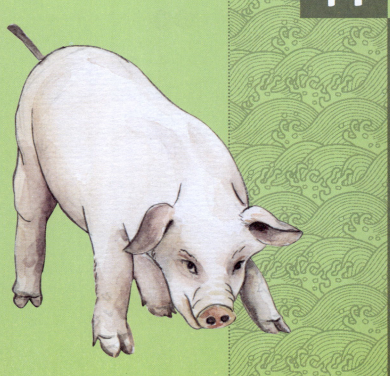

豕

《本经》下品

释名 猪、豚、豭（音加）、豴（音滞）、豷（音坟）。〔时珍曰〕按许氏《说文》云：豕字象毛足而后有尾形。《林氏小说》云：豕食不洁，故谓之豕。

集解 〔颂曰〕凡猪骨细，少筋多膏，大者有重百余斤。食物至寡，故人畜养之，甚易生息。
〔时珍曰〕猪天下畜之，而各有不同。生青兖徐淮者耳大，生燕冀者皮厚，生梁雍者足短，生辽东者头白，生豫州者味短，生江南者耳小，谓之江猪，生岭南者白而极肥。猪孕四月而生，在畜属水，在卦属坎，在禽应室星。

豭猪肉

【气味】酸，冷，无毒。凡猪肉：苦，微寒，有小毒。江猪肉：酸，平，有小毒。豚肉：辛，平，有小毒。

【主治】疗狂病久不愈。（《别录》）
压丹石，解热毒，宜肥热人食之。（《拾遗》）
补肾气虚竭。（《千金》）

【发明】〔时珍曰〕按钱乙治小儿疳病麝香丸，以猪胆和丸，猪肝汤服。疳渴者，以猪肉汤或煿猪汤服。其意盖以猪属癸水而气寒，能去火热耶？

〔弘景曰〕猪为用最多，惟肉不宜多食，令人暴肥，盖虚肌所致也。

〔震亨曰〕猪肉补气，世俗以为补阴误矣，惟补阳尔。今之虚损者，不在阳而在阴。以肉补阴，是以火济水。盖肉性入胃便作湿热，热生痰，痰生则气不降而诸证作矣。谚云：猪不姜，食之发大风，中年气血衰，面发黑黯也。

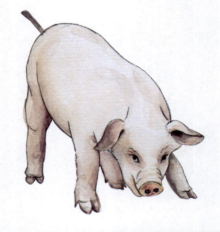

豕

小儿痘疮。猪肉煮汁洗之。（谭氏方）
男女阴蚀。肥猪肉煮汁洗，不过三十斤瘥。（《千金方》）

脂膏

【气味】甘，微寒，无毒。
【主治】煎膏药，解斑蝥、芫青毒。（《别录》）
解地胆、亭长、野葛、硫黄毒，诸肝毒，利肠胃，通小便，除五疸水肿，生毛发。（时珍）
破冷结，散宿血。（孙思邈）
利血脉，散风热，润肺。入膏药，主诸疮。（苏颂）
杀虫，治皮肤风，涂恶疮。（《日华》）
治痈疽。（苏恭）
悦皮肤。作手膏，不皲裂。（陶弘景）
胎产衣不下，以酒多服，佳。（徐之才）

附方

伤寒时气。猪膏如弹丸，温水化服，日三次。（《肘后方》）
五种疸疾。黄疸、谷疸、酒疸、黑疸、女劳疸。黄汗如黄檗汁，用猪脂一斤，温热服，日三，当利乃愈。

附方

浮肿胀满（不食、心闷）。用猪脊肉一双，切作生，以蒜、薤食之。（《心镜》）
身肿攻心。用生猪肉以浆水洗，压干切脍，蒜、薤啖之，一日二次，下气去风，乃外国方也。（张文仲方）
破伤风肿。新杀猪肉，乘热割片，贴患处。连换三片，其肿立消。（《简便》）
解丹石毒（发热困笃）。用肥猪肉五斤，葱、薤各半斤，煮食或作臛食。必腹鸣毒下，以水淘之得石，沙石尽则愈。（《千金方》）
打伤青肿。炙猪肉搨之。（《千金》）

(《肘后方》)

赤白带下。炼猪脂三合，酒五合，煎沸顿服。(《千金方》)

小便不通。猪脂一斤，水二升，煎三沸，饮之立通。(《千金方》)

关格闭塞。猪脂、姜汁各二升，微火煎至二升，下酒五合，和煎分服。(《千金》)

痘疮便秘（四五日）。用肥猪膘一块，水煮熟，切如豆大，与食。自然藏府滋润，痂疤易落，无损于儿。（陈文中方）

卒中五尸。仲景用猪脂一鸡子，苦酒一升，煮沸灌之。(《肘后方》)

中诸肝毒。猪膏顿服一升。(《千金方》)

上气咳嗽。猪肪四两，煮百沸以来，切，和酱、醋食之。(《心镜》)

产后虚汗。猪膏、姜汁、白蜜各一升，酒五合，煎五上五下。每服方寸匕。(《千金翼》)

发落不生。以酢泔洗净，布揩令热。以腊猪脂，入细研铁上生衣，煮三沸，涂之。遍生。(《千金翼》)

冬月唇裂。炼过猪脂，日日涂之。(《十便良方》)

手足皴破。猪脂着热酒中洗之。(《千金方》)

口疮塞咽。用猪膏、白蜜各一斤，黄连末一两，合煎取汁熬稠，每服枣许，日五服。(《千金》)

杂物入目。猪脂煮取水面如油者，仰卧去枕点鼻中，不过数度，与物俱出。(《圣惠方》)

【脑】

【气味】甘，寒，有毒。

【主治】风眩脑鸣，冻疮。(《别录》)

主痈肿，涂纸上贴之，干则易，治手足皲裂出血，以酒化洗，并涂之。（时珍）

附方

喉痹已破（疮口痛者）。猪脑髓蒸熟，入姜、醋吃之，即愈。(《普济方》)

【髓】

【气味】甘，寒，无毒。

【主治】扑损恶疮。（颂）

涂小儿解颅、头疮，及脐肿、眉疮、瘑疥。服之，补骨髓，益虚劳。（时珍）

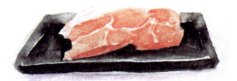

猪肉

【发明】〔时珍曰〕按丹溪治虚损补阴丸，多用猪脊髓和丸。取其通肾命，以骨入骨，以髓补髓也。

附方

骨蒸劳伤。猪脊髓一条，猪胆汁一枚，童便一盏，柴胡、前胡、胡黄连、乌梅各一钱，韭白七根，同煎七分，温服。不过三服，其效如神。(《瑞竹堂方》)

小儿脐肿。猪颊车髓十二铢，杏仁半两，研敷。(《千金》)

【血】

【气味】咸，平，无毒。

【主治】生血；疗贲豚暴气，及海外瘴气。(《日华》)

中风绝伤，头风眩晕，及淋沥。（苏恭）

卒下血不止，清酒和炒食之。（思邈）

清油炒食，治嘈杂有虫。（时珍）

压丹石，解诸毒。（吴瑞）

【发明】〔时珍曰〕按陈自明云：妇人嘈杂，皆血液泪汗变而为痰，或言是血嘈，多以猪血炒食而愈，盖以血导血归原之意尔。此固一说，然亦有蛔虫作嘈杂者，虫得血腥则饱而伏也。

附方

交接阴毒（腹痛欲死）。𥀬猪血乘热和酒饮之。(《肘后》)

中满腹胀（旦食不能暮食）。用不着盐水猪血，漉去水，晒干为末，酒服取泄，甚效。（李楼《奇方》）

【心】

【气味】甘、咸，平，无毒。

【主治】惊邪忧恚。(《别录》)

虚悸气逆，妇人产后中风，血气惊恐。（思邈）

补血不足，虚劣。（苏颂）

五脏：主小儿惊痫，出汗。（苏恭）

【发明】〔刘完素曰〕猪，水畜也，故心可以镇恍惚。

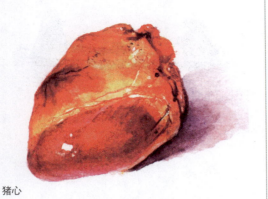

猪心

目难远视（肝虚也）。猪肝一具，细切去皮膜，葱白一握，用豉汁生羹，待熟下鸡子三个，食之。（《普济方》）

肝热目赤（碜痛）。用猪肝一具薄切，水洗净，以五味食之。（《食医心镜》）

女人阴痒。炙猪肝纳入，当有虫出。（《肘后》）

打击青肿。炙猪肝贴之。（《千金》）

急劳瘦悴（日晚即寒热，惊悸烦渴）。用䤩猪肝一具（切丝），生甘草末十五两，于铛中布肝一重，掺甘草末一重，以尽为度，取童便五升，文武火煮干，捣烂，众手丸梧子大。每空心米饮下二十丸，渐加至三十丸。（《圣济总录》）

附方

心虚自汗（不睡者）。用䤩猪心一个，带血破开，入人参、当归各二两，煮熟去药食之。不过数服，即愈。（《证治要诀》）

心虚嗽血。沉香末一钱，半夏七枚，入猪心中，以小便湿纸包煨熟，去半夏食之。（《证治要诀》）

产后风邪（心虚惊悸）。用猪心一枚，五味，豉汁煮食之。（《心镜》）

肾

俗名腰子。

【气味】咸，冷，无毒。

【主治】理肾气，通膀胱。（《别录》）

补膀胱水脏，暖腰膝，治耳聋。（《日华》）

补虚壮气，消积滞。（苏颂）

除冷利。（孙思邈）

止消渴，治产劳虚汗，下痢崩中。（时珍）

【发明】〔时珍曰〕猪肾，《别录》谓其理肾气，通膀胱。《日华》亦曰补水脏膀胱，暖腰膝。而又曰虽补肾，久食令人少子。孟诜亦曰：久食令人肾虚。两相矛盾如此，何哉？盖猪肾性寒，不能补命门精气。方药所用，借其引导而已。《别录》理字、通字，最为有理；《日华》暖腰膝、补膀胱水脏之说为非矣。肾有虚热者，宜食之；若肾气虚寒者，非所宜矣。今人不达此意，往往食猪肾为补，不可不审。又《千金》治消渴有猪肾荠苨汤，补肾虚劳损诸病有肾沥汤，方甚多，皆用猪、羊肾煮汤煎药，俱是引导之意。

肝

【气味】苦，温，无毒。

【主治】小儿惊痫。（苏恭）

切作生，以姜、醋食，主脚气，当微泄。若先利，即勿服。（藏器）

治冷劳脏虚，冷泄久滑赤白，乳妇赤白带下，以一叶薄批，掺着诃子末炙之，再掺再炙，尽末半两，空腹细嚼，陈米饮送下（苏颂）

补肝明目，疗肝虚浮肿。（时珍）

【发明】〔时珍曰〕肝主藏血，故诸血病用为向导入肝。《千金翼》治痢疾有猪肝丸，治脱肛有猪肝散，诸眼目方多有猪肝散，皆此意也。

附方

休息痢疾。䤩猪肝一具（切片），杏仁（炒）一两，于净锅内，一重肝，一重杏仁，入童子小便二升，文火煎干。取食，日一次。（《千金》）

乳肿胀满（不下食、心闷）。猪肝一具洗切，着葱、豉、姜、椒炙之。或单煮羹亦可。（《心镜》）

附方

肾虚遗精（多汗，夜梦鬼交）。用猪肾一枚，切开去膜，入附子末一钱，湿纸裹煨熟，空心食之，饮酒一杯。不过三五服，效。（《经验方》）

肾虚阴痿（羸瘦，精衰少力）。用䤩猪肾一对（去脂膜，切片），枸杞叶半斤，以豉汁二盏半相合，同椒、盐、葱煮羹，空腹食。（《经验方》）

肾虚腰痛。用猪腰子一枚（切片），以椒、盐淹去腥水，入杜仲末三钱在内，荷叶包煨食之，酒下。

（《本草权度》）

闪肭腰痛。用獖猪肾一枚（批片），盐、椒淹过，入甘遂末三钱，荷叶包煨熟食，酒送下。（《儒门事亲》）

老人耳聋。猪肾一对（去膜，切），以粳米二合，葱白二根，薤白七根，人参二分，防风一分，为末，同煮粥食。（《奉亲养老方》）

老人脚气（呕逆者）。用猪肾一对，以醋、蒜、五味治食之，日作一服。或以葱白、粳米同煮粥食亦可。（《奉亲养老方》）

卒然肿满。用猪肾（批开），入甘遂末一钱，纸裹煨熟食，以小便利为效，否则再服。（《肘后方》）

肘伤冷痛。猪肾一对，桂心二两，水八升，煮三升，分三服。（《肘后》）

卒得咳嗽。猪肾二枚，干姜三两，水七升，煮二升，稍服取汗。（《肘后方》）

久嗽不瘥。猪肾二枚（去脂膜），入椒四七粒（开口者），水煮啖之。（张文仲方）

心气虚损。猪腰子一枚，水二碗，煮至一碗半，切碎，入人参、当归各半两，煮至八分。吃腰子，以汁送下。未尽者，同滓作丸服。（《百一选方》）

酒积面黄（腹胀不消）。猪腰子一个，批开七刀，葛根粉一钱，掺上合定，每边炙三遍半，手扯作六块，空心吃之，米汤送下。（《普济方》）

久泄不止。猪肾一个（批开），掺骨碎补末，煨熟食之，神效。（《频湖集简方》）

赤白下痢（腰痛）。用猪肾二枚（研烂），入陈皮、椒、酱，作馄饨，空心食之。（《食医心镜》）

产后蓐劳（寒热）。用猪肾一对，切细片，以盐、酒拌之。先用粳米一合，葱、椒煮粥，盐、醋调和。将腰子铺于盆底，以热粥倾于上盖之，如作盦生粥食之。（《济生》）

肚

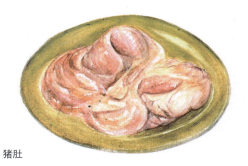

猪肚

【发明】〔时珍曰〕猪水畜而胃属土，故方药用之补虚，以胃治胃也。

附方

补益虚羸。用猪肚一具，入人参五两，蜀椒一两，干姜一两半，葱白七个，粳米半升在内，密缝，煮熟食。（《千金翼》）

水泻不止。用獖猪肚一枚，入蒜煮烂捣膏，丸梧子大。每盐汤或米饮服三十丸。丁必卿云：予每日五更必水泻一次，百药不效。用此方，入平胃散末三两，丸服，遂安。（《普济》）

仲景猪肚黄连丸：治消渴。用雄猪肚一枚，入黄连末五两，栝楼根、白粱米各四两，知母三两，麦门冬二两，缝定蒸熟，捣丸如梧子大。每服三十丸，米饮下。

老人脚气。猪肚一枚，洗净切作生，以水洗，布绞干，和蒜、椒、酱、醋五味，常食。亦治热劳。（《养老方》）

温养胎气（胎至九月消息）。用猪肚一枚，如常着葱、五味，煮食至尽。（《千金髓》）

赤白癜风。白煮猪肚一枚，食之顿尽。忌房事。（《外台》）

疥疮痒痛。猪肚一枚，同皂荚煮熟，去荚食之。（《救急》）

肚

【气味】甘，微温，无毒。

【主治】补中益气止渴，断暴痢虚弱。（《别录》）

补虚损，杀劳虫。酿黄糯米蒸捣为丸，治劳气，并小儿疳蚘黄瘦病。（《日华》）

主骨蒸热劳，血脉不行，补羸助气，四季宜食。（苏颂）

消积聚症瘕，治恶疮。（吴普）

蹄

【气味】甘、咸，小寒，无毒。

【主治】煮汁服，下乳汁，解百药毒，洗伤挞诸败疮。（《别录》）

滑肌肤，去寒热。（苏颂）

煮羹，通乳脉，托痈疽，压丹石。煮清汁，洗痈疽，溃热毒，消毒气，去恶肉，有效。（时珍）

附方

妇人无乳。《外台》：用母猪蹄一具，水二斗，煮五六升，饮之，或加通草六分。《广济》：用母猪蹄四枚，水二斗，煮一斗，去蹄，入土瓜根、通草、漏卢各三两，再煮六升，去滓，纳葱、豉作粥或羹食之。或身体微热，有少汗出佳。未通再作。

痈疽发背。母猪蹄一双，通草六分，绵裹煮羹食之。（《梅师》）

老人面药（令面光泽）。用母猪蹄一具，煮浆如胶。夜以涂面，晓则洗去。（《千金翼》）

狗

《本经》中品

释名 犬、地羊。〔时珍曰〕狗，叩也。吠声有节，如叩物也。或云为物苟且，故谓之狗，韩非云"蝇营狗苟"是矣。

集解 〔时珍曰〕狗类甚多，其用有三：田犬长喙善猎，吠犬短喙善守，食犬体肥供馔。凡《本草》所用，皆食犬也。

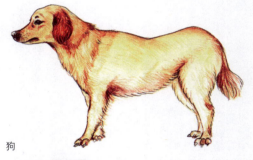

狗

肉

【气味】咸、酸，温，无毒。

【主治】安五脏，补绝伤，轻身益气。（《别录》）

宜肾。（思邈）

补胃气，壮阳道，暖腰膝，益气力。（《日华》）

补五劳七伤，益阳事，补血脉，厚肠胃，实下焦，填精髓，和五味煮，空心食之。凡食犬不可去血，则力少不益人。（孟诜）

【发明】〔弘景曰〕白狗、乌狗入药用。黄狗肉大补虚劳，牡者尤胜。

〔时珍曰〕脾胃属土，喜暖恶寒。犬性温暖，能治脾胃虚寒之疾。脾胃温和，而腰肾受荫矣。若素常气壮多火之人，则宜忌之。丹溪独指阴虚立说，矫枉过正矣。《济生》治真阳虚惫诸虚证，有黄犬肉丸，药多不载。

附方

戊戌酒。大补元气。用黄犬肉一只，煮一伏时，捣如泥，和汁拌炊糯米三斗，入麹如常酿酒。候熟，每旦空心饮之。（《养老方》）

气水鼓胀。狗肉一斤（切），和米煮粥，空腹食之。（《心镜》）

蹄肉

【气味】酸，平。

【主治】煮汁饮之，能下乳汁。（《别录》）

血

白狗者良。

【气味】咸，温，无毒。

【主治】白狗血：治癫疾发作。乌狗血：治产难横生，血上抢心，和酒服之。（《别录》）

补安五脏。（《日华》）

热饮，治虚劳吐血，又解射罔毒。点眼，治痘疮入目。又治伤寒热病发狂见鬼及鬼击病，辟诸邪魅。（时珍）

【发明】〔时珍曰〕术家以犬为地厌，能禳辟一切邪魅妖术。按《史记》云秦时杀狗磔四门以御灾，《风俗通义》云今人杀白犬血题门以辟不祥，则自古已然矣。又《华佗别传》云：琅琊有女子，右股病疮，痒而不痛，愈而复作。陀取稻糠色犬一只系马，马走五十里，乃断头向痒处合之。须臾一蛇在皮中动，以钩引出，长三尺许，七日而愈。此亦怪证，取狗之血腥，以引其虫耳。

附方

小儿卒痫。刺白犬血一升，含之，并涂身上。（葛氏方）

卒得癞疮（常时生两脚间）。用白犬血涂之，立愈。（《肘后方》）

两脚癣疮。白犬血涂之，立瘥。（《奇效》）

疔疮恶肿。取白犬血频涂之，有效。（《肘后》）

心血

【主治】心痹心痛。取和蜀椒末，丸梧子大。每服五丸，日五服。（时珍）

脑

【主治】头风痹，鼻中息肉，下部䘌疮。（《别录》）
猘犬咬伤，取本犬脑敷之，后不复发。（时珍）

附方

眉发火瘢（不生者）。蒲灰，以正月狗脑和敷，日三，则生。（《圣惠方》）

心

【主治】忧恚气，除邪。（《别录》）
治风痹鼻衄，及下部疮，狂犬咬。（《日华》）

肾

【气味】平，微毒。

【主治】妇人产后肾劳如疟者。妇人体热用猪肾，体冷用犬肾。（藏器）

肝

【主治】肝同心捣，涂狂犬咬。又治脚气攻心，作生，以姜、醋进之，取泄。先泄者勿用。（藏器）

附方

下痢腹痛。狗肝一具（切），入米一升煮粥，合五味

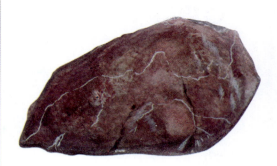

狗肝

食。（《心镜》）

心风发狂。黄石散：用狗肝一具（批开），以黄丹、消石各一钱半，研匀，擦在肝内，用麻缚定，水一升煮熟。细嚼，以本汁送下。（《杨氏家藏》）

胆

青犬、白犬者良。

【气味】苦，平，有小毒。

【主治】明目。（《本经》）

敷痂疡恶疮。（《别录》）

疗鼻齆，鼻中息肉。（甄权）

主鼻齆聤耳，止消渴，杀虫除积，能破血。凡血气痛及伤损者，热酒服半个，瘀血尽下。（时珍）

治刀箭疮。（《日华》）

【发明】〔慎微曰〕按《魏志》云：河内太守刘勋女病左膝疮痒。华佗视之，用绳系犬后足不得行，断犬腹取胆向疮口，须臾有虫若蛇从疮上出，长三尺，病愈也。

附方

眼赤涩痒。犬胆汁注目中，效。（《圣惠》）

拔白换黑。狗胆汁涂之。（《千金》）

反胃吐食（不拘丈夫妇人老少，远年近日）。用五灵脂末，黄狗胆汁和丸龙眼大，每服一丸，好酒半盏磨化服。不过三服，即效。（《本事》）

赤白下痢。腊月狗胆一百枚，每枚入黑豆充满，麝香少许。每服一枚，赤以甘草、白以干姜汤送下。（《奇效良方》）

牡狗阴茎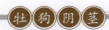

【释名】狗精。

【气味】咸，平，无毒。

【主治】伤中，阴痿不起，令强热大，生子，除女子带下十二疾。（《本经》）

治绝阳及妇人阴痿。（《日华》）

补精髓。（孟诜）

皮

【主治】腰痛，炙热黄狗皮裹之。频用取瘥。烧灰，治诸风。（时珍）

【发明】〔时珍曰〕《淮南万毕术》云：黑犬皮毛烧灰扬之，止天风。则治风之义，有取乎此也。

毛

【主治】产难。（苏恭）

颈下毛：主小儿夜啼，绛囊盛，系儿两手。（藏器）

烧灰汤服一钱，治邪疟。尾：烧灰，敷犬伤。（时珍）

附方

汤火伤疮。狗毛细剉，以烊胶和毛敷之。痂落即瘥。（《梅师》）

头骨

黄狗者良。

【气味】甘、酸，平，无毒。

【主治】金疮止血。（《别录》）

烧灰，治久痢、劳痢。和干姜、莨菪炒见烟，为丸，空心白饮服十丸，极效。（甄权）

烧灰，壮阳止疟。（《日华》）

治痈疽恶疮，解颅，女人崩中带下。（时珍）

颔骨：主小儿诸痫、诸瘘，烧灰酒服。（苏恭）

附方

小儿久痢。狗头烧灰，白汤服。（《千金》）

小儿解颅。黄狗头骨炙为末，鸡子白和，涂之。（《直指》）

赤白带下（不止者）。狗头烧灰，为末。每酒服一钱，日三服。（《圣惠》）

产后血乱（奔入四肢，并违堕）。以狗头骨灰，酒服二钱，甚效。（《经验后方》）

打损接骨。狗头一个，烧存性为末。热醋调涂，暖卧。（《卫生易简》）

痈疽疖毒。狗头骨灰、芸薹子等分，为末，醋和敷之。（《千金》）

恶疮不愈。狗头骨灰同黄丹末等分，敷之。（《寿域方》）

长肉生肌。老狗头脑骨（瓦炒）二两，桑白皮一两，当归二钱半，为末。麻油调敷。（《直指》）

鼻中瘜肉。狗头灰方寸匕，苦丁香半钱，研末吹之，即化为水。或同硇砂少许，尤妙。（朱氏《集验》）

头风白屑（作痒）。狗头骨烧灰，淋汁沐之。（《圣惠方》）

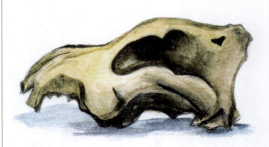

狗头骨

骨

白狗者良。

【气味】甘，平，无毒。

【主治】烧灰，疗下痢。生肌，敷马疮。（《别录》）

烧灰，疗诸疮瘘，及妒乳痈肿。（弘景）

烧灰，补虚，理小儿惊痫客忤。（《蜀本》）

煎汁，同米煮粥，补妇人，令有子。（藏器）

烧灰，米饮日服，治休息久痢。猪脂调，敷鼻中疮。（时珍）

附方

产后烦懑（不食者）。白犬骨烧研，水服方寸匕。（《千金翼》）

羊

《本经》中品

释名 羖、羝、羯。〔时珍曰〕《说文》云：羊字象头角足尾之形。

集解 〔时珍曰〕生江南者为吴羊，头身相等而毛短。生秦晋者为夏羊，头小身大而毛长。土人二岁而剪其毛，以为毡物，谓之绵羊。

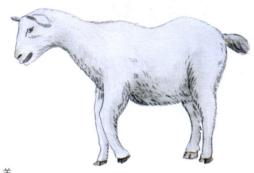

羊

羊肉

【气味】苦、甘、大热，无毒。

【主治】缓中，字乳余疾，及头脑大风汗出，虚劳寒冷，补中益气，安心止惊。（《别录》）

止痛，利产妇。（思邈）

治风眩瘦病，丈夫五劳七伤，小儿惊痫。（孟诜）

开胃健力。（《日华》）

【发明】〔颂曰〕肉多入汤剂。《胡洽方》有大羊肉汤，治妇人产后大虚，心腹绞痛厥逆，医家通用大方也。

〔李杲曰〕羊肉有形之物，能补有形肌肉之气。故曰补可去弱，人参、羊肉之属。人参补气，羊肉补形。凡味同羊肉者，皆补血虚，盖阳生则阴长也。

〔时珍曰〕按《开河记》云：隋大总管麻叔谋病风逆，起坐不得。炀帝命太医令巢元方视之。曰：风入腠理，病在胸臆。须用嫩肥羊蒸熟，掺药食之，则瘥。如其言，未尽剂而瘥。自后每杀羊羔，同杏酪、五味日食数枚。观此则羊肉补虚之功，益可证矣。

附方

羊肉汤。张仲景治寒劳虚羸，及产后心腹疝痛：用肥羊肉一斤，水一斗，煮汁八升，入当归五两，黄芪八两，生姜六两，煮取二升，分四服。（《金匮要略》）

产后虚羸（腹痛，冷气不调，及脑中风汗自出）。白羊肉一斤，切治如常，调和食之。（《心镜》）

壮阳益肾。用白羊肉半斤切生，以蒜、薤食之。三日一度，甚妙。（《心镜》）

脾虚吐食。羊肉半斤作生，以蒜、薤、酱、豉、五味和拌，空腹食之。（《心镜》）

虚冷反胃。羊肉去脂作生，以蒜薤空腹食之，立效。（《外台》）

壮胃健脾。羊肉三斤（切），梁米二升，同煮，下五味作粥食。（《饮膳正要》）

头蹄

白羊者良。

【气味】甘，平，无毒。

【主治】风眩瘦疾，小儿惊痫。（苏恭）

脑热头眩。（《日华》）

安心止惊，缓中止汗补胃，治丈夫五劳骨热，热病后宜食之，冷病人勿多食。（孟诜）

疗肾虚精竭。

附方

老人风眩。用白羊头一具，如常治，食之。（《千金》）

虚寒腰痛。用羊头、蹄一具，草果四枚，桂一两，生姜半斤，哈昔泥一豆许，胡椒煮食。（《正要》）

血

白羊者良。

【气味】咸，平，无毒。

【主治】女人中风血虚闷，及产后血运，闷欲绝者，热饮一升即活。（苏恭）

热饮一升，治产后血攻，下胎衣，治卒惊九窍出血，解莽草毒、胡蔓草毒，又解一切丹石毒发。（时珍）

【发明】〔时珍曰〕《外台》云：凡服丹石人，忌食羊血十年，一食前功尽亡。此物能制丹砂、水银、轻

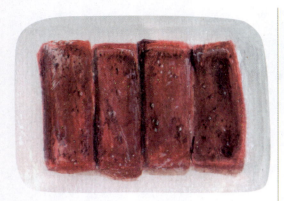

羊血

粉、生银、硇砂、砒霜、硫黄乳、石钟乳、空青、曾青、云母石、阳起石、孔公蘖等毒。凡觉毒发,刺饮一升即解。又服地黄、何首乌诸补药者,亦忌之。《岭表录异》言其能解胡蔓草毒。羊血解毒之功用如此,而《本草》并不言及,诚缺文也。

> **附方**
>
> 衄血(一月不止)。刺羊血热饮即瘥。(《圣惠》)
>
> 产后血攻(或下血不止,心闷面青,身冷欲绝者)。新羊血一盏饮之。三两服妙。(《梅师》)
>
> 大便下血。羊血煮熟,拌醋食,最效。(吴球《便民食疗》)

乳

白羚者佳。

【气味】甘,温,无毒。

【主治】补寒冷虚乏。(《别录》)

润心肺,治消渴。(甄权)

疗虚劳,益精气,补肺、肾气,和小肠气。合脂作羹食,补肾虚,及男女中风。(张鼎)

利大肠,治小儿惊痫。含之,治口疮。(《日华》)

治大人干呕及反胃,小儿哕啘及舌肿,并时时温饮之。(时珍)

【发明】〔弘景曰〕牛羊乳实为补润,故北人食之多肥健。

〔恭曰〕北人肥健,由不啖咸腥,方土使然,何关饮乳?陶以未达,故屡有此言。

〔时珍曰〕方土饮食,两相资之。陶说固偏,苏说亦过。丹溪言反胃人宜时时饮之,取其开胃脘、大肠之燥也。

> **附方**
>
> 小儿口疮。羊乳细滤入含之,数次愈。(《小品方》)
>
> 面黑令白。白羊乳三斤,羊胰三副,和捣。每夜洗净涂之,旦洗去。(《总录》)

心

【气味】甘,温,无毒。

【主治】止忧恚膈气。(《别录》)

> **附方**
>
> 心气郁结。羊心一枚,咱夫兰(即回回红花)三钱,浸玫瑰水一盏,入盐少许,徐徐涂心上,炙熟食之,令人心安多喜。(《正要》)

肺

【气味】同心。

【主治】补肺,止咳嗽。(《别录》)

伤中,补不足,去风邪。(思邈)

治渴,止小便数,同小豆叶煮食之。(苏恭)

> **附方**
>
> 小便频数(下焦虚冷也)。羊肺一具(切)作羹,入少羊肉,和盐、豉食。不过三具效。(《集验方》)
>
> 鼻中瘜肉。羊肺汤:用干羊肺一具,白术四两,肉苁蓉、通草、干姜、芎䓖各二两,为末。食后米饮服五分匕,加至方寸匕。(《千金方》)

肾

【气味】同心。

【主治】补肾气虚弱,益精髓。(《别录》)

补肾虚耳聋阴弱,壮阳益胃,止小便,治虚损盗汗。(《日华》)

合脂作羹,疗劳痢甚效。蒜、薤食之一升,疗癥瘕。(苏恭)

治肾虚消渴。(时珍)

【发明】〔时珍曰〕《千金》、《外台》、《深师》诸方,治肾虚劳损,消渴脚气,有肾沥汤方甚多,皆用羊肾煮汤煎药。盖用为引向,各从其类也。

附方

下焦虚冷（脚膝无力，阳事不行）。用羊肾一枚煮熟，和米粉半大两，炼成乳粉，空腹食之，妙。（《心镜》）

肾虚精竭。炮羊肾一双（切），于豉汁中，以五味、米糅作羹、粥食。（《心镜》）

虚损劳伤。羊肾一枚，术一升，水一斗，煮九升服一升，日三。（《肘后方》）

老人肾硬。治老人肾藏虚寒，内肾结硬，虽服补药不入。用羊肾子一对，杜仲（长二寸，阔一寸）一片，同煮熟，空心食之。令人内肾柔软，然后服补药。（《鸡峰备急方》）

肝

【气味】苦，寒，无毒。

【主治】补肝，治肝风虚热，目赤暗痛，热病后失明，并用子肝七枚，作生食，神效。亦切片水浸贴之。（苏恭）

附方

肝虚目赤。青羊肝，薄切水浸，吞之极效。（《龙木论》）

青盲内障。白羊子肝一具，黄连一两，熟地黄二两，同捣，丸梧子大。食远茶服七十丸，日三服。崔承元病内障丧明，有人惠此方报德，服之遂明。（《传信方》）

胆

【气味】苦，寒，无毒。

【主治】青盲，明目。（《别录》）
点赤障、白翳、风泪眼，解蛊毒。（甄权）
疗疳湿、时行热䘌疮，和醋服之，良。（苏恭）
治诸疮，能生人身血脉。（思邈）
同蜜蒸九次，点赤风眼，有效。（朱震亨）

【发明】〔时珍曰〕肝开窍于目，胆汁减则目暗。目者，肝之外候，胆之精华也。故诸胆皆治目病。

附方

大便秘塞。羊胆汁灌入即通。（《千金》）

胃

一名羊膍胵。

【气味】甘，温，无毒。

【主治】胃反，止虚汗，治虚羸，小便数，作羹食，三五瘥。（孟诜）

附方

中风虚弱。羊肚一具，粳米二合，和椒、姜、豉、葱作羹食之。（《正要》）

胃虚消渴。羊肚烂煮，空腹食之。（《古今录验》）

下虚尿床。羊肚盛水令满，线缚两头，煮熟，即开取中水顿服之，立瘥。（《千金》）

久病虚羸（不生肌肉，水气在胁下，不能饮食，四肢烦热者）。用羊胃一枚（切），白术一升（切），水二斗，煮九升，分九服，日三。不过三剂瘥。（张文仲方）

头骨

已下并用杀羊者良。

【气味】甘，平，无毒。

【主治】风眩瘦疾，小儿惊痫。（苏恭）

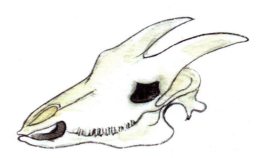

羊头骨

尾骨

【主治】益肾明目，补下焦虚冷。（《正要》）

附方

虚损昏聋。大羊尾骨一条，水五碗，煮减半，入葱白五茎，荆芥一握，陈皮一两，面三两，煮熟，取汁搜面作索饼，同羊肉四两煮熟，和五味食。（《多能鄙事》）

牛

《本经》中品

【集解】〔藏器曰〕牛有数种，《本经》不言黄牛、乌牛、水牛，但言牛尔。南人以水牛为牛，北人以黄牛、乌牛为牛。牛种既殊，入用当别。

【气味】甘，温，无毒。
【主治】安中益气，养脾胃。（《别录》）
【发明】〔时珍曰〕韩悆言：牛肉补气，与黄芪同功。

附方

腹中痞积。牛肉四两（切片），以风化石灰一钱擦上，蒸熟食。常食痞积自下。（《经验秘方》）
牛皮风癣。每五更炙牛肉一片食，以酒调轻粉敷之。（《直指方》）

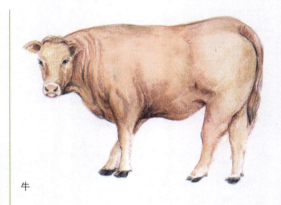

牛

煮汁作羹，蹄切食之。或以水牛尾一条，细切，作脂腊食。或煮食亦佳。（《食医心镜》）

【气味】甘，平，无毒。
【主治】消渴，止唾泄，安中益气，养脾胃。（《别录》）
补虚壮健，强筋骨，消水肿，除湿气。（藏器）

附方

水肿尿涩。牛肉一斤（熟蒸），以姜、醋空心食之。（《心镜》）
手足肿痛（伤寒时气，毒攻手足，肿痛欲断）。生牛肉裹之，肿消痛止。（《范汪方》）

水牛者良。
【气味】凉。
【主治】下热风。（孟诜）

附方

水肿胀满（小便涩者）。用水牛蹄一具（去毛），

乳

【气味】甘，微寒，无毒。
【主治】补虚羸，止渴。（《别录》）
养心肺，解热毒，润皮肤。（《日华》）
冷补，下热气。和酥煎沸食，去冷气痃癖。（藏器）
患热风人宜食之。（孟诜）
老人煮食有益。入姜、葱，止小儿吐乳，补劳。（思邈）
治反胃热哕，补益劳损，润大肠，治气痢，除疸黄，老人煮粥甚宜。（时珍）
【发明】〔震亨曰〕反胃噎膈，大便燥结，宜牛、羊乳时时咽之，并服四物汤为上策。不可用人乳，人乳有饮食之毒，七情之火也。

〔时珍曰〕乳煎荜茇，治痢有效。盖一寒一热，能和阴阳耳。按《独异志》云：唐太宗苦气痢，众医不效，下诏访问。金吾长张宝藏曾困此疾，即具疏以乳煎荜茇方，上服之立愈。宣下宰臣与五品官。魏征难之，逾月不拟。上疾复发，复进之又平。因问左右曰：进方人有功，未见除授何也。征惧曰：未知文武二吏。上怒曰：治得宰相，不妨授三品，我岂不及汝耶？即命与三品文官，授鸿胪寺卿。其方用牛乳半斤，荜茇三钱，同煎减半，空腹顿服。

> 附方
>
> 风热毒气。煎过牛乳一升，生牛乳一升，和匀。空腹服之，日三服。（《千金方》）
> 下虚消渴（心脾中热、下焦虚冷，小便多，渐羸瘦者）。牛羊乳，渴即饮之，每饮三四合。（《广利方》）
> 脚气痹弱。牛乳五升，硫黄三两（末之），煎取三升，每服三合。羊乳亦可。或以牛乳五合，煎调硫黄末一两服，取汗尤良。（《肘后》）
> 重舌出涎。特牛乳饮之。（《圣惠》）

 皮

水牛者良。

【主治】水气浮肿、小便涩少。以皮蒸熟，切入豉汁食之。（《心镜》）

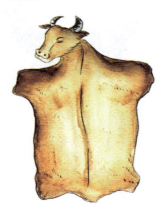

牛皮

 鼻

水牛者良。

【主治】消渴，同石燕煮汁服。（藏器）

治妇人无乳，作羹食之，不过两日，乳下无限，气壮人尤效。（孟诜）

疗口眼㖞斜。不拘干湿者，以火炙热，于不患处一边熨之，即渐正。（宗奭）

 血

【气味】咸、平，无毒。

【主治】解毒利肠，治金疮折伤垂死，又下水蛭。煮拌醋食，治血痢便血。（时珍）

【发明】〔时珍曰〕按《元史》云：布智儿从太祖征回回，身中数矢，血流满体，闷仆几绝。太祖命取一牛剖其腹，纳之牛腹中，浸热血中，移时遂苏。又云：李庭从伯颜攻郢州，炮伤左胁，矢贯于胸，几绝。伯颜命剖水牛腹纳其中，良久而苏。何孟春云：予在职方时，问各边将无知此术者，非读《元史》弗知也。故书于此，以备缓急。

 脂

黄牛者良，炼过用。

【气味】甘、温，微毒。

【主治】诸疮疥癣白秃，亦入面脂。（时珍）

> 附方
>
> 消渴不止。栝楼根煎：用生栝楼（切）十斤，以水三斗，煮至一斗，滤净，入炼净黄牛脂一合，慢火熬成膏，瓶收。每酒服一杯，日三。（《总录》）

 髓

黑牛、黄牛、牦牛者良，炼过用。

【气味】甘，温，无毒。

【主治】补中，填骨髓。久服增年。（《本经》）

安五脏，平三焦，续绝伤，益气力，止泄利，去消渴，皆以清酒暖服之。（《别录》）

平胃气，通十二经脉。（思邈）

治瘦病，以黑牛髓、地黄汁、白蜜等分，煎服。（孟诜）

润肺补肾，泽肌悦面，理折伤，擦损痛，甚妙。（时珍）

> 附方
>
> 补精润肺（壮阳助胃）。用炼牛髓四两，胡桃肉四两，杏仁泥四两，山药末半斤，炼蜜一斤，同捣成膏，以瓶盛汤煮一日。每服一匙，空心服之。（《瑞竹方》）
> 劳损风湿。陆抗膏：用牛髓、羊脂各二升，白蜜、姜汁、酥各三升，煎三上三下，令成膏。随意以温酒和服之。（《经心录》）

 脑

水牛、黄牛者良。

【气味】甘，温，微毒。

【主治】风眩消渴。（苏恭）

脾积痞气。润皲裂，入面脂用。（时珍）

附方

吐血咯血（五劳七伤）。用水牛脑一枚（涂纸上阴干）、杏仁（煮去皮）、胡桃仁、白蜜各一斤，香油四两，同熬干为末。每空心烧酒服二钱匕。（《乾坤秘韫》）

已下黄牛者良。

【主治】虚忘，补心。（《别录》）

【主治】补脾。（藏器）

腊月淡煮，日食一度，治痔瘘。和朴硝作脯食，消痞块。（时珍）

已下水牛者良。

【主治】补肺。（藏器）

【主治】补肝，明目。（《别录》）

治疟及痢，醋煮食之。（孟诜）

【主治】补肾气，益精。（《别录》）

治湿痹。（孙思邈）

黄牛、水牛俱良。

【气味】甘，温，无毒。

【主治】消渴风眩，补五脏，醋煮食之。（诜）

补中益气，解毒，养脾胃。（时珍）

一名百叶。

【主治】热气水气，治痢，解酒毒、药毒、丹石毒，发热，同肝作生，以姜、醋食之。（藏器）

腊月黄牛、青牛者良。

〔弘景曰〕胆原附黄条中，今拨出于此，以类相从耳。

【气味】苦，大寒，无毒。

【主治】除心腹热渴，止下痢及口焦燥，益目精。（《别录》）

腊月酿槐子服，明目，治痔湿弥佳。（苏恭）

酿黑豆，百日后取出，每夜吞二七枚，镇肝明目。（《药性》）

酿南星末，阴干，治惊风有奇功。（苏颂）

除黄杀虫，治痈肿。（时珍）

【气味】苦，寒，无毒。

【主治】水牛者燔之，治时气寒热头痛。（《别录》）

煎汁，治热毒风及壮热。（《日华》）

治淋破血。（时珍）

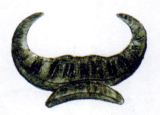

牛角

附方

石淋破血。牛角烧灰，酒服方寸匕，日五服。（《普济》）

赤秃发落。牛角、羊角烧灰等分，猪脂调涂。（《普济方》）

【气味】甘，温，无毒。

【主治】烧灰，治吐血鼻洪，崩中带下，肠风泻血，水泻。（《日华》）

治邪疟。烧灰同猪脂，涂痔疮蚀人口鼻，有效。（时珍）

【发明】〔时珍曰〕东夷以牛骨占卜吉凶，无往不中。牛非含智之物，骨有先事之灵，宜其可入药治病也。

附方

鼻中生疮。牛骨、狗骨烧灰，腊猪脂和敷。（《千金》）

马

《本经》中品

释名 〔时珍曰〕按许慎云：马，武也。其字象头、髦、尾、足之形。

集解 〔时珍曰〕《别录》以云中马为良。云中，今大同府也。大抵马以西北方者为胜，东南者劣弱不及。马应月，故十二月而生。其年以齿别之。在畜属火，在辰属午。

肉

以纯白牡马者为良。

【气味】辛、苦，冷，有毒。

【主治】伤中，除热下气，长筋骨，强腰脊，壮健，强志轻身，不饥。作脯，治寒热痿痹。（《别录》）

煮汁，洗头疮白秃。（时珍）

附方

豌豆疮毒。马肉煮清汁，洗之。（《兵部手集》）

乳

【气味】甘，冷，无毒。

【主治】止渴。（《别录》）

治热。作酪，性温，饮之消肉。（苏恭）

心

已下并用白马者良。

【主治】喜忘。（《别录》）

《肘后方》：治心昏多忘。牛、马、猪、鸡心，干之为末。酒服方寸匕，日三，则闻一知十。

肝

【气味】有大毒。

附方

月水不通（心腹滞闷，四肢疼痛）。用赤马肝一片炙研，每食前热酒调服一钱。通乃止。（《圣惠》）

骨

【气味】有毒。

【主治】烧灰和醋，敷小儿头疮及身上疮。（孟诜）

止邪疟。烧灰和油，敷小儿耳疮、头疮、阴疮、瘭疽有浆如火灼。敷乳头饮儿，止夜啼。（时珍）

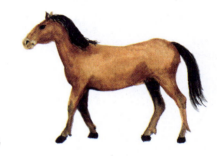

马

皮

【主治】妇人临产，赤马皮催生，良。（孟诜）

治小儿赤秃，以赤马皮、白马蹄烧灰，和腊猪脂敷之，良。（时珍）

尾

【主治】女人崩中，小儿客忤。（时珍）

【发明】〔时珍曰〕马尾，《济生方》治崩中，十灰散中用之。又《延寿书》云：刷牙用马尾，令齿疏损。近人多用烧灰揩拭，最腐齿龈。不可不知。

脑

【气味】有毒。

【主治】断酒。腊月者温酒服之。（孙思邈）

眼

白马者，生杀取之。

【气味】平，无毒。

【主治】惊痫腹满疟疾。（《本经》）

牙齿

已下并用白马者良。

【气味】甘，平，有小毒。

【主治】小儿马痫。水磨服。（《别录》）

象

宋《开宝》

释名 〔时珍曰〕许慎《说文》云：象（字篆文），象耳、牙、鼻、足之形。

集解 〔颂曰〕《尔雅》云：南方之美者，有梁山之犀、象焉。今多出交趾、潮、循诸州。彼人捕得，争食其肉，云肥脆堪作炙。陈藏器云：象具十二生肖肉，各有分段，惟鼻是其本肉，炙食、糟食更美。又胆不附肝，随月在诸肉间，如正月即在虎肉也。徐铉云：象胆随四时，春在前左足，夏在前右足，秋后左足，冬后右足也。淳化中一象春毙。太宗命取胆不获，使问铉。铉以此对，果得于前左足。

〔时珍曰〕象出交、广、云南及西域诸国。野象多至成群。番人皆畜以服重，酋长则饬而乘之。有灰、白二色，形体拥肿，面目丑陋。大者身长丈余，高称之，亦六尺许。肉倍数牛，目才若豕，四足如柱，无指而有爪甲，行则先移左足，卧则以臂着地。其头不能俯，其颈不能回，其耳下軃。其鼻大如臂，下垂至地。鼻端甚深，可以开合。中有小肉爪，能拾针芥。食物饮水皆以鼻卷入口，一身之力皆在于鼻，故伤之则死耳。后有穴，薄如鼓皮，刺之亦死。口内有食齿，两吻出两牙夹鼻，雄者长六七尺，雌者才尺余耳。

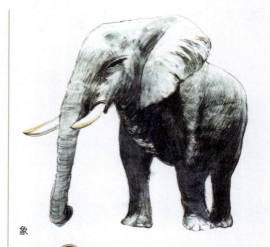

象

 牙

【气味】甘，寒，无毒。

【主治】诸铁及杂物入肉，刮牙屑和水敷之，立出。治痫病。刮齿屑，炒黄研末，饮服。（《开宝》）

诸物刺咽中，磨水服之，亦出。旧梳屑尤佳。（苏颂）

主风痫惊悸，一切邪魅精物，热疾骨蒸及诸疮，并宜生屑入药。（时珍）

【发明】〔时珍曰〕世人知犀可见水怪，而不知沉象可驱水怪。按《周礼》壶涿氏掌水虫，欲杀其神者，以橭木贯象齿而沉之，则其神死而渊为陵。注云：橭木，山榆也。以象齿作十字，贯于木而沉之，则龙、罔象之类死也。又按陶贞白云：凡夏月合药，宜置象牙于傍；合丹灶，以象牙夹灶，得雷声乃能发光。

附方

小便不通（胀急者）。象牙生煎服之。（《救急》）

小便过多。象牙烧灰，饮服之。（《总录》）

痘疹不收。象牙屑，铜铫炒黄红色为末。每服七八分或一钱，白水下。（王氏《痘疹方》）

骨刺入肉。象牙刮末，以水煮白梅肉调涂，自软。（《简要济众》）

针箭入肉。象牙刮末，水和敷之，即出也。

 肉

【气味】苦、淡，平，无毒。

【主治】烧灰，和油涂秃疮。多食，令人体重。（《开宝》）

【发明】〔时珍曰〕按《吕氏春秋》云：肉之美者，旄象之约。又《尔雅翼》云：象肉肥脆，少类猪肉，味淡而含滑。则其通小便者，亦淡渗滑窍之义。烧之则从火化，故又能缩小便也。

胆

【气味】苦，寒，微毒。

【主治】明目治疳。（《日华》）

治疮肿，以水化涂之。治口臭，以绵裹少许贴齿根，平旦漱去，数度即瘥。（《南海药谱》）

【发明】〔时珍曰〕象胆明目，能去尘膜也，与熊胆同功。雷敩《炮炙论》云："象胆挥粘"是矣。

附方

内障目翳（如偃月，或如枣花）。用象胆半两，鲤鱼胆七枚，熊胆一分，牛胆半两，麝香一钱，石决明末一两，为末，糊丸绿豆大。每茶下十丸，日二。（《总录》）

【主治】下疳，烧灰和油敷之。又治金疮不合。（时珍）

【发明】〔时珍曰〕象肉臃肿，人以斧刃刺之，半日即合。故近时治金疮不合者，用其皮灰。

【主治】解毒。（时珍）

胸前小横骨，烧灰酒服，令人能浮。（《开宝》）

附方

象骨散。治脾胃虚弱，水谷不消，噫气吞酸，吐食霍乱，泄泻脓血，脐腹疼痛，里急频并，不思饮食诸证。用象骨四两（炒）、肉豆蔻（炮）、枳壳（炒）各一两，诃子肉（炮）、甘草各二两，干姜半两（炮），为末。每服三钱，水一盏半，煎至八分，和滓热服，食前，日三次。（《宣明方》）

阿胶

《本经》上品

释名 傅致胶。〔弘景曰〕出东阿，故名阿胶。

集解 〔时珍曰〕凡造诸胶，自十月至二、三月间，用牛、水牛、驴皮者为上，猪、马、骡、驼皮者次之，其旧皮、鞋、履等物者为下。俱取生皮，水浸四五日，洗刮极净。熬煮，时时搅之，恒添水。至烂，滤汁再熬成胶，倾盆内待凝，近盆底者名坌胶，煎胶水以咸苦者为妙。大抵古方所用多是牛皮，后世乃贵驴皮。

【气味】甘，平，无毒。

【主治】心腹内崩，劳极洒洒（音藓）。如疟状，腰腹痛，四肢酸痛，女子下血，安胎。久服，轻身益气。（《本经》）

丈夫小腹痛，虚劳羸瘦，阴气不足，脚酸不能久立，养肝气。（《别录》）

男女一切风病，骨节疼痛，水气浮肿，虚劳咳嗽喘急，肺痿唾脓血，及痈疽肿毒。和血滋阴，除风润燥，化痰清肺，利小便，调大肠，圣药也。（时珍）

【发明】〔藏器曰〕诸胶皆主风、止泄、补虚，而驴皮主风为最。

〔宗奭曰〕驴皮煎胶，取其发散皮肤之外也。用乌者，取乌色属水，以制热则生风之义，如乌蛇、乌鸦、乌鸡之类皆然。

〔时珍曰〕阿胶大要只是补血与液，故能清肺益阴而治诸证。按陈自明云：补虚用牛皮胶，去风用驴皮胶。成无己云：阴不足者补之以味，阿胶之甘以补阴血。杨士瀛云：凡治喘嗽，不论虚实肺寒，可下可温，须用阿胶以安肺润肺。其性和平，为肺经要药。小儿惊风后瞳人不正者，以阿胶倍人参煎服最良。阿胶育神、

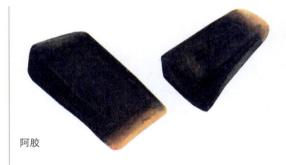

阿胶

人参益气也。又痢疾多因伤暑伏热而成，阿胶乃大肠之要药。有热毒留滞者，则能疏导；无热毒留滞者，则能平安。数说足以发明阿胶之蕴矣。

附方

老人虚秘。阿胶（炒）二钱，葱白三根，水煎化，入蜜二匙，温服。

月水不调。阿胶一钱，蛤粉炒成珠，研末，热酒服即安。一方入辰砂末半钱。

月水不止。阿胶炒焦为末，酒服二钱。（《秘韫》）

妊娠尿血。阿胶炒黄为末，食前粥饮下二钱。（《圣惠》）

妊娠胎动。用阿胶（炙研）二两，香豉一升，葱一升，水三升，煮二物取一升，入胶化服。（《删繁》）

牛黄

《本经》上品

【释名】 丑宝。〔时珍曰〕牛属丑，故隐其名。《金光明经》谓之瞿卢折娜。

【集解】〔颂曰〕今出登、莱州。他处或有，不甚佳。凡牛有黄者，身上夜有光，眼如血色，时复鸣吼，恐惧人。又好照水，人以盆水承之，伺其吐出，乃喝迫，即堕下水中，取得阴干百日。一子如鸡子黄大，重叠可揭折，轻虚而气香者佳。然人多伪之，试法但揩摩手甲上，透甲黄者为真。

【气味】 苦，平，有小毒。

【主治】 惊痫寒热，热盛狂痓，除邪逐鬼。（《本经》）

疗小儿百病，诸痫热，口不开，大人狂癫，又堕胎。久服，轻身增年，令人不忘。（《别录》）

主中风失音口噤，妇人血噤惊悸，天行时疾，健忘虚乏。（《日华》）

安魂定魄，辟邪魅，卒中恶，小儿夜啼。（甄权）

益肝胆，定精神，除热，止惊痫，辟恶气，除百病。（思邈）

清心化热，利痰凉惊。（宁原）

痘疮紫色，发狂谵语者可用。（时珍）

【发明】〔李杲曰〕牛黄入肝，治筋病。凡中风入脏者，必用牛、雄、脑、麝之剂，入骨髓，透肌肤，以引风出。若风中腑及血脉者用之，恐引风邪流入于骨髓，如油入面，莫之能出也。

〔时珍曰〕牛之黄，牛之病也。故有黄之牛，多病而易死。诸兽皆有黄，人之病黄者亦然。因其病在心及肝胆之间，凝结成黄，故还能治心及肝胆之病。正如人之淋石，复能治淋也。按《宋史》云：宗泽知莱州，使者取牛黄。泽云：方春疫疠，牛饮其毒则结为黄。今和气流行，牛无黄矣。观此，则黄为牛病，尤可征矣。

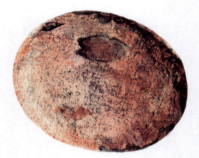

牛黄

附方

初生三日（去惊邪，辟恶气）。以牛黄一豆许，以赤蜜如酸枣许，研匀，绵蘸令儿吮之，一日令尽。（姚和众方）

七日口噤。牛黄为末，以淡竹沥化一字，灌之。更以猪乳滴之。（《圣惠方》）

初生胎热（或身体黄者）。以真牛黄一豆大，入蜜调膏，乳汁化开，时时滴儿口中。形色不实者，勿多服。（钱氏《小儿方》）

小儿热惊。牛黄一杏仁大，竹沥、葛汁各一合，和匀与服。（《总微论》）

惊痫嚼舌（迷闷仰目）。牛黄一豆许研，和蜜水灌之。（《广利方》）

痘疮黑陷。牛黄二粒，牛砂一分，研末。蜜浸胭脂，取汁调搽，一日一上。（王氏《痘疹方》）

犀

《本经》中品

【释名】〔时珍曰〕犀字，篆文象形。其牸名兕，亦曰沙犀。

【集解】〔时珍曰〕犀出西番、南番、滇南、交州诸处。有山犀、水犀、兕犀三种，又有毛犀似之。山犀居山林，人多得之，水犀出入水中，最为难得。并有二角，鼻角长而额角短。水犀皮有珠甲，而山犀无之。兕犀即犀之牸者，亦曰沙犀，止有一角在顶，文理细腻，斑白分明，不可入药。

犀角

【气味】苦、酸、咸，寒，无毒。

【主治】伤寒温疫，头痛寒热，诸毒气。令人骏健。（《别录》）

治心烦，止惊，镇肝明目，安五脏，补虚劳，退热消痰，解山瘴溪毒。（《日华》）

主风毒攻心，毦毦热闷，拥毒赤痢，小儿麸豆，风热惊痫。（《海药》）

烧灰水服，治卒中恶心痛，饮食中毒，药毒热毒，筋骨中风，心风烦闷，中风失音，皆瘥。以水磨服，治小儿惊热。山犀、水犀，功用相同。（孟诜）

磨汁，治吐血、衄血、下血，及伤寒畜血，发狂谵语，发黄发斑，痘疮稠密，内热黑陷，或不结痂，泻肝凉心，清胃解毒。（时珍）

【发明】〔时珍曰〕犀角，犀之精灵所聚，足阳明药也。胃为水谷之海，饮食药物必先受之，故犀角能解一切诸毒。五脏六腑，皆禀气于胃，风邪热毒，必先干之。故犀角能疗诸血，及惊狂斑痘之证。《抱朴子》云：犀食百草之毒，及众木之棘，所以能解毒。凡蛊毒之乡，有饮食，以此角搅之，有毒则生白沫涌起，无毒则否。以之煮毒药，则无复势也。《北户录》云：凡中毒箭，以犀角刺疮中，立愈。由犀食百毒棘刺也。昔温峤过武昌牛渚矶，下多怪物。峤然犀角照之，而水族见形。《淮南·万华术》云：犀角置穴，狐不敢归。则犀之精灵辟邪不惑，于此益可见矣。

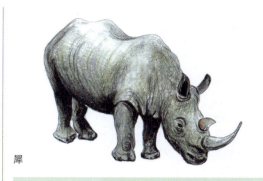

犀

附方

吐血不止（似鹅鸭肝）。用生犀角、生桔梗各一两为末。每酒服二钱。（《总录》）

小儿惊痫（不知人，嚼舌仰目者）。犀角浓磨水服之，立效。为末亦可。（《广利方》）

痘疮稠密（不拘大人小儿）。生犀，于涩器中，新汲水磨浓汁，冷饮服之。（钱氏《小儿方》）

消毒解热。生犀角尖，磨浓汁，频饮之。（同上）

食雉中毒（吐下不止）。用生犀角末方寸匕，新汲水调服，即瘥。（《圣惠方》）

瘭疽毒疮。喜着十指，状如代指，根深至肌，能坏筋骨，毒气入脏杀人。宜烧铁烙之，或灸百壮，日饮犀角汁取瘥。（《千金方》）

下痢鲜血。犀角、地榆、生地黄各一两，为末，炼蜜丸弹子大。每服一丸，水一升，煎五合，去滓温服。（《普济方》）

熊

《本经》上品

释名 〔时珍曰〕熊者雄也。熊字篆文象形。《述异记》云：在陆曰熊，在水曰能（即鲧所化者）。故熊字从能。《续搜神记》云：熊居树孔中，东土人击树，呼为"子路"则起，不呼则不动也。

集解 〔时珍曰〕熊如大豕而竖目，人足黑色。春夏膘肥时，皮厚筋弩，每升木引气，或堕地自快，俗呼跌膘，即《庄子》所谓熊经鸟申也。冬月蛰时不食，饥则舐其掌，故其美在掌，谓之熊蹯。

脂

释名 熊白。〔弘景曰〕脂即熊白，乃背上肪，色白如玉，味甚美，寒月则有，夏月则无。

【气味】甘，微寒，无毒。

【主治】风痹不仁筋急，五脏腹中积聚，寒热羸瘦，头疡白秃，面上䵟疱。久服强志不饥，轻身长年。（《本经》）

治风，补虚损，杀劳虫，酒炼服之。（《日华》）

附方

令发长黑。熊脂、蔓荆子（末）等分和匀，醋调涂之。（《圣惠方》）

 肉

【气味】甘，平，无毒。

【主治】风痹，筋骨不仁。功与脂同。（孙思邈）补虚羸。（孟诜）

【发明】〔时珍曰〕按刘河间云：熊肉振羸，兔目明视。因其气有余，以补不足也。

附方

中风痹疾（中风，心肺风热，手足风痹不随，筋脉五缓，恍惚烦躁）。熊肉一斤（切），入豉汁中，和葱姜椒盐作腌腊，空腹食之。（《食医心镜》）

 掌

【主治】食之可御风寒，益气力。（《日华》）

 胆

【气味】苦，寒，无毒。

【主治】时气热盛，变为黄疸，暑月久痢，疳蜃心痛疰忤（苏恭）

小儿惊痫瘈疭，以竹沥化两豆许服之，去心中涎，

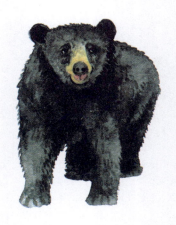

熊

甚良。（孟诜）

退热清心，平肝明目，去翳，杀蛔、蛲虫。（时珍）

【发明】〔时珍曰〕熊胆，苦入心，寒胜热，手少阴、厥阴、足阳明经药也。故能凉心平肝杀虫，为惊痫痊忤、翳障疳痔、虫牙蛔痛之剂焉。

附方

赤目障翳。熊胆丸：每以胆少许化开，入冰片一二片，铜器点之，绝奇。或泪痒，加生姜粉些须。（《齐东野语》）

 脑髓

【主治】诸聋。（苏恭）

疗头旋。摩顶，去白秃风屑，生发。（《日华》）

鹿

《本经》中品

释名 斑龙。〔时珍曰〕鹿字篆文，象其头、角、身、足之形。

集解 〔时珍曰〕鹿，处处山林中有之。马身羊尾，头侧而长，高脚而行速。牡者有角，夏至则解，大如小马，黄质白斑，俗称马鹿。牝者无角，小而无斑，毛杂黄白色，俗称麂鹿，孕六月而生子。

 鹿茸

【气味】甘，温，无毒。

【主治】漏下恶血，寒热惊痫，益气强志，生齿不老（《本经》）

疗虚劳，洒洒如疟，羸瘦，四肢酸疼，腰脊痛，小便数利，泄精溺血，破瘀血在腹，散石淋痈肿，骨中热疽，养骨安胎下气，杀鬼精物，久服耐老。不可近丈夫阴，令痿。（《别录》）

补男子腰肾虚冷，脚膝无力，夜梦鬼交，精溢自出，女人崩中漏血，赤白带下，炙末，空心酒服方寸

匕。（甄权）

生精补髓，养血益阳，强筋健骨，治一切虚损，耳聋目暗，眩晕虚痢。（时珍）

【发明】〔时珍曰〕按《澹寮方》云：昔西蜀要市中，尝有一道人货斑龙丸，一名茸珠丹。每大醉高歌曰：尾闾不禁沧海竭，九转灵丹都漫说。惟有斑龙顶上珠，能补玉堂关下穴。朝野遍传之。其方盖用鹿茸、鹿角胶、鹿角霜也。又戴原礼《证治要诀》：治头眩晕，甚则屋转眼黑，或如物飞，或见一为二，用茸珠丹甚效。或用鹿茸半两，无灰酒三盏，煎一盏，入麝香少许，温服亦效。云茸生于头，类之相从也。

附方

精血耗涸（面色黧黑，耳聋目昏，口渴腰痛，脚弱白浊，上燥下寒，不受峻补者）。鹿茸（酒蒸）、当归（酒浸）各一两，焙为末，乌梅肉煮膏捣，丸梧子大。每米饮服五十丸。（《济生方》）

肾虚腰痛（不能反侧）。鹿茸（炙）、菟丝子各一两，舶茴香半两，为末，以羊肾二对，法酒煮烂，捣泥和，丸梧子大，阴干。每服三五十丸，温酒下，日三服。（《本事方》）

鹿茸酒。治阳事虚痿，小便频数，面色无光。用嫩鹿茸一两（去毛切片），山药（末）一两，绢袋裹，置酒瓶中，七日开瓶，日饮三盏。将茸焙作丸服。（《普济方》）

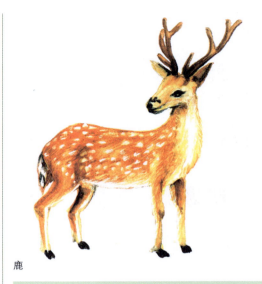

鹿

麇

《本经》下品

■ 释名　〔时珍曰〕陆佃云：麇喜（音声）。班固云：麇性淫迷。则麇之名义取乎此。《尔雅》云：牡曰麕（音咎），牝曰麎（音辰），其子曰麇（音夭）。

■ 集解　〔《别录》〕曰麇生南山山谷及淮海边。十月取之。

〔弘景曰〕今海陵间最多。千百为群，多牝少牡。

〔时珍曰〕麇，鹿属也。牡者有角。鹿喜山而属阳，故夏至解角；麇喜泽而属阴，故冬至解角。麇似鹿而色青黑，大如小牛，肉蹄，目下有二窍为夜目。故《淮南子》云：孕女见麇而子四目也。《博物志》云：南方麇千百为群，食泽草，践处成泥，名曰麇畯，人因耕获之，其鹿所息处，谓之鹿场也。今猎人多不分别，往往以麇为鹿。牡者犹可以角退为辨，牝者通目为麀鹿矣。

麇脂

〔时珍曰〕《别录》言十月取脂，炼过收用，而《周礼》冬献狼，夏献麇。注云：狼膏聚，麇膏散。聚则温，散则凉，以顺时也。

【气味】辛，温，无毒。

【主治】痈肿、恶疮，死肌，寒风湿痹，四肢拘缓不收，风头肿气，通腠理。（《本经》）

治少年气盛，面生疱疮，化脂涂之。（时珍）

肉

【气味】甘，温，无毒。

【主治】益气补中，治腰脚。（孟诜）

补五脏不足气。（禹锡）

【发明】〔时珍曰〕按陆农师云：鹿以阳为体，其肉食之燠；麇以阴为体，其肉食之寒。观此，则《别录》麇脂令人阴痿，孟诜言多食肉令人弱房，及角、肉不同功之说，亦此意也。

麝

《本经》上品

释名 射父、香獐。〔时珍曰〕麝之香气远射,故谓之麝。

集解〔时珍曰〕麝居山,獐居泽,以此为别,麝出西北者香结实,出东南者谓之土麝,亦可用,而力次之。

麝脐香

【气味】辛,温,无毒。

【主治】疗诸凶邪鬼气,中恶,心腹暴痛,胀急痞满,风毒,去面䵟、目中肤翳,妇人产难堕胎,通神仙。(《别录》)

辟恶气,杀鬼精物,去三虫蛊毒,温疟痫痓。久服,除邪,不梦寤魇魅。(《本经》)

通诸窍,开经络,透肌骨,解酒毒,消瓜果食积,治中风、中气、中恶,痰厥,积聚症瘕。(时珍)

【发明】〔李杲曰〕麝香入脾治内病。凡风病在骨髓者宜用之,使风得出。若在肌肉用之,反引风入骨,如油入面之不能出也。

〔严用和曰〕中风不省者,以麝香、清油灌之,先通其关,则后免语謇瘫痪之证,而他药亦有效也。

〔时珍曰〕严氏言风病必先用麝香,而丹溪谓风病、血病必不可用,皆非通论。盖麝香走窜,能通诸窍之不利,开经络之壅遏。若诸风、诸气、诸血、诸痛、诸痫、症瘕诸病,经络壅闭,孔窍不利者,安得不用为引导以开之、通之耶?非不可用也,但不可过耳。《济生方》治食瓜果成积作胀者用之,治饮酒成消渴者用之,云果得麝则坏,酒得麝则败,此得用麝之理者也。

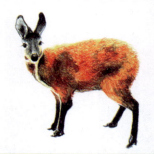

麝

附方

中风不省。麝香二钱研末,入清油二两和匀,灌之,其人自苏也。(《济生》)

破伤风(水毒肿痛不可忍)。麝香末一字纳疮中,出尽脓水,便效。(《普济》)

 肉

【气味】甘,温,无毒。

【主治】腹中症病。(时珍)

附方

小儿症病。麝肉二两(切焙),蜀椒三百枚(炒捣末),以鸡子白和,丸小豆大。每服二三丸,汤下,以知为度。(《范汪方》)

狐

《别录》下品

释名〔时珍曰〕《埤雅》云:狐,孤也。狐性疑,疑则不可以合类,故其字从孤省。或云狐知虚实,以虚击实,实即孤也,故从孤,亦通。

集解〔弘景曰〕江东无狐,狐出北方及益州。形似狸而黄,善为魅。

〔时珍曰〕狐,南北皆有之,北方最多。有黄、黑、白三种,白色者尤稀。尾有白钱文者亦佳。日伏于穴,夜出窃食。声如婴儿,气极臊烈。毛皮可为裘,其腋毛纯白,谓之狐白。许慎云:妖兽,鬼所乘也。有三德：其色中和，小前大后，死则首丘。或云狐知上伏，不度阡陌。或云狐善听冰，或云狐有媚珠，或云狐至百岁，礼北斗而变化为男、女、淫妇以惑人。又能击尾出火。或云狐魅畏狗。千年老狐，惟以千年枯木然照，则见真形。或云犀角置穴，狐不敢归。《山海经》云：青丘之山，有狐九尾，能食人，食之不蛊。

肉

【气味】甘，温，无毒。

【主治】同肠作臛食，治疮疥久不瘥。（苏恭）

煮炙食，补虚损，又主五脏邪气，患蛊毒寒热者，宜多服之。（孟诜）

作脍生食，暖中去风，补虚劳。（苏颂）

附方

狐肉羹。治惊痫恍惚，语言错谬，歌笑无度，及五脏积冷，蛊毒寒热诸病。用狐肉一片及五脏治净，入豉汁煮熟，入五味作羹，或作粥食。京中以羊骨汁、鲫鱼代豉汁，亦妙。（《食医心镜》）

五脏及肠肚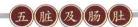

【气味】苦，微寒，有毒。

【主治】蛊毒寒热，小儿惊痫。（《别录》）

补虚劳，随脏而补，治恶疮疥。生食，治狐魅。

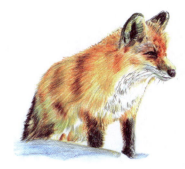

狐（《日华》）

肝烧灰，治风痫及破伤风，口紧搐强。（时珍）

附方

劳疟瘴疟。野狐肝一具（阴干），重五日更初，北斗下受气为末，粳米饭作丸绿豆大。每以一丸绯帛裹，系手中指，男左女右。（《圣惠》）

目

【主治】破伤中风。（时珍）

【发明】〔时珍曰〕狐目治破伤风，方见刘氏《保寿堂方》，云神效无比。腊月收取狐目阴干，临时用二目一副，炭火微烧存性，研末，无灰酒服之。又《淮南万毕术》云：狐目狸脑，鼠去其穴。谓涂穴辟鼠也。

兔

《别录》中品

释名 明视。〔时珍曰〕按魏子才《六书精蕴》云：兔字篆文象形。一云：吐而生子，故曰兔。《礼记》谓之明视，言其目不瞬而了然也。

集解 〔时珍曰〕按《事类合璧》云：兔大如狸而毛褐，形如鼠而尾短，耳大而锐。上唇缺而无脾，长须而前足短。尻有九孔，跌居，趫捷善走。舐雄豪而孕，五月而吐子。

肉

【气味】辛，平，无毒。

【主治】补中益气。（《别录》）

止渴健脾。生食，压丹石毒。（《日华》）

凉血，解热毒，利大肠。（时珍）

【发明】〔宗奭曰〕兔者，明月之精。有白毛者，得金之气，入药尤效。凡兔至秋深时可食，金气全也，至春、夏则味变矣。然作酱必用五味，既患豌豆疮，又食此物，发毒太甚，恐斑烂损人。

〔时珍曰〕兔至冬月龁木皮，已得金气而气内实，故味美；至春食草麦，而金气衰，故不美也。今俗以饲小儿，云令出痘稀，盖亦因其性寒而解热耳。故又能治消渴，压丹石毒。若痘已出，及虚寒者，宜戒之。刘纯《治例》云：反胃，结肠甚者难治，常食兔肉则便自行。又可证其性之寒利矣。

附方

消渴羸瘦。用兔一只,去皮、爪、五脏,以水一斗半煎稠,去滓澄冷,渴即饮之。极重者不过二兔。(崔元亮《海上方》)

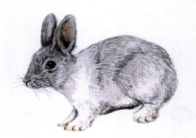

兔

连皮毛烧存性,米饮服方寸匕,治天行呕吐不止,以瘥为度。(苏颂)

连毛髓烧灰酒服,治产难下胎,及产后余血不下。(《日华》)

烧末,敷妇人产后阴脱,痈疽恶疮。水服,治小儿痘痢。煮汁服,治消渴不止。(时珍)

 血

【气味】咸,寒,无毒。

【主治】凉血活血,解胎中热毒,催生易产。(时珍)

附方

心气痛。《瑞竹堂方》:用腊兔血和茶末四两,乳香末二两,捣丸芡子大。每温醋化服一丸。谈野翁方:腊月八日,取活兔血和面,丸梧子大。每白汤下二十一丸。

附方

预解痘毒。十二月取兔头煎汤浴小儿,除热去毒,令出痘稀。(《饮膳正要》)

产后腹痛。兔头炙热摩之,即定。(《必效》)

 脑

【主治】涂冻疮。(《别录》)

催生滑胎。(时珍)

同膏,治耳聋。(苏恭)

 肝

【主治】目暗。(《别录》)

明目补劳,治头旋眼眩。(《日华》)

和决明子作丸服,甚明目。切洗生食如羊肝法,治丹石毒发上冲,目暗不见物。(孟诜)

附方

手足皲裂。用兔脑髓生涂之。(《圣惠》)

附方

风热目暗(肝肾气虚,风热上攻,目肿暗)。用兔肝一具,米三合,和豉汁,如常煮粥食。(《普济》)

【气味】甘、酸,平,无毒。

【主治】头眩痛,癫疾。(《别录》)

鼠

《别录》下品

释名 雎鼠(音锥)、老鼠、首鼠、家鹿。〔时珍曰〕此即人家常鼠也。以其尖喙善穴,故南阳人谓之雎鼠。其寿最长,故俗称老鼠。其性疑而不果,故曰首鼠。岭南人食而讳之,谓为家鹿。鼠字篆文,象其头、齿、腹、尾之形。

集解 〔弘景曰〕入药用牡鼠,即父鼠也。其胆才死便消,不易得也。

〔时珍曰〕鼠形似兔而小,青黑色。有四齿而无牙,长须露眼。前爪四,后爪五。尾文如织而无毛，长与身等。五脏俱全，肝有七叶，胆在肝之短叶间，大如黄豆，正白色，贴而不垂。《卫生家宝方》言其胆红色者何耶？鼠孕一月而生，多者六七子。惠州獠民取初生闭目未有毛者，以蜜养之，用献亲贵。挟而食之，声犹唧唧。谓之蜜唧。《淮南子》云：鱼食巴豆而死，鼠食巴豆而肥。段成式云：鼠食盐而身轻，食砒而即死。《易》云：艮为鼠。《春秋运斗枢》云：玉衡星散而为鼠。《抱朴子》云：鼠寿三百岁。满百岁则色白，善凭人而卜，名曰仲。能知一年中吉凶，及千里外事。鼠类颇繁。《尔雅》、《说文》所载，后世未能悉知，后世所知者，二书复未尽载。可见格物无穷也。

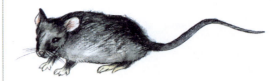

鼠

牡鼠

【气味】甘，微温，无毒。

【主治】疗踒折，续筋骨，生捣敷之，三日一易。（《别录》）

治小儿惊痫。（《日华》）

五月五日同石灰捣收，敷金疮神效。（时珍）

腊月烧之，辟恶气。（弘景）

【发明】〔刘完素曰〕鼠善穿而用以治疮瘘者，因其性而为用也。

附方

疮肿热痛。灵鼠膏：用大雄鼠一枚，清油一斤煎焦，滴水不散，滤再煎，下（炒紫）黄丹五两，柳枝不住搅匀，滴水成珠，下黄蜡一两，熬带黑色成膏，瓷瓶收之，出火毒。每用摊贴，去痛而凉。（《经验方》）

破伤风病。角弓反张，牙噤肢强。用鼠一头和尾烧灰，以腊猪脂和敷之。（《梅师》）

乳汁清少。死鼠一头烧末，酒服方寸匕，勿令妇知。（《子母秘录》）

杖疮肿痛。未毛鼠同桑葚子入麻油中浸酿。临时取涂，甚效。（《西湖志》）

汤火伤疮。小老鼠泥包烧研，菜油调涂之。（谈野翁方）

鼠肉

已下并用牡鼠。

【气味】甘，热，无毒。

【主治】小儿哺露大腹，炙食之。（《别录》）

小儿疳疾，腹大贪食者，黄泥裹，烧熟去骨，取肉和五味豉汁作羹食之。勿食骨，甚瘦人。（孟诜）

主骨蒸劳极，四肢羸瘦，杀虫及小儿疳瘦。酒熬入药。（苏颂）

炙食，治小儿寒热诸疳。（时珍）

附方

小儿症瘕。老鼠肉煮汁，作粥食之。（姚和众方）

乳汁不通。鼠肉作羹食，勿令知之。（《产书》）

胆

【主治】目暗。（弘景）

点目，治青盲雀目不见物。滴耳，治聋。（时珍）

【发明】〔时珍曰〕癸水之位在子，气通于肾，开窍于耳，注精于瞳子，其标为齿。鼠亦属子宫癸水，其目夜明，在卦属艮，其精在胆，故胆能治耳聋、青盲，睛能明目，而骨能生齿，皆肾病也。

附方

耳卒聋闭。以鼠胆汁（二枚）滴之，如雷鸣时即通。（《本事方》）

多年老聋。《卫生家宝方》：胜金透关散：用活鼠一枚系定，热汤浸死，破喉取胆，真红色者是也。用川乌头一个（炮去皮）、华阴细辛各二钱，胆矾半钱，为末，以胆和匀，再焙干研细，入麝香半字。

青盲不见。雄鼠胆、鲤鱼胆各二枚，和匀，滴之立效。（《圣惠方》）

脂

【主治】煎之，亦疗诸疮。（弘景）

汤火伤。（苏颂）

耳聋。（时珍）

附方

久聋。鼠脂半合，青盐一钱，蚯蚓一条，同和化，以绵蘸捻滴耳中，塞之。（《圣惠方》）

头

【主治】瘘疮鼻衄，汤火伤疮。（时珍）

附方

鼻衄脓血。正月取鼠头烧灰，以腊月猪脂调敷之。（《外台》）

汤火伤灼。死鼠头，以腊月猪脂煎令消尽，敷之则不作瘢，神效。（《千金方》）

目

【主治】明目，能夜读书，术家用之。（陶弘景）

附方

目涩好眠。取一目烧研，和鱼膏点入目眦。兼以绛囊盛两枚佩之。（《肘后》）

猬

《本经》中品

释名 猬、毛刺、猬鼠。〔时珍曰〕按《说文》彙字篆文象形，头足似鼠，故有鼠名。

集解 〔时珍曰〕猬之头、觜似鼠，刺毛似豪猪，踡缩则形如芡房及栗房，攒毛外刺，尿之即开。《炙毂子》云：刺端分两头者为猬，如棘针者为䖶。与《蜀》说不同。《广韵》云：似猬而赤尾者，名暨居。

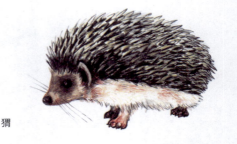

猬

皮

【气味】苦，平，无毒。

【主治】五痔阴蚀、下血赤白、五色血汁不止，阴肿，痛引腰背，酒煮杀之。（《本经》）

疗腹痛疝积，烧灰酒服。（《别录》）

治肠风泻血，痔病有头，多年不瘥，炙末，白饮服方寸匕。烧灰吹鼻，止衄血。甚解一切药力。（《药性》）

附方

肠痔有虫。猬皮烧末，生油和涂。（《肘后方》）

肠风下血。白刺猬皮一枚（铫内煿焦，去皮留刺），木贼半两（炒黑），为末。每服二钱，热酒调下。（杨氏《家藏方》）

五色痢疾。猬皮烧灰，酒服二钱，（《寿域方》）

大肠脱肛。猬皮一斤（烧），磁石（煅）五钱，桂心五钱，为末。每服二钱，米饮下。（叶氏《摘玄》）

反胃吐食。猬皮烧灰，酒服。或煮汁，或五味淹炙食。（《普济》）

小儿惊啼（状如物刺）。用猬皮三寸烧末，敷乳

头饮儿。（《子母秘录》）

肉

【气味】甘，平，无毒。
【主治】反胃，炙黄食之。亦煮汁饮。又主瘘。（藏器）

胆

【主治】点目，止泪。化水，涂痔疮。（时珍）

附方

痘后风眼（发则两睑红烂眵泪）。用刺猬胆汁，用簪点入，痒不可当，二三次即愈。尤胜乌鸦胆也。（董炳《集验方》）

人部

本草纲目

李时珍曰：《神农本草》人物惟发髲一种，所以别人于物也。后世方伎之士，至于骨、肉、胆、血，咸称为药，甚哉不仁也。今于此部凡经人用者，皆不可遗。惟无害于义者，则详述之。其惨忍邪秽者则略之，仍辟断于各条之下。

爪甲

《纲目》

释名 筋退。〔时珍曰〕爪甲者，筋之余，胆之外候也。《灵枢经》云：肝应爪，爪厚色黄者胆厚，爪薄色红者胆薄；爪坚色青者胆急，爪软色赤者胆缓；爪直色白无纹者胆直，爪恶色黑多纹者胆结。

【气味】甘、咸，无毒。

【主治】鼻衄，细刮嘴之，立愈。众人甲亦可。（宗奭）

催生，下胞衣，利小便，治尿血，及阴阳易病，破伤中风，去目翳。（时珍）

怀妊妇人爪甲：取末点目，去翳障。（藏器）

附方

消除脚气。每寅日割手足甲，少侵肉，去脚气。（《外台秘要》）

小便转胞。自取爪甲，烧灰水服。（《肘后》）

小便尿血。人指甲半钱，头发一钱半，烧研末。每服一钱，空心温酒下。（《圣济录》）

妊娠尿血。取夫爪甲烧灰，酒服。（《千金方》）

胞衣不下。取本妇手足爪甲，烧灰酒服。即令有力妇人抱起，将竹筒于胸前赶下。（《圣惠》）

诸痔肿痛。蚕茧内入男子指甲令满，外用童子顶发缠裹，烧存性，研末，蜜调敷之。仍日日吞牛胆制过槐子，甚效。（万表《积善堂方》）

针刺入肉。凡针折入肉，及竹木刺者。刮人指甲末，同酸枣仁捣烂，唾调涂之。次日定出。（《圣惠方》）

飞丝入目。刮爪甲末，箸头同津液点之，其丝自聚拔出也。（危氏《得效方》）

物入目中。左手爪甲，刀刮屑末，灯草蘸点翳上，三

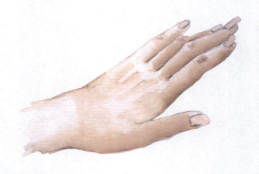

爪甲

次即出也。

瘢痘生翳（一切目疾）。并以木贼擦取爪甲末，同朱砂末等分，研匀，以露水搜，丸芥子大。每以一粒点入目内。（《圣惠》）

目生花翳。刀刮爪甲细末，和乳点之。（《集简方》）

目生珠管。手爪甲（烧灰）、贝齿（烧灰）、龙骨各半两为末。每用少许，点珠管上，日点三四次。（《圣惠方》）

积年泻血，百药不效。用人指甲（炒焦）、麝香各二钱半，干姜（炮）三两，白矾（枯过）、败皮巾（烧灰）各一两，为末。每粥饮一钱，日二服。（《圣济总录》）

牙齿

《日华》

释名 〔时珍曰〕两旁曰牙，当中曰齿。肾主骨，齿者骨之余也。女子七月齿生，七岁齿龀，三七肾气平而真牙生，七七肾气衰，齿槁发素。男子八月齿生，八岁齿龆，三八肾气平而真牙生，五八肾气衰，齿槁发堕。钱乙云：小儿变蒸蜕齿，如花之易苗。不及三十二齿者，由蒸之不及其数也。

【气味】甘、咸，热，有毒。

【主治】除劳治疟，蛊毒气。入药烧用。（《大明》）

治乳痈未溃，痘疮倒靥。（时珍）

附方

乳痈未溃。人牙齿烧研，酥调贴之。（《肘后方》）

五般聘耳（出脓血水）。人牙烧存性，麝香少许，为末吹之。名佛牙散。（《普济方》）

漏疮恶疮（干水生肌）。用人牙灰、油发灰、雄鸡内金灰各等分，为末，入麝香、轻粉少许，油调敷之。（《直指方》）

阴疽不发（头凹沉黯，不疼无热，服内补散不起）。必用人牙（煅过）、穿山甲（炙）各一分，为末。分作两服，用当归、麻黄煎酒下。外以姜汁和面敷之。又方：川乌头、硫黄、人牙（煅过）为末，酒服亦妙。（杨仁斋《直指方》）

乳汁

《别录》

释名 奶汁、仙人酒。〔时珍曰〕乳者化之信，故字从孚、化（省文）也。方家隐其名，谓之仙人酒、生人血、白朱砂，种种名色。

【气味】甘、咸，平，无毒。

【主治】补五脏，令人肥白悦泽。疗目赤痛多泪，解独肝牛肉毒，合浓豉汁服之，神效。（《别录》）

益气，治瘦悴，悦皮肤，润毛发，点眼止泪。（《大明》）

【发明】〔宗奭曰〕人乳汁治目之功多，何也？人心生血，肝藏血，肝受血则能视。盖水入于经，其血乃成。又曰上则为乳汁，下则为月水，故知乳汁则血也。用以点眼，岂不相宜？血为阴，故性冷。脏寒人，如乳饼酥酪之类，不可多食，虽曰牛羊乳，然亦不出乎阴阳之造化耳。老人患口疮不能食，但饮人热乳甚良。

〔时珍曰〕人乳无定性。其人和平，饮食冲淡，其乳必平。其人暴躁，饮酒食辛，或有火病，其乳必热。凡服乳，须热饮。若晒曝为粉，入药尤佳。

附方

虚损劳瘵。德生丹：用无病妇人乳三酒杯，将瓷碟晒极热，置乳于中，次入麝香末少许，木香末二分，调匀服；后饮浓茶一酒盏，即阳败，次日服接命丹（接命丹：用乳三酒杯，如前晒碟盛人乳，并人胞末一具调服）。服毕面、膝俱赤，如醉思睡。只以白粥少少养之。（《集简方》）

虚损风疾。接命丹：治男妇气血衰弱，痰火上升，虚损之证；又治中风不语，左瘫右缓，手足疼痛，动履不便，饮食少进诸证。用人乳二杯，香甜白者为佳，以好梨汁一杯和匀，银石器内顿滚滚每日五更一服，能消痰补虚，生血延寿。此乃以人补人，其妙无加。（《摄生众妙方》）

中风不语（舌根强硬）。三年陈酱五合，人乳汁五合，相和研，以生布绞汁。随时少少与服，良久当语。（《圣惠方》）

眼热赤肿。人乳半合，古铜钱十文，铜器中磨令变色，稀稠成煎，瓶收，日点数次。或以乳浸黄连，蒸热洗之。（《圣惠方》）

初生不尿。人乳四合，葱白一寸，煎滚，分作四服，即利。（《外台引刘氏方》）

痈脓不出。人乳汁和面敷之，比晓脓尽出。不可近手。（《千金方》）

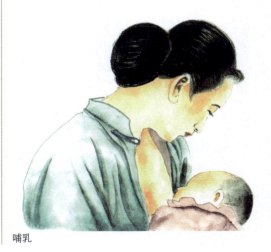

哺乳

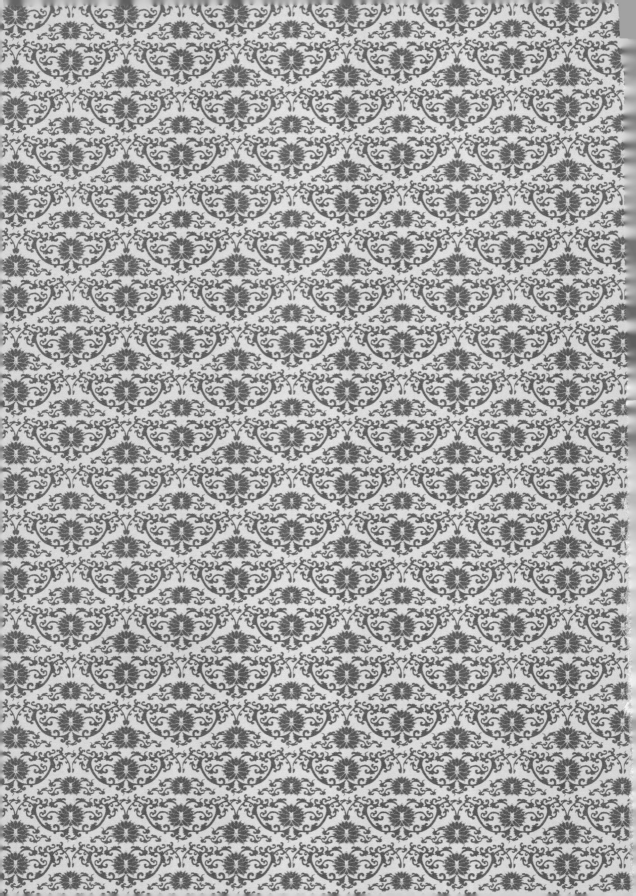